古今名医临证实录丛书

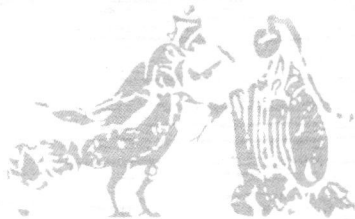

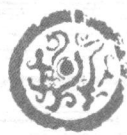

临证实录丛书

月经带下病

主　编◎李　禾

副主编◎杨逸淦

编委（按姓氏笔画排序）

杨逸淦　李　禾　罗　倩

罗俊娜　周　睿　庞秋华

黄子天　谢一民　谢海灯

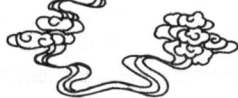

中国医药科技出版社

内 容 提 要

　　本书为古今名医临证实录丛书之一，分为古代医家和近现代医家两部分，书中选取了名位医家对月经带下病的证治经验，并且多选取对该病确有阐发，有医案佐证的医家经验，部分加入医家对该病的医论医话及常用效方，旨在为临床中医诊治月经带下病提供借鉴。该书内容翔实，具有极高的临床应用价值和文献参考价值，能够帮助广大中医学生、中医临床医生、中医爱好者增进学识。

图书在版编目（CIP）数据

月经带下病/李禾主编 . —北京：中国医药科技出版社，2013.4
（古今名医临证实录丛书）
ISBN 978 - 7 - 5067 - 5982 - 3

Ⅰ. ①月…　　Ⅱ. ①李…　　Ⅲ. ①月经病 - 中医妇科学 - 临床医学 - 经验 - 中国
Ⅳ. ①R271. 11

中国版本图书馆 CIP 数据核字（2013）第 041612 号

美术编辑　陈君杞
版式设计　郭小平

出版　中国医药科技出版社
地址　北京市海淀区文慧园北路甲 22 号
邮编　100082
电话　发行：010 - 62227427　邮购：010 - 62236938
网址　www. cmstp. com
规格　710 × 1020mm ¹⁄₁₆
印张　27 ¾
字数　538 千字
版次　2013 年 4 月第 1 版
印次　2013 年 4 月第 1 次印刷
印刷　北京金信诺印刷有限公司
经销　全国各地新华书店
书号　ISBN 978 - 7 - 5067 - 5982 - 3
定价　56. 00 元

出版者的话

古人说"熟读王叔和，不如临证多"。古今名医莫不是在临证中推求理论，提高理论，并且善于解决临床疑难问题者，来源于临证、应用于临床的理法方药也才经得起反复验证。编辑本套丛书的主旨，是将古今名医对疾病的认识与其实际诊治案例结合起来，呈现于读者，是以定名为"古今名医临证实录"。

本丛书共分为 22 册：发热、咳喘证、糖尿病、肿瘤、高血压、冠心病、中风、心律失常、痹证、肾病、肝胆疾病、胃肠病、月经带下病、不孕不育症、妊娠产后病、妇科杂病、儿科病（古代医家和近现代医家）、男科病、皮肤病、睡眠障碍、癫痫。

丛书以历代临床中医名家为纲，分古代医家和近现代医家两大部分。文献的来源，均列于文后。

古代文献的选辑，以明清文献为主，根据病症的不同，适当选录了各朝代医家，如胃肠病选录了金元时期的李杲等等。原则以相关病种享有盛誉的中医临床家的文献为主。现代医家统一选择国家级名老中医、国医大师，或某领域获得业内和社会公认的名老中医。

古代文献中的计量单位，悉遵古制；近代医家部分，因部分医家涉及到医论医话中的行文剂量，故将其计量单位保持了原貌，没有换算为国家法定计量单位。现代医家文献则统一改为国家法定计量单位。

每一医家下设：【医家简介】、【主要学术思想和主张】、【医论医话】、【验方效方】、【精选案例】。一般要求入选的名医均有论、有方、有案，以较完整地反映他对该病的认识和经验。其论不求面面俱到，但求切中要旨，能够启发临床；其方多为有独到运用心得的实用效验方；其案则精选效验显著、案例完整，并能反映医家诊治思想的病例。

本丛书力求全面地反映古今名医的临床经验，其最大特点是理论、方药和案例结合，故堪称全面反映古今名医诊治"实录"。相信本丛书对中医临床各科均能起到很好的参考和指导作用。

中国医药科技出版社
2013 年 1 月

编写说明

中医妇科历来有"经、带、胎、产"四大症之说，本书所集为历代中医论述"经"、"带"二症之资料。

月经带下病，包括月经病与带下病两部分。月经病是指月经的时、量、色、味、感觉发生异常。包括月经先期、月经后期、月经先后不定期、月经过多、月经过少、崩漏、闭经、倒经、痛经、经期前后诸症等。带下病是指带下绵绵不断，量多腥臭，色泽异常等。

中医对月经带下病的认识源远流长，内容极其丰富。历代医家师法前人，参以己意，每有独到见解，足以执简驭繁，启迪后学。

前人的经验是在其长期的临证中慢慢积累、总结而得，是中医学术的精华，值得后人继承与学习。历代医家辨治月经带下病的经验同样值得后人整理、总结、学习，本书即为此而作。

本书分为"古代医家"与"近现代医家"两部分。各部分又分为"月经病"与"带下病"两部分，各部分以医家为纲，分别简介各医家情况及主要学术思想和临证特色；各医家对月经带下病有论之精当者，皆结为"医论医话"专栏，或直录，或摘录；并设"常用效方"一栏录其方，以备临床所需（其中自拟方均为所述医家自创方）；同时辑录其医案，汇为"精选案例"一栏，以展示前人诊治月经带下病具体过程，为后学者范。全书所引内容皆注明出处。每位医家后的题目，则为编者所撰，力图点出其论治本病的主要特点，而非该医家学术的全面概括，所归纳或有不当之处，当以医家本人所论为准。

是书之作，将前人诊治月经带下病的医话、效方及医案汇编成册，目的在于使前人的经验得以整理、传承，以待来者，亦希翼能为临床医师诊治月经带下病提供参考。若有同道于此书有所收获，则编者幸甚！亦恳请读者不吝指正，以待他日修订。

编　者
2013 年 1 月

目 录

上篇　古代医家

下篇　近现代医家

古代医家

月 经 病

薛 立 斋
（擅温补，重脾肾，精各科）

【医家简介】

薛己（1487～1559），字新甫，号立斋，明代著名医家，江苏吴县（今苏州）人。乃父薛铠是一代名医，擅长儿科，弘治（1488～1505）年间，被征为太医院医士，著有《保婴撮要》八卷问世。薛己天资聪颖，过目成诵，幼继父业，精研医学方术，通晓各科，尤以疡科见长。正德初年（1506）补选为太医院院士，九年（1514）擢升为太医院御医，奉侍明武宗朱厚照汤药。十四年（1519）授南京太医院院判。嘉靖年间，升任院使。后辞职回家，致力于著述。

相关著作：《内科摘要》、《外科发挥》、《外科心法》、《外科枢要》、《疠疡节要》、《外科经验方》、《女科撮要》、《正体类要》、《口齿类要》、《本草约言》等十种。另注释《妇人良方大全》、《小儿痘疹方论》等六书。校勘《难经本义》、《伤寒钤法》等六书。

【主要学术思想和主张】

承家学，宗经典，于内、外、妇、儿、口齿、骨伤诸科无所不通，尤精外科。学术上重视脾胃生发之阳气，认为人的诸脏之所以能发挥正常生理功能，皆因禀受脾胃所生化的水谷精气。指出"胃为五脏本源，人身之根蒂"，"脾胃气实，则肺得其所养，肺气既盛，水自生焉，水升则火降，水火既济而天地交泰；若脾胃气虚，则其他四脏俱无生气。"临证注重脾肾、命门之辨证，遣方用药上脾肾并重，既重视以四君子、六君子、补中益气汤之类补脾益气，又善用六味丸、八味丸之类补肾填精。对饥饱劳役，脾胃受损的消化不良症状，薛己认为不宜概施消导之品，"伤饥失饱，致损脾胃，非有积滞，乃不足耳"。对于内伤发热，主张用补中益气汤，肾虚精损发热，主张用六味地黄丸治疗，体现了甘温除大热和壮水之主以制阳光的治则。

【医论医话】

1. 月经先期

经曰：饮食入胃，游溢精气，上输于脾，脾气散精，上归于肺，通调水道，下输膀胱，水精四布，五经并行。故心脾平和，则经候如常。苟或七情内伤，六淫外侵，饮食失节，起居失宜，脾胃虚损，则月经不调矣。若先期而至者，有因脾经血燥，有因脾经郁滞，有因肝经怒火，有因血分有热，有因劳役火动。主治之法：脾经血燥者，加味逍遥散；脾经郁滞者，归脾汤；肝经怒火者，加味小柴胡汤；血分有热者，加味四物汤；劳役火动者，补中益气汤。

……

2. 月经后期

其过期而至者，有因脾经血虚，有因肝经血少，有因气虚血弱。主治之法：脾经血虚者，人参养荣汤；肝经血少者，六味地黄丸；气虚血弱者，八珍汤。盖血生于脾土，故云脾统血。凡血病当用苦甘之剂，以助其阳气而生阴血，俱属不足。

……

3. 崩漏

经云：阴虚阳搏，谓之崩。又云：阳络伤血外溢，阴络伤血内溢。又云：脾统血，肝藏血。其为患：因脾胃虚损，不能摄血归源；或因肝经有火，血得热而下行；或因肝经有风，血得风而妄行；或因怒动肝火，血热而沸腾；或因脾经郁结，血伤而不归经；或因悲哀太过，胞络伤而崩下。治疗之法，脾胃虚弱者，六君子汤加当归、川芎、柴胡；脾胃虚陷者，补中益气汤加酒炒芍药、山栀；肝经血热者，四物汤加柴胡、山栀、苓、术；肝经怒火者，小柴胡汤加山栀、芍药、丹皮；脾经郁火者，归脾汤加山栀、柴胡、丹皮；哀伤胞络者，四君子汤加柴胡、升麻、山栀。故东垣、丹溪诸先生云：凡下血症，须用四君子以收功，斯言厥有旨哉。若大吐血后，毋以脉诊，当急用独参汤救之。其发热潮热，咳嗽脉数，乃是元气虚弱，假热之脉也，尤当用人参之类。此等证候，无不由脾胃先损而患，故脉洪大，察其中有胃气受补可救。设用寒凉之药，复伤脾胃生气，使血反不归源也。

……

4. 闭经

夫经水阴血也，属冲任二脉，主上为乳汁，下为月水，其为患有因脾虚而不能生血者，有因脾郁伤而血耗损者，有因胃火而血消烁者，有因脾胃损而血少者，有因劳伤心而血少者，有因怒伤肝而血少者，有因肾水不能生肝而血少者，有因肺气虚不能行血而闭者。治疗之法，若脾虚而不行者，调而补之；脾郁而不行者，解而补之；胃火而不行者，清而补之；脾胃损而不行者，调而补之；劳伤心血而不行者，静而补之；怒伤肝而不行者，和而补之；肺气虚而不行者，补脾胃；肾虚而不行者，补脾肺。《难经》云：损其肺者益其气，损其心者调其荣卫，损其脾者调其饮食，适其寒温，损其肝者缓其中，损其肾者益其精。审而治之，庶无误矣。

……

5. 经行感冒

妇人伤寒，或劳役，或怒气发热，适遇经行，以致热入血室；或血不行，或血不止，令人昼则明了安静，夜则谵语如见鬼状，用小柴胡加生地黄；血虚者，用四物加生地、柴胡，切不可犯胃气。若病既愈而血未止，或热未已，元气素弱，用补中益气；脾气素郁，用济生归脾；血气素弱，用十全大补，庶无误矣。

（摘自《女科撮要》）

【常用效方】

○ **方一 月经先期**

归脾汤加柴胡、栀子。

主治思虑伤脾，肝不疏脾，脾经郁滞，不能摄血之月经先期。

（摘自《内科摘要》）

○ **方二　月经后期**

补中益气合归脾加减。

主治脾损五脏，中气亏虚，经血不足之月经后期。

○ **方三　经行感冒**

小柴胡加生地黄。

主治经行期感冒风寒，日静夜谵症。

○ **方四　崩漏**

归脾汤加炮姜。

主治脾胃虚损，不能摄血归源之崩漏。

（摘自《女科撮要》）

【精选案例】

1. 月经不调

（1）月经先期

案1　肝经风热

一妇人月事未期而至，发热自汗，服清热止汗之剂，反作渴头痛，手掉身麻。此因肝经风热，用柴胡、炒芩连、炒山栀、归、芍、生地、丹皮各一钱，参、芪、苓、术各一钱五分，川芎七分，甘草五分，二剂其汗全止，更以补中益气而愈。凡发热久者，阳气亦自病，须调补之。

案2　郁怒伤肝，脾虚火动

西宾钱思习子室年三十，尚无嗣，月经淋沥滴期，夫妇异处者几年矣，思习欲为娶外家，以谋诸余。余曰：此郁怒伤肝，脾虚火动，而血不归经，乃肝不能藏，脾不能摄也，当清肝火，补脾气。遂与加味归脾、逍遥二药四剂，送至其家，仍告其姑曰：服此病自愈，而当受胎，外家可无娶也。果病愈，次年生子。

（2）月经后期

案1　脾伤五脏

一妇人经候过期，发热倦怠，或用四物、黄连之类，反两月一度，且少而成块；又用峻药通之，两目如帛所蔽。余曰：脾为诸阴之首，目为血脉之宗，此脾伤五脏，皆为失所，不能归于目矣。遂用补中益气、济生归脾二汤，专主脾胃，年余寻愈。

案2　劳伤火动

一妇人素有头晕，不时而作，月经迟而少。余以为中气虚，不能上升而头晕，不能下化而经少，用补中益气汤而愈。后因劳而仆，月经如涌，此劳伤火动，用前汤加五味子一剂，服之即愈。前症虽云亡血过多，气无所附，实因脾气亏损耳。

2. 经期前后诸症

（1）行经感冒

案1　肝火血热妄行

一妇人经行，感冒风寒，日间安静，至夜谵语，用小柴胡加生地，治之顿安。但内热头晕，用补中益气加蔓荆子而愈。后因怒恼，寒热谵语，胸胁胀痛，小便频数，月经先期，此是肝火血热妄行，用加味逍遥加生地而愈。

案2 怒动火致血妄行

一妇人因怒，寒热头痛，谵言妄语，日晡至夜益甚，而经暴至。盖肝藏血，此怒动火，而血妄行。用加味逍遥散加生地治之，神思顿清，但食少体倦，月经未已。盖脾统血，此脾气虚不能摄，用补中益气治之，月经渐止。

案3 脾胃虚寒

一妇人怀抱素郁，感冒经行谵语，服发散之剂，不应，用寒凉降火，前症益甚，更加月经不止，肚腹作痛，呕吐不食，痰涎自出，此脾胃虚寒，用香砂六君，脾胃渐健，诸症渐退，又用归脾汤而痊愈。

3. 崩漏

案1 肺肝脾胃亏损

一妇人久患血崩，肢体消瘦，饮食到口但闻腥臊，口出津液，强食少许，腹中作胀。此血枯之症，肺肝脾胃亏损之患，用八珍汤、乌贼鱼骨丸，兼服两月而经行，百余剂而康宁如旧矣。

案2 元气下陷，相火湿热

一妇人面黄或赤，时觉腰间或脐下作痛，四肢困倦，烦热不安，其经若行，先发寒热，两肋如束，其血如崩，此脾胃亏损，元气下陷，与相火湿热所致，用补中益气加防风、芍药、炒黑黄柏，间以归脾汤，调补化源，血自归经矣。

案3 木克土

一妇人因怒崩血，久不已，面青黄或赤。此肝木制脾土，而血虚也，用小柴胡合四物，以清肝火生肝血，又用归脾、补中二汤，以益脾气生肝血而瘥。此症若因肝经有风热，而血不宁者，用防风一味为丸，以兼症之药煎送；或肝经火动而血不宁者，用条芩炒为丸，以兼症之药煎送，无有不效。

案4 脾气虚弱

大化内患月事不期，崩血昏愦，发热不寐，或谓血热妄行投以寒剂益甚，或谓胎成受伤投以止血亦不效，乃敬延先生诊之。曰：此脾气虚弱，无以统摄故耳，法当补脾，而血自止矣。用补中益气加炮姜，不数剂而验。惟终夜少睡惊悸，另服八物汤，更不效，叩诸先生，曰杂矣，乃与归脾汤加炮姜以补心脾，遂如初。

4. 闭经

案1 中气虚寒

一妇人性沉多虑，月经不行，胸满少食，或作胀，或吞酸。余以为中气虚寒，用补中益气加砂仁、香附、煨姜二剂，胸膈和而饮食进；更以六君加芎、归、贝母、桔梗、生姜、大枣数剂，脾胃健而经自调矣。

案2 胃火烁阴

一妇人素有胃火，服清胃散而安。后因劳役，躁渴内热，肌肉消瘦，月经不行。此胃火消烁阴血，用逍遥散加丹皮、炒栀，以清胃热；用八珍汤加茯苓、远志，以养脾血，而经自行矣。

案3 元气不足

一妇人因劳，耳鸣头痛体倦，此元气不足，用补中益气加麦冬、五味而瘥。三年后得子。因饮食劳倦，前症益甚，月经不行，晡热内热，自汗盗汗；用六味地黄丸、补中益气汤顿愈。前症若因血虚有火，用四物加山栀、柴胡；不应，八珍加前药。若气虚弱，用四君子。若怒耳便聋或鸣者，实也，小柴胡加芎、归、山栀；虚用补中益气加山栀。若午前甚作火治，用小柴胡加炒连、炒栀，气虚用补中益气。午后甚作血虚，用四物加白术、茯苓。若阴虚火动，或兼痰甚作渴，必用地黄丸以壮水主。经云：头痛耳鸣，九窍不利，肠胃之所生也；脾胃一虚，耳目九窍皆为之病。

案4 肝脾肾三经血虚火燥

一妇人发热口干，月经不调，两腿无力，服祛风渗湿之剂，腿痛体倦，二膝浮肿，经事不通。余作肝脾肾三经血虚火燥症，名鹤膝风，用六味、八味二丸兼服，两月形体渐健，饮食渐进，膝肿渐消，不半载而瘥。前症若脾肾虚寒，腿足软痛，或足膝枯细，用八味丸。若饮食过多，腿足或臀内酸胀，或浮肿作痛，用补中益气加茯苓、半夏主之。

（摘自《女科撮要》）

汪石山
（擅参芪，调气血，培元气）

【医家简介】

汪机（1463～1539），字省之，号石山，明代安徽祁门人，为明代名医。石山家学渊源，于东垣、丹溪之学，潜研极深，更以行医四十多年的丰富经验，凡病家之求治者，因脉制方，随投辄效，有如饥者得食，渴者得饮，而以善用参芪等剂，有独特之得，亦是石山医学的主流思想。石山在学术上亦颇有造诣。

相关著作有《伤寒选录》、《医学原理》、《运气易览》、《续素问钞》、《针灸问对》、《脉诀刊误集》、《推求师意》、《外科理例》、《痘治理辨》、《本草会编》、《医读》、《内经补注》及《石山医案》等。

【主要学术思想和主张】

精通经典，博采百家，学宗朱丹溪、李东垣。融合朱李两家学说，不自限于升阳辛散和养阴泻火的治则，形成以调养气血、培护元气为主的"培元派"，开新安医学之先河。施治擅用参芪。《营卫论》："血之与气，异名而同类。补阳者，补营之阳；补阴者，补营之阴"。

施治擅用参芪

在医案中表现最突出的就是其擅用参、芪，这是石山的诊治特色之一。石山可以根据不同情况，以不同的配伍将参芪用于烦闷恶食者、中脘胀满者、咳嗽咯血者、阴虚腹痛者、吐泻身黄者，甚至身热谵语、面赤呕吐者，能收沉疴以起，疗恶疾以愈。由此可以看出石山对参、芪的使用有独到的见解和体会。他认为参芪"不惟补气亦能补血，不惟补火亦能泻火"。他在《营卫论》中指出阴不足便是血不足，阳不足便是气不足，补阴以益血，温阳以养气，使气血无所偏倚，则气血调和，邪不为害。又提到"血之与气，异名而同类。补阳者，补营之阳；补阴者，补营之阴"。"人身之虚，皆阴虚者也"。参芪之补，是补此营中之气，补营之气即是补营，营者，阴血也。营气、卫气皆借脾胃水谷而生，脾胃喜温而畏寒，脾胃有伤，非借甘温之气不能补。故石山习用参芪是因其味甘能生血，气温能补阳，又是调补脾胃之圣药。脾胃气旺，营、卫便有所资生，则邪可不治自除，而疾病可不治自愈。

[顾植山. 汪机学术思想及临床思维探析. 中医文献杂志，2001，2：3-5；徐伟. 新安医家汪机学术思想浅析：读《石山医案》有感. 江苏中医药，2008，40（3）：29-30]

【医论医话】

1. 经行泄泻

夫经水多，白带下，常泄泻，皆由阳虚陷下而然，命曰：阳脱是也。日轻夜重，盖日阳旺而得健运之职，故血亦无凝滞之患，而日故轻也。夜则阴旺而阳不得其任，失其健运之常，血亦随滞，故夜重也。

……

2. 痛经

是以丹溪谓：血成块者，气之凝也；将做痛者，气之滞也；来后反痛者，气血虚也；色淡者亦虚，犹水之混也。

如经行过三五日，腹中绵绵走痛者，乃血行而气滞未尽，行以四物加槟榔、木香立效。如经候将来，腹中阵阵痛，乍作乍止者，乃血气实热也，四物用生地加黄连、香附、桃仁、红花、延胡索、牡丹皮之类。如经水过后作痛，乃气血俱虚，宜八珍为主加减。

……

3. 崩漏

崩漏者，气陷不能升举也。亦有损伤冲任而致者，由冲任乃经脉之海，血气之宗，外循经络，内荣脏腑，若劳逸过度，致使冲任亏损，不能制约经水，遂使崩症生焉。治疗之法，虚者补之，热者凉之，滞者行之，寒者温之，全在合宜应变。

4. 崩漏

世医昧此，但知血热则行，逢冷则凝，逢寒则止，故用苦寒黑灰之剂。殊不知苦以泄胃，寒则降下，故经曰："苦伤气，寒伤血，安能治其崩哉？盖脾胃属土恶湿，喜温畏寒，理宜甘温养其脾，则热自除，气自运，而血随气各归其经矣。"东垣曰："温能除大热。"经曰："形不足者，温之以气。"又曰："气生形。"又曰："气固形实，形主血。"又曰："阳气者，精则养神，柔则养筋。"故古人治血多用养气，岂无所本哉，血逢黑则止，但可以治标耳。经曰："胃者五脏之本，苟不固本，未免止而复发。况其所病，或劳，或怒，或恶食，而崩愈甚，此盖由脾胃不足，不胜其劳怒也。"

丹溪曰："气病补血，虽不中，亦无所害。血病补气，则血愈虚散，是谓诛罚无过。"今病血病，而治以参、芪，宁不犯丹溪之戒乎。予曰："学贵疏通，不可拘泥。"

丹溪又曰："冲任二脉为经脉之海。"二脉无损，则血气之行，外循经络，内荣五脏。若劳动过极，损伤二脉，则冲任气虚，不能约制其血，故忽大下，谓之崩中。治宜举养脾胃，大补气血。丹溪治血，何常不归于气虚而养脾胃也！东垣亦曰："血脱益气。"古圣人之法也，先理其胃以助生发之气。诸甘药为之先务。盖甘能生血，此阳生阴长之理，故先助胃气。且人之身，纳谷为宝。

（摘自《石山医案》）

【常用效方】

○ **方一**　**助阳祛湿法（经行泄泻）**

人参　白术

○ **方二**　**柴胡四物汤加减（经期延长）**

生地、白芍、白术各一钱　黄芩、阿胶、归身各八分　陈皮、香附、川芎、椿根皮、茯苓各六分　柴胡、甘草各五分

○ **方三**　**热证痛经方（痛经）**

酒煮黄连　香附　归身尾　五灵脂

○ **方四**　**阳虚痛经方（痛经）**

人参　黄芪　当归　白术　肉桂　附子

○ **方五**　**止崩方（崩漏）**

人参、黄芪各四钱，当归、白术各一钱，甘草、厚朴各五分，炒蒲黄、阿胶各七分，棕皮、五倍子、莲蓬烧灰，加阿胶、蒲黄，粥丸。

○ **方六**　**健脾止崩方（崩漏）**

四君子汤加黄芩、陈皮、神曲、归身。

（摘自《石山医案》）

○ **方七**　**健脾益气、祛湿止崩方（崩漏）**

补中益气汤兼参苓白术散。

（摘自《名医类案》）

【精选案例】

1. 月经不调

案　肝郁脾虚血热（经期延长）

一妇产后，经行不止，或红或白或淡。病逾八月，面色黄白，性躁，头眩，脚软，医用参、芪补药病益加，用止涩药无效。邀予诊之，右脉濡弱无力，左脉略洪而驶。

曰：右脉弱者，非病也，左脉偏盛，遂觉右脉弱耳。宜主左脉，治以凉血之剂。遂以生地、白芍、白术各一钱，黄芩、阿胶、归身各八分，陈皮、香附、川芎、椿根皮、茯苓各六分，柴胡、甘草各五分，煎服二十余剂而愈。

2. 经前后综合征（经行泄泻）

案 1　脾虚夹湿

一妇经行，泻三日，然后行。诊其脉，皆濡弱。此脾虚也。脾属血属湿，经水将动，脾血已先流注血海，然后下流为经。脾血既亏，则虚而不能运行其湿。故作参苓白

术散，每服二钱，一日米饮调下二三次，月余经行不泻矣。

案2　阴虚陷下

一妇年逾四十，形长色脆，月经不调，右脉浮软而大，左脉虚软而小近驶。常时经前作泄。今年四月，感风咳嗽，用汤洗浴，汗多，因泄一月。六月，复因洗浴，发疟六七次。疟须止，而神思不爽。至八月尽，而经水过多。白带时下，泄泻，遂觉右脚疼痛。旧曾闪腘脚跟。今则借此延痛，臀腿腰胁尾骨、颈项左边筋皆掣痛。或咳嗽一声，则腰眼痛如刀扎。日轻夜重，叫号不已。幸痛稍止，饮食如常。今详月水过多，白带时下，日轻夜重，泻泄无时，亦属下多亡阴。宜作血虚论治，然服四物止痛之剂益甚。九月，予复诊视，始悟此病，乃合仲景所谓阳生则阴长之法矣。

夫经水多，白带下，常泄泻，皆由阴虚陷下而然，命曰阳脱是也。日轻夜重，盖日阳旺，而得健运之职。故血亦无凝滞之患，而日故轻。夜则阴旺，而阳不得其任，失其健运之常。血亦随滞，故夜重。遂以参术助阳之药，煎服五七剂痛减。此亦病证之变，治法殊常。故记之。

3. 痛经

案1　热极似寒

一妇瘦小，年二十余，经水紫色，或前或后，临行腹痛，畏寒喜热，或时感寒，腹亦作痛。脉皆细濡近滑，两尺重按略洪而滑。

予曰：血热也。或谓畏寒如此，何得为热？曰：此热极似寒也。遂用黄连酒煮四两，香附、归身尾各二两，五灵脂一两，为末粥丸，空腹吞之，病退。

案2　湿热郁滞

一妇年二十一岁，六月经行，腹痛如刮，难忍求死。脉得细软而驶，尺则沉弱而近驶。予曰：细软属湿，数则为热，尺沉属郁，此湿热郁滞也。以酒煮黄连半斤，炒香附六两，五灵脂半炒半生三两，归身尾二两，为末，粥丸，空心汤下三四钱，服至五六料。越九年，得一子。又越四年，经行两月不断，腹中微痛，又服前丸而愈。续后经行六七日，经止则流清水，腹中微痛，又服前丸，而痛亦止。又经住只有七八日，若至行时，或大行五六日。续则适来适断，或微红，或淡红。红后常流清水，小腹大痛，渐连遍身胸背腰腿骨里皆痛，自已至酉乃止。痛则遍身冷，热汗大出，汗止痛减，尚能饮食。自始痛至今历十五年，前药屡服屡效，今罔效者。何也？予在休宁率口，其母伴女荷轿，至彼就医。脉皆洪滑无力，幸其尚有精神。予曰：此非旧日比矣，旧乃郁热，今则虚寒，东垣曰始为热中，终为寒中是也。经曰：脉至而从，按之不鼓，乃阴盛格阳，当作寒治，且始病时而形敛小，今则形肥大矣。医书曰：瘦人血热，肥人气虚，岂可同一治耶？所可虑者，汗大泄而脉不为汗衰，血大崩而脉不为血减耳。其痛日重夜轻，知由阳虚不能健运，故亦凝滞而作痛。以症参脉，宜用助阳。若得脉减痛轻，方为佳兆。遂投参、芪、归、术大剂，加桂、附一剂。来早再诊，脉皆稍宁。随即回宅，服至二三十剂，时当二月。至五月，予适往城，视之，病且愈矣。盖病有始终寒热之异，药有前后用舍不同，形有少壮肥瘦不等。岂可以一方而通治哉。

4. 崩漏

案 1　脾胃气不足

一妇形长质脆，面色黄白，孀居十余年，平素食少，内外俱劳，年五十二岁。二月忽血崩，若左手觉热，崩则又甚。医用苦寒黑灰凉血止血之剂，益剧。更用胶艾汤，少愈。偶因子病，住药月余，后服前汤。崩则日少夜多。七月尽，来就予治，右脉浮软颇大，左脉软小而缓，独左尺尤近微弱。

予谓：左脉主血，得此与病相应，右脉主气，今诊得浮软，此乃脾胃气不足也。盖脾具坤静之德，而有乾健之运，虚则不能健运其血矣。胃气者，阳气也，阳主升举，虚则不能升举其血矣。经曰：阳病竭而下者此也。又曰：阳病治阴，阴病治阳，正其血气，各守其乡，其治此病之谓欤。今气不能健运升举，以致血崩，法当治阳。

遂用参、芪各四钱，归、术各一钱，甘草、厚朴各五分，炒蒲黄、阿胶各七分。煎服十余剂，崩则昼止夜来。夫夜则阴旺阳衰，阳不足以摄血故也。再以棕皮、五倍子、莲蓬烧灰，加阿胶、蒲黄，粥丸，临晚服，而夜亦止。

案 2　脾胃不足

一妇身瘦面黄，旧有白带，产后忧劳，经水不止五十余日，间或带下，心前热，上身麻，下身冷，背心胀，口鼻干，额角冷，小便频而多，大便溏而少，食则呕吐，素厌肉味，遗书示病如此。

予曰：虽未见脉，详其所示，多属脾胃不足。令服四君子汤加黄芩、陈皮、神曲、归身二剂，红止白减。复以书示曰：药其神乎！继服十余剂，诸症悉除。

（摘自《石山医案》）

案 3　脾虚气病

汪石山治一妇，年逾四十，形色苍紫，忽病血崩。医者或用凉血，或用止泻，俱罔效。诊其六脉，皆沉濡而缓，按之无力。以脉论之，乃气病，非血病也。当用甘温之剂健脾理胃，庶几胃气上腾，血循经络，无复崩矣。随用补中益气汤，多加参、芪，兼服参苓白术散，崩果愈。

（摘自《名医类案》）

武之望

（折中古人，因证发论，因论处方）

【医家简介】

武之望（1552～1629）字叔卿，号阳纡，明陕西临潼阜广里广阳屯（今西安市阎良区武屯镇广阳村）人。万历戊子省试第一，次年中进士，官至都察院右都御史兼兵部侍郎总督陕西三边，为明一代名臣。因幼年多病，遂习岐黄，《内经》以下至金元诸家医籍无不熟读，精通医学，尤长于妇科。师事从叔武带川，长于医术，成为明代著名的医学家。据明代王肯堂《证治准绳·女科》，加以重订条列，遂成《济阴纲目》五卷（万历四十八年），引录资料丰富，选方详尽。继广集名医高论，分类论述内、外、五官诸科证治，撰成《济阳纲目》108 卷（天启六年）。另著《疹科类编》（或作《慈幼纲目》）一卷。在方志、文学等领域亦多有建树，被誉为关中鸿儒。

【主要学术思想和主张】

以《内经》为纲，折衷各家学说。集百家之精华，择善而从，以临床实用为依归。著《济阴纲目》、《济阳纲目》二书，采摭丰富，博而不杂，分类精详，切于实用，被誉为集明以前妇产科、内科杂病之大成者。精内、儿、妇诸科，尤重妇科。主张"凡诊妇人，先问经候有无，此是关窍"，认为须突出妇女生理特点，全面诊察，抓主症，辨疑似，析病情，求病因，先拟病后拟方。把"用药当求病原，所以为之至治"作为临证指导原则提出。重视脾胃学说，其《济阴纲目》虽为妇科著作，但涉及脾胃病证达 20 余种。《济阳纲目》涉及脾胃病证达 30 余种，占全书 1/3 ~ 1/4。可见武氏对脾胃学说的应用达到娴熟自如之地步。注重情志对妇科病的影响。

【医论医话】

崩漏

妇人崩漏下血，世医类云血热妄行，用四物汤加芩、连等凉药，此举世所用之常法也。而愈者十三，不愈者十七。其愈者，则少年禀厚，血本不虚，止是火逼妄行，故服之辄愈。其不愈者，或年纪稍长，或禀赋素弱，而其得之也。又或出于劳役损气，忧思伤脾，故服之不愈。医者不察来历，不知变通，往往执用前项凉药，遂致脾胃重伤，饮食减少，渐至发热羸瘦，竟成痨瘵。余所亲见者非一，良可慨也。夫妇人以血为主，而血随气行，所为亡血者，由脾胃有伤，中气虚弱，不能收摄其血，故乘热而妄行耳，故气者，血之统领也。尝譬之血犹水也，气犹堤也。堤坚则水不横决，气固则血不妄行。此一定之理也。今血至于妄行者，良由气馁不能统束其血，非专热所为也。

大抵崩漏之疾，先由劳伤，中气不能摄血，继又因邪热逼之，遂至妄行，故初时当用四物汤加芩、连、荆芥穗以止之，如再不愈，用当归芍药汤补之。若延绵日久，清气下陷，须用参、芪、白术、甘草及升麻、柴胡之类升提之。古人云：血脱益气，此良法也。余每用此取效，捷于影响。而俗医不悟，率用凉血之药至数十剂不效，而犹不止，亦可谓胶柱鼓瑟之甚矣。刘河间先生谓诸血无寒，余谓诸血无实。学者所当参究也。

（摘自《济阴纲目》）

【常用效方】

○ **方一** **东垣当归芍药汤**（崩漏）

黄芪一钱半　白术、苍术泔浸，去皮、当归身、白芍药各一钱　陈皮、熟地黄各五分 生地黄、甘草炙，各三分　柴胡二分

上作一剂，水煎，空心热服。

治妇人经脉漏下不止，其色鲜红，先因劳役，脾胃虚弱，气短气逆，自汗不止，身热闷乱，恶见饮食，四肢倦怠，大便时泄。

○ **方二** **大补芪归汤**（崩漏）

黄芪、人参、白术各一钱半　当归二钱　白芍药、熟地黄、茯苓、陈皮各一钱　川芎七分　升麻五分　炙甘草六分

上作一剂，加大枣一枚，水煎食前服。

治血气大损虚脱，崩漏不止。

（摘自《济阴纲目》）

【精选案例】

崩漏

案1　血虚

予族一妇，因劳役下血，每来两旬不止，医者拘血热之说，用四物加芩、连，累治不愈。一日血大下，昏迷不醒，急以问予，予用当归芍药汤一剂，少顷顿醒，过两时血遂止，后常用此药，其病遂不复作。盖血虚须兼补气，尝譬之血犹水也，气犹堤也，堤坚则水不横决，气固则血不妄行，自然之理也。此药黄芪最多，白术次之，所以神效。俗医不达此理，专用凉药，不知凉药伤胃，服久则正气愈弱，血安得固，故特为表而出之也。

案2　元气下脱

门人靳生者，其姊年亦过四十。每经行亦延绵二十余日不止，荏苒年余，渐成尪羸。历更数医，率用凉血常法，都无寸效。余与当归芍药汤二剂，亦不效。他医更谓血热，欲用凉药。余曰：此下血日久，元气下脱也。当归芍药汤虽有黄芪、白术，而无人参、升麻，所以不速效。更用大补芪归汤，以参、芪、升麻等提补之，一剂立止。

案3　元气下脱

余族一少妇亦患漏下不止，每经行亦多至二十余日，初用当归芍药汤二剂亦不效，继用大补芪归汤二剂即止。

案4　劳役过度

一族妇产后半月，因嫁女离蓐太早，劳役过度，一日下血倾盆，急以问余，余用四物汤加升麻、白芷、血余碳一剂顿止，其效如神。

（摘自《济阴纲目》）

叶天士
（重肝脉，兼脾肾，调奇经）

【医家简介】

叶天士（1666～1745），名桂，号香岩，别号南阳先生，晚年号上津老人，江苏吴县（今苏州市）人。叶氏创立温病卫气营血辨证体系，丰富和完善了辨舌验齿、辨斑疹白的温病诊断方法；补充了东垣脾胃论详于脾而略于胃的不足；善用古方，其众多治法药剂，经吴鞠通整理成为广传后世的效验名方。毕生忙于诊务，著作较少，现传《温热论》、《临证指南医案》、《叶氏医案存真》和《未刻本叶氏医案》等，均为门人据其口授或临床笔记编辑整理而成。

【主要学术思想和主张】

创立温病卫气营血辨证论治纲领，为温病学说理论体系的形成奠定基础。继承命门、脾胃学说，发展胃阴学说和甘药培中法。杂病中风辨证，创阳化内风说。提倡久病入络之证宜用辛润通络药物与虫类搜剔治之。善用奇经八脉治疗各科疾病，妇科尤最。认为辨治奇经病证，尤须分清虚实。奇经为病，虚证居多。奇经虚证多由脾胃、肝肾阴血精气受损，精血不能敷布所致。奇经实证，大多数由奇经气血瘀阻造成。指出无论补虚治实，均需采用"通因"一法。强调在补益之中结合通调，通其脉络。奇经实证，则须用辛芳走泄之品，缓通脉络，多以虫蚁搜剔，疏达瘀阻。虚中夹实，则注重通补兼施。如奇经亏虚，瘀血阻络者，主张既投血肉之品补下焦真元，又取芳香辛通，以期达到"包举形骸，和养脉络"之目的。

【临证经验】

1. 月经后期

肝血阴虚，木火内寄。古人温养下焦，必佐凉肝坚阴，勿执经后期为气滞，乱投破气刚药劫阴。

……

2. 经前腹痛

先腹痛而后经至，气滞为多。居室易于郁怒，肝气偏横，胃先受戕。而奇经冲任跷维诸脉，皆肝胃属隶。脉不循序流行，气血日加阻痹，失治，必结瘕聚疝瘕之累。经来筋掣腹痛，常有心痛干呕，此肝气厥逆，冲任皆病，务在宣通气血以调经，温燥忌用，自可得效。

（摘自《临证指南医案》）

3. 热入血室

如经水适来适断，邪将陷于血室，少阳伤寒，言之详悉，不必多赘。但数动与正伤寒不同。仲景立小柴胡汤提出所陷热邪，参、枣以扶胃气，因冲脉隶属阳明也。此惟虚者为合治。若热邪陷入，与血相结者，当宗陶氏小柴胡汤去参、枣加生地、桃仁、楂肉、丹皮或犀角等。若本经血结自甚，必少腹满痛，轻者刺期门，重者小柴胡汤去甘药加延胡索、归尾、桃仁；夹寒加肉桂心；气滞加香附、陈皮、枳壳等。然热陷血室之症，多有谵语，如狂之象，与阳明胃热相似。此种病机，最须辨别。血结者身体必重，非若阳明之轻便者。何以故耶？阴主重浊，络脉被阻，身之侧旁气痹，连及胸背，皆为阻窒。故祛邪通络，正合其病。往往延久，上逆心包，胸中痹痛，即陶氏所谓血结胸也。王海藏出一桂枝红花汤加海蛤、桃仁，原欲表里上下一齐尽解之理，此方大有巧妙焉。

（摘自《温热论》）

4. 崩漏

暴崩当温涩，久漏宜宣通。暴崩宜温，久崩宜清。暴崩暴漏，宜温宜补；久漏久崩，宜清宜通。思经水必诸路之血，贮于血海而下，其不致崩决淋漓者，任脉为之担任，带脉为之约束，刚维跷脉之拥护，督脉以总督其统摄。今者但以冲脉之动而血下，诸脉皆失其司，症固是虚。日饵补阳不应，未达奇经之理耳。况乎芪、术皆守，不能入奇脉；鹿性阳，入督脉；龟体阴，走任脉；阿胶得济水沉伏，味咸色黑，熄肝风，养肾水；柏子芳香滑润，养血理燥；牡蛎祛湿消肿，咸固下，仲景云：病患腰以下肿者，牡蛎泽泻汤；锁阳固下焦之阳气，乃治八脉之大意。夫奇经，肝肾主司为多，而冲脉隶于阳明，阳明久虚，脉不固摄，有开无阖矣。医但以涩剂图旦夕苟安，未及按经论病，宜毫无一效。

……

5. 闭经

凡经水之至，必有冲脉而始下。夫冲任血海，皆由阳明主司。先经断而后肿胀者，治在血分。

（摘自《临证指南医案》）

【常用效方】

○ **方一　河车白薇方（月经先期）**

［组成］河车胶　生地　枸杞子　沙苑子　生杜仲　白薇　山楂　黄柏　白花益母草

［主治］肝血阴虚，木火内寄之月经迟至、不孕等。

○ **方二　人参紫石英方（月经后期）**

［组成］人参　河车胶　熟地砂仁制　归身　白芍　川芎　香附　茯神　肉桂　艾炭　小茴香　紫石英　益母膏丸

［主治］冲任脉损，肝肾虚寒之月经愆期、后期、不孕等。

○ **方三　乌鸡地黄方（月经后期）**

［组成］雄乌骨鸡　小生地　阿胶　白芍　枸杞子　天冬　茯苓　茺蔚子　女贞子　龙眼肉

上十味，用青蒿汁、童便、醇酒熬膏，加蜜丸。

［主治］肝肾阴虚内热之月经愆期。

○ **方四　黄连阿胶方（崩漏）**

［组成］阿胶二钱　牡蛎三钱　川楝子一钱　小川连三分　川芎二分　当归一钱

［主治］阴虚血热所引起之崩漏，症见月经量多，心痛如饥，口吐腻涎浊沫。

○ **方五　温养冲任方（崩漏）**

［组成］熟地砂仁制　河车胶　当归　白芍　人参　茯苓　于术　炙甘草　蕲艾炭　香附　小茴香　紫石英

［主治］肝肾冲任虚寒之经漏淋漓，腰脊痿弱。

○ **方六　通阴潜阳方（崩漏）**

［组成］龟甲心秋石水浸　鹿角霜　真阿胶　柏子霜　生牡蛎　锁阳

［主治］奇脉阴虚风动之崩漏日久不愈，症见面浮跗肿，肌乏华色，纳谷日减，便坚不爽，自脊膂腰髀酸楚如堕。

○ **方七　茯苓腹皮方（经闭腹胀）**

［组成］茯苓皮　大腹皮　青皮　小香附　延胡索　炒山楂　茺蔚子　炒砂仁

［主治］气滞湿阻之闭经兼见腹胀、足肿，脉数。

○ **方八 生地阿胶方（经闭眩晕）**

[组成] 生地 阿胶 麦冬 白芍 柏子仁 枣仁 茯神 炙甘草

[主治] 阴虚风动之闭经兼见眩晕心悸、鼻衄。

○ **方九 山楂香附方（痛经）**

[组成] 南山楂 生香附 延胡索 当归 青皮 三棱 莪术 牛膝 川楝子 泽兰 肉桂 炒小茴香 葱白汁丸

[主治] 气血阻痹之经前腹痛。

○ **方十 通阳摄阴方（痛经）**

[组成] 鲍鱼 生地 淡苁蓉 天冬 当归 柏子仁 炒山楂 牛膝 茯苓 红枣 蕲艾汤法丸

[主治] 冲任亏虚、下寒上热之痛经。

○ **方十一 热与血结阳明法**

玉女煎加竹叶心。

（摘自《临证指南医案》）

【精选案例】

1. 月经后期

案 1 冲脉肝阴虚

程（三七），十三年不孕育，其中患病非一。病患述经期迟至，来期预先三日，周身筋骨脉络牵掣酸楚，不得舒展。凡女人月水，诸络之血，必汇集血海而下。血海者，即冲脉也，男子藏精，女子系胞。不孕经不调，冲脉病也。腹为阴，阴虚生热；肢背为阳，阳虚生寒。究竟全是产后不复之虚损，或见病治病之误，有终身不育淹淹之累。肝血阴虚，木火内寄。古人温养下焦，必佐凉肝坚阴，勿执经后期为气滞，乱投破气刚药劫阴。

处方：河车胶 生地 枸杞子 沙苑子 生杜仲 白薇 山楂 黄柏 白花益母草

案 2 肝肾奇脉阴虚

朱经云：阳维为病，苦寒热。缘上年冰雪甚少，冬失其藏，春半潮湿，地气升泄，以肝肾血液久亏之质，春生力浅。八脉隶乎肝肾。一身纲维，八脉乃束固之司；阴弱内热，阳微外寒矣。膂脊常痛，经事愆期，血海渐涸，久延虚怯，情景已露。局方逍遥散，固女科圣药，大意重在肝脾二经。因郁致损，木土交伤，气血痹阻，和气血之中，佐柴胡微升，以引少阳生气，上中二焦之郁勃，可使条畅。今则入暮病剧，天晓安然，显是肝肾至阴损伤，八脉不为约束，故热无汗。至阴深远，古人谓阴病不得有汗也，当宗仲景甘药之例，勿取气辛助阳可矣。

处方：炙甘草 阿胶 细生地 生白芍 麦冬 牡蛎

案 3 久郁凝痰滞气

王（三一），脉右缓左涩，经水色淡后期，呕吐痰水食物，毕姻三载余不孕。此久郁凝痰滞气，务宜宣通，从阳明厥阴立方。

处方：半夏 广陈皮 茯苓 浓朴 茅术 淡吴茱萸 小香附 山楂肉 姜汁法丸

又三月中，用辛温宣郁方，痰瘀自下，胸次宽，呕逆缓。今喜暖食畏寒，经迟至五十余日，来必色淡且少。议用温养冲任，栽培生气方法。

八珍去术、草、地加小茴香、肉桂、蕲艾、香附、紫石英、河车胶丸。

2. 月经先后不定期

案1　肝肾虚寒

朱（二六），经水一月两至，或几月不来，五年来并不孕育，下焦肢体常冷，是冲任脉损，无有贮蓄。暖益肾肝主之。

处方：人参　河车胶　熟地砂仁制　归身　白芍　川芎　香附　茯神　肉桂　艾炭　小茴香　紫石英　益母膏丸

案2　阴虚

某阴亏内热，经事愆期。

处方：雄乌骨鸡　小生地　阿胶　白芍　枸杞子　天冬　茯苓　茺蔚子　女贞子　龙眼肉

上十味，用青蒿汁、童便、醇酒熬膏，加蜜丸。

案3　奇脉虚寒滞

谢（三十），能食不运，瘕泄，经事愆期，少腹中干涸而痛，下焦麻痹，冲心呕逆，腹鸣心辣，八脉奇经交病。

处方：人参　茯苓　艾叶　制香附　淡苁蓉　淡补骨脂　肉桂　当归　鹿角霜　小茴香　紫石英　益母膏丸

3. 崩漏

案1　阳化内风

胡心痛如饥，口吐腻涎浊沫，值经来甚多，因惊动肝，阳化内风，欲厥之象。治以咸苦，佐以微辛，使入阴和阳。

处方：阿胶二钱　牡蛎三钱　川楝子一钱　小川连三分　川芎二分　当归一钱

又和阳固阴，诸病大减。因经漏阴伤，阳易浮越；心怔忡，肢末痛，内风未熄。药以甘柔，使胃汁日充，则砥柱中流矣。

人参　阿胶　麦冬　生白芍　炙甘草　茯神

案2　肝肾冲任虚寒

罗（二四），病属下焦，肝肾内损，延及冲任奇脉，遂至经漏淋漓，腰脊痿弱，脉络交空，有终身不得孕育之事。

处方：熟地砂仁制　河车胶　当归　白芍　人参　茯苓　于术　炙甘草　蕲艾炭　香附　小茴香　紫石英

案3　奇脉阴虚风阳动

某经漏三年，诊色脉俱夺，面浮𬌗肿，肌乏华色，纳谷日减，便坚不爽，自脊膂腰髀酸楚如堕。入夏以来，形神日羸。思经水必诸路之血，贮于血海而下；其不致崩决淋漓者，任脉为之担任，带脉为之约束，刚维跷脉之拥护，督脉以总督其统摄。今者但以冲脉之动而血下，诸脉皆失其司。症固是虚，日饵补阳不应，未达奇经之理耳。考内经于胸胁支满妨食，时时前后血，特制乌鲗丸；咸味就下，通以济涩，更以秽浊气味为之导引，同气相需。后贤谓暴崩暴漏，宜温宜补；久漏久崩，宜清宜通；正与圣经相符。况乎芪术皆守，不能入奇脉。无病用之，诚是好药，借以调病，焉克有济。夏之月，大气正在泄越，脾胃主令，岁气天和，保之最要。议以早进通阴以理奇经；午余天热气泄，必加烦倦，随用清暑益气之剂，顺天之气，以扶生生。安稳百日，秋半收肃令行，可望其藏聚气交，而奇络渐固。此久损难复。非幸试速功矣。

早上汤药议以通阴潜阳方法。

处方：龟板心秋石水浸 鹿角霜 真阿胶 柏子霜 生牡蛎 锁阳

另煎清人参汤入清药，煎取五十沸。

鹿性阳，入督脉；龟体阴，走任脉；阿胶得济水沉伏，味咸色黑，熄肝风，养肾水；柏子芳香滑润，养血理燥；牡蛎祛湿消肿，咸固下（仲景云：病患腰以下肿者，牡蛎泽泻汤）；锁阳固下焦之阳气，乃治八脉之大意。

乌鲗丸方：乌鲗骨四分，米醋炙去甲另研水飞 竹茹一分

上为细末，用雀卵量捣为丸，每服三钱。用药前先饮淡鲍鱼汤一小杯为导引。

又进潜阳颇投，但左耳鸣甚，肠中亦鸣，肝阳内风升动未熄，减气刚用柔。

处方：龟板心秋石水浸 真阿胶 柏子霜 天冬 女贞子 旱莲草

另煎人参汤二钱。加入滤清药内，再煎五十余沸。

4. 闭经

案1 气滞血涩

王（十九），服阿魏丸，高突已平，痛未全止。经闭已有十余月，腹微膨。全属气血凝滞。若不经通，病何以去。

处方：川芎 当归 延胡索 桃仁 楂肉 香附 青皮 牛膝 益母膏丸

案2 气滞湿凝

某脉数，经闭，腹胀足肿。

处方：茯苓皮 大腹皮 青皮 小香附 延胡索 炒山楂 芫蔚子 炒砂仁

案3 胃阳虚

朱当节令呵欠烦倦。秋深进食，微有恶心。病起至今，月事不来。夫冲任血海，皆属阳明主司。症见胃弱，此阴柔腻滞当停，以理胃阳为务。

处方：人参 半夏曲 广皮白 茯苓 生益智仁 煨姜

案4 阴虚风阳动

某阳升风动，眩晕心悸，鼻衄，经停两月。

处方：生地 阿胶 麦冬 白芍 柏子仁 枣仁 茯神 炙甘草

5. 痛经

案1 奇经实证

周（十七），室女经水不调，先后非一。来期必先腹痛，较之平日为重；饮食大减。始于初夏，入秋下焦常冷，腹鸣、忽泻忽结。究脉察色，是居室易于郁怒，肝气偏横，胃先受戕。而奇经冲任跷维诸脉，皆肝胃属隶，脉不循序流行，气血日加阻痹，失治，

必结瘕聚痃癖之累。

处方：南山楂　生香附　延胡索　当归　青皮　三棱　莪术　牛膝　川楝子　泽兰　肉桂　炒小茴香　葱白汁丸

案2　食酸气血滞

李，酸涩入里，气血呆钝，痛自心胸，胀及少腹。昔经行三日，今四日犹未已，为凝涩所致，痛胀何疑。读内经遗意以辛胜酸主治，但辛气最易入表，当求其宣络者宜之。

处方：韭白汁　桃仁　延胡索　小茴香　当归须　川楝子

案3　冲任亏虚，下寒上热

费经水紫黑，来时嘈杂，脉络收引而痛；经过带下不断，形瘦日减；脉来右大左弱。上部火升，下焦冷彻骨中，阴阳乖违，焉得孕育。阅医都以补血涩剂，宜乎鲜效。议通阳摄阴法。

处方：鲍鱼　生地　淡苁蓉　天冬　当归　柏子仁　炒山楂　牛膝　茯苓　红枣　蕲艾汤法丸

6. 倒经

案1　阴虚火炎

朱（女），冲年天癸未至，春阳升动，寒热衄血。平昔溺后腰痛，耳目甚聪明，先天质薄，阴本难充易亏，最多倒经之虑。

处方：雄乌骨鸡　生地　生白芍　茯神　天冬　知母　牛膝　茺蔚子　女贞子　阿胶

诸药除阿胶用水煎汁二次，其乌鸡去毛及翅足，另以童便一碗，青蒿汁四碗，醇酒二碗，米醋一碗，同煮。再加入前药汁收膏，入阿胶收，炖暖服五钱。

案2　倒经重症

张，十七岁天癸不至，咳嗽失血，乃倒经重症，先以顺气导血。

处方：降香末　郁金　钩藤　丹皮　苏子　炒山楂　黑山栀

又震动气冲，咳呛失血。

处方：鸡子黄　阿胶　鲜生地　天冬　生白芍　炒牛膝

又脉细数，腹痛，营热，经不通。

处方：人参、天冬、鲜生地、白芍、丹参，调入琥珀末三分。

（摘自《临证指南医案》）

沈尧封

（博采众长，匠心独运）

【医家简介】

沈文彭，字尧封，浙江嘉善人，为清代乾隆年间名医。沈氏不但精于临床，病人门庭若市（于乾隆5年获制府宗室德赠予"曾饮上池"旌匾悬挂其厅堂），而且学术上颇有造诣。

相关著作:《医经读》、《伤寒论读》、《女科切要》、《治哮证读》、《治杂病读》及《诊视心编》,其后三书未见刊刻问世。

【医论医话】

1. 行经发热

仲景《伤寒论》云:妇人伤寒发热,经水适来,昼日明了,暮则谵语,如见鬼状者,此为热入血室,无犯胃气及上二焦,必自愈。又云:妇人中风,发热畏寒,经水适来,得之七八日,热除而脉迟身凉,胸胁下满,如结胸状,谵语者,此为热入血室也。当刺期门,随其实泻之。又云:妇人中风,七八日,续得寒热,发作有时,经水适断者,此为热入血室,其血必结,故使如疟状,发作有时,小柴胡汤主之。沈尧封曰:论言勿犯胃气及上二焦者,谓不可攻下,并不可吐汗也。然有似是实非之证,不可不辨。

……

2. 痛经

经前腹痛,必有所滞。气滞脉必沉,寒滞脉必紧,湿滞脉必濡,兼寒兼热,当参旁证。至若风邪由下部而入于脉中,亦能作痛,其脉乍大乍小,有时隆起。叶氏用防风、荆芥、桔梗、甘草,虚者加人参,各一钱焙黑,取其入血分,研末酒送,神效。经前后俱痛,病多由肝经,而其中更有不同。脉弦细者,是木气之郁,宜逍遥散及川楝子、小茴香、橘核之类;脉大者,是肝风内动;体发红块者,是肝阳外越,俱宜温润。

……

3. 崩漏

崩证热多寒少。若血大至色赤者,是热非寒;倘色紫黑者,出络而凝,其中有阳虚一证。经云:阳气者,卫外而为固也。营行脉中,卫行脉外,脉外之阳虚,失于卫护,则脉中之营血漏泄。既出络脉,凝而不流,渐渐变紫变黑。然必须少腹畏寒,方可投温。

【常用效方】

○ **方一 行经发热(清气退热法)**

白虎汤加生地、麦冬。

○ **方二 行经发热(清肝退热法)**

胆草 黄芩 山栀 丹皮 羚羊角 芦荟 甘草 归身

○ **方三 肝风内动、肝阳外越方(痛经)**

生地四钱 炒枸杞子一钱 细石斛二钱 杜仲二钱 干淡苁蓉一钱 麦冬一钱牛膝一钱 归身一钱五分 炒白芍一钱

(摘自《女科辑要》)

○ **方四 崩证极验方(崩漏)**

地榆、生牡蛎各二钱 生地四钱 生白芍三钱 黄芩、丹皮各一钱半 川连五分 甘草八分,炒 莲须、黑栀各一钱

【精选案例】

1. 经前后综合征（行经发热）

案1 热入血室

一妇热多寒少，谵语夜甚，经水来三日，病发而止。本家亦知热入血室，医用小柴胡汤数剂，病增。舌色黄燥，上下齿俱是干血。余用生地、丹皮、麦冬等药，不应。药入则干呕，脉象弱而不大。因思弱脉多火，胃液干燥，所以作呕，遂用白虎汤加生地、麦冬，二剂热退神清。惟二十余日不大便为苦，与麻仁丸三服，得便而安。

案2 肝火上炎

一室女，发热经来，医用表散药增剧，谵语夜甚。投小柴胡汤，不应，夜起如狂；或疑蓄血，投凉血消瘀药，亦不应。左关脉弦硬搏指，询知病从怒起。因用胆草、黄芩、山栀、丹皮、羚羊角、芦荟、甘草、归身等药煎服，一剂知，四剂愈。

案3 精血两亏，阴阳并竭

张仪表令爱，发热经来，昏夜谵语，如见鬼状，投小柴胡汤增剧。询其病情，云醒时下体畏寒，即惯时亦常牵被敛衣。因悟此症平素必患带下，且完姻未久，隐曲之事，未免过当；复值经来过多，精血两亏，阴阳并竭。其畏寒发热，由阴阳相乘所致，非外感热邪深入也。误投发散清热，证同亡阳。《伤寒论》云：亡阳则谵语。《内经》云：脱阳者，见鬼是也。因用肾气丸，早晚各二钱，神气即清。随以苁蓉易附、桂，数剂痊愈。

2. 痛经

案 肝风内动

戴礼亭室人，向患经前后腹痛，连及右足，体发红块，脉大，右关尺尤甚。己卯秋，予作肝风内动治。

生地四钱　炒枸杞子一钱　细石斛二钱　杜仲二钱　干淡苁蓉一钱　麦冬一钱　牛膝一钱　归身一钱五分　炒白芍一钱

服之痛止。后于经前后服数剂，经来甚适，不服即痛，因作丸服。此方屡用有验。

3. 崩漏

案1 血热

一妇日服人参、阿胶，血不止，投崩证极验方即效。因伊带多，偶以苦参易芩，血复至，用芩即止；去连，血又至，加连即止。

案2 血热兼气虚

一妇患崩月余，余诊时，大崩发晕几脱。崩证极验方加人参一钱，服之即完，十剂而安。

案3 肝郁气病

一妇患此，年逾五旬，投人参、阿胶不效。一日用黄连五分，甚不相安。一医云：是气病。

酒炒香附、当归、白芍、丹皮、黄芩、牡蛎、枣仁、黑荆芥各二钱　郁金一钱五分　橘皮一钱　沉香磨冲，三分　柴胡五分　棕榈炭八分煎服，一剂崩止。除柴胡、荆芥、棕榈炭，数剂食进。复加白术为散，服之作胀，减去即安。

案4 脾肾阳虚

一崩证，少腹畏寒，用附桂八味丸，收全效。

（摘自《女科辑要》）

林 珮 琴
（宗经典，汇百家，精辨治）

【医家简介】

林珮琴（1771～1839），字云和，号羲桐，丹阳（今属江苏）人。清代医学家。举孝廉，嗜好医学，灯下研读方书，数十年而不倦。虽不以医为业，然治愈病者颇众。晚年请病家送还本人处方，择其要者，著成医案。又仿《张氏医通》例，辑成《类证治裁》八卷（附一卷，1839年），以《内经》为本，博采历代医家精论，强调治病重在辨证，列述内科杂症，兼及妇、外等科病症，概述其病因、脉证、治法、方药，并附医案。取材审慎，立论严谨，分类明晰，倍受后世医家重视。

【主要学术思想和主张】

宗经立论，博采诸家，无不"深求之，以通其变；精思之，以会其微；博观约取，触类旁通"，择善而从，大大丰富了《类证治裁》的内容。林氏对大多病证都在发皇古义的基础上加以自己的理论或实践经验的阐述。

论治月经病，分析详尽，辨证准确，分型细致，方药精当，对于临床指导颇佳。对经色经质尤为重视，整体与局部辨证相结合，反映了先生临床观察细致周全、考虑患者体质、辨证用药严谨之特点。用药皆不求异，所用皆为常药，但贵在配伍精妙，药味不多而效专，药性平和而不刚燥。血虚多用四物汤加味，气虚常用四君子汤加味，参、芪、苓、芍、地、归、芎、陈等俱是常用之品。用药气血两顾，体现了以平为期的思想。

【医论医话】

1. 倒经

经期气逆，直犯清道而为吐衄，折其逆势而调之。用山栀、丹皮、生地、丹参、白芍、苏子、郁金、童便，或用四物汤和韭汁，童便服。因怒火伤肝致逆者，龙胆、丹皮、青皮、黄芩、白芍、山栀。因心气不足，衄血面黄者，茯苓补心汤。

……

2. 痛经

当经行，食禁生冷，药忌寒凉，以血得寒则凝涩不行，不慎禁忌，则腹痛瘕泄，亦致不调。且血随气行，经不调多由于气，丹溪谓：经来成块者，气之凝也；将行作痛者，气之滞也；行后作痛者，气血虚也。古谓经前勿补，经后勿泻，此为经期腹痛者言之。至于经期前后腹痛，虚实悬殊，经未行而先痛者，血为气滞，经通则痛自除。经已行而犹痛者，冲脉本虚，血去则痛益甚。滞者理其气，温而行之；虚者培其营，峻以填之。

设淋漓不止，必固以摄之。亦有腹愈痛经愈多，至痛欲死者，系火搏于血，治宜行血，如芎、归等。敛血，如芩、芍等。理脾，如苓、术等。以益母破气中之血，以延胡索破血中之气，以香附开其郁，虚者加人参。理脾则血有统，破结则火痛悉除。故调经莫如八珍汤加益母草、延胡索。

有经前身痛拘急者，散其风，越痛散加秦艽。有经前腹痛畏冷者，温其寒，调经饮加姜、桂、小茴香。气滞者，行其滞，加味乌药汤。血瘀者逐其瘀，通瘀煎。气血纠结者，理其络，失笑散。瘕痞胀者，调其气血，交加地黄丸。虚寒急痛者，温其里，五物煎。痛在经后者，补其虚，八珍汤加香、砂。一切心腹攻筑，胁肋刺痛，月水失调者，和其肝，延胡索散加枳壳。经滞脐腹痛不可忍者，导其壅，琥珀散，从《本事方》改订，并治产后恶露不快，血上抢心，迷闷不醒，气绝欲死。《金匮》云：妇人腹中痛，当归芍药汤主之。此补中泻木。又云：妇人腹痛，小建中汤主之。此亦补脾伐肝之意。

……

3. 闭经

其经闭不行，肥人多痰塞，导痰汤加川芎、川连。瘦人多郁火，四物汤加丹皮、山栀、泽兰。因脾胃亏而食少者，旺其运纳之权，归芍异功散。因肝肾亏而骨蒸者，壮其营阴之本，地黄汤去萸、泽，加龟板、五味子。因思虑郁损心脾者，归脾丸、小营煎。因劳嗽咳伤肺气者，劫劳散、紫菀汤；或温养下焦，熟地、沙苑子、杜仲、龙眼肉、芡实、鹿角胶；或宣通奇脉，枸杞子、牛膝、当归、泽兰、茯神、香附。若枯闭日久，轻用破血通经，则愈枯其枯矣。

……

4. 崩漏

崩者血暴下成块，如山冢猝崩。漏者经绵延不止，如漏卮难塞。《素问》曰：阴虚阳搏谓之崩。又曰：阴络伤则血内溢，盖血行络中，汇于冲脉。冲为血海。非阳盛搏阴，致损内络则不至横决而下。且心主血，脾统血，肝藏血，凡忧思怒劳，激动五志之火，皆能损络，使冲任（任主胞胎）失守，致经血暴注，久而不止，谓之崩中。《良方》亦谓妇人崩中，由脏腑虚，冲任亦虚，不能约制其经血，或阳搏阴，热伤冲任，血得热则流溢，甚至昏仆。其脉疾小为顺，洪大为逆。大法当调补脾胃。《济阴纲目》曰：崩漏属气虚，不能约制，则宜补气，其为热乘者，则凉血。不当混言调补脾胃，尝析而言之，有脏腑及冲任阳虚者，有脏腑及冲任阴虚者，有阴虚兼阳亢者，有初损脏腑，久崩久漏，屡伤冲任，以致络虚不能摄血者。概言调脾胃，尚未切中窾要。昔东垣治崩，亦言大补脾胃，升降气血，以气血为脾胃所生，且冲脉隶在阳明耳。经既明言络伤血溢，得不堤防约束，为之弥缝其隙乎？如阿胶、鸡血藤膏、赤石脂、紫石英等。惟血中有滞气，脐腹隐痛者，不宜骤用固涩，变成肿胀，须参经旨，通因通用。用益母草、香附、泽兰、白芍、延胡索、海螵蛸、归尾等，和其气而血自调。按《产宝》分阴崩阳崩，受热而赤，谓之阳崩；受冷而白，谓之阴崩。赤属血热，白属气虚。然崩中日久，则为白带，如此直须补摄（用杜仲、续断、芡实、牡蛎、沙苑子、菟丝子等）。勿令延至髓枯精竭（宜人参、熟地黄、枸杞子、茯神、鹿角胶、五味子、苁蓉、当归等），药用大剂，填塞下元。

（摘自《类证治裁》）

【常用效方】

○ **方一 茯苓补心汤（倒经）**

茯苓六钱 桂枝三钱 甘草二钱 紫石英一两 麦冬、人参各五钱 大枣四枚 赤小豆一合

水煎，日三服。

○ **方二 调经饮加减（痛经）**

当归、牛膝各三钱 制香附二钱 茯苓、青皮各钱半 山楂炒，二钱

水煎。胀闷加浓朴、砂仁；气滞加乌药。

○ **方三 平调肝肾方（闭经）**

枸杞子 沙苑子 补骨脂 牛膝 当归 制首乌 益母霜

○ **方四 熄风止崩汤（崩漏）**

阿胶三钱，水煨服。继用熟地、茯神、白芍、荆芥（醋炒黑）、续断、枸杞子、甘草（炙黑）、乌梅

治阴液不足，虚风扰动阴络之崩漏。

○ **方五 金锁匙丹加减（崩漏）**

龙骨研 牡蛎醋研 茯神、远志炒 赤石脂研 枸杞子酒焙 杜仲 枣仁俱炒 乌梅

治崩漏日久，经血淋漓不断兼以带下，延至怔忡不安，腰腿酸痛。

（摘自《类证治裁》）

【精选案例】

1. 倒经

案 肝火上迫

沈氏，按月倒经，血出鼻口。此由肝火上迫，不循常道。宜抑肝火，导归冲任，可使下行，此即搏跃过颡之理。拟四物汤去川芎，其当归用醋制，加生熟山栀各二钱，丹皮二钱，黄芩、枳壳各钱二分，降香、甘草各一钱，郁金五分。每月经前服四剂，后得转逆为顺。

2. 痛经

案1 冲任血滞

肖氏，经前腹痛，经后淋漓，胀满食减，脉虚小。系冲任血滞，而主治宜在脾。用香附（姜制）、砂仁、茯苓、白术、炙甘草、当归、白芍（桂木炒）、木香、延胡索（酒炒）、杜仲（姜汁炒）、续断，神曲糊丸。姜汤下，一料宿疴愈而获孕。

案2

徐氏，积年痛经，属血中气滞。用调经饮：当归、牛膝、制香附、茯苓、山楂肉，加乌药、小茴香。痛止后，因夹虚迟早不调，用芎归六君子汤加益母膏、白芍、香附、

红枣而经调。

3. 闭经

案1　禀受阴气不足

李氏外家，年二十以来天癸未通，其夫惧不能孕育。予谓此禀受阴气不足也，但多服六味地黄丸，阴气充经脉自行，后生数子。

案2　肝郁气滞

陈氏，性偏不育，脉沉涩，气急痰闷，经闭三载。当先调畅肝郁，三因七气汤：半、朴、苓、苏，加当归、香附、郁金、合欢花、玫瑰花煎。随用平调肝肾。枸杞子、沙苑子、补骨脂、牛膝、当归、制首乌、益母霜，意取温行，不十服经行矣。

案3　阳明生化不足

吴氏，结缡数载，经闭年余。入夏气泄，脉微弦少力，肌削神疲。平昔胃纳不多，而冲脉隶于阳明，谓之血海。因阳明生化不足，故月事不以时下也，症成下损，并无瘀阻，切忌通经，治先调补胃阴以生液。

潞党参三钱　山药炒、茯神、枣仁、白芍、当归、枸杞子炒，各二钱、五味子焙，五分　麦冬一钱　湘莲、南枣各十枚

十剂，食味颇甘，精神较爽，前剂去麦、味，参入泽兰。汤用潞党参、山药、茯神各三钱，熟地（炒）一钱，白芍、当归各二钱，泽兰、甘草各一钱，牛膝（酒蒸）六分，益母膏三钱（冲），服甚适，所虑节交夏至，症必变重耳。

4. 崩漏

案1　气滞血瘀，冲任不固

杭氏，崩漏日久，近添腹痛。医疑孀居气悒失调，用失笑散破血中气滞，加阿胶、归、芍熄风和营。究竟腹痛未止，淋漓益加，血如豆汁。晡时神倦火升，阴络既伤，奇脉不固，虚阳易炎，左部虚不受按，右部浮大少力。治宜固摄冲任，兼镇虚阳。

赤石脂二钱　五味子五分　龙骨煅、丹皮各一钱二分　杜仲盐水炒、熟地砂仁蒸、白芍、山药俱炒，各二钱　石斛、茯神各三钱　莲子十五粒　鸡血藤膏二钱

四剂淋痛已止。去石脂、龙骨，加枸杞子（焙）一钱五分，龟板心（炙）三钱，虚火亦除。冲任为奇经，崩久不止，必固奇经之药，鸡血藤膏用以引入阴络也。

案2　虚风扰动阴络

邹氏，五旬外暴崩成块，晕绝而苏，脉虚芤。此虚风扰动阴络也。用阿胶三钱水煨服，血止。仍用熟地、茯神、白芍、荆芥（醋炒黑）、续断、枸杞子、甘草（炙黑）、乌梅，取甘酸化阴熄风之旨，寻愈。

案3　阳衰不能摄阴，滑而将脱

贡氏，小水闭涩，服导赤散加归尾、赤芍、赤苓、牛膝得利。尺脉犹坚搏，知必经闭血瘀为患，逾旬寒热腹痛，暴崩紫黑成块，继而鲜红如注，后则淡红如水，或红白相间，淋漓匝月不止，头晕脘痞，粥饮不入，神愦肢冷，脉细欲绝。此阳衰不能摄阴，滑而将脱也。急用四维散（人参四两，附子、炮姜各二钱，乌梅五分，炙甘草一钱）加半夏、砂仁、茯神，脉症乃定，后用大补汤而安。

案4 奇经不固

吴氏，胎漏半产已匝月，崩带未止。用补气摄血之剂，犹淋漓不断，延至怔忡不安，腰腿酸痛，《脉诀》所谓"崩中日久为白带，漏下多时骨髓枯"也。急须摄固奇经，仿徐之才涩以止脱意，用金锁匙丹。龙骨（煅研）、牡蛎（醋煅研）、茯神、远志（炒）、赤石脂（研）、枸杞子（酒焙），加杜仲、枣仁（俱炒）、乌梅，一剂漏止，怔忡亦减。又加减前方而安。

案5 血海亏虚，络瘀痹阻

王氏，七七之期，经断半载，忽又崩淋不已，虽血海亏虚，但宜续、杜摄血，兼艾、附调气足矣。医辄以棕灰、黑蒲黄止涩，乃至小腹胀满硬痛拒按，头疼脘痞，热渴心烦，小水短涩，脉左弦右数，此络瘀痹阻攻痛。宜主理瘀，佐通络，乃奇经治法，非失笑散决津煎之比。

五灵脂、郁金汁各八分　牛膝、瓜蒌、橘络各钱半　延胡索、桃仁、赤芍、木通各一钱　当归须、降香末各二钱

三剂瘀行腹软。但口干微渴，头仍不清，必由液虚风动。改用阿胶、甘菊（炒）、麦冬、石斛、荆芥（醋炒）、枣仁、茯神、白芍、莲子、龙眼肉，血止，诸症亦退。又下白带，为气虚陷。用党参、玉竹、茯苓、续断、杜仲（盐水炒）、生地炭、芡实、枸杞子（俱焙），三剂痊愈。

案6 阳明先衰，血海不固

许氏，中年血脱，延为带浊，必冲任脉虚。夫冲为血海，任主担受，而冲脉隶于阳明，阳明先衰，胃纳不旺，致血海不固，担任失司，此淋漏根由也。近则食后脘腹不爽，或嗳腐宵胀，必由脾肾阳虚。治法摄阴先在益阳，以崇生气，以纳谷味。且脉来左右缓弱，温通为宜。

制附子三分　益智仁煨，八分　沙苑子、白芍、归身、制半夏各二钱　补骨脂、枸杞子俱焙、海螵蛸醋炙、续断酒炒，各一钱半　胡桃肉二枚　煨姜三钱

三剂漏止食进，去附子、补骨脂、半夏，加芡实、杜仲、菟丝子俱炒，又数服乃固。

案7 阴虚阳搏

包氏，经闭疑胎，血下每谓胎漏，忽然崩注，杂下脂膜甚多，身热头晕，面赤心烦，咳呕绿沫。上咳则下漏，呕作晕频，汤饮不纳，急用煨姜汁止呕，咳逆定，神渐苏。脉虚小而数，沉候如无，两尺空空，显非胎象。良由起居不时，生冷失节，气血阻滞，一时暴下阴虚，阳失依附，变化内风，眩冒呕逆，如风翔浪翻，当知阴虚阳搏，崩漏乃成。血海空乏，虚阳升逆，乃气不摄血之咎，况阴从阳长，宜宗立斋、景岳两先生治法，敛阳以摄阴。

洋参焙、茯神、白芍炒，各三钱　炮姜一钱　五味子五分　制半夏、焦白术、甘草炙黑、续断、杜仲盐水炒，各二钱

二剂漏止热退。稍畏寒，阳气尚虚，前剂加制川附五分，遂愈。

案8 任带两亏，火升风扇

谢氏，天癸当断之年屡患崩漏，近兼利血白带，头震耳鸣，项麻面赤。症由任带两亏，火升风扇，致心神浮越，怔忡不安。治以镇阳摄阴，务使阳下交阴，阴上恋阳，震麻暂已。再血海保存，阴络不伤，下元重振，专在静摄。勿以操持扰动厥阳，则宵寐汗泄渐安矣。熟地、山药、五味子（焙）、枸杞子（焙）、龟板、龙骨、阿胶、牡蛎（煅研）、杜仲（盐水炒）、龙眼肉，数服甚适。去龙骨、牡蛎、杜仲，加羚羊角、丹皮、白芍、茯神、莲子、芡实、续断等熬膏，即用阿胶收，小麦煎汤和服。渐愈。

案9 液涸阳升

王氏，崩漏成带，至小溲如泔如涕，髀骨痛，腰膝酸。从未饵药，势必沥枯髓液，延成不治。近又春温气泄，身热食少，口渴颊红，液涸阳升，脉右弦左弱，急摄阴固下。

熟地炒、阿胶烊、石斛各二钱　洋参三钱　麦冬、茯神、赤石脂各一钱半　白芍、杜仲青盐炒、枸杞子、续断各三钱

加莲、枣煎。数剂症渐减，去赤石脂再服。又去阿胶，加芡实、山药（俱炒）各三钱，又数十剂得效。

案10 阳明脉亏，木火乘侮

魏氏，经阻暴崩，疑为胎漏，按脉无孕象，乃聚瘀日久致患，曾经调治得安。今暑湿令行，头晕呕恶，晡后骨蒸，寤不成寐，忽又暴崩，脉虚疾。证属内因，必由阳明脉亏，木火乘侮，是以贯膈犯巅，震及血海，血海一空，则骨骱生热。治宜和阳安胃，佐以镇络。嫩桑叶、甘菊（炒）、天麻、白芍、石斛、枣仁、茯神、牡蛎（煅研）、海螵蛸（醋炙）、橘红、半夏曲（炒）、续断，数服诸症悉平。惟左关尺芤弱，乃肝肾阴伤。用熟地、萸肉、山药、白芍（俱炒）、茯苓、杜仲（盐水炒）、海螵蛸、鳖甲（俱炙）、阿胶（烊），数十剂得瘥。又接服鸡血藤膏而经固。

（摘自《类证治裁》）

陈莲舫

（通全精妇，熟经方，晓脉理，中庸渊博）

【医家简介】

陈莲舫（1840～1914），名秉钧，别署庸叟，又号乐余老人，江苏青浦（今上海市）人，晚清江南名医。祖上名医辈出，至莲舫，自称"十九世医陈"。少年习儒，亦随祖父习医。曾任京官，后回归故里，潜心医学。擅长祖传外科，精通临床各科。多次进京应诊视疾，得光绪赏识和敬重。为集世医、儒医、御医于一身的较有影响的名医。

相关著作：《加批时病论》、《纪恩录》（一说马培之著）、《庸庵课徒草》（一说姜天叙著）、《女科秘诀大全》、《十二经分寸歌》（未查见）；其医案经门人整理有《陈莲舫医案秘钞》、《陈莲舫先生医案》、《莲舫秘旨》等；《名医会诊方案》、《七家会诊张越阶方案》及《清代名医医案精华》等亦载其医案多则。

【主要学术思想和主张】

陈氏为一临床大家，其在内、外、妇、儿等学科上均有独特见解。其女科思想，多体现于《女科秘诀大全》及各类医案中。陈氏强调：女科治病，重在调血；调经当先治病；调经，莫先于顺气开郁，尚须戒耗气，当以实脾养心为调经之要法也；带下病，按色辨因，据因论治；产后大要有：诸禁、三冲、三急、三审、三因之论，产后治法应先消瘀血、大补气血，兼以消散、祛邪必兼补剂；丁福保评述其"按语之中庸，用药之渊博，于长沙以下，乃至金元四家、王海藏、张隐庵诸大家之外，别开生面。"

【医论医话】

1. 论调经

妇人有先病而后致经不调者，有因经不调而后生诸病者。如先因病而后经不调，当先治病，病去则经自调；若因经不调而生病，当先调经，经调则病自除。

调经之法，莫先于顺气开郁。而顺气开郁，则又戒不可端耗其气。当以实脾养心为调经之要法也。经云：百病皆生于气。而于妇人为尤甚。妇人之病，先于经候不调。但妇人以血为事，经水虽属血病，若竟从血分求治，未得病机之要也。若从气分求责，而调经知所本矣。

2. 论崩漏

妇人行经，每月一至，如潮之来，故曰月信，若每月既至，或三日或四五日即应止，而复淋漓不断，非冲任气虚不能约制，为内伤不足，即劳伤气血，外邪客胞，而外感有余。有余不足，当参以人之强弱也。

3. 论闭经

经闭主于心火，论本洁古，而东垣则以热结分上中下三焦。是月水不下，专以火热为病，药用玉烛、三和为例。夫此方治劳心，心火上行，致胞脉闭塞，月事不来，是实热好。若心虚而热收于内，与心虚而土衰者，二方又未可妄用也。大约妇人经闭，由于阴虚火旺，日渐煎熬，津液干涸，以致血枯经闭，当从赵养葵滋水补肝之法，纯用三和、玉烛，殊未尽善。若东垣三证，首言脾胃久虚一段，已见经水断流，俱从脾胃受病，是可见全善之失矣，夫经闭有寒有热，但寒热二证，宜分内伤外感处治。如心火不下降，而三焦热结，此是血衰火旺，阴不足以配阳，故心气不通。热结三焦，而经不下，当益阴滋水，以培胞门，冲任脉寒，而血泣不下，是风冷客邪，乘虚袭入，宜温经散寒，以辛热之药，导血下行，后用养荣之剂为当也。

（摘自《女科秘诀大全》）

【精选案例】

1. 月经不调

（1）月经先期

案1 心脾两虚

某，心脾两虚，肝气失调，致奇经不得禀丽，月事愆度超前，而复绵延，渐至腹痛足肿，脉见濡细。属气亏于营，补气为主，和营次之。吉林须、抱茯神、沙苑子、制女贞、桑寄生、广陈皮、阿胶珠、花龙骨、川杜仲、焦艾绒、法半夏、荷蒂、红枣。

案2 肝脾不协

蒋，肝脾不协，营虚气痹，久产未复，腹膨结瘕，致奇经无从禀丽，每每超前，腰腹俱酸且痛，脉象细涩。体禀气亏，营阴亦不足。拟调气和营，兼和八脉。吉林须、抱茯神、沙苑子、菟丝子、炒夏曲、玉蝴蝶、制香附、花龙骨、川杜仲、淡海螵蛸、广陈皮、生白芍、红月季。

（摘自《莲舫秘旨》

案3 心气阴两伤

头痛腹痛月经超前，禀体素虚，中西之学兼营并进，心气心阴未免受伤，主宰为虚，肝肺因之亦弱，头痛腹痛属肝，涕多色，属肺，前诊脉弦数，月事超前，必致肝升太过，肺降无权，日后防潮热咳嗽。拟气阴并调。元生地、潞党参、炒丹参、川贝母、沙苑子、白蛤壳、野于术、炒延胡索、湘莲肉、怀熟地、四制香附、抱茯神、佛手柑、川杜仲、苍龙齿、西绵芪皮、炙甘草、燕窝、阿胶、西洋参、合欢皮、生白芍、麦冬、制女贞、制萸肉、黄防风、陈皮、南枣。

（摘自《陈莲舫先生医案》

（2）月经后期

案1 病及奇经

某，先期属热，后期者往往属虚。惟愈虚愈热，月事退后，两三月不定，腹腰略有酸痛，将尽又有块下。诸经营亏，气痹不能会聚冲海，致虚则愆后，热则凝结成瘀。脉右浮濡，屡体偏气虚；左脉细涩，属营分不充。大致肝气失调，心脾不得荣养，久则病及奇经，拟清营调气，以理心肝脾，而八脉不治自治。西洋参、抱茯神、炒归身、红藤膏、川杜仲、柔白薇、野于术、远志肉、生白芍、淡海螵蛸、菟丝子、泽兰叶、玳玳花。

复方：吉林须人乳拌、抱茯神、全当归、元生地、厚杜仲、宋半夏、姜竹茹、西绵芪、制丹参、生白芍、制女贞、沙苑子、橘叶、红枣。

案2 八脉受伤

王，经愆带多，八脉受伤非浅。渐至腰脊如折，肢清潮热，头蒙目花，心悸神疲，脉见濡细，纳微脘胀。如此食少病多，必至有虚成损有损成劳之势，治以固养。吉林须、金石斛、抱茯神、淡海螵蛸、川杜仲、佛手花、西砂仁、鸡血藤膏、生白芍、花龙骨、潼蒺藜、金狗脊、新会皮、玳玳花。

案3 营亏气痹

丁，奇经内亏，月事愆期而未育，渐至头眩气逆，肢腰酸痛，脉象细涩，属营亏气痹，治以和养。西洋参、沙苑子、黑料豆、川石斛、乌沉香、陈阿胶、川杜仲、制女贞、生白芍、杭菊花（酒炒）。

（3）先后不定期

案1 营亏气痹

王，经事不调数日，必发盗汗，脘胀，神疲头蒙，脉数，营亏气痹，治以和养。鸡血藤膏、白蒺藜、抱茯神、大丹参、厚朴花、玳玳花、生白芍、杭甘菊、远志肉、柔白薇、焦薏苡仁。

（摘自《莲舫秘旨》）

案2 冲任不摄

经事向来后期，忽又先期，总由冲任不摄，未能生育。脉见细弦。治宜和养。四制香附、炒夏曲、焦艾绒、炒川断、黑料豆、炒川芎、东白芍、炒当归、炒杜仲、银柴胡、炒丹参、新会皮、丝瓜络。

案3 虚而偏热

尊年奇脉不摄，月事转旺，带脉不固，皆由肺虚而发，肝脾为损，虚火有升少降，吐血频作，渐至口干头蒙，心悸足瘘。牵连者均属虚而偏热，拟以清养。大生地、黑料豆、东白芍、新会红、桑寄生、白茅花、北沙参、淡海螵蛸、抱茯神、金石斛、煅龙齿、炒扁柏、制女贞、红枣。

案4 肝升肺降，两失所司

昔肥今瘦，中有痰饮，遂至肝升肺降，两失所司。久有脘痛，经事又艰，咳呛沉弦，形寒潮热。恐转入怯门，拟从调降。左金丸、玉蝴蝶、远志肉、炒杜仲、炒淮牛膝、玳玳花、绿萼梅、抱茯神、桑寄生、法半夏、全福花包、新会皮、合欢皮、枇杷叶。

案5 气痹营滞

气痹营滞，腹部胀满，经事五月未行，脉弦。治以疏和。制香附、焦建曲、鸡血藤膏、远志肉、新会皮、法半夏、炒丹参、茺蔚子、抱茯神、鲜佛手、陈橡皮、西砂仁。

案6 营滞，气痹

经事不调，或一二月一行，或四五月一行，营滞由于气痹，脘胀腰楚，形黄肢肿，脉来濡细。拟用疏和。制香附、炒延胡索、炒当归、炒川断、炒川芎、新会皮、炒夏曲、制丹参、茺蔚子、炒杜仲、抱茯神、月季花、远志肉、西砂仁。

案7 营卫兼肺脾两虚

形寒潮热，纳少咳呛，由营卫而兼肺脾，虚非旦夕，脉细弦。治以和养。北沙参、炒当归、川石斛、西芪皮、冬瓜子、光杏仁、银柴胡、炒丹参、抱茯神、黄防风、东白芍、淮小麦、元红枣。

案8 肝郁阻络

腹痛减而未止，欲除通根，庶几通经。脉沉弦。拟以疏和。炒香附、九香虫、茺蔚子、炒川楝子、炒当归、新会皮、元红花、炒延胡索、陈橡皮、炒丹参、炒淮牛膝、东白芍、西砂仁。

案9 肝郁脾虚

月事虽属准期，色淡后块，到时少腹坠痛，到后当脘作胀，纳呆泛水，脉濡。治以疏和。炒香附、炒当归、炒丹参、新会皮、炒杜仲、桑寄生、川芎、抱茯神、远志肉、法半夏、炒川断、炒延胡索、东白芍、西砂仁。

案10 肝阴不足，中气不和

脘痛腹胀，瘕筑上攻，作恶纳少，经行不畅，脉来紧滞。治宜辛养和中。左秦艽、炒丹参、茺蔚子、左金丸服艮炒川楝子、砂仁壳、当归身、小茴香、东白芍、炒延胡索、台乌药、四制香附、玳玳花、白茯苓、陈香橼、姜竹茹。

（摘自《陈莲舫先生医案》）

2. 经闭

案1 营亏气痹

张，经阻不行，脘胀，舌剥，营亏气痹，治以和养。西洋参、炒香附、佛手花、抱茯神、沙苑子、川石斛、淮小麦、银柴胡、广陈皮、绿萼梅、制丹参、川杜仲、生白芍、红月季。

（摘自《莲舫秘旨》

案2 气阴两伤

泄泻月经不行，俞山太太，甲辰十月初四日，屡诊脉情，细清为多，且泄泻频仍，胃纳不开，气虚于阴，确是明证。但肺气已弱，肺阴亦亏，气阴两伤，遂致月事失行，明热形重，喉音不亮，损怯情形已见一斑。目前吃紧总在脾胃两经，而咳嗽尤为此症之纲领。拟阴气并调，养阴不用滋腻，补气不用湿渗，用药不求有功，但求无过。吉林参、人乳拌于术、炒夏曲、炒丹参、川贝母、西芪皮、枇杷叶、米粉炒阿胶、生白芍、炙甘草、新会白、冬虫夏草、防风、竹二青。

（摘自《陈莲舫先生医案》）

3. 崩漏

案1

初夫人，偏产后，月事参差淋漓太多。近复如漏绵延，腰酸，色㿠，多食则每为飧泄。脉息细涩，左弦。拟和心脾，而兼厥阴。吉林须、抱茯神、补骨脂、川杜仲、陈棕炭、煨木香、佛手花、阿胶珠、花龙骨、淡吴萸、艾绒炭、炒侧柏、生白芍、南枣。

案2 心脾两虚未复，肝气转旺

宋小姐，心脾两虚未复，肝气转旺，得食胀满，两足浮肿，脉象细弦。八脉亦失充养，以致气无以摄，营无以补，再从固养。吉林须、抱茯神、元生地（蒲黄同打）、川杜仲、炒夏曲、细香附（秋石炒）、炒侧柏、炒于术、白芍、花龙骨、炮姜炭、新会皮、绿萼梅、红枣。

月事淋漓已止，脘胀足肿亦渐减轻。再培心脾，而和肝气。吉林须、抱茯神、元生地、川杜仲、法半夏、制香附、炒侧柏、野于术、陈阿胶、生白芍、菟丝子、新会皮、炮姜炭、红枣。

案3 肝脾统藏失司

蒋，肝脾统藏失司，连年转月，如崩如漏。春夏交崩而尤甚，遂致肢体浮肿，头眩心悸，肢节俱酸。腹痛减而仍留。带下不颣赤，脉细涩。营阴过伤，气无依附。防气不归源，拟用温养。吉林须、抱茯神、大生地（蒲黄炒炭）、菟丝子、沉香屑、炒夏曲、侧柏叶、安肉桂、花龙骨、生白芍、川杜仲、北五味、广陈皮、红枣。

复方：台参须、抱茯神、丹参炭、血余炭、柔白薇、炒夏曲、侧柏叶、生于术、花龙骨、归身炭、生白芍、沙苑子、广陈皮、红枣。

（摘自《莲舫秘旨》）

带 下 病

薛 立 斋
（擅温补，重脾肾，精各科）

【医家简介】

参见第 2 页。

【主要学术思想和主张】

参见第 2 页。

【医论医话】

带下

或因六淫七情，或因醉饱房劳，或因膏粱厚味，或服燥剂所制，脾胃亏损，阳气下陷；或湿痰下注，蕴积而成，故言带也。凡此皆当壮脾胃、升阳气为主，佐以各经见症之药。若属肝则青，小柴胡加山栀；或湿热壅滞，小便赤涩，龙胆泻肝汤；属心则赤，小柴胡加黄连、山栀、当归；属肺则白，补中益气加山栀；属脾则黄，六君子加山栀、柴胡，不应，归脾汤；属肾则黑，六味地黄丸；若气血俱虚，八珍汤；阳气下陷，补中益气汤；湿痰下注，前汤加茯苓、半夏、苍术、黄柏；气虚痰饮下注，四七汤送肾气丸。

（摘自《女科撮要》）

【常用效方】

○ **带下黄白**

补中益气加茯苓、半夏、炮姜。

主治脾气亏损统摄无权之带下黄白。

（摘自《女科撮要》）

【精选案例】

1. 带下、白带

案 1　气虚而痰饮

一妇人头晕唾痰，胸满气喘，得食稍缓，苦于白带二十余年矣，诸药不应。此气虚而痰饮也，饮愈而带始愈。遂用六味地黄丸，不月而验。

案 2　脾虚肺弱

一妇人年逾六十，内热口干，劳则头晕，吐痰带下。或用化痰行气，前症益甚，饮食愈少，肢体或麻，恪服祛风化痰，肢体常麻，手足或冷或热，日渐消瘦。证属脾气虚弱而不能生肺，祛风之剂复损诸经也，当滋化源。遂用补中益气加茯苓、半夏、炮姜二十余剂，脾气渐复，饮食渐加，诸症顿愈。

案3 肝脾郁结

一妇人耳鸣胸痞，内热口干，咳中若有一核，吞吐不利，月经不调，兼之带下，余以为肝脾郁结，用归脾汤加半夏、山栀、升麻、柴胡，间以四七汤，下白丸子，而愈。

2. 黄白带

案1 郁怒伤损肝脾

一孀妇腹胀胁痛，内热晡热，月经不调，肢体酸麻，不时吐痰。或用清气化痰，喉间不利，带下青黄，腹胁膨胀；用行气之剂，胸膈不利，肢体时麻。此郁怒伤损肝脾，前药益甚也。朝用归脾汤以解脾郁生脾气，夕用加味逍遥散以生肝血清肝火，兼服百余剂，而诸症愈。

案2 脾虚湿注

一妇人吞酸胸满，食少便泄，月经不调，服法制清气化痰丸，两膝渐肿，寒热往来，带下黄白，面黄体倦。余以为脾胃虚，湿热下注，用补中益气，倍用参、术加茯苓、半夏、炮姜而愈。若因怒，发热少食，或两腿赤肿，或指缝常湿，用六君加柴胡、升麻及补中益气。

案3 脾不统血

一妇人年逾六十，带下黄白，因怒胸膈不利，饮食少思，服消导利气之药，反痰喘胸满，大便下血。此脾气亏损，不能摄血归源也。用补中益气加茯苓、半夏、炮姜，四剂，诸症顿愈，又用八珍加柴胡、炒栀而安。

（摘自《女科撮要》）

附录

四七汤

［方源］《宋·太平惠民和剂局方·卷四》，汤名四七者，以四味治七情也。

［组成］半夏五两　茯苓四两　紫苏叶二两　厚朴三两

［功效］行气散结，化痰降逆。

［主治］喜、怒、悲、思、忧、恐、惊之气，结成痰涎，状如破絮，或如梅核在咽，咯不出，咽不下。或中脘痞满，气不舒快，或痰涎壅盛，上气喘急饮中结，呕逆恶心。若因思虑过度，阴阳不分，清浊相干，小便白浊，用此药下青州白丸子，最为切当。另名：一名浓朴半夏汤，一名大七气汤。

另见有同名异方：《局方》有七气汤，用半夏五两，人参、官桂、甘草各一两，生姜煎服，大治七气，并心腹绞痛。然药味太甜，恐未必能止疼顺气。一方治七情所伤，中脘不快，气不升降，腹胁胀满，用香附子炒半斤，橘红六两，甘草一两，煎服，尤妙。好事者谓其耗气，则不然。盖有是病，服是药也。

白丸子

［方源］《太平惠民和剂局方》卷一。

［组成］半夏白好者，水浸洗过，生用，210g　川乌头去皮脐生用，15g　南星生，90g　白附子生，60g

［功用］祛风痰，通经络。

［主治］风痰入络，手足麻木，半身不遂，口眼㖞斜，痰涎壅塞，以及小儿惊风，大人头风，妇人血风。

武之望

（折中古人，因证发论，因论处方）

【医家简介】

参见第10页。

【主要学术思想和主张】

参见第11页。

【医论医话】

赤白带

妇人赤白带下，古方多作身虚受风，冷入于胞络，搏其血之所成。此一说也。巢氏亦谓风邪入于胞中，损冲任之经，伤太阳、少阳之血，致秽与血兼带而下。冷则多白，热则多血，此又一说也。张子和辨论，以二家之说俱非，而总归之少腹热。其赤者为新积，白为旧积。此《内经》之旨，与赤白痢同。此又一说也。刘河间谓，赤者热入小肠，白者热入大肠。原其本，皆湿热结于脉，故津液漏溢。是为赤白带下。此又一说也。朱丹溪又谓，带与漏俱是胃中痰积流下，渗入膀胱。此又一说也。以上诸法审得其证，惟初时用之甚效。若因循日久，脾气渐虚，不能收摄津液，致秽浊涔淫而下，非大补脾气断无痊理。

余惟妇人以血为主，而带下与崩漏同为虚证。世人止知崩漏属血热，带下属湿热，概用寒凉之药，多致阴盛阳微，血不生而肌渐馁。如此死者不知几多人矣。余每以血随气行，气为血之统主，如水由地行，地为水之堤防。若堤不决，水安得横流；气不虚，血安得妄行。每用归脾汤、补中益气汤，治男妇之失血，与崩漏带下者，极有大效。盖血脱益气，实阳生阴长之义也，不可不知。

（摘自《济阴纲目》）

【常用效方】

○ 大圣万安散（赤白带）

白术、木香、胡椒各二钱半　陈皮去白、黄芪、桑白皮、木通各五钱　白牵牛炒，取头末，二两

上为末。每服二钱，用生姜五片，水一盏半，煎至一盏去姜，调药临卧服，须臾又用姜汤或温白汤，饮三五口催之，平明可行三五次，取下恶物及臭污水为度，后以白粥补之。服药不可食晚饭及荤酒等物。

治女人瘕癖气，腹胀胸满，赤白带下，久患血气虚弱，萎黄无力，并休息赤白痢疾，并皆治之，其效不可具述。孕妇不可服，天阴晦不可服。

（摘自《济阴纲目》）

【精选案例】

赤白带

案1 阴阳两虚，寒热夹杂

一妇人久患带下，兼之腹痛难忍。余用大圣万安散治之。其方出乾坤生意，用白术、黄芪、陈皮、桑白皮、木通、牵牛、木香、胡椒。此方补泻相兼，寒热互用。余爱其方差有意，用之果下恶物。三五次后，以白粥补之，遂大效。然久之复作，不敢再用前药，令以卫生汤补之。荏苒年余，其证不除，更用别医，不知做何治疗，遂致不起矣。

案2 心脾两虚

余一侍人患此数年，旋止旋作。以湿热治之，用导水丸及川楝、茴香之类，不效。又以湿痰治之，用星、半、椿根皮之属，亦不效。久之，日晡潮热，形神惨瘁，饮食不思，倦怠嗜卧。诊其脉涩短微细，指下如蚁行之状。余细思，此虚极也。用归脾汤，早进一服，临卧涝渣再服。如此数日，精神顿爽，饮食亦进。不旬日，肌肉腴泽如常，而带下亦止矣。后来再作，旋服旋愈，半年后全瘥。

（摘自《济阴纲目》）

叶天士

（重肝脉，兼脾肾，调奇经）

【医家简介】

参见第 12 页。

【主要学术思想和主张】

参见第 12 页。

【临证经验】

带下

带下者，由湿痰流注于带脉，而下浊液，故曰带下，妇女多有之。赤者属热，兼虚兼火治之。白者属湿，兼虚兼痰治之。年久不止，补脾肾兼升提。大抵瘦人多火，肥人多痰，最要分辨。

（摘自《临证指南医案》

【常用效方】

○ **方一 白芍椿根皮汤（阴虚湿热）**

[组成] 生白芍 细生地 清阿胶 牡蛎 樗根皮 黄柏

[主治] 阴虚湿热不清之带下过多及崩漏。

○ **方二 人参麋茸丸（虚寒）**

[组成] 人参二两，隔纸烘研 麋茸二两，切烘研 生菟丝子二两，研 淡补骨脂一两半，炒 生紫石英一两二钱 生余粮石一两二钱 茯苓一两半 炒黑小茴五钱 炒黑远志五钱

[主治] 虚寒性带下。

（摘自《临证指南医案》）

【精选案例】

案1 风阳乘土

陈（二七），色苍脉数，是阴不足；心中泛泛，即头晕腹痛。经水仍来，兼有带下。肝阳内扰，风木乘土。法当酸以和阳，咸苦坚阴。

处方：生白芍　细生地　清阿胶　牡蛎　樗根皮　黄柏　乌骨鸡　生地　阿胶　牡蛎　天冬　白芍　白薇　杜仲　川断　湖莲

案2 血虚脉络滞痛

蒋带下不止，少腹内踝连痛，至不能伸缩；络脉不宣，最有结瘕绵缠，不可不虑，医云肝气，岂有是理。

处方：桂枝　生沙苑　远志　当归　鹿角霜　枸杞子　茯苓

案3 奇脉虚

某女科病，多倍于男子，而胎产调经为主要；淋带瘕泄，奇脉虚空，腰背脊膂牵掣似坠，而热气反升于上，从左而起。女人以肝为先天也。医人不晓八脉之理，但指其虚，刚如桂、附，柔如地味，皆非奇经治法。先以震灵丹固之，每服一钱五分。

又淋带瘕泄，诸液耗，必阴伤；此参、附、姜、桂，劫阴不效，而胶、地阴柔，亦不能效。盖脉隧气散不摄，阴药沉降，徒扰其滑耳；必引之收之固之，震灵丹意，通则达下，涩则固下。惟其不受偏寒偏热，是法效灵矣，后方常用。

处方：人参一钱　鹿角霜一钱半　沙苑子一钱半　桑螵蛸三钱　炒枸杞子一钱半　茯神三钱　炙甘草五分

丸方：人参二两，隔纸烘研　麋茸二两，切烘研　生菟丝子二两，研　淡补骨脂一两半，炒　生紫石英一两二钱　生余粮石一两二钱　茯苓一两半　炒黑小茴香五钱　炒黑远志五钱

晚服妙香三钱。

案4 阴虚阳浮

吴崩带淋漓，阴从下走；晕厥汗出，阳从上冒。逢谷雨暴凶，身中阴阳不相接续，怕延虚脱。戊亥时为剧，肝肾病治。

处方：人参　阿胶　生龙骨　生牡蛎　五味子　茯神

又血液去则脏阴失守，神不内附，致目中妄见，非鬼祟也。当先镇阳神为主，若骤用阴药。则有妨胃纳矣。

处方：人参　龙骨　五味　茯苓　芡实　莲肉

淋带黄白未净，五更心悸汗出。

人参　炒枸杞子　五味子　茯苓　芡实　莲肉

案5 阴阳并虚

某少腹拘急，大便燥艰，淋带赤白，此属液涸。

处方：肉苁蓉　枸杞子　河车　当归　柏子仁　郁李仁

又淋带年久，少腹拘急胀痛，溲不爽，大便艰涩，得泄气则胀宽；食物少纳，脘中不降，必抚摩始下。此病久脏阴腑阳皆伤，热药难受，以通阳固阴兼之。

早服：人参　归身　炒枸杞子　茯苓　鹿茸　河车

暮服：震灵丹二十粒。

（摘自《临证指南医案》）

陈 莲 舫
（通全精妇，熟经方，晓脉理，中庸渊博）

【医家简介】

参见第26页。

【主要学术思想和主张】

参见第27页。

【医论医话】

1. 带下病之因

带下病：一、带下之病其因有六：一以心旌之摇之也。……此由于不遂者也。一以多欲之滑之也。……此由于太遂者也。一以房事之逆也。……此由于遂而不遂。以上三证，凡带浊之由乎此者，十居八九。而三者之治，必得各清其源，庶可取效。二、带下各症皆当壮脾胃升阳气为主。三、带脉不能约束致有此病。四、带下令人不产育。带下病的治疗：白带宜补脾疏肝；青带宜解肝利膀胱；黄带宜补任脉清肾火，不当独治脾；黑带宜以泄火为主；赤带宜清肝扶脾，不属心火。淫浊由膀胱湿热，张景岳曰：淫浊与带下之不同者，盖白带处于胞宫，精之余也；淫浊出膀胱，水之浊也。虽膀胱与肾为表里，故带浊之源，无非皆出于阴分。然带由脾肾之虚者多，浊由膀胱之湿热者多。

2. 论带下

张景岳曰：妇人淋带，虽分微甚，而实为同类。盖带其微而淋其甚者也，总由命门不固，而不固之病，其因有六。盖一心旌之摇之也，心旌摇则命门应，命门应则失其所守，此由于不遂者也；一以多欲之滑之也，情欲无度，纵肆不节，则精道滑而命门不禁，此由于太遂者也；一以房室之逆之也，凡男女相临，迟速有异，此际权由男子，而妇人情兴，多致中道而止，止则逆，逆则为浊为淋，此由于遂而不遂，乃女子之最多而最不肯言者。以上三证，凡带浊之由乎此者，一居八九。而三者之治，必得各清其源，庶可取效。然源未必清，而且旋触旋发，故药饵之功，必不能与情窦争胜，此带浊之所以不易治也。此三者之外，则尚有湿热下流者，有虚寒不固者，有脾肾亏陷而不能收摄者，当各随其症而治之也。

【精选案例】

案1　带多经闭（积饮气痛经阻带下）

某太太，大腹膨满，属气痹阴伤，中有积饮，挟肝气为扰，痛则块见，不痛块隐，面浮目糊，小溲短少，如气痛作甚，一饮一食，俱不能下，种种虚不受补，而食补又难复元。现在经水涸阻，带下不断，未识向春能有减无增否？再拟调气和营。制香附、陈橡皮、白茯苓、生杜仲、沉香曲、福泽泻、鸡血藤胶、生白芍、炒怀牛膝、淡海螵蛸、佛手花、海桐皮。试服金匮肾气丸，每日二钱。

案2 经崩带多

奇经内亏，大约三阴为损，经崩带多，连连不止，肢酸腰楚，平常又为胀满，脉细弦。治以和养。吉参须、东白芍、沙苑子、炒丹参、木蝴蝶、制香附、炒杜仲、焦建曲、抱茯神、陈棕炭、新会皮、佛手花、焦荷蒂。

案3 带多经漏阴肿

水湿入于营分，经漏之后，又放白带，前阴翻大，遂至膨胀，有增无减。脉见细弦。宜虚实兼顾。生于术、煅牡蛎、炙海螵蛸、胡芦巴、黑车前、野赤豆、新会皮、炒川楝、酒桑梗、冬葵子、凤凰衣、陈橡皮、炒泽泻、川草薢、玫瑰露、炒竹茹。

复诊：经漏兼带，零零落落，甚至子宫下坠，外翻有形，膨胀依然。攻补两难措手。生白术、陈橡皮、东白芍、炒当归、九香虫、川楝子、西洋参、姜竹茹、炒夏曲、白茯苓、炒杜仲、柔白薇、制香附、酒桑梗。

案4 带下致虚

带下致虚，腰酸肢倦，脉见沉弦，治以和养。生白术、抱茯神、炒夏曲、东白芍、炒杜仲、淡海螵蛸、煅龙骨、炒川断、沙苑子、川石斛、桑寄生、新会皮、玫瑰露、炒竹茹。

案5 经带夹杂

脘腹痛甚，经带夹杂而下，老年防其发肿。左金丸、全当归、抱茯神、沙苑子、柔白薇、生白芍、焦薏苡仁、制香附、九香虫、花龙骨、川杜仲、炒侧柏、荷蒂、红枣。

（摘自《陈莲舫先生医案》）

案6 赤白似带

松江，奇经虚损，赤白似带，每溺作痛，大便后亦为血溢，渐至腰背酸痛，皆由八脉损乏而来，脉息细涩，拟以清阴利窍。西洋参、沙苑子、凤凰衣、金石斛、抱茯神、小蓟炭、阿胶珠、淡海螵蛸、大丹参、黑料豆、白茯苓、甘草、灯心梢（青黛拌）。

（摘自《莲舫秘旨》）

近现代医家

月 经 病

张 锡 纯

（宗经典，创新方，详医案）

【医家简介】

张锡纯（1860～1933），字寿甫。河北盐山人，中西汇通派代表人物之一。出身书香之家，自幼读经，习举子业，落第后，遵父命改学医学。上自《内经》、《伤寒论》，下至历代各家之说，无不披览。1904 年始接触西医及其他西学，萌发了衷中参西的思想。1909 年完成《医学衷中参西录》前三期初稿，医名渐著。1911 年曾应德州驻军统领之邀，任军医正，开始了专业行医生涯，历任立达医院院长、直鲁联军军医处处长等职。1918 年，奉天设近代中国第一家中医院——立达医院，聘其为院长。19 世纪 20 年代初期，与江苏陆晋笙、杨如侯、广东刘蔚楚同负盛名，称为"四大名医"。又和慈溪张生甫、嘉定张山雷齐名，被誉为海内"名医三张"。

【主要学术思想和主张】

衷中参西。张氏从理论到临床，从生理到病理，从诊断到用药，全面进行了尝试。取西药之所长，以补充中医之不足。典型如石膏阿司匹林汤，再有治肺病发热，以安知必林代石膏发汗等。张氏注重用药，专效重用，善用生药，注重炮制，保证药效，自创新方约 200 首，验诸临床，多有实效。医案详实，理法方药赅备。张锡纯全书载案逾千，轻浅之病记载稍略，重病、久病或专示病案者，观察记载无不详细贴切，首尾完整。当时国内西医病案及论文也多不及其著述资料翔实。

【医论医话】

1. 崩漏

或问：血崩之证，多有因其人暴怒，肝气郁结，不能上达，而转下冲肾关，致经血随之下注者，故其病俗亦名之曰气冲。兹方中多用涩补之品，独不虑于肝气郁者有妨碍乎？答曰：此证虽有因暴怒气冲而得者，然当其血大下之后，血脱而气亦随之下脱，则肝气之郁者，转可因之而开。且病急则治其标，此证诚至危急之病也。若其证初得，且不甚剧，又实系肝气下冲者，亦可用升肝理气之药为主，而以收补下元之药辅之也。

......

2. 倒经

冲为血海，居少腹之两旁。其脉上隶阳明，下连少阴。少阴肾虚，其气化不能闭藏以收摄冲气，则冲气易于上干。阳明胃虚，其气化不能下行以镇安冲气，则冲气亦易于上干。冲中之气既上干，冲中之血自随之上逆，此倒经所由来也。

或问：倒经之证，既由于冲气、胃气上逆，大气下陷者，其气化升降之机正与之反对，何亦病倒经乎？答曰：此理甚维奥，人之大气，原能幹旋全身，为诸气之纲领。故大气常充满于胸中，自能运转胃气使之下降，镇摄冲气使不上冲。大气一陷，纲领不振，诸气之条贯多紊乱，此乃自然之理也。是知冲气、胃气之逆，非必由于大气下陷，而大气下陷者，实可致冲胃气逆也。致病之因概不同，用药者岂可胶柱鼓瑟哉。

……

3. 闭经

室女月闭血枯，服药愈者甚少，非其病难治，实因治之不得其法也。《内经》谓："二阳之病发心脾，有不得隐曲，在女子为不月。"夫二阳者，阳明胃腑也。胃腑有病，不能消化饮食，推其病之所发，在于心脾。又推其心脾病之所发，在于有不得隐曲。盖心主神，脾主思，人有不得隐曲，其神思郁结，胃腑必减少酸汁不能消化饮食，以生血液，所以在女子为不月也。夫女子不月，既由于胃腑有病，不能消化饮食。治之者，自当调其脾胃，使之多进饮食，以为生血之根本。

（摘自《医学衷中参西录》）

【常用效方】

○ **方一** **固冲汤**（崩漏）

白术一两，炒　生黄芪六钱　龙骨八钱，煅、捣细　牡蛎八钱，煅、捣细　萸肉八钱，去净核　生杭芍四钱　海螵蛸四钱，捣细　茜草三钱　棕榈炭二钱　五倍子五分，轧细、药汁送服

治妇人血崩。

热象重者，加大生地一两；凉者，加乌附子三钱。

○ **方二** **安冲汤**（崩漏）

白术六钱，炒　生黄芪六钱　生龙骨六钱，捣细　生牡蛎六钱，捣细　大生地六钱　生杭芍三钱　海螵蛸四钱，捣细　茜草三钱　川续断四钱

治妇女经水行时多而且久，过期不止或不时漏下。

○ **方三** **加味麦门冬汤**（倒经）

干麦冬五钱，带心　野台参四钱　清半夏三钱　生山药四钱，以代粳米　生杭芍三钱　丹参三钱　甘草二钱　生桃仁二钱，带皮尖捣　大枣三枚，擘开

治妇女倒经。

○ **方四** **升陷汤**（倒经）

生黄芪六钱　知母三钱　柴胡一钱五分　桔梗一钱五分　升麻一钱

气分虚极下陷者，酌加人参数钱，或再加山萸肉数钱（去净核），以收敛气分之耗散，使升者不至复陷更佳；若大气下陷过甚，至少腹下坠，或更作疼者，宜将升麻改用一钱半，或倍作二钱。

○ **方五** **资生通脉汤**（闭经）

白术三钱，炒　生怀山药一两　生鸡内金二钱，黄色的　龙眼肉六钱　山萸肉四钱，去净核　枸杞子四钱　玄参三钱　生杭芍三钱　桃仁二钱　红花一钱半　甘草二钱

治室女月闭血枯，饮食减少，灼热咳嗽。

（摘自《医学衷中参西录》）

【精选案例】

1. 崩漏

案1 气血将脱，元阳亦脱

一妇人，年三十余。徒然下血，两日不止。及愚诊视，已昏愦不语，周身皆凉，其脉微弱而迟。知其气血将脱，而元阳亦脱也。遂急用固冲汤，去白芍，加野台参八钱，乌附子三钱。一剂血止，周身皆热，精神亦复。乃将白芍加入，再服一剂，以善其后。

案2 冲任不固

友人刘干臣其长郎妇，经水行时多而且久，淋漓八九日始断，数日又复如故。医治月余，初稍见轻，继又不愈。延愚诊视，观所服方，即此安冲汤，去茜草、海螵蛸。遂仍将二药加入，一剂即愈。又服一剂，永不反复。

2. 倒经

案1 胸中气虚下陷

用加味麦门冬汤治倒经大抵皆效。而间有不效者，以其兼他证也。曾治一室女，倒经年余不愈，其脉象微弱。投以此汤，服药后甚觉短气。再诊其脉，微弱益甚。自言素有短气之病，今则益加重耳。恍悟其胸中大气必然下陷，故不任半夏之降也。遂改用拙拟升陷汤，连服十剂。短气愈，而倒经之病亦愈。

案2 胸中大气下陷

又一少妇，倒经半载不愈。诊其脉微弱而迟。两寸不起，呼吸自觉短气，知其亦胸中大气下陷。亦投以升陷汤，连服数剂，短气即愈，身体较前强壮，即停药不服。数月经水即顺，逾十月举男矣。

3. 闭经

案1 阴虚血热

沧州城东，曹庄子曹姓女，年十六岁，天癸尤未至。饮食减少，身体羸瘦，渐觉灼热。其脉五至，细而无力。治以资生通脉汤，服至五剂，灼热已退，饮食加多。遂将方中玄参、白芍各减一钱，又加当归、怀牛膝各三钱。服至十剂，身体较前胖壮，脉象亦大有起色。又于方中加樗鸡（俗称红娘虫）十枚，服至七八剂，天癸遂至。遂减去樗鸡，再服数剂，以善其后。

案2 阴虚血热

马姓，有女十七岁。自十六岁秋际，因患右目生内障，服药不愈，忧思过度，以致月闭。自腊月服药，直至次年孟秋月底不愈。其兄向为陆军团长，时赋闲家居，喜涉阅医书。见愚新出版五期《衷中参西录》，极为推许。遂来寓问询，求为诊治。其人体质瘦弱，五心烦热。过午两颧色红，灼热益甚，心中满闷，饮食少许，即停滞不下，夜不能寐，投以资生通脉汤，加生赭石四钱（研细），熟枣仁三钱，服至四剂，饮食加多，夜已能寐，灼热稍退，遂去枣仁，减赭石一钱，又加地黄、丹皮三钱，服药十剂，灼热大减。又去丹皮，将龙眼肉改用八钱，再加怀牛膝五钱。连服十余剂，身体壮健。因其月事犹未通下，又加䗪虫五枚，樗鸡十枚。服至五剂，月事已通。然下者不多，遂去樗鸡、地黄。加当归五钱，俾服数剂，以善其后。

（摘自《医学衷中参西录》）

丁甘仁
（倡教育，精辨证，用达药）

【医家简介】

丁泽周（1865～1926），字甘仁，男，清末民初江苏省武进孟河人。曾从业于马培之先生。攻读中医经典，致力于仲景古训，旁及金元四大家之论述，能治理内、外、妇、儿各科，尤擅治外感热病，并对喉科有所发挥。既谙经方，兼通时方，医术精湛。与费伯雄、马培之、巢崇山并称孟河四大家。曾获孙中山先生赠予"博施济众"金字匾额。

于1916年创办了上海中医专门学校、女子中医专门学校以及沪南、沪北广益中医院。成立了上海中医学会及江苏省中医联合会，由学会编辑出版《中医杂志》。其学生，如程门雪、秦伯未、章次公等皆为一代名医。

相关著作：亲录《药性辑要》、《脉学辑要》、《喉痧症治概要》、《孟河丁甘仁医案》；后人汇编《诊方辑要》、《丁甘仁用药一百十三法》、《思补山房膏方集》、《思补山房医略》、《丁甘仁医案续编》等。

【主要学术思想和主张】

丁甘仁推崇《伤寒论》，认为临证有两大法门：一为《伤寒论》之六经病，一为《金匮要略》之杂病，此为中医辨证施治的主要依据。谓："读古人书，自我识别，善于思考，密切联系临床病候，实为至要。"

对外感病治疗，汇通伤寒、温病二说，因人制宜，不以经方和时方划分界限，临症灵活运用，皆能获得良效。对妇科的治疗，因证治法，血崩用归脾汤、胶艾四物汤、胶姜汤；经漏用荆芩四物汤、三甲饮；闭经用逍遥散、温经汤、大黄䗪虫丸等。

【医论医话】

1. 月经后期

治肝之病，知肝传脾。肝气横逆，不得疏泄顺乘中土，脾胃受制。胃者，二阳也，经云：二阳之病发心脾，有不得隐曲，女子不月，以心生血，脾统血，肝藏血，而细推荣血之化源，实由二阳所出。经云：饮食入胃，游溢精气，上输于脾，又云：中焦受气取汁，变化而赤。是谓血。又云：营出中焦。木克土虚，中焦失其变化之功能，所生之血日少，上既不能奉生于心脾，下又无以泽灌乎冲任，经来愆期而少，已有不月之渐，一传再传，便有风消息贲之变，蚁穴溃堤，积羽折轴，岂能无虚。

……

2. 闭经

经旨月事不以时者，责之冲任，冲为血海，隶于阳明。阳明者胃也，饮食入胃，化生精血，荣出中焦，阳明虚，则不能化生精血下注冲任，太冲不盛，经从何来？当从二阳发病主治。

……

3. 痛经

经云：暴痛属寒，久痛属热；暴痛在经，久痛在络。

……

4. 崩漏

昔人云：暴崩宜补宜摄，久漏宜清宜通，因未尽之宿瘀留恋冲任，新血不得归经也。

（摘自《孟河丁甘仁医案》）

【常用效方】

○ **方一** 养血柔肝，和胃通经法（月经后期）

生白芍二钱　朱茯神三钱　仙半夏一钱半　川石斛二钱　炒枣仁三钱　代赭石二钱，煅　旋覆花一钱半，包　银柴胡一钱　青龙齿三钱　广橘白一钱　茺蔚子三钱　紫丹参二钱　鲜竹茹一钱半　生谷芽、熟谷芽各三钱　左金丸七分，包煎

○ **方二** 和营理气法（月经后期）

制香附一钱半　云茯苓三钱　广艾绒八分　延胡索一钱　季月花八分　全当归二钱　茺蔚子三钱　川楝子二钱　大砂仁八分，研　紫丹参二钱　台乌药八分　怀牛膝二钱　广陈皮一钱

○ **方三** 《金匮》温经汤加味（闭经）

全当归二钱　阿胶珠二钱　紫丹参二钱　赤芍、白芍各半钱　川桂枝四分　吴茱萸四分　仙半夏二钱　炙甘草五分　茺蔚子三钱　大川芎八分　粉丹皮一钱半　生姜二片　红枣二枚

○ **方四** 理气温通法（痛经）

肉桂心五分　川楝子二钱　春砂壳二钱　青橘叶一钱五分　小茴香八分　延胡索一钱　失笑散包煎，三钱　细青皮一钱　茺蔚子三钱　焦楂炭三钱　制香附一钱五分　酒炒白芍二钱　两头尖酒浸、包，一钱五分

○ **方五** 外治法（痛经）

食盐末二两，香附末四两，酒、醋炒，熨腹痛处。

○ **方六** 滋养镇潜法（崩漏）

阿胶珠二钱　生地炭四钱　大白芍一钱五分　左牡蛎四钱　广艾炭八分　白归身二钱　丹皮炭一钱五分　炙龟板三钱　炙鳖甲三钱　贯众炭三钱　血余炭二钱　鲜藕切片入煎，一两

（摘自《孟河丁甘仁医案》）

【精选案例】

1. 月经不调

（1）月经后期

案1　肝旺血少

沈右，气升呕吐，止发不常，口干内热，经事愆期行而不多，夜不安寐。舌质红，苔薄黄，脉象左弦右涩，弦为肝旺，涩为血少。先哲云：肝为刚脏，非柔养不克；胃为阳土，非清通不和。拟进养血柔肝，和胃通经之法，不治心脾，而治肝胃，穷源返本之谋也。第是证属七情，人非太上，尤当怡养和悦，庶使药到病所，即奏肤功，不致缠绵为要耳。

生白芍二钱　朱茯神三钱　仙半夏一钱半　川石斛二钱　炒枣仁三钱　代赭石二钱，煅　旋覆花一钱半，包煎　银柴胡一钱　青龙齿三钱　广橘白一钱　茺蔚子三钱　紫丹参二钱　鲜竹茹一钱半　生谷芽、熟谷芽各三钱　左金丸七分，包煎

二诊：气升呕吐未发，夜寐不安，经事行而不多。苔灰黄，按脉弦细而涩。皆由荣血亏耗，肝失条达，脾失健运，胃失降和为病。昨投养血柔肝，和胃降逆，助以调经之剂，尚觉获效。仍拟逍遥合覆赭二陈加减，但得木土不争，则诸恙可愈。

白归身二钱　朱茯神三钱　炒枣仁三钱　炒竹茹一钱半　生白芍二钱　仙半夏一钱半　青龙齿三钱　广橘白一钱半　银柴胡八分　北秫米三钱，包煎　代赭石三钱，煅　茺蔚子三钱　川石斛三钱　旋覆花一钱半，包煎　青橘叶一钱半

案2　血室有寒，肝脾气滞

吴右，经事愆期，临行腹痛。血室有寒，肝脾气滞。血为气之依附，气为血之先导，气行血行，气止血止。欲调其经，先理其气，经旨固如此也。拟严氏抑气散，复入温通之品。

制香附一钱半　云茯苓三钱　广艾绒八分　延胡索一钱　季月花八分　全当归二钱　茺蔚子三钱　川楝子二钱　大砂仁八分，研　紫丹参二钱　台乌药八分　怀牛膝二钱　广陈皮一钱

2. 闭经

案1　胃寒阻络

翁右，经停九月，胃纳不旺，拟《金匮》温经汤加味。

全当归二钱　阿胶珠二钱　紫丹参二钱　赤芍、白芍各半钱　川桂枝四分　吴茱萸四分　仙半夏二钱　炙甘草五分　茺蔚子三钱　大川芎八分　粉丹皮一钱半　生姜二片　红枣二枚

案2　正虚邪伏

郑右，正虚邪伏，营卫循序失常，形寒已久，纳少神疲，经事三月不行，渐成损怯。姑与扶正达邪，和营通经。

炒潞党二钱　抱茯神三钱　茺蔚子三钱　银柴胡八分　清炙甘草五分　紫丹参二钱　月季花五分　酒炒黄芩一钱五分　广陈皮一钱五分　仙半夏二钱　逍遥散包煎，三钱

二诊：寒热已止，纳减神疲，经事三月不行，脉象弦数，客邪虽退，而正气不复，冲任亏损，而经事不通。仍宗前法。前方加怀牛膝二钱，藏红花八分。

案3　营血亏耗

吴右，女子二七而天癸至。年十六矣，经犹未行，面色淡白，心悸跳跃，神疲乏

力，营血亏耗，无以下注，冲任使然，舌苔薄腻，脉象濡小无力。姑与和营通经。

全当归二钱　抱茯神三钱　青龙齿三钱　青橘叶一钱五分　京赤芍二钱　广橘白一钱
鸡血藤二钱　月季花八分　紫丹参二钱　芜蔚子三钱　嫩钩藤后下，三钱

3. 痛经

案1　肝热瘀阻

徐右，少腹痛阵作，痛甚有汗，已延匝月。形寒纳少，咳嗽泛恶，胸闷不舒，口干引饮。肝热瘀阻，气滞不流，阴伤津少上承，肺虚痰热留恋。舌质红绛，脉细如丝。虚羸太极，恐难完璧。

川楝子二钱　旋覆花一钱半，包煎　朱茯神三钱　赤芍、白芍各一钱半，炒　全瓜蒌四钱，切　光杏仁三钱　真新绛八分　川贝、象贝各二钱　银柴胡八分　失笑散三钱，包煎　青橘叶一钱半　炒山栀一钱半

二诊：少腹痛已舒，泛恶渐止，有汗甚多，四肢逆冷，形瘦骨立，口渴欲饮。肝郁化热，热深厥深，阴伤津少上承，肺虚痰热留恋。舌质光，脉细依然。颇虑阴不敛阳，阳不藏阴，致有厥脱之变。皆由虚羸太极，不任攻补使然。

川石斛三钱　朱茯神三钱　川贝、象贝各二钱　花龙骨四钱　乌梅炭八分　炒栀子一钱半　大白芍二钱　浮小麦四钱　生白术一钱半　银柴胡八分　紫丹参二钱　生谷芽、熟谷芽各三钱　清炙枇杷叶三钱，去毛包煎　柿霜八分

三诊：厥复汗收，胃纳渐进，佳兆也。形瘦骨立，脉细如丝，舌红而绛，咳嗽泛恶。木郁化火，肝病传脾，阴伤津少上承，肺虚痰热留恋。《难经》云：从所不胜来者为贼邪。虽见转机，未足恃也。前方去朱茯神、紫丹参、柿霜，加生甘草五分、陈木瓜二钱。

案2　新寒外束，宿瘀内阻

王右，适值经临，色紫黑，少腹胀痛拒按，痛甚有晕厥之状。形寒怯冷，口干不多饮，苔黄腻，脉濡涩。新寒外束，宿瘀内阻。少腹乃厥阴之界，厥阴为寒热之脏，肝失疏泄，气滞不通，不通则痛矣。气为血之帅，气行则血行，行血以理气为先，旨哉言乎！

肉桂心五分　川楝子二钱　春砂壳二钱　青橘叶一钱五分　小茴香八分　延胡索一钱　失笑散包煎，三钱　细青皮一钱　芜蔚子三钱　焦楂炭三钱　制香附一钱五分　酒炒白芍二钱　两头尖酒浸包煎，一钱五分

另食盐末二两，香附末四两，酒、醋炒，熨腹痛处。

4. 崩漏

案1　肝脾两亏

血生于心，藏于肝，统于脾。肝脾两亏，藏统失司，崩漏已久，迩来面浮足肿，纳少便溏。脉细，舌绛。此阴液已伤，冲任之脉失固，脾胃薄弱，水谷之湿不化。人以胃气为本，阴损及阳，中土败坏，虚象迭见，已入险途！姑拟益气生阴扶土运中，以冀阳生阴长，得谷则昌为幸。

炒潞党参二钱　炙甘草五分　连皮苓四钱　生谷芽、熟谷芽各三钱　米炒于术一钱半
扁豆衣三钱　广陈皮一钱　炒淮山药三钱　干荷叶一角　炒薏苡仁四钱　炒补骨脂一钱半

案 2　冲任不固，阴虚阳浮

罗右，崩漏不止，形瘦头眩，投归脾汤不效。按脉细数，细为血少，数为有热，营血大亏，冲任不固，阴虚于下，阳浮于上，欲潜其阳，必滋其阴，欲清其热，必养其血。拟胶艾四物合三甲饮，滋养阴血而潜浮阳，调摄冲任而固奇经。

阿胶珠二钱　生地炭四钱　大白芍一钱五分　左牡蛎四钱　广艾炭八分　白归身二钱
丹皮炭一钱五分　炙龟板三钱　炙鳖甲三钱　贯众炭三钱　血余炭二钱　鲜藕切片入煎，一两

案 3　肝脾两亏

李右，肝脾两亏，藏血统血两脏失司，经漏如崩，面色萎黄，按脉细小，腰骨酸楚。腰为肾腑，肾主骨，肾虚故腰痛而骨酸。兹从心脾二经调治，拟归脾汤加味，俾得中气充足，力能引血归经。

潞党参三钱　清炙甘草五分　远志肉一钱　浓杜仲盐水炒，二钱　红枣两枚　炙黄芪三钱
抱茯神三钱　白归身二钱　川断肉二钱　龙眼肉二钱　甜冬术一钱五分　炒枣仁三钱　大
白芍一钱五分　阿胶珠二钱　藕节炭二枚

案 4　冲任亏损

钱右，冲任亏损，不能藏血，经漏三月，甚则有似崩之状。腰酸骨楚，舌淡黄，脉细涩，心悸头眩，血去阴伤，厥阳易于升腾。今拟胶艾四物汤，调摄冲任，祛瘀生新。

阿胶珠二钱　朱茯神三钱　大白芍二钱　紫丹参二钱　广艾叶八分　生地炭四钱　大
砂仁研，八分　百草霜包煎，一钱　白归身二钱　炮姜炭四分　炒谷芽、炒麦芽各三钱

案 5　血亏肝阳上升

钱右，漏红带下，时轻时剧，便后脱肛，肛门坠胀，腑行燥结，腰腿酸楚，脉象虚弦。气虚不能摄血，血亏肝阳上升。拟补中益气，调摄奇经，冀望气能摄血，血自归经。

生黄三钱　白归身三钱　大白芍二钱　全瓜蒌切，四钱　吉林参须八分　朱茯神三钱
豆衣三钱　苦桔梗一钱　清炙甘草六分　炒枣仁三钱　柏子仁三钱　嫩钩藤后下，三钱
黑芝麻研、包煎，三钱　松子肉三钱

（摘自《孟河丁甘仁医案》）

张山雷

（擅训诂，勤著述，育英才）

【医家简介】

张山雷（1873～1934），名寿颐，江苏省嘉定县人，因母病风痹，常迎医服药，起而研究医学。自学并向当地老中医俞德浮、侯春林及吴门黄醴泉学内科，向同邑外科专家黄墙朱阆仙先生学外科，积累了丰富的学术经验。1914年在黄墙中医学校从事中医教育工作，1920年应聘担任该校教务主任直至去世，所著张氏体仁堂医药丛书，计有《沈氏女科辑要笺正》、《医事蒙求》、《经脉穴俞新考正》、《全体新论疏正》、《难经汇注笺正》、《中风斠诠》、《疡科纲要》、《本草正义》、《古今医案评议》等二十余种。

【主要学术思想和主张】

张氏精于小学训诂，洞察经旨，结合临证经验，对《内经》、《难经》、《伤寒》、《本草》等经典释难发微。对妇科经带胎产诸病，辨证阐释，思路清澈。对于月经病，张氏认为先期有火，后期火衰。如虚不能摄虽无火亦必先期，血渐枯虽有火亦必后期。经色淡，多为虚寒。张氏认为气血交亏，其色不能化赤，是虚字为重，寒字为轻。经色黄、混浊为湿热，宜清理，不得以色淡同论，妄以滋补，参以舌苔脉症。经行有块，气滞血瘀为多。需参以见证人之色泽、体质、舌色辨之。对于痛经辨证，经前脐腹绞痛概指寒湿，肝络为病郁热亦不少。血虚是肝肾阴虚之虚，阴虚于下，不宜升，川芎须慎用；气虚是大气之滞而不利，所以结痛，而腹痛连足是肝肾之阴虚，肝络不能条达，以养阴涵阳为主，不用香燥气药，治本不治标。

【医论医话】

崩漏

血崩，血大至曰崩，此是急病。《素问》又曰：阴虚者阳搏谓之崩。《素问》此节，俱以脉言，阴脉独虚，则其人真阴不能自固，而阳脉偏搏击有力，则阳不藏而浮动，阴为阳迫，能无崩中，妄下之变乎？颐窃谓，即以病情言之，亦即此理，惟阴气既虚，则无自主之权，而孤阳乘之，搏击肆扰，所以失其常轨，而暴崩直注。且肝气善于疏泄，阴虚者水不涵木，肝阳不藏，疏泄太过，此崩中一证，所以多是虚阳妄动也。

（摘自《沈氏女科辑要笺正》）

【常用效方】

○ **奇效四物汤（崩漏）**

当归酒拌、熟地黄自制、白芍药、川芎、阿胶炒、艾叶炒、黄芩各等份。每用四钱，水煎服。

肝经虚热，血沸腾而崩久不止。经后潮热。

（摘自《校注妇人良方》）

【精选案例】

崩漏

案　肝经虚热

近陈君室人，年逾三旬，庚申十月来校就诊，崩漏不绝，已将两月，易医屡矣。脉细软，神疲色夺，颐授参、术、芪、地、归、芍、龙牡、地榆、紫草、艾炭、川芎、阿胶、萸肉、海螵蛸、桑螵蛸、二至、川柏、杜仲、川断、香附、香砂、陈皮、青皮、乌药等出入为方，三剂知，十余剂而胃纳加餐，脉起，色转，渐已即安。奇效四物汤，即《金匮》之归芎胶艾汤，去甘草，而加黄芩，以地、芍、阿胶固护阴营，而川芎以升举下陷之清阳。治此证乃为恰好。惟固摄无权，非大封大固而清理血分之热，亦无以制其阳焰，则龙齿、牡蛎、墨旱莲、女贞子、紫草、地榆之属，必须相辅而行，始有捷效。

（摘自《沈氏女科辑要笺正》）

王仲奇

（重经络，识脑髓，明胃气，方灵活，善用花）

【医家简介】

王仲奇（1881～1945），安徽歙县人，出生于世医之家，为王氏医术第四代传人。1923年由徽迁杭，同年秋复迁沪。临床治疗以疑难杂病为多，誉满申江，名播海内外。其生平被载入《海上名人传》。被医界尊为近代新安医家代表人物。王氏平生忙于诊务，无暇著述，现仅有后人整理《王仲奇医案》刊行于世。其传人有侄王任之、女王惠娱、王燕娱等。亦为浙江名医王慎轩的老师。

【主要学术思想和主张】

王仲奇先生擅治内科诸症，兼精妇科调经，为新安医家的近代传人。其主要学术思想是重经络，并以之阐发病变机制，重视胃气、肾气，治疗上力主博采众家，用方不拘一格，经方、时方灵活运用，治疗用药上善用花、果、叶，如月季花、鸡冠花、款冬花、甘菊花、凌霄花、旋覆花、山茶花、白茅花、红花、玳玳花等；无花果、煨肉果、煨草果、远志肉、红枣等；冬桑叶、橘叶、荷叶、石楠叶、枇杷叶等，用药谱较广泛。案语常有过人之处。对脑的认识，则尤为深刻，医案中有"人身精血充足，则脑为之满，于是耳目聪明。若肝肾精血有亏，则脑髓宗脉弗能宁静，于是目为之眩，耳为之鸣，头为之倾，坐卧行动如坐舟车中"等精彩论述。

【精选案例】

1. 月经后期

案1 心脾两虚，肠胃积滞

李，经常愆期，现将旬日未至，少腹关元胀痛欠舒适，近来便溏不爽，心中难过，夜眠欠安，偏右头痛牵引齿颊，脉濡弦。从心脾兼取阳明。

生于术6g　茯苓9g　泽泻9g　缩砂仁4.5g　煨肉果4.5g　广陈皮6g　炒青皮4.5g　炒续断6g　白蒺藜9g　茺蔚子6g　炒五灵脂9g　陈神曲9g

二诊：经常愆期，素来衰少。现越旬日未至，心中难过，莫可名状，少腹关元亦欠舒适，夜寐易寤不宁，大便微溏不爽，脉濡滑而弦，仍以养心脾兼调肠胃。

生于术6g　茯苓9g　广陈皮6g　缩砂仁4.5g　煨肉果4.5g　炒续断6g　绿萼梅2.4g　桑寄生9g　茺蔚子6g　陈神曲9g　丹参6g　月季花4朵

案2 气郁血瘀

施，气失疏泄，经隧弗通，经常愆期或数月一来，一来又涩少，且夹瘀块，而为日多。少腹胀痛，左胯间有癥瘕，腰酸头痛，带下频仍，脉濡涩而弦，仍以温经通隧，疏气调荣可也。

柏子仁9g　刘寄奴6g　当归须9g　炒川芎3g　台乌药4.5g　炒青皮4.5g　淫羊藿9g
巴戟天9g　泽兰9g　延胡索4.5g　炒续断6g　益母草9g　海螵蛸9g

2. 崩漏

案　胞脉失固，奇恒少藏

杨，胞脉属心又通于脑，胞脉失固，奇恒少藏，心神弗宁，经来淋沥缠绵，头眩目涩，腰俞作酸，夜寐多梦，带下频仍，脉濡弦，治以镇摄。

生于术6g　茯苓9g　当归头9g　炒焦白芍6g　煅龙骨15g　煅牡蛎15g　赤石脂6g
炙龟板24g　白蒺藜9g　炒续断5g　海螵蛸9g

二诊：恶露已饵，出自未住，寐梦稍安，腰俞作酸，头眩目涩，脉濡滑而弦。胞脉失固，奇恒少藏，守原意出入。

生于术6g　茯苓9g　当归头9g　煅龙骨12g　煅牡蛎12g　赤石脂6g　白蒺藜9g　炒续断6g　海螵蛸9g　鸡冠花4.5g　炒焦白芍6g

3. 闭经

案　肺痨

赵某，胞脉属心而络于胞中，今气上迫肺，心气不得下通，月事不来已3个月，咳嗽痰难咳出，即欲作呕，形瘦肤着，胃呆纳少，寒热寝汗，脉濡弦带数，证属肺痨，慎旃切切。

海蛤粉9g　金钗石斛9g　香白薇6g　地骨皮9g　麻黄根1.8g　马兜铃4.5g　茯苓9g
白前4.5g　紫菀4.5g　蒸百部3g　款冬花4.5g　枇杷叶9g

二诊：胞脉为闭，月事不来已3个月之久，腹胀便溏，痛即如厕，咳呛气急，日晡潮热，夜寝盗汗，脉虚数而弦，肺肠并病，痨瘵血枯，可虑之至。

海蛤粉9g　金钗石斛9g　香白薇6g　地骨皮9g　白扁豆6g　生薏苡仁12g　麻黄根1.8g　紫菀4.5g　炒白芍6g　煨肉果4.5g　罂粟壳4.5g　月季花4朵

三诊：便溏腹痛见愈，胞脉仍闭，月事不来已3个月之久，咳减未辍，骨瘦肤着，日来又感外邪，发热炽盛，脉弦数，肺肠并病，再加外因，殊难胜任也。

青蒿9g　香白薇6g　地骨皮9g　银柴胡4.5g　杏仁9g　茯苓9g　白前4.5g　紫菀4.5g　夏枯草9g　生薏苡仁12g　荷叶9g　糯稻根须18g

四诊：腹痛虽瘥，肠鸣未熄，日来鸡鸣五更泄泻，咳嗽时轻时剧，骨瘦肤着，身热炽盛，月事已3个月余不来，脉濡数而弦。肺肠并病，痨瘵血枯，难以补救。

青蒿9g　香白薇6g　银柴胡4.5g　地骨皮9g　淮山药9g　茯苓9g　白扁豆6g　生薏苡仁12g　煨肉果4.5g　罂粟壳4.5g　蒸百部3g　紫菀4.5g　糯稻根须18g

五诊：鸡鸣五更泻已止，腹痛亦瘥，身热较感，精神略振，惟咯呛未罢，骨瘦肤着，月事已3个月余不来，脉濡弦，肺肠并病，痨瘵血枯，前方尚安，仍守原意。

淮山药9g　茯苓9g　生扁豆6g　生薏苡仁12g　罂粟壳4.5g　煨肉果4.5g　金钗石斛9g　紫菀4.5g　蒸百部3g　款冬花4.5g　糯稻根须18g　冬虫夏草4.5g

六诊：鸡鸣五更泻已见愈，腹痛较瘥，身热已退，惟咯呛未罢，胃呆纳少，骨瘦肤着，月事3个月余不来，脉软弦，肺肠并病，痨瘵血枯，近稍见转机，守原意出入之。

淮山药9g　茯苓9g　白扁豆9g　生薏苡仁12g　乌梅肉3g　鬼箭羽9g　煨肉果壳4.5g　罂粟壳4.5g　麻黄根1.8g　紫菀4.5g　蒸百部3g　款冬花4.5g　生谷芽、熟谷芽各9g

4. 倒经

案　气逆血倒

周，经事愆趋失常，时有头眩，鼻欠清利，日来血忽逆流而上，口鼻并出，胸宇微闷，脉濡滑而弦。治以清和，卧须高枕，切勿持重疾行。

仙鹤草9g　丹参6g　丝瓜络9g　炒茜根6g　炒蒲黄6g　炒小蓟6g　凌霄花6g　白药子9g　海蛤粉9g　金钗石斛9g　山茶花3.6g　白茅花4.5g

（摘自《王仲奇医案》）

钱伯煊

（重气血，辨虚实，顾脾肾，和方药）

【医家简介】

钱伯煊（1896～1986），男，江苏苏州市人。著名中医临床家，中医研究院研究员和西苑医院妇科研究室主任。出生世医之家，从小受嗣父吴中名医钱益荪影响，酷爱医学，攻读经典，基础扎实。16岁拜江南名医曹颖甫为师，学习中医内科，尽得师传。20岁随父侍诊，学习临床外科。22岁独自开业行医。精于妇科，尤擅崩漏、保胎和不孕症治疗，医术自成一家，深得病家信赖，名扬江南。著述不霏，在医界享有很高声誉。

相关著作：《妇科常用中药》、《妇科常用方剂》、《脉诊浅说》、《女科证治》、《女科方萃》、《钱伯煊妇科医案》等。

【主要学术思想和主张】

钱伯煊治疗妇科病、月经病重在脏腑气血，妊娠病着眼顾护脾胃，产后病意在攻补兼施，不孕症强调调经种子，癥瘕积聚分清阶段与虚实。调经重视调补肝、脾、肾。其学术特点：一总结出崩漏三纲：虚、瘀、热。认为崩漏辨证，首当分清气虚与阳虚、血虚与阴虚、血热与郁热及血瘀的不同。二妇科选药平和。认为女子阴血相对不足，气分则相对偏盛，故对过偏、耗散之品，严格掌握用量分寸。临床配方精当严谨，善于利用药物间作用，取利去弊，提高疗效。

【医论医话】

1. 月经病

调治月经病，要遵循《黄帝内经》"谨守病机"、"谨察阴阳所在而调之，以平为期"的宗旨，重在脏腑气血。

临证治气，属于虚证者责之脾肾，实证者责之肝。因女子以肝为先天，重视疏肝，通调气机，以开郁行气为主，佐以养肝柔肝，使肝气得疏，肝血得养，血海蓄溢有常。用药轻清，不过于辛香燥烈之品，以免劫津伤阴，耗损肝血。健脾益气或温肾健脾为主，肾气盛，脾气健运，生化有源，统摄有权，血海充盈，月经的期、量可正常。不过用辛温或滋腻之品，以免耗伤脾阴或困阻脾阳。

调理气血当辨气病、血病。病在气者，当以治气为主，佐以理血；病在血者，当以治血为主，佐以理气。调理冲任，在于使冲任通盛，功能正常，自无经病之患。还当分清先病和后病的论治原则，如因经不调而后生他病者，当先调经，经调则他病自除；若因他病而致经不调者，当先治他病，病去，则经自调。月经病亦有轻重缓急的情况，临症当本着"急则治其标，缓则治其本"的原则。如痛经剧烈，应以止痛为主；若经血暴下，当以止血为先。症状缓解后，则审证求因治其本，使经病得以彻底治疗。常用调经之法：温经、清经、调经、通经、益经、摄经六大方法。

2. 崩漏

对崩漏的治疗中，以上六法均包括在其中：对于崩漏的辨证，首当分清气虚与阳虚、血虚与阴虚、血热与郁热以及血瘀之不同，掌握崩漏各种证型的证候特点，区别应用。如用温经散寒法治疗阳虚型崩漏，症见面浮，舌质淡；切诊见脉浮软，右部更甚；症状有畏寒肢冷，大便溏泄，腰背酸痛，月经淋漓，量时多时少，血色稀淡等，此属肾阳虚而脾阳亦虚，故当温补阳气，用右归丸，以温阳滋肾。

（摘自《中医妇科名家经验心悟·钱伯煊》）

【精选案例】

1. 闭经

案　先天肾虚，劳倦伤脾

张某某，妇，23岁，未婚，1971年6月29日初诊。闭经半年，末次月经于去年12月来潮，量少色褐，以前月经周期30～60天，8天净，量中等，有痛经，经前腰酸，曾服己烯雌酚、当归浸膏片、白凤丸、艾附暖宫丸等均无效，现感腰痛，少腹寒痛，白带量多气味腥，舌苔淡黄腻，中裂尖刺，脉细软尺弱。

辨证：脉症参合此属先天肾虚，又因劳倦伤脾，不能运化水谷而生精微，于是营血不足，无以下注于冲脉。冲为血海，血海空虚，以致经闭。

治法：补肝益肾，理气调经。

方药：茯苓12g　山药12g　当归12g　川芎6g　赤芍、白芍各9g　制香附6g　牛膝9g　焦三仙各12g　川断12g　桑寄生12g

二诊（7月13日）：停经半年，服上方8剂，月经于7月9日来潮，今日未净，量多，色始黑后红，经前腹痛，舌苔淡黄，中裂，脉象细软，月经已行，仍从前法加减。

方药：茯苓12g　木香6g　山药12g　川断12g　桑寄生12g　艾叶3g　乌药6g　当归9g　制香附6g　郁金6g

8剂。

三诊（10月4日）：8月月经错后来潮，经期腹痛。9月月经先期10天，于9月12日来潮，6天净，量少。9月28日月经又行，2天净，色褐，腰酸，口渴思饮，舌苔黄腻，边尖红，脉象细软。自服补肝益肾，理气调经之剂，月经能自动来潮；但最近2次，经行先期，此乃病久阴虚血热，以致血热妄行，治以养阴清热。

方药：地黄15g　白芍9g　丹皮9g　女贞子12g　旱莲草12g　白薇9g　川断12g　枸

杞子 12g　藕节 12g　茅根 30g

四诊（11 月 19 日）：服养阴清热之药 6 剂，月经周期已得正常，于 10 月 29 日来潮，6 天净，量中色红，有小血块，下腹冷痛，有时腹胀，腰酸，大便晨泻，舌苔白腻微黄中有芒刺，脉左软，右细弦。病情虽有所好转，但脾肾两虚，下焦寒凝。治以健脾补肾，佐以温经。

方药：白术 9g　茯苓 12g　木香 6g　赤芍、白芍各 9g　山药 12g　五味子 6g　川断 12g　桑寄生 12g　艾叶 6g　制首乌 12g

8 剂。另八珍益母丸 20 丸，每日早服 1 丸，艾附暖宫丸 20 丸，每日晚服 1 丸。

（摘自《钱伯煊医案》）

2. 崩漏

案 1　劳伤心脾，冲任不固

丛某，女，25 岁，未婚，1976 年 2 月 23 日初诊。末次月经 1 月 28 日来潮，5 天净，量色正常，净后 3 天，阴道淋漓出血，量少色褐，至今 17 天未止。诉是由于春节劳累失眠引起，余均正常。舌苔中剥尖刺，脉象细弦。

辨证：劳伤心脾，冲任不固。

治法：治心补心脾，固冲任。

方药：党参 16g　白术 9g　茯苓 12g　玉竹 12g　阿胶珠 12g　生白芍 12g　麦冬 9g　夜交藤 12g　五倍子 3g　侧柏炭 12g

二诊（3 月 4 日）：服药 6 剂后，阴道出血于 2 月 26 日得止，后又出血 1 天，现无不适。舌苔薄腻、边尖刺，两边略有齿痕，脉象细弦。治以补心益肾。

方药：党参 15g　白术 9g　茯苓 12g　玉竹 12g　地黄 15g　生白芍 12g　阿胶珠 12g　生牡蛎 15g　麦冬 9g　侧柏叶 12g

6 剂。

三诊（4 月 5 日）：阴道出血净后 1 周，月经于 3 月 4 日来潮，5 天净，量中等，色正常，下腹隐痛。月经净后 7 天，阴道又淋漓出血，9 天始净，现小便频数，余均正常。舌根黄腻、中剥边尖刺，脉象细弦。仍从前法。

方药：党参 12g　茯苓 12g　山药 12g　制香附 8g　黄芩 6g　地黄 12g　白芍 8g　阿胶珠 12g　麦冬 9g　覆盆子 9g

6 剂。

四诊（4 月 15 日）：此次月经延期 9 天，于 4 月 13 日来潮，今日行经第 3 天，量中等，于 4 月 5 日感受外邪，至今未愈。舌苔薄白、边尖刺，脉细微浮。治当先祛风热，兼顾冲任。

方药：桑叶 9g　薄荷 3g　荆芥 6g　生甘草 6g　桔梗 8g　杏仁 12g　丹皮 9g　橘皮 6g　益母草 12g

6 剂。

案 2　劳伤气血，损伤冲任

宛某，女，17 岁，未婚。

初诊（1962 年 8 月 18 日）：月经过多已 3 年，14 岁月经初潮时，参加剧烈运动，遂致月经淋漓不止，持续 5 个月之久。尔后又复停经 5 个月复来，周期 40～60 天，末次月经 7 月 5 日，量多，下大血块，头晕目花，心慌失眠，倦怠无力，口干纳差。流血 20 天时，曾服补气养血、止血之剂，出血至今已 43 天，仍未得止。面色苍白无神，舌苔薄、尖刺，脉细微数。

辨证：劳伤气血，损伤冲任，不能约制经血，病久气血两虚，当防暴下而致气从血脱。

治法：急以大补元气，固摄取冲任。

方药：朝鲜人参 6g　白术 6g　山药 9g　炙甘草 3g　熟地 12g　萸肉 6g　菟丝子 9g　五味子 6g　乌梅炭 6g　生龙骨 15g　禹余粮 15g　赤石脂 15g　伏龙肝 30g，煎汤代水

6 剂。另河车粉 9g，早晚各服 1.5g。

二诊（8 月 24 日）：药后，次日血止，诸恙悉减，舌苔薄白，尖刺，脉细微数。药即应病，仍从前法加减。

人参 6g　白术 6g　山药 9g　炙甘草 3g　熟地 12g　萸肉 6g　五味子 8g　赤石脂 15g　禹余粮 15g

6 剂。

三诊（8 月 30 日）：症状日见好转，舌苔薄白，脉象细软，治以补气养阴。

人参 6g　白术 6g　山药 9g　炙甘草 3g　熟地 12g　萸肉 6g　五味子 6g　阿胶 12g　生牡蛎 15g　白芍 9g

5 剂。后以此方加减。另河车粉 60g，每日早晚各服 1.5g。以后月经按期来潮，色量正常，余无不适。

案 3　肾气虚弱

任某某，女，19 岁，未婚。

初诊（1962 年 6 月 28 日）：主诉月经不调，流血过多，已逾 5 年，14 岁初潮开始，月经即不规律，周期 7～10 天，量多，多时顺腿流，少腹痛甚且胀。16 岁时适值经期参加剧烈运动后，月经量更多，出血持续 50 余天，后刮宫血止，行人工周期，月经比较规律。近 3 年来，大出血 3 次，前 2 次仍采用刮宫止血，此次流血 50 余天，曾服中药汤剂，云南白药、三七粉，注射止血针等均无效。现头晕心悸、面色㿠白。心烦自汗，纳差口渴，腰酸疲乏，舌苔淡黄腻，中微剥尖刺，脉象细数。

辨证：由于素肾气虚弱，又复经期努力伤气，遂致崩漏不止，血去过多，气阴更耗。

治法：补气养阴，固摄冲任。故先采用补中益气汤加减。

方药：炙黄芪 15g　人参 6g　白术 9g　炙甘草 6g　升麻 3g　生地 12g　白芍 9g　阿胶 12g　赤石脂 15g　禹余粮 15g　生牡蛎 15g　河车粉 3g，冲服

二诊（7 月 7 日）：服上药 3 剂血止，后又连服 5 剂，头晕心悸气短减轻，口干喜饮，舌苔白稍腻，质淡尖红刺，脉细滑数尺弱。再从前法加减。

方药：黄芪 15g　炙甘草 6g　升麻 3g　大生地 12g　白芍 9g　阿胶 12g　生牡蛎 15g

赤石脂15g　禹余粮15g　川石斛12g　河车粉3g,冲服

6剂。

三诊（7月28日）：头部痛晕渐平，时觉目眩，舌苔根薄白、质淡中微裂，脉左细微滑、尺沉细、右细弦微数，证属气阴两虚，脾肾尤亏，治以补气阴，强脾肾，以固冲任。

方药：党参9g　白术9g　炙甘草3g　山药9g　熟地12g　山萸肉6g　阿胶9g　艾叶4.5g　生杜仲9g　川断12g　女贞子9g　禹余粮15g

6剂。另河车粉90g　每日3g,分2次服。

四诊（9月14日）：月经于9月14日来潮，量多，状如小便，不能控制，色鲜红，夹有少许血块，少腹冷痛，口干腰酸，舌苔薄白腻、中裂，脉象细数，证属气阴重伤，冲任不固，治以益气养阴，固摄冲任。

方药：人参6g　白术9g　炙甘草3g　熟地12g　白芍9g　阿胶12g　艾叶4.5g　龟板胶12g　赤石脂15g　禹余粮15g　生龙骨15g　生牡蛎15g　海螵蛸15g　河车粉3g,冲服　仙鹤草9g

7剂。

五诊（9月20日）：药后出血止，经行9天，精神尚好，略感头晕目花，口干，舌苔薄黄腻，脉象细数，病延日久，流血过多，气血两虚，治以补气血，强冲任。

方药：人参归脾丸10丸，每晚服1丸。河车粉30g,早晚各服1.5g。

六诊（9月29日）：精神渐振，余无不适，舌苔中裂、根黄腻，脉细微，治以补肝肾，固冲任。

方药：地黄12g　白芍9g　女贞子9g　沙苑子9g　桑寄生12g　龟板胶6g　生龙骨15g　生牡蛎15g　砂仁1.8g　橘皮3g　夜交藤12g

6剂。另河车粉30g,早晚各服1.5g。

七诊（10月13日）：近3天来，阴道流水样分泌物，量多，腰酸溲频，舌苔薄黄、中裂、脉象细弦，气阴两虚，冲任固，仍守前法加减。

方药：地黄12g　白芍9g　女贞子9g　金樱子9g　桑螵蛸12g　川断12g　生牡蛎15g　制香附6g　阿胶珠9g　橘皮3g

6剂。另　河车粉30g,早晚各服1.5g。

八诊（10月23日）：月经于10月20日来潮，量中等，色红，腰酸减轻，腹部尚舒，小溲仍多，舌苔薄黄、中裂，脉象细弦，仍从前法加减。

方药：地黄12g　白芍9g　女贞子9g　金樱子9g　桑螵蛸12g　川断12g　生牡蛎15g　阿胶珠9g　橘皮3g　赤石脂15g　禹余粮15g

6剂。

九诊（10月26日）：此次行经5天净，色量正常，今日又夹感冒，头痛，咽喉干痛，舌苔薄黄、中裂，脉象细数，拟急则治其标，先祛风热。

方药：银翘解毒丸4丸，每日上下午各服1丸。

3. 经期前后诸症

（1）经行昏厥

案　血虚肝郁，阳气亢逆

韩某某，女，21 岁，未婚，1974 年 12 月 16 日初诊。初潮 13 岁，月经正常，1968 年起月经失调，周期 1~3 个月，6 天净，量不多，色淡，行经期间，少腹作痛，突然晕倒，冷汗淋漓，自觉全身有下沉感，大小便欲解不得，最近 3 次晕倒，每次于经前，发作后即来潮，现月经 1~2 个月来 1 次，6 天净，量不多，色淡，经期情绪不宁，急躁欲哭，纳差少寐，大便干结，2~3 天 1 行。末次月经 11 月 28 日来潮，6 天净，舌苔淡黄腻质红，脉象沉迟。

辨证：血虚肝郁，阳气亢逆。

治法：养血平肝，调气解郁。

方药：地黄 12g　白芍 9g　川芎 3g　远志 6g　合欢皮 12g　郁金 6g　制香附 6g　白薇 9g　丹皮 9g　鸡血藤 12g

二诊（12 月 23 日）：服上方 4 剂，情绪较宁，纳食增加，舌苔淡黄，质红尖刺，脉细。经期将临。

治法：以养血调气。

方药：地黄 15g　当归 9g　白芍 9g　川芎 3g　制香附 6g　泽兰 12g　甘草 6g　鸡血藤 12g　丹皮 9g　远志 6g　牛膝 9g

6 剂。

三诊（12 月 30 日）：昨晨少腹剧痛，冷汗淋漓，胸痞泛恶，自觉全身下沉无力，但未昏厥，1 小时后月经来潮，量不多，色初黑后红，无血块，今日少腹痛止，但觉腰酸，头痛面浮，胃不思纳，大便干结，3 日一行，舌苔灰黄垢腻，脉左沉细，右细弦。现值经期，治以疏肝益肾，清热和胃。

方药：地黄 15g　当归 9g　赤芍、白芍各 9g　川楝子 9g　丹皮 9g　橘皮 6g　竹茹 9g　川石斛 12g　川断 12g　桑寄生 15g

6 剂。

四诊（1975 年 1 月 3 日）：末次月经 1974 年 12 月 29 日来潮，5 天净，血量较前增多，全身自觉下沉无力，较前减轻，时间亦缩短，大便得畅，神疲乏力，浮肿依然，四肢发冷，胃纳仍差，舌苔薄黄腻，边尖略红，脉左沉细，右细弦。治以健脾和胃为主，兼益肝肾。

方药：党参 12g　白术 9g　扁豆 9g　甘草 6g　橘皮 6g　山药 12g　白芍 9g　地黄 12g　生谷芽 15g

五诊（1 月 10 日）：服上方 5 剂后，精神较振，胃纳渐增，劳则面浮肢肿，大便干结，3 日一行，舌苔薄黄腻，脉沉细微滑。治以益气养阴，佐以清热。

方药：北沙参 12g　麦冬 9g　玉竹 12g　茯苓 12g　扁豆 9g　天花粉 12g　知母 9g　地黄 12g　白芍 9g

6 剂。

六诊（2 月 24 日）：末次月经 1 月 30 日来潮，6 天净，周期已准，且性情急躁，四肢发冷，冷汗淋漓，全身下沉等症状均已消失。但行经期间，面浮肢肿依然，舌苔淡黄腻有刺，脉沉细滑，现值经前，治以养血平肝，理气清热之法。

方药：地黄12g　白芍9g　生龙骨15g　生牡蛎15g　丹皮9g　制香附6g　川楝子9g　青皮、橘皮各6g　鸡血藤12g　牛膝9g　茯苓12g

6剂。

七诊（3月7日）：月经于3月2日来潮，3天净，量较前多，色红，少腹稍痛，昏厥未作，浮肿减轻，舌苔薄黄腻，脉细。仍从前法加减。

方药：地黄12g　白芍9g　生龙骨15g　生牡蛎15g　丹皮9g　制香附6g　川楝子9g　鸡血藤12g　茯苓12g　瓜蒌15g　知母9g

6剂。

（2）经行吐衄

案　肝火上逆，血热妄行

马某，女，16岁，未婚，1958年12月2日初诊。

主诉：初潮15岁，周期尚准，行经11天始净，血量多，色正常，经期腹痛，并常有鼻衄，衄血多时经血即减少。曾闭经6个月，但每月衄血甚多。末次月经于11月15日来潮，量少，仅2天，经后时感头痛，全身疲软，心中烦热，少腹胀滞，腰痛，纳食尚可，二便正常。舌苔薄白，脉左细弦，右细弦数。

辨证：病属肝火上逆，血热妄行，而致逆经。

治法：治以平肝凉血，引血归经。

方药：生地9g　丹皮6g　白芍9g　泽兰9g　黑山栀6g　菊花6g　制香附9g　当归9g　川楝子9g　益母草12g　荆芥炭4.5g　生牛膝6g

三诊（12月6日）：3剂后头痛及腹痛胀渐减，但仍觉全身酸楚，疲惫无力，腰痛，食后腹胀，嗳气时作，大便溏薄，日4～5次。舌光，脉细弦数，治以疏肝益肾，健脾运中。

方药：干地黄12g　当归9g　白芍9g　泽兰9g　丹皮9g　女贞子9g　藕节12g　生牛膝9g　益母草12g　地骨皮9g

6剂。

四诊（1959年1月24日）：月经于1月19日来潮，量不多，色黑无血块，持续3天净，腹部微痛，未有鼻血，遍体酸痛。舌苔薄白，脉象细数。治以养血清营，导热下行。

方药：生地12g　当归9g　白芍9g　丹参9g　地骨皮9g　生牛膝6g　茅根15g　藕节12g

五诊（1月31号）：4剂后诸症均减，鼻衄未作。舌尖有刺，脉弦细数。治以养阴清热。知柏地黄丸120g，每晚服6g。

（摘自《钱伯煊医案》）

王渭川

（辨证四纲，崩漏四要；创银甲，擅虫药）

【医家简介】

王渭川（1898～1988），男，号鲁同，江苏省丹徒县人。出身名医世家。中医内、外、妇科均造诣精深。科研成果"银甲合剂"、"银甲丸"治疗盆腔炎、子宫内膜炎、尿道炎、宫颈糜烂等妇科下焦慢性炎症，获国家卫生部通报嘉奖。善治疑难杂症。自拟益黄八针散、益鹤四君子汤、桑蛰四物汤以治疗月经紊乱，均为当今妇科名方。《中国现代著名医学家丛书》列之为中国现代成就最突出、最有影响的中医学家之一。曾任四川省万县医务工作协会执行委员兼学术部长，四川省中医学会常务理事，成都市中医学会妇科分会副主任，成都中医学院妇科教研室副主任，成都中医学院附属医院妇科主任等职。

相关著作：《王渭川临床经验选》、《王渭川妇科治疗经验集》、《金匮心释》、《王渭川疑难病症治验选》、《红斑狼疮的中医治疗》等。教材：《中国医学发展史概况》、《中医妇科学》、《金匮》等。

【主要学术思想和主张】

王渭川妇科临证强调辨证论治，以经、带、胎、产为目，提出四大纲证，创立六法，通治四十二病证。善于根据月经的期、量、色、质，结合病人体质，综合分析，确定证型，再据证法遣方。擅治疑难杂症，不孕及男性精液不液化症。喜用虫类药攻坚破积、活血化瘀，如全蝎、蜈蚣、僵蚕、白花蛇、土鳖虫、九香虫、水蛭、虻虫等；善用对药。

[李珂，张玉珍. 对中医当代妇科八大家的认识. 国际医药卫生导报，2005（22）：79-83]

【医论医话】

1. 月经先期

前人论述先期行经，多属血热阳盛，火伏冲任，固属事实，但以人体禀赋不同，受病各异，是亦不可尽泥。如先期出血量过多者，其因素当责之冲任紊乱，或有心脾肾病变，或肿瘤等疾出现时，亦有先期多量症状。甚至有先后无定期者，属肝经积郁。自不可强以期前为阳，过期后为寒，为阴不及也。应依据症情的转变，从而辨证论治，庶不致误。

总的来说，月经先期量多者，为水火俱旺；先期量少者，为火旺而阴水枯竭。其后期量少者，固属血寒不足；后期量多者，则属血寒有余。因此，月经先期后期，在症状和治疗上，自有所不同，而病因和症状相似，尤当详为辨别。月经先期，据临床辨证，有阴虚火旺者，有因血热者，有因血燥者，有因气郁者，有因气虚者，种种证型。

......

2. 痛经

经后腹痛，固然是气血俱虚，但血虚正由于肝肾阴液不足，岂四物一方能治？且阴虚于下，不宜升提，川芎必须慎用。若谓腹痛，即是气虚，何轻率辨证如此？曾见投补中益气汤而使堕胎者，正以辨证不明，有毫厘千里之失。总之，痛经的辨证，首要在辨别虚实，次分经前经后。痛时，喜按者为虚，拒按者为实。虚痛者，多痛于既行之后，血出而痛未止；实痛者，多痛于行之前，经通而痛自减。尚有气滞、血滞、寒滞、热滞的不同。经前腹痛者，多属气滞血涩，经后腹痛者，多属血寒血虚。

......

3. 经闭

一般说来，闭经的原因：有因冲任关系，而导致的阻滞血瘀；有因续发于其他脏气病变的关系（如心、肾、肺等病）形成的血枯经闭；有因七情所伤，精神刺激而起的肝气郁结，而现一时性闭经（苏联卫国战争时期，日本军阀在二次世界大战时占领菲律宾前夕，武汉大水防汛时等，一般妇女突然经闭，可证。）。有先天性和后天性关系。竟有按期实际行经，而经血却不能流出的闭经证，则视体质而定。若体质羸瘦，气血虚弱者，可从虚劳论治；若体态丰盈，脂肪充满者，可从痰脂壅塞论治。总之，闭经一证，冲任与肾气为重要的一环。

闭经之原因，虽属多方面，归纳起来，可分为二类：虚者，多为阴虚血亏，冲任空竭，无血可下；实者，多因气血郁滞，瘀血内阻，胞脉不通，因之血不下行。由于这些因素，影响机体而引起的脏腑功能障碍，气血不足，冲任失调，造成闭经。其表现的象征，如肝肾阴虚，气血虚损，气滞血瘀，痰湿内阻，此外，有关奇恒之腑形成经闭种类亦多。如西医所谓垂体性经闭、卵巢性经闭，表现辨证并不能出上列四种范围。

......

4. 崩漏

经血崩漏虽有寒热虚实之分，总由肝不藏而脾不统，心肾损伤，奇经不固，瘀热内炽，堤防不固，或崩或漏，血下失常。古人治疗暴崩，重在心脾，多宜温补；久漏则治在肝肾，法贵清通。其崩久下愈者，必静摄任阴，温煦冲阳；而治漏下者，则以固摄为主，或疏肝阳之郁滞，或补奇脉之不充。总宜详审病因，细辨施治。

崩漏的证型甚多，总的以临床见症为依据，不能拘泥于上述几型。崩漏的治疗，要遵循急行治其标，缓行治其本的原则。在暴崩情况下，要防止气随血脱。治法以固脱回阳为主，应急取独参汤合意便救急。或重用党参、黄芪、仙鹤草、棕皮炭、贯众炭、广三七等，以固气防脱塞流。对病缓者，应辨证论治，重以澄源，佐以塞流。从肝、脾、肾审察论治，肝血不足宜养之，肝气甚盛宜疏之，肾阳不足宜温，脾阴不足宜滋而养之。

5. 六法通治四十二病

（1）活血通络化瘀法

①主治：脑震荡、脑垂体肿瘤、桥脑失调、静脉曲张、血栓性脉管炎、雷诺病、脑

肿瘤手术后半身麻痹、侧索动脉硬化、红斑狼疮。

②常用药物：蜈蚣、乌梢蛇、全蝎、赤芍、川芎、桃仁、土红花、桂枝、白芍、土鳖虫、生蒲黄、水蛭、麝香冲服、自然铜醋碎研末，胶囊装吞、琥珀末布包煎。

（2）活血化瘀，舒筋软坚法

①主治：真中风（高血压、脑溢血）、冠状功脉硬化、子宫肌瘤、卵巢囊肿、宫外孕、视网膜中央静脉阻塞、风湿性心脏病、象皮腿、硬反病。

②常用药物：蜈蚣、乌梢蛇、全蝎、桃仁、土红花、土鳖虫、水蛭、生蒲黄、当归、生白芍、桔梗、化癥回生丹冲服、七厘散冲服。

（3）补虚化瘀理气法

①主治：慢性肝炎、肝硬化腹水、肝脾肿大、阿迪森病。

②常用药物：党参、鸡血藤、生黄芪、桑寄生、菟丝子、炒五灵脂、桃仁、土红花、土鳖虫、生蒲黄、槟榔、厚朴、夏枯花、化癥回生丹冲服、薤白。

（4）清热化湿消炎法

①主治：盆腔炎、子宫内膜炎、肾盂肾炎、肾炎、膀胱炎、大叶性肺炎、急性黄疸肝炎、胆囊炎、白血病、胸膜炎。

②常用药物：金银花、连翘、桔梗、大青叶、大血藤、蒲公英、败酱草、炒升麻、茵陈、生鳖甲、琥珀末布包煎、槟榔、厚朴、丹皮。

（5）熄风通络法

①主治：癫痫、子痫、神经分裂症、夜游症。

②常用药物：明天麻、钩藤、桃仁、铁落布包、蜈蚣、乌梢蛇、全蝎、天竺黄、京半夏、九香虫、生地、夜交藤。

（6）疏肝通络消胀法

①主治：乳核（乳腺小叶增生）、胰腺炎、眩晕、腹胀（痞满）。

②常用药物：柴胡、丹参、桑寄生、菟丝子、乌梢蛇、九香虫、铁落布包煎、刺蒺藜、薤白、蚝螂、钩藤、夏枯花、琥珀末、夜交藤、蜈蚣布包煎。

（王渭川．王渭川妇科治疗经验集．四川人民卫生出版社，1981）

【常用效方】

◇ 方一　月经后期（王渭川验方）

［组成］潞党参30g　鸡血藤18g　生黄芪60g　桑寄生15g　菟丝子15g　阿胶15g　鹿角胶15g　炒北五味子12g　砂仁6g　槟榔10g　益母草24g　覆盆子24g　紫河车粉6g

◇ 方二　崩漏（王渭川验方）

［组成］沙参30g　鸡血藤18g　生黄芪60g　阿胶珠10g　炒川楝10g　生白芍12g　女贞子24g　旱莲草24g　麦冬10g　覆盆子24g　槟榔10g　蜈蚣2条　乌梢蛇10g　汉防己10g

◇ 方三　崩漏／益鹤四君子汤（王渭川自拟方）

［组成］党参60g　焦术9g　茯苓9g　黄芪60g　升麻炒24g　阿胶珠9g　血余炭9g　桑寄生15g　菟丝子15g　夜交藤60g　益母草30g　仙鹤草60g

［主治］崩漏。

（王渭川 . 王渭川妇科治疗经验集 . 四川人民卫生出版社，1981）

【精选案例】

1. 月经不调

（1）月经先期

案1 心脾气虚，湿热蕴下

刘某某，女，30 岁，1974 年 4 月 23 日初诊。教学家务烦劳，饮食渐差，腹胀胸闷，月经先期，量多期长，色淡带下，腥臭如脓，少腹长期疼痛。每次行经往往超前在 10日以上。肢体倦怠，面色㿠白，舌质淡红，脉迟缓，心累，动辄悸动。

诊断：月经先期，量多带下。

辨证：心脾气虚，湿热蕴结下焦，冲任失固。

治则：益气清湿，佐以调冲。

处方：潞党参 60g　鸡血藤 18g　生黄芪 60g　桑寄生 15g　菟丝子 15g　仙鹤草 60g夏枯草 30g　蒲黄炭 10g　血余炭 10g　大血藤 24g　蒲公英 24g　鱼腥草 24g　琥珀末 6g槟榔 6g　炒北五味子 12g　龙眼肉 24g　鸡内金 10g　广藿香 6g　山楂 10g

1 周 6 剂，连服 2 周。血止带少。

二诊（5 月 15 日）：服上方 6 剂后，月经血已渐止。但仍淋漓，白带减少，少腹痛缓，略显隐痛，精力好转，食欲渐增，胸闷消失，心累减轻。上课时不感气紧。苔薄白，舌质淡红，脉缓。照初诊方酌减。

处方：潞党参 30g　鸡血藤 18g　生黄芪 60g　桑寄生 30g　仙鹤草 30g　地榆炭 10g大血藤 24g　蒲公英 24g　槟榔 6g　炒北五味子 12g　广藿香 6g

1 周 6 剂，连服 2 周。患者说：曾经某某医院检查，患有盆腔炎，因此，同时服自制王氏银甲丸。病情好转，略有带下。

三诊（6 月 2 日）：服上方 12 剂后（同时服银甲丸），精力恢复正常，阴血全止。但尚有些微白带，已无腥味。患者商量停药，许之。给银甲丸 4 瓶，连服 2 个月后，观察疗效。

至 8 月 10 日，患者因风湿关节炎再发，就诊。问其月经情况，她说：自停药后，已按期行经 2 次，经量已正常，银甲丸服完后，再经原医院检查，盆腔炎已痊愈。

［**按**］本证属气虚脾弱，统摄无权，又兼湿热蕴结下焦（某某医院查有盆腔炎），系月经先期量多案。前后历时 3 个月，全部治愈。

案2 阴虚血热，冲任不固

谢某某，女，25 岁，1977 年 10 月 7 日初诊。月经先期已 3 个月。3 个月来，每次月经提前 1 周以上。近 2 月，每月来 2 次月经，中间只间隔 9 天。曾服中西药均无效，病人很苦恼。时觉胸闷，经色暗红，量一般，脸色青黄，脉弦滑，舌尖红，苔少。

诊断：月经先期。

辨证：阴虚血热，冲任不固。

治则：养阴清热，调固冲任。

自制方：地骨皮 12g　白芍 12g　生地 15g　当归 10g　丹皮 10g　白薇 10g　菟丝子 15g　桑寄生 15g　鸡血藤 18g　瓜蒌皮 15g　薤白 12g　制香附 10g　生谷芽 24g　益母草 24g

疗效：服 3 剂后，胸闷已解，月经按期而至。

二诊（12 月 1 日）：月经颜色深，白带多，乏力，纳差，脉弦滑，舌质淡，无苔。

辨证：血虚有热，脾虚湿困。

治则：益气固冲，清热除湿。

自制方：党参 24g　茯苓 12g　白术 12g　白芍 12g　鸡血藤 18g　女贞子 15g　旱莲草 15g　益母草 24g　地骨皮 12g　丹皮 10g　大血藤 24g　蒲公英 24g　椿根皮 10g　琥珀末 6g

疗效：服药 4 剂后，月经正常，白带减少，饮食增加，自觉精神很好，颜面气色正常。

[按] 上述病例证属阴虚血热，冲任不固。故治以养阴清热，调固冲任。方中地骨皮、生地、丹皮、白薇清热凉血；当归、白芍、鸡血藤养血柔肝；菟丝子、桑寄生补肝肾，固冲任；香附、薤白、瓜蒌皮理气散结，治其胸闷。服药，月经正常后，又出现血热、气虚夹湿等证，故停用前方，改用益气固冲，清热除湿法。用党参、茯苓、白术益气健脾；白芍、鸡血藤、女贞子、墨旱莲、益母草固冲调经；地骨皮、丹皮、大血藤、蒲公英、椿根皮、琥珀末清热除湿。

案3　血热肝旺，湿热下注

肖某某，女，25 岁。1978 年 3 月 29 日初诊。月经先期已 3 个月，每次提前 10 多天。这次 1 个月来 2 次，经色红，量一般。并见头晕眼花，黄白带下，少腹两侧疼痛，大便少。脉滑，舌质红。

诊断：月经先期，带下。

辨证：血热肝旺，湿热下注。

治则：清热平肝，佐以祛湿。

自制方：丹皮 10g　地骨皮 12g　生地 12g　白芍 15g　益母草 24g　刺蒺藜 18g　桑椹 12g　桔梗 10g　夏枯草 24g　蒲公英 24g　琥珀末 6g　山药 20g　槟榔 6g

1 周 6 剂，连服 2 周。

疗效：服药 8 剂，月经仅提前 4 天，已属正常。

二诊（4 日 19 日）：服上方后，月经基本正常，少腹头痛均好转。现几天一次大便，并干燥，白带仍有，经前腹胀痛，下坠，乏力。脉弱，舌淡红。

治则：益气润肠，理气祛湿。

自制方：党参 24g　生黄芪 30g　鸡血藤 18g　桑寄生 15g　菟丝子 15g　火麻仁 24g　郁李仁 10g　柴胡 10g　厚朴 10g　大血藤 24g　蒲公英 24g　益母草 24g　琥珀末 6g　山药 20g

疗效：服 8 剂后，效果好，月经完全正常，余无不适。

案4　肾虚血热，兼夹湿邪

粟某某，女，40 岁，1977 年 11 月 10 日初诊。月经先期而至，经色污暗有块，经行不畅，腹痛拒按，黄白带下。妇科检查：有附件炎，腰酸腿软，已半年余。脉双尺弱，舌质深红。

诊断：月经先期，带下。

辨证：肾虚血热，兼夹湿邪。

治则：补肾调冲，凉血和血，佐以祛湿。

自制方：桑寄生15g　菟丝子15g　续断30g　丹皮9g　地骨皮12g　当归12g　益母草24g　延胡索9g　五灵脂12g　制香附9g　羌活3g　大血藤24g　蒲公英24g　琥珀末6g　山楂9g　神曲9g

疗效：原嘱咐病人，服6剂后，再来诊治换处方。因患者服本方后效果好，则连服12剂。并称服药后，每月月经按期而来，白带减少。经妇科复查，炎症已愈。腹痛也好转。

（2）月经后期

案1　气血两虚，冲任虚损

张某某，女，32岁，1975年5月27日初诊。月经后期，以往月经量多，因每次经期失血过多，体力渐衰，动则气紧乏力，自汗。胸闷乳胀，月经量逐渐转少，色淡。面色萎黄，头眩心悸，舌淡少苔，脉迟而细。

诊断：月经后期量少。

辨证：气血两虚，冲任虚损。

治则：补养气血，调益冲任。

自制方：潞党参30g　鸡血藤18g　生黄芪60g　桑寄生15g　菟丝子15g　阿胶15g　鹿角胶15g　炒北五味子12g　砂仁6g　槟榔10g　益母草24g　覆盆子24g　紫河车粉6g，早晚冲服

1周6剂，连服2周。疗效好转。

二诊（6月12日）：服上方后，精神大见好转。过去动则气紧，自汗已消失，头眩心悸减轻，上月月经淋漓未净已尽。但食欲较差，有少量白带。腹微胀。脉濡缓，舌淡白，有薄苔。

自制方：潞党参30g　鸡血藤18g　生黄芪60g　桑寄生15g　菟丝子15g　鹿角胶15g　炒北五味子12g　砂仁6g　龙眼肉24g　槟榔10g　益母草24g　覆盆子24g　鸡内金10g　香附10g　紫河车粉6g，早晚冲服

1周6剂，连服2周。显著好转。

三诊（7月10日）：服上方后，月经已来，量正常色红，带污，精神体力、食欲睡眠都与以往正常无异。但腹微胀而隐痛，苔薄白，舌质淡红，脉缓弦，似有血复气虚夹滞之征。

自制方：潞党参30g　鸡血藤18g　生黄芪60g　桑寄生15g　菟丝子15g　覆盆子24g　益母草24g　炒北五味子12g　山萸肉9g　槟榔6g　山楂10g　九香虫10g　紫河车粉10g，冲服

1周6剂，可连服4周。

疗效：痊愈，已怀孕。

四诊（8月15日）：上方仅服3周，因熬药困难，病情好转而停药。现有妊娠反应，

就妇院检查，已怀孕。患者已产 1 女，现年 6 岁。其爱人在部队服务，因事急回原单位，嘱开镇吐方，带回广州服。即以四君子汤，加桑寄生、菟丝子、旋覆花。欣然告别而去。

2. 痛经

案 1　肝郁气滞血瘀

张某某，女，21 岁，1975 年 5 月 1 日初诊。经前或行经数小时后，少腹胀痛，拒按。月经量少，经行不畅，继而疼痛剧烈，惨叫声闻于厕外，色紫暗有块，血块排不出时，则更痛。伴有胸痛心悸，头眩晕，食欲差。由于家庭多故，情志抑郁。脉弦数，舌质紫暗。

诊断：痛经。

辨证：肝郁气滞血瘀。

治则：调肝理气，活血化瘀。血府逐瘀汤合八物汤加减。

自制方：刺蒺藜 18g　钩藤 10g　女贞子 24g　旱莲草 24g　当归 10g　川芎 6g　生地 10g　生白芍 12g　茜草 10g　覆盆子 24g　延胡索 10g　五灵脂 10g　生蒲黄 10g　水蛭 6g　土鳖虫 10g　槟榔 6g　薤白 12g

1 周 6 剂，连服 2 周。经畅痛止。

二诊（5 月 16 日）：服上方 4 剂后，经量转多，经畅行，血块先多后少，腹痛渐减，深按不痛。服至 6 剂后，月经已停，略有白带，无气味。头已不眩晕昏痛，食欲好转。脉弦缓，舌质淡红。

治则：疏肝理气化瘀。

自制方：刺蒺藜 18g　钩藤 10g　生白芍 12g　炒川楝子 10g　生三七 2g，冲服　炒蒲黄 10g　益母草 24g　制香附 10g　广郁金 10g　女贞子 24g　旱莲草 24g　槟榔 6g

1 周 6 剂，连服 4 周，经期照服。痊愈。

三诊（6 月 20 日）：服药后，5 月 27 日行经，经前略微有些隐痛，按之不痛，色红不污，并无块状物。本月 18 日，月经又来，色全红，无块，无痛感。胸痛心悸消失，食欲正常。月经虽来，并未停药。脉微而缓，舌质淡红。前述家庭多故，亦顺利解决，因此，情志愉悦。所谓二阳之病发心脾，病已愈于二阳，其心脾自复正。此痛经一病，已告痊愈。但月事似觉转先期。因连服活血化瘀之药期长，可能影响月经先期。又给予香砂六君子丸与杞菊地黄丸间日换服。半月后停药。时隔 3 个月，患者带其妹来治病。问其痛经情况，她说近 3 个月来，按周期行经，腹不痛，一切正常。

案 2

米某某，女，26 岁，1978 年 8 月 25 日初诊。痛经数月。经前小腹胀痛，喜按，胸痛，月经量少，颜色先淡后红，黄白带下，味腥，口干，大便干燥，小便色黄，耳鸣心悸，脉细微数，苔黄，舌质红。

诊断：痛经。

辨证：阴虚气滞，湿热下注。

治则：养阴行气，清利湿邪。逍遥散合银甲煎剂加减。

自制方：沙参 15g　生地 12g　白芍 15g　女贞子 20g　旱莲草 20g　柴胡 9g　炒北五味子 12g　苦参 20g　鱼腥草 24g　板蓝根 24g　蒲公英 24g　槟榔 9g　益母草 24g　琥珀末 6g

1 周 6 剂，连服 2 周。

疗效：黄白带转为白带，痛稍减。

二诊（9 月 14 日）：上方服 8 剂后，黄白带已转为白带。腰痛，胸腹痛胀，经量仍少。脉细数，舌质淡红。

治则：益气养血，疏肝利湿调经。

自制方：黄芪 24g　白术 10g　生地 12g　白芍 15g　枸杞子 12g　熟地 12g　柴胡 9g　制香附 10g　炒五灵脂 12g　川楝子 10g　荆芥炭 9g　椿根皮 10g　红泽兰 12g　茜草根 12g　益母草 24g

疗效：痛经已愈。小腹胀，腰痛好转。

三诊（9 月 27 日）：上方服 4 剂后，即经痛已愈，白带减少。嘱续服。后月经一直正常，未见腹痛，纳食好，体重增加。

3. 经闭

案 1　气虚血瘀，肝郁湿热

余某某，女，35 岁，1979 年 5 月 21 日初诊。病因人流刮宫，夫妇争论，当时有情绪，停经 7 个月，腹痛拒按，带下腥臭，精神疲乏，食欲差，胸痞心悸。前医屡治无效。脉弦数，苔薄，舌质淡。

诊断：停经。

辨证：气虚血瘀，湿热蕴结，兼见肝郁。

治则：益气化瘀，活血清湿，佐以柔肝。河间地黄饮子合通窍活血汤、银甲煎剂加减。

自制方：党参 30g　鸡血藤 18g　生黄芪 60g　补骨脂 12g　土鳖虫 10g　水蛭 6g　红泽兰 12g　益母草 24g　当归 10g　川芎 6g　炒蒲黄 10g　大血藤 24g　蒲公英 24g　槟榔 10g　琥珀末 6g

1 周 6 剂，连服 2 周。

疗效：部分好转，月经未至。

二诊（6 月 5 日）：上方服 12 剂后，精神大见好转，食欲恢复，腹不拒按，带下减少，无腥臭气，但因月经未至，患者焦灼，肝郁之气尤增，因此，胸胁痛感更盛。脉弦数，苔光色红。但心悸较好。

治则：侧重柔肝养阴，清湿活血。

自制方：沙参 20g　鸡血藤 18g　生黄芪 30g　女贞子 24g　旱莲草 24g　夏枯草 15g　薤白 12g　炒川楝 10g　生白芍 12g　覆盆子 24g　当归 10g　川芎 6g　生蒲黄 10g　水蛭 6g　广木香 10g

1 周 6 剂，连服 2 周。另服银甲丸。

疗效：兼症悉解，月经已至，量多（用卫生纸 3 包）。

三诊（6月20日）：服上方12剂，同时投以银甲丸2周，病情显著好转。月经虽至，经量稍大（用纸3包）。但由于月经已至，患者欣然色喜，因之肝气郁结，已消失无余。总觉经量还大，幸脉已平缓，舌色正常，拟再予调冲，益气，清湿（原经西医查有盆腔炎），以期巩固。

自制方：太子参20g　鸡内金9g　仙鹤草30g　鸡血藤18g　生黄芪30g　益母草24g　覆盆子24g　何首乌30g　槟榔6g　砂仁6g　广藿香6g

1周6剂，连服2周。同时配合服银甲丸2周，以清除下焦蕴结之湿热，而治带下。并嘱2周后，停药观察。至8月26日，因腹泻就诊。问其月经情况，已经行3次，与往日周期28天一样，并且经前后有带，毫无黄带象，从停经恢复后一切如常。

案2　气阴两虚，血热血瘀

杨某某，女，20岁，1977年6月7日初诊。闭经近3个月。腰痛，胃脘隐痛拒按，心烦，身热，大便色黑，眼差，纳食少。时昏倒，脉缓，舌质紫暗，苔黄。

诊断：经闭，便血。

辨证：气阴两虚，血热血瘀。

治则：益气养阴，清热利湿，止血化瘀。银甲煎剂合大黄蛰虫丸加减。

自制方：泡参24g　生黄芪60g　鸡血藤18g　女贞子15g　旱莲草20g　大血藤24g　蒲公英24g　地榆10g　槐花10g　白及15g　生蒲黄10g　土鳖虫10g　九香虫9g　仙鹤草30g　益母草30g　当归10g　琥珀末5g

1周6剂，连服2周。显著好转。

二诊（6月20日）：上方服3剂后，月经即来，连服12剂后，纳食增加，睡眠好转，大便转黄。惟腹隐痛，苔黄厚。

自制方：泡参24g　当归10g　鸡血藤18g　蒲公英24g　琥珀末5g　败酱12g　生蒲黄10g　延胡索9g　红泽兰12g　九香虫9g　土鳖虫10g　仙鹤草30g　益母草30g

1周6剂，连服2周。

疗效：1978年5月随访，月经一直正常，全身很舒服。

4. 崩漏

案1　肝肾阴虚，气血不足

宾某某，女，14岁，1979年9月3日初诊。月经过频，1个月3次，量多，眩晕，心悸，胃胁痛，耳鸣腰酸，面㿠白，乏力。脉弦细，舌质红。

诊断：月经过频，量多。

辨证：肝肾阴虚，气血不足，冲任失固。

治则：滋养肝肾，益气养血，佐以调冲。

自制方：沙参30g　鸡血藤18g　生黄芪60g　阿胶珠10g　炒川楝10g　生白芍12g　女贞子24g　旱莲草24g　麦冬10g　仙鹤草60g　益母草24g　覆盆子24g　槟榔10g　血余炭10g

1周6剂，连服2周。

疗效：首先血止，眩晕，耳鸣，胃痛好转，精力恢复。

二诊（10月25日）：服上方后血止，眩晕，耳鸣，胃痛显著好转。腰酸未增重，四肢关节俱有痛感，检查血沉在80mm/h以上。

治则：祛风镇痛。

自制方：沙参30g　鸡血藤18g　生黄芪60g　阿胶珠10g　炒川楝10g　生白芍12g　女贞子24g　旱莲草24g　麦冬10g　覆盆子24g　槟榔10g　蜈蚣2条　乌梢蛇10g　汉防己10g

1周6剂，连服2周。症情暂告痊愈。

三诊（11月20日）：月经已行2次，时间28天，经量正常，血色鲜红，眩晕，心悸未见并发，有带。睡眠稍差。脉微弦，舌质淡红。

治则：柔肝，养肾，调冲。

自制方：沙参30g　鸡血藤18g　夜交藤60g　女贞子24g　旱莲草24g　覆盆子24g　麦冬10g　槟榔10g　广藿香6g

1周6剂，连服2周，以期巩固。

疗效：服药2周后，其母来述食欲精神俱正常，以功课紧，暂行停药。1980年3月，因患咳嗽来诊，询问月经病，数月来经期正常。

[按] 本证由于肝肾阴虚，导致经期过频，而且量多，更兼气不足及风湿杂病，而并发心悸过甚，及耳鸣眩晕，形成冲任失固，大量崩下。方以魏玉璜一贯煎加减，佐祛风活络，调理冲任之品。诊治3次，历时3个月痊愈。

案2　脾虚失统，湿滞关节

孙某某，女，39岁，1974年12月18日初诊。暴崩下血，2周未止。色淡质薄，面色苍白，足浮肿，四肢冷，倦怠，纳少，胸闷心悸，大便溏，关节痛，血沉高。脉细无力，苔薄白。

诊断：崩下，关节痛。

辨证：脾虚失统，冲任不固，湿滞关节。

治则：补脾益气，祛风止血。

自制方：潞党参30g　鸡血藤18g　焦白术10g　槟榔10g　生黄芪60g　鸡内金10g　夏枯草30g　山楂10g　仙鹤草60g　桑寄生10g　蜈蚣2条　乌梢蛇10g　鹿角胶15g　蒲黄炭10g　糯米草60g　炒北五味子12g　木香6g

1周6剂，连服2周。症情好转。

二诊（1975年1月10日）：服上方2周后，血已逐步渐止，尚有点滴淋漓，肿消，四肢冷感消失，关节痛减。食欲增进，大便不溏，但胃部隐痛，自汗。脉缓，苔薄白。

自制方：潞党参30g　鸡血藤18g　焦白术10g　生黄芪60g　鸡内金10g　山楂10g　仙鹤草60g　桑寄生10g　蜈蚣2条　乌梢蛇10g　鹿角胶15g　蒲黄炭10g　炒北五味子12g　九香虫10g　金樱子10g　槟榔10g

1周6剂，连服2周。基本痊愈。

三诊（1月25日）：服上方12剂后，淋漓之血全止。嘱服归脾丸、香砂六君子丸，间日换服。吃吃停停，停停吃吃，连服 2 周，观察月余。

四诊（3 月 28 日）：丸药服了 1 个月后，因工作繁忙，遂停服。月经已行 2 次。俱按周期，量色正常。但胃部仍有隐痛，查大便有隐血。要求服成药。

嘱服云南白药少量，每周 1 瓶分服，连服 2 个月，各症痊愈。曾来问可否继服，嘱她完全停药。

[按] 崩与漏是相联系的，有先崩转漏，也有由漏转崩。崩症多由肝不藏血，脾不统血。这样造成冲任虚损，不能摄血，或因元气大虚，不能收敛，或因瘀血内阻，血不归经，而妄下等等。本案属于脾虚崩下。因为脾统血，脾虚则统摄无权，冲任不固，出血量多，后期则淋漓不净。由于脾虚使生化之源不足，故色既淡而质又薄，况值气虚与脾阳不运而出现浮肿，心悸，脉细而弱，属心脾俱衰之征。治疗时，从整体立法，应多加兼顾，收效较速。

案 3 气虚肝郁，冲任亏损

钟某某，女，40 岁，1978 年 5 月 4 日初诊。月经量多数月，每次要用卫生纸 8 包以上。经色鲜红，经期胸闷，乳房胀，胃不适，心累，腰酸腿软，全身乏力。脉象弦数，舌质淡红，苔薄白。

辨证：气虚肝郁，冲任亏损。

治则：益气疏肝，调冲止血。

自制方：党参 24g　鸡血藤 18g　生黄芪 60g　女贞子 20g　旱莲草 24g　紫胡 9g　白芍 12g　薤白 12g　阿胶 12g　夏枯草 30g　仙鹤草 30g　大蓟 12g　小蓟 12g　炒升麻 20g　槟榔 6g　山楂 9g　神曲 9g

1 周 6 剂，连服 2 周。

疗效：上方服 8 剂后，经量减少。

二诊（6 月 4 日）：上方服后，月经已从原用 8 包卫生纸减少到只用 4 包纸。心累和乳房胀好转，已无腰酸乏力症状。现患者觉太阳穴痛。脉细数，左寸脉弱，舌质淡红，苔薄白。

自制方：党参 24g　鸡血藤 18g　生黄芪 60g　炒北五味子 15g　女贞子 20g　血余炭 10g　蒲黄炭 10g　蔓荆子 15g　阿胶 12g　夏枯草 30g　仙鹤草 30g　炒升麻 20g　槟榔 6g　山楂 9g　神曲 9g

1 周 6 剂，连服 2 周。

疗效：患者诊治 2 次，服药 20 余剂，月经已恢复正常，其他症状均缓解。

（王渭川.王渭川妇科治疗经验集.四川人民卫生出版社，1981）

王慎轩

（首求因，治本病，调奇经，疏情志，药轻灵）

【医家简介】

王慎轩（1900～1984），男，浙江绍兴人。1916 年于上海中医专门学校师从沪上名医丁甘仁、曹颖甫、黄体仁等学医。1924 年迁居苏州，设立了女科诊所，以女科著称于江浙沪。1926 年创办了"苏州女科医社"（后称"苏州国医学社"、"苏州国医学校"），主办发行《苏州国医杂志》、《妇女医学杂志》，大力宣传和普及中医药学。曾执教于江苏中医学校（南京中医药大学前身）和北京中医学院。

相关著作：《胎产病理学》。其医案医话被收入《近代江南四家医案医话选》。

【主要学术思想和主张】

王慎轩先生治疗妇科常见病，强调要辨证求因，审因论治，在脏腑、经络、气血之生理关系的基础上分析病理变化，并注重分析患者的病史，凡是因其他病症累及者，宜先治其他病。用药时，必加入调理奇经的药物；对香燥之剂，则力戒不可过用。在治疗崩漏时，王慎轩先生不拘于古人之法，而是详辨证候，以正确施治。其学术思想的一个特点是提出女子多气少血、气机不畅是妇科百病的致病原因。根据妇女的生理特点和病理变化，在治疗上极为重视患者的精神因素，遣方用药变化多异，轻灵圆活。

【临证经验】

1. 月经不调

经血来源于冲脉之血，任脉之液，冲属肝胃，任属胞肾，肝、脾（胃）、肾三脏功能一旦失调，或他病累及冲任胞脉，则可使气血运行乖乱，冲任奇经失调，血海盈虚失节，胞宫之血不能按时而下变生出，致月经期量色质之异常，故于治疗上，主张强调辨证求因，审因论治，认为调经宜先治病，因月经病者，多因他病累及，治愈他病则月经自调，肝脾肾三脏失调引起月经病者，须先调理三脏功能。常谓：凡治与月经相关之病，必于应用方中，加入调理奇经之药，如海螵蛸、茜草、桑寄生、白薇、杜仲、龟板、鹿角之类，随症酌加，庶能有效，否则亦无济也。用药上，师力戒不宜过用香燥之剂，因香燥之品大多既耗其血，又劫其阴（液），初服虽见小效，多服则血愈虚、阴愈亏，导致肝愈亢、气愈郁，终为大害，洵非良法。王师用药常取轻清灵活之品，如苏梗、橘皮络、玫瑰花、玳玳花、旋覆花之类，理气而不耗血劫阴，配合诸药以收到事半功倍之效。

……

2. 经期发热

经期发热是指每次经期必发热而言。经前发热者其肝郁症状较重，因无形之气郁久化热，乘经行肝气升发之际，郁更甚更易发热耳。治宜多用：疏肝解郁药，郁解气行则热自除，经后发热者，第属月经过多，或血崩之后，阴血大虚，虚阳浮越而发热，宜随证养阴补血而退虚热，此与经前经期发热绝对不同，当分别之。本病例属经前发热，师以疏肝解郁为主法，结合兼证或下瘀，或散寒，或化湿，数诊之后，方使宿因除，气机畅而发热去。

……

3. 经期音瘖

经期音瘖，古医籍鲜有记载，临床亦不为多见，师治上案，审因凭脉辨证，治以疏畅肝郁、温散寒邪为主法，而收不治音瘖而音瘖自愈之效，"治病必求其本"此之谓也。

然治疗此证必依"胞络者系于肾,少阴之脉贯脉系舌本"之原理,不可妄服疏理温散之药,本案属一例外,万不可效颦而误病。

……

4. 经期腰痛

经期腰酸虽以肾虚为本,但若兼有瘀血、肝郁、寒湿等乘虚侵袭,阻碍冲任肾脉之血行而成,若先用杜仲、熟地、补骨脂等补肾治腰痛、腰酸药,必致补住寒湿郁瘀,反增其病或缠绵难愈。王师主张须先去其诱发酸痛之病源,务使其冲任肾脉血行通畅,则酸痛自愈。倘肾虚证较重须补肾者,则当用补通相兼之品,如附子、鹿角胶等,或于应用方中酌加鹿角、淫羊藿、石楠叶、紫河车等温补肾阳之品,但均以祛除寒、湿、郁、瘀为主,补肾为辅。师于临床治疗常将其约分三类:寒凝证为主,以小温经汤合桂枝桃仁汤为代表方;寒郁证为主,以青木香藤散合小温经汤为代表方;寒湿证为主,以肾着汤合四仙散为代表方,又有经后腰酸者,属肾虚血虚为多,故须补肾益血。

……

5. 经期乳胀

王师治此证注重疏解肝郁,月经期乳房胀痛,多系肝经气郁为病,因厥阴肝脉上贯膈布胁肋,乳房即在膈上之胸胁部,又因阳明胃脉循孔内廉,肝气最易窜走所胜之胃经,若有肝气郁于冲任,每乘肝气升发之际,循经而发此症。故治经前乳房胀痛,必须多用疏解郁肝之药如柴胡、橘叶、陈皮、香附、旋覆花、郁金、瓜蒌、川贝母之类。师于临床治疗一般约分二类:一为肝郁寒瘀证,治宜疏解肝郁,温化寒瘀,以柴胡疏肝散、少腹逐瘀汤为主,属寒盛而阳虚者,宜温补兼施,以四逆汤随证应变;二为肝郁血虚证。治宜养血理气解郁,以逍遥散、香贝养荣汤为主。

6. 崩漏

暴崩属热,久崩属寒,久漏属虚属寒。初治塞流,中治澄源,末治固本,此为古人论治崩漏分新旧、先后之大法。然王师认为并不尽然,暴脱亦有属气虚而寒者,久崩亦有属血虚而热者,久漏亦有血瘀而热者。若初治早用止涩,则便有瘀变病之虞,中治妄投凉药,则间有伤中增病之害,末治专补其血,恐有独阴不生之弊。因此,必须凭脉辨证,正确施治。万不可拘执于古说而贻误。

古人所谓血脱补气,其蓄意在于脱字。师以为必须是血去过多、全身失养、功能衰竭,势将虚脱者,则当急投独参汤以补其气、固其脱。"气为血帅"正是此意。但升提过甚,恐反摇其根本,实非血脱补气之正法。师主张若非不得已而暂用者,必须注意与镇摄并用,如升麻、柴胡、人参、黄芪与龙骨、牡蛎、龟板、磁石合用,或升提与养阴凉血并用,如升麻、柴胡、人参、黄芪与生地、熟地、阿胶、龟板、二至丸同用等,倘若兼夹肝郁气滞者,则在升提法中参入疏肝理气机之轻剂,如香附、郁金、砂仁、旋覆花等,此为王师治疗崩漏之经验,可供临床借鉴。

(摘自《近代江南四家医案医话选·王慎轩》)

【精选案例】

1. 月经不调

(1) 月经后期

案 气血亏耗，脾虚肝旺

李某，女。诞乳连系，气血亏耗，气虚而不能催促血液之流行，血虚而不能注冲脉之充盛，是以癸汛屡愆，经水递少也。血虚者肝必旺，肝旺而脾必弱，脾弱而寒客之，肝旺而气扰之，此腹痛里急之所由来也。阳脉涩，阴脉弦，当宗仲景小建中汤之意，若与普通调经之剂必无济耳。

肉桂末 0.9g　赤芍、白芍各 4.5g　全当归 9g　制香附 4.5g　老苏梗 1.5g　广陈皮 3g　炒乌药 2.4g　沉香曲 9g　炙甘草 1.8g　饴糖 9g

二诊：昨进小建中汤加减，形寒已解，腹痛亦轻，惟前次经来，经愆两旬有余，今次经期又逾半月未至，遍体酸疼，少腹里急，阳脉涩，阴脉弦，犹是血虚肝旺、气虚寒盛之象。第荣血既虚则平肝之药不宜过于香燥，阳气既虚则祛寒之药不宜过于辛散。再拟小建中汤合温经汤加减，甘缓与辛温并进，乃刚柔互济之法也。

肉桂末 0.6g　全当归 9g　京赤芍 9g　大川芎 2.4g　制香附 4.5g　广橘皮 3g　广橘络 3g　延胡索 3g　川牛膝 6g　泽兰叶 6g　柏子仁 9g　炙甘草 1.8g　生姜 0.9g　红枣 4 枚　饴糖 9g

三诊：阳脉之涩者已较利矣，阴脉之弦者亦较平矣，故其形寒体酸腹痛等均已渐愈矣。昨夜里急尚甚，今晨癸汛已行，经色淡少血，犹虚也。精神疲倦，气犹衰焉。惟适在经行之际，忌进大补之药，先宜养血和荣，温经理冲，俟其潮汛平后，再议滋补重剂，未为晚也。

紫丹参 6g　全当归 9g　大川芎 2.4g　抱茯神 9g　柏子仁 9g　炙甘草 1.8g　官桂 2.4g　淡吴茱萸 9g　紫石英 15g　川牛膝 9g　泽兰叶 6g　绛通草 27g　玉液金丹 1 粒

（2）月经先期

案 1　肾水不足，肝火亢盛

某女。女子以肝为先天，肾为后天，肾水不足，肝火亢盛，水亏则经来甚少，火旺则经期趋前，欲制其火，必壮其水，徒恃清凉无益也。

怀生地 12g　西洋参 2.4g　黑山栀 9g　地骨皮 9g　杭白芍 9g　麦冬 9g　粉丹皮 9g　丹参 9g　香白薇 9g　清阿胶 9g　大补阴丸 9g

泄泻者，忌此方，当经期者去白芍加赤芍，月经末期去丹参加玄参。

案 2　气滞血热

杨某，月水超前，更衣见血，审系血之热也。腹笥膨大，癥块攻痛，当属气之滞也。血热而心神不宁，则夜梦恍惚，气滞而脾运不健则昼餐式微，舌苔薄黄而腻，脉象弦细而数，清热而遽投寒药，虑其气得寒而益滞，理气而过用香燥，恐其热得燥而益炽，处方用药，殊非易也。

煅牡蛎 18g　生龙齿 9g　灵磁石 18g　抱茯神 12g　酸枣仁 9g　远志肉 3g　旋覆花 4.5g　沉香曲 6g　制香附 4.5g　上川连 1.5g　槐花炭 9g　侧柏炭 4.5g　藕节炭 1.5g　煅瓦楞壳 18g

二诊：昨夜入寐较安，今晨更衣无血，此是血热已减之证候，腹笥膨大尚甚，癥块攻痛未减，斯属气郁未解之现象，气滞于中，胃纳式微，湿注于下、白带连绵，当滋黄梅时节，又届癸讯将临，虑其另生枝节，切宜加宜谨慎。

童便制香附4.5g　广郁金2.4g　合欢皮12g　抱茯神12g　炒枳壳3g　广陈皮3g　大腹皮6g　沉香曲6g　莱菔子9g　春砂仁2.4g　旋覆花4.5g　炒川楝子6g　炒藕节15g　煅瓦楞壳2.4g

三诊：前方连服8剂，诸恙已减九分，经水适来，经期较准，胃纳欠旺，腑行不畅，舌苔薄腻，脉象弦细，再宜前法加减。

全当归6g　柏子仁9g　瓜蒌仁6g　旋覆花4.5g　沉香曲9g　大腹皮6g　制香附4.5g　莱菔子9g　春砂仁9g　茺蔚子9g　紫丹皮6g　紫石英30g

（3）月经先后无定期

案　肝气不调，脾胃不和

某女，气为血之帅，脾为血之源，思虑伤脾，郁怒伤肝，肝气不调，脾胃不和，月事前后无定，经期少腹胀痛，胸闷纳少，形瘦神疲，女科以调经为首，调经以理气为先。

制香附9g　炒枳壳3g　茯苓9g　川楝子6g　广郁金9g　广陈皮3g　大腹皮6g　沉香曲9g　炒谷芽9g　红玫瑰花2.4g

二诊：1剂后，纳谷增，胸腹舒，上方去枳壳、大腹皮，加当归。若月经先期，去延胡索加白芍、荆芥炭，后期，加苏梗、乌药。

2. 月经前后诸症

（1）经行发热

案　肝郁血虚，夹寒瘀阻

某，每届经期必畏寒发热，癸汛屡超，临期少腹剧痛而拒按，下瘀甚多，下后痛减。平素头眩胀痛，内热掌灼，腰酸骨楚，肢倦发麻，甚则难于举动，心悸烦杂，胸闷食少，胃脘胀痛，吐酸便溏，经期尤甚。舌苔薄白腻，脉象弦细结，弦为肝郁，细属血虚，结乃寒凝血瘀，良由肝气夹寒、瘀阻于奇经胞宫而然，病情复杂，肝郁最甚，先宜疏肝理气。迩在经后，血虚较甚，当兼补血，惟不宜重用滋补。虑其阻碍脾胃之运化也。

姜半夏、生川朴、紫苏叶、北柴胡、全当归、生赤芍、赤苓、青陈皮、左金丸。

二诊：进前药后，头眩腹痛大减，内热掌灼亦轻，腰酸骨楚已松，胸闷脘痛亦减，心悸较宁，烦杂亦轻，便溏已止，转为燥结。清晨面肿，纳少嗳清水，带多黄白，脉舌如前。肝郁湿瘀尚甚，今宜行气下瘀为主，和胃化湿为佐，病久血虚，当稍兼补血而兼能活血之品。

生香附、青陈皮、桃仁泥、全当归、生赤芍、炒枳壳、姜半夏、生川朴、茯苓皮、紫苏叶、生大黄末。

三诊：腑行已畅，诸恙大减，胃脘较香，带多亦少。因感染风寒，畏寒咳嗽，脉弦结较和稍兼浮状，以杏苏散合桂枝汤加减。

四诊：畏寒咳嗽大减，浮脉亦平，经期将近，宜养血活血，下瘀通经。

当归、赤芍、桃仁、丹皮、赤苓、桂枝、川大黄、土鳖虫、苦杏仁、炙甘草。

五诊：经期将届，经期前诸症已减，黄带亦除，尚有胸闷脘痛，纳少易胀，脉弦细结，尺脉沉。肝郁尚甚，宿瘀未瘥，迩在经前，宜加重行气下瘀，拟抑气汤合四七汤行气，桂枝茯苓丸加大黄下瘀。

生香附、茯神、姜半夏、生川朴、紫苏、陈皮、生大黄、桂枝茯苓丸。

（2）经期音瘖

案　肝郁气滞，寒凝血瘀

王某，每届经期，声音嘶哑，胸闷窒塞，脘痛嗳气，少腹胀痛，喜热畏寒，甚则肤冷，经行不爽，量少色黑兼夹瘀块，经期延后，甚至屡次经闭、经前乳房胀痛，平素白带甚多，舌苔白腻，脉象弦涩。此由经期悲郁受寒，肝郁气滞，寒凝血瘀，肝夹寒瘀阻于胞宫，乘经前肝气主升发之际，循厥阴肝脉，从少腹上升至胃及乳房咽喉而发生诸症，病生于肝郁寒凝，宜疏畅肝郁、温散寒邪为主。以天香正气散合柴胡疏肝散加减，并遵古法用散剂，使芳香利气之药不致因煎煮而耗散药力也。

生香附15g　紫苏30g　官桂9g　北柴胡15g　橘叶30g　高良姜9g　片姜黄9g　全当归30g　白蔻仁9g

上药焙干共研为细末，每服4.5g，晨起空腹服及临睡前各服1次，温开水送服。

（3）经行腰痛

案　肾阳本虚，寒凝血瘀

唐某，客冬经期，食冰受寒，即病经期腰骶酸痛，经行不畅，色紫成块，经期前后白带甚多，畏寒肢冷，舌苔白腻，脉象沉涩。此因肾阳本虚，寒邪乘袭，寒凝血瘀，阻于冲任肾脉，月经欲行，瘀阻难通，经气不利，故发生经期腰酸等症。任脉为病则发为带下。迩在经前当重调经，宜温经散寒、和荣祛瘀，拟小温经汤合桂枝桃仁汤加减。

熟附片、川桂枝、酒炒赤芍、全当归、川芎、桃仁泥、广艾叶、炮姜、炙甘草。

（4）经期乳胀

案　肝郁血虚

陈某，经前乳房、乳头胀痛已延2年有余，经期屡次延后，经前、经期少腹胀痛，头痛时作，胸背痹痛，心悸气短，动则气喘，稍有咳嗽，素性急躁，常易郁怒，舌苔薄腻，脉象弦细，弦为肝郁，细为血虚，经期将届，诸症已现，治宜养血理气而解郁。

全当归、赤白芍、川芎、旋覆花、姜半夏、橘皮叶、赤茯苓、川贝母、炙甘草。

3. 痛经

案1　寒凝血瘀

吴某，经期受寒起病，已延5年有余，经期少腹酸冷坠痛甚剧，经量多且色紫夹有瘀块，恶风腰酸，苔薄白，脉象迟涩，迟为寒凝，涩为血瘀。拟用少腹逐瘀汤加减。

当归末、川芎、生赤芍、生丹参、官桂、吴茱萸、炮姜、生蒲黄、炒五灵脂、生没药、小茴香。

外用：用紫苏、艾叶煎汤乘热熏洗下部，尔后以两手摩腰及少腹上下上百次，按后腰部常保温勿受冷。

案2　肝旺气郁，血虚湿盛

高某，前秋行人工流产术后，由于郁怒，每届经期少腹胀痛，腰脊酸痛，有时经行之后腰腹酸痛不已，经量过多，经期屡愆，迩又逾期，面热口干。午后掌热，心悸梦多，胸闷纳少，食后饱胀，时而脘痛，时而胁痛，腹瘕攻撑，甚则胀痛，腑行干燥，带多黄白，舌苔薄黄腻，脉象弦细近数，弦为肝旺气郁，细为血虚湿盛，数为郁久化热。先宜清解郁热，清化湿热。

北柴胡、焦山栀、生丹皮、炒枳壳、小青皮、旋覆花、郁金、二妙丸。

二诊：进药后，心悸已轻，胃纳已香，食则已舒，瘕攻亦平，带多已少。龈腐出血，腑行干燥，药后少腹隐隐坠痛，余症如前。舌质较红，苔薄白，脉细弦滑数，尺滑尤盛。尺滑为下焦蓄血，此是经行将行却被郁瘀阻滞之象，当于前方中加入活血通经之药，前方去旋覆花、郁金、青皮、二妙丸，加入当归、赤芍、大黄䗪虫丸。

三诊：服药后，腑行已畅，诸症均轻，昨日月经已行，少腹胀痛大减，腰酸亦轻，脉滑较平，弦已缓和，细数尺弱。此是郁热已轻，肾阴不足，荣分有热。前常经量过多，今仍未减，稍有瘀块，当重调经。

生地、阿胶、墨旱莲、茜草根炭、炒丹皮、失笑散、炙甘草。

四诊：今晨经行，经期已准，腹痛已除，腰酸已解。但经量虽较少，尚未正常，再以前方去丹参、失笑散，加龟板、牡蛎。

4. 崩漏

案1　肝胃不和

尹某，14年前产后失调，从此以后，经期屡次崩漏，下血甚多，少腹胀痛，经色紫且夹有瘀块。经期超前，1个月两至，形寒头眩，心悸寐少，胸闷纳呆，腿酸无力，舌苔薄白腻，脉象弦细涩。因于产后郁闷，肝气夹宿瘀内阻，新血不得归经，血去过多，荣血亦虚，但肝胃不和，不宜早补。迩距经期尚远，先宜理气和胃，盖脾胃为气血化生之源也。

制香附、陈皮、茯神、旋覆花、炒枳壳、朱灯心。授气功静坐法。

二诊：形寒头眩已瘥，心悸寐少亦轻，胸闷较松，胃纳亦香，腿酸已轻，精力较振，舌苔已化，脉弦较平，细涩未复，经期将届，法当注重宿瘀，今宜前法配合生化汤加减。

炒香附、陈皮、全当归、川芎、炙甘草、朱灯心、参三七末。

三诊：夜寐已安，胸闷亦解。月经昨至，但仅超前3日，已不如以前之1个月两至矣，经量亦少，亦不如从前之来如血崩矣，经色较红，瘀块亦少，每次经行，经期较长，脉象弦涩，良由昔年产后之宿瘀未楚，法当趁经期再与生化汤加减。

前方去香附、陈皮、灯心，加生丹参、炮姜炭。

四诊：此次经行，既不量多，亦不期长如漏矣，诸恙已获向愈，仅觉头眩力乏而已。

案2　肝郁气滞，心脾两虚

吴某，崩漏不止，已延2个月，头晕体倦，心悸寐少，时而胸闷，口干而便溏，屡服清热止血药无显效，舌质较淡，舌苔薄白、中心及两边尤剥，脉象虚弦。宜补益心脾，疏理肝郁，拟归脾汤加减。

炙黄芪、人参末、吴于术、朱茯神、生枣仁、广木香、陈皮、炙甘草、藕节炭。

（摘自《近代江南四家医案医话选·王慎轩》）

朱小南、朱南孙
（乙癸同源，肝肾为纲；重视奇经，善用对药）

【医家简介】

朱小南（1901～1974），原名鹤鸣，男，江苏南通人。中医世家，邑名医朱南山长子，随父习医于上海。统治内、外、妇、儿各科，中年以擅治妇科而著称。临床善治崩漏、痛经、不孕、子痛等症。1936年助父创办新中国医学院，先后任副、正院长。组织"鸣社"，研讨学术，昌明医学。建国后，参加上海市公费医疗第五门诊部工作，兼任上海中医学会妇科组组长，中华医学会妇产科分会委员。相关著作：《中国妇产科史》、《朱小南医案医话医论》等。发表论文多篇。

朱南孙（1921～），朱南山孙女，朱小南长女。上海中医学院教授、主任医师。"朱氏妇科"第三代传人。完成了《朱小南妇科经验选》、《朱小南医案医话医论》的刊印，使肇始于南山公、奠基于小南先生的朱南孙妇科得以形成，在医林中独树一帜。1991年全国首批名老中医。《妇科手册》（星火计划丛书）、《中医妇科临床手册》的主编和副主编。相关著作：《朱南孙膏方经验选》、《中华名中医治病囊秘·朱南孙》、《海派中医妇科膏方选》、《海派名老中医养生之道》、《名中医·朱南孙》等。

【主要学术思想和主张】

朱南山是朱氏妇科创始人，其《妇科十问口诀》奠定了朱氏妇科的基础。朱小南继承父业，博采诸名家经验，重视冲任督带等奇经八脉的探讨研究，分虚实以辨证。主张治病务求其本，以调脏腑之气为重，而调肝尤为首要。善治崩漏、痛经、不孕等症。并自创多首妇科验方。

朱南孙从事中医妇科50余年，既传承了祖业，也融合汲取了西医学的理论和方法。认为乙癸同源，肝肾为纲。总结朱氏妇科善用药对，组方简捷，或二味成对，或三四味成组，药精不杂，丝丝入扣的特点。擅于分期治疗急慢性盆腔炎，以活血化瘀法治疗子宫异位症。

【临证经验】

1. 论奇经虚实

（朱小南）先生认为：奇经的实证多属正虚邪实，包括久病瘕聚，产后血瘀及奇经气滞所形成的积聚；奇经虚证则包括发育不良、崩漏及产后亏虚诸症。治疗方面，先生提出，辛香温散治瘕聚滞结，升陷固带治经络弛缓，血肉厚味治奇经虚怠，腥臭脂膏治秽带精枯等。

2. 以肝肾为纲

（朱南孙）说：妇科临床辨证用药时，多应以肝肾为纲，肝肾同治。肝肾在月经周期中发挥着不同的作用，如经前患者肝气偏旺时，治偏疏肝理气调经；经后阴血去，肾气偏虚，则着重补益肝肾，以顾其本。对不孕患者，除调理月经外，在排卵期前后，还加用温肾促性助孕之品，如仙茅、淫羊藿、石楠叶、蛇床子等。在治疗各种妇科疾病中，常在疏肝清肝方中加女贞子、枸杞子、桑椹子、续断、桑寄生等补肾药；在补肾方中又常佐疏肝理气之青皮、川楝子。在临床常用的"健壮补力膏""怡情更年汤""促卵助孕汤"均为滋补肝肾之良方。

（摘自《近代名老中医经验集·朱小南论妇科》）

3. 经前乳胀，非独肝郁

足厥阴肝经上膈，布胸胁，绕乳头而行；足阳明胃经起于鼻翼两侧，从缺盆部直行之脉经乳中直至足背上，故古人有"乳头属肝，乳房属胃"之说，恚怒忧思抑郁伤肝，疏泄失常，乳络阻滞不畅，旧久成结成核，经前阴血聚于下。冲脉气盛，发为经前乳胀，故世人惯以疏肝解郁法统之。朱师认为女子以血为用，经孕产乳，数耗阴血，肾水亏乏，水不涵木。肾之经脉起于涌泉，"由内廉而上，在太阴经之后行入乳内，傍近膻中"。肾虚肝旺者每见经前乳胀，甚者接近排卵期已胀痛难忍。若一味疏肝，则阴血更虚。乳胀愈甚。朱师以滋肾平肝，药用生熟地、女贞子、旱莲草、桑椹子、玄参、淡菜、青蒿、钩藤、夏枯草、川楝子等，更年期经前乳胀者喜加紫草、生牡蛎、水线草、白花蛇舌草效果尤佳。

（摘自《朱小南论妇科·朱南孙医论拾萃》）

【常用效方】

○ 方一　加减固本汤

[组成] 潞党参9g　焦白术9g　茯苓9g　牛角腮9g　杜仲9g　五味子4.5g　淡远志9g　陈阿胶9g　炒贯众9g　海螵蛸9g

[功效] 填补肝肾，塞流固本。

[主治] 主治肝虚肾亏的顽固性崩漏。

[方解] 本方系取傅青主固汤本去当归、山萸肉、甘草3味、加入牛角腮、陈阿胶、炒贯众、海螵蛸等化裁而成。朱氏认为当归性温动血，故不用。方中远志既可宁心安神，又止胞宫出血。由于顽固性崩漏，流血无度，肝肾均亏，八脉空虚，故参入牛角腮、阿胶类血肉有情、原胶质之品，填补冲任之脉。贯众能清热解毒，与远志同用，其止胞宫出血具有卓效。朱氏经验，逢久崩久漏者，嘱病家于隆冬封蛰之际，取阿胶、龟板胶、牛角腮等原味胶质药物，加用健脾和胃之品，熬煎成膏滋药，每日进服，则崩漏未止者可截止，已止者可巩固疗效。

○ 方二　止崩汤

[组成] 潞党参9g　当归身6g　生地9g　白芍9g　山茱萸9g　女贞子9g　焦白术6g　青蒿6g　黄柏9g,盐水炒　蒲黄炭9g　熟大黄炭3g　陈皮6g

水煎服。

[功效] 补养阴血，清热调经。

[主治] 主治阴虚血亏，内有瘀热的崩漏，伴有头晕腰酸，颧红口燥，午后潮热，

脉带数，苔黄等症。

[按] 朱氏认为崩漏一症的治疗，虽以补充气血，塞流止血为主，但若辨证为阴虚阳亢，内有瘀热者，纵用补涩法，亦无济于事，必须在补涩之中酌加清理瘀热之品，方能中鹄。《济阴纲目》眉批中谓："愚谓止涩之中，须寓清凉，而清凉之中，又须破瘀解结。"故朱氏对这一类型的崩漏患者，常在养阴柔肝法中加入清热凉血，祛瘀行滞之功的熟大黄炭、蒲黄炭两味。尤其是熟大黄炭是必用之品，既能推陈出新，引血归经，又腹痛便泻之不良反应。但兼有便秘一症，则熟大黄炭用量加至4.5g。朱氏遇崩漏日久，尚有瘀热未清，应用补涩药无效者，也于补养药中熟大黄炭一味，每能应手而止。

○ 方三 加减艾附暖宫丸

[组成] 陈艾叶6g 制香附9g 当归6g 续断9g 白芍6g 熟地9g 煨木香4.5g 台乌药6g 川楝子9g 黄芪9g 肉桂2.4g

[功效] 养血温经，理气止痛。

[主治] 治胞宫虚寒，冲任气滞的痛经。

[按] 本方是由《沈氏尊生书》中的艾附暖宫丸加减而成。方中用黄芪、熟地补气血，当归调经，续断调肝肾，香附理气行滞，肉桂、陈艾叶等温宫暖胞。气血因寒而滞，得温暖而行，通则不痛。如经水夹有瘀块，可加山楂、青皮、红花、枳壳等以使化瘀行滞而止痛。

（以上摘自《朱小南验方选》）

○ 方四 加味没竭汤（化膜汤）

[组成] 生蒲黄包煎，30g 炒五灵脂包煎，15g 青皮6g 三棱15g 莪术15g 生山楂12g 炙乳香3g 炙没药3g 血竭粉2g

[煎制法] 除血竭粉外，余药用清水泡浸6小时，煎煮至沸腾后半小时。再加入血竭粉，匀化后制备成10ml。

[治则] 行气活血，化瘀散膜。

[主治] 妇女经痛，尤其膜样痛经和子宫内膜异位症、盆腔炎等引起的痛经。

[按] 本方以蒲黄、血竭为主药，破气行滞，活血化瘀，月经间期起服，连服10剂，对膜样痛经有化散膜志和，膜散经畅，其痛自止。月经过多，蒲黄、山楂炒用，去三棱、莪术，加三七粉、炮姜炭、仙鹤草等，通涩并用，祛瘀生新。偏寒，酌加小茴香、艾叶、炮姜；热瘀互结，加蒲公英、大血藤、紫花地丁、败酱草、柴胡、延胡索等。本方成药名：加味没竭片、痛经三号口服液（岳阳医院制）。

（摘自《近代名老中医经验集·朱小南论妇科》）

○ 方五 将军斩关汤

[组成] 蒲黄炭包煎，12g 炒五灵脂包煎，12g 熟大黄炭6g 炮姜炭6g 茜草12g 益母草12g 仙鹤草15g 海螵蛸、桑螵蛸各12g 三七粉冲服，2g

红茶汁送服。

[主治] 虚中夹实（血瘀）之崩漏。

[按] 将军斩关汤由朱南山先生所创，小南先生承之，并撰文传之于后世，系朱氏

妇科家传方。原方组成是：大黄炭 3g，巴戟天 18g，仙鹤草 18g，茯神 9g，蒲黄炒阿胶 9g，黄芪 4.5g，炒当归 9g，三七末 0.9g，红茶汁送服。全方"补气血而祛余邪，祛瘀而不伤正"，适用于虚中夹实之严重血崩症。宗原方之旨加减化裁，方中以蒲黄炭、大黄炭为君，蒲黄炭合炒五灵脂（失笑散）祛瘀止血定痛，五灵脂生则活血，炒则止血，且能制约蒲黄散血之过。大黄炭"不仅无泻下作用，反而能厚肠胃，振食欲，并有清热祛瘀之力"，合炮姜炭，一热一寒，一攻一守，通涩并举。益母草伍仙鹤草，亦为通涩之剂，且仙鹤草乃强壮止血剂，通补兼施。茜草活血化瘀而止血；桑螵蛸配海螵蛸益肾摄冲；三七末化瘀止血之圣药，宗全方通涩并用，以通为主，寓攻于补，相得益彰，对于产后恶露不绝、癥痕出血、崩漏不止属虚中夹实，瘀热内滞者，用之屡屡奏效。

○ 方六　健壮补力膏

[组成] 太子参、菟丝子、覆盆子、金樱子、桑寄生、五味子、石龙芮、仙鹤草。

[主治] 肝肾不足，冲任虚损之崩漏、带下、闭经、月经不调、不孕症、胎漏等症。

[按] 肾者主蛰，封藏之本；肝藏血，罢极之本，肝肾乃冲任之本。肝肾虚损，则精血滑脱，带下绵绵，神疲嗜卧。本膏中太子参补气力薄，虚人为宜；菟丝子、覆盆子、金樱子、五味子补肝肾，摄精气，固冲任；桑寄生补肝肾，强筋骨；石龙芮前人用于治疗脱疽肿毒、瘰疬病结核等症，予以补肾强壮之用；仙鹤草补涩之剂，属强壮性止血药，寒、热、虚、实之出血皆可用之。诸药配制成膏，药性温而不燥，补而不腻，是虚损的日常滋补之剂。

○ 方七　盆炎汤

[组成] 蒲公英 30g　紫花地丁 30g　大血藤 30g　败酱草 30g　生蒲黄 12g　制乳香、制没药各 3g　柴胡、延胡索各 9g　川楝子 9g　刘寄奴 15g　广地龙 12g　三棱 12g　莪术 12g

[主治] 盆腔炎及子宫内膜异位症合并炎症之腹痛属热瘀互结、冲任气滞者。

（摘自《中医妇科名家经验心悟·朱小南》）

【精选案例】

1. 月经不调

（1）月经先期

案　阴虚火旺

秦某，39 岁，已婚。近 1 年来经行超早、量多色淡。胸闷心慌，腰酸肢楚，精神疲乏。诊时，望其面色，萎黄不华。颧部稍有淡红，眼睛无神。据述经水超早，一般早 4～10 天，量颇多，每逢经期，精神疲乏。心烦不安，心荡失眠。按脉虚细而数，舌质红苔微黄，舌尖有细微碎痕。为阴虚火旺经水先期。治用养阴清虚热法。

处方：生地黄、熟地黄各 9g　枸杞子 9g　丹参 9g　白芍 6g　阿胶 9g　玄参 9g　女贞子 9g　白术 6g　黄芪 9g　地骨皮 9g　青蒿 6g　杜仲 9g

患者先后调治 4 次，期量渐趋正常。2 年后复诊时述 2 年来基本稳定。

（2）月经后期

案 肾气不足，血虚气滞

吴某，23岁，已婚，工人。结婚2年未育，身体素虚，经事常2个月一转，头眩腰酸，肢软神弱，兼有白带，于1961年7月前来门诊。

初诊：经水惯后，本次又2个月一转，瘀下颇多，腰酸殊甚，精神疲乏，脉象沉细，舌淡苔薄白。证属肾气不足，血虚气滞；治拟固肾理气，调经养血。

处方：当归6g　制香附9g　杜仲9g　大熟地9g　白芍6g　白术6g　陈皮6g　枳壳4.5g　狗脊9g　巴戟天9g　续断9g

二诊：经水已净，白带连绵，四肢酸痛，心荡气促，腰酸膝软，脉象沉细，舌淡少苔。此乃肾气虚弱，奇经不固；治拟固肾养血，健脾束带。

处方：怀山药9g　菟丝饼9g　金樱子9g　杜仲9g　黄芪9g　白术6g　桑寄生9g　巴戟天9g　陈皮6g　樗白皮12g　海螵蛸9g

三诊：服药后白带已少，精力稍充，腰酸亦瘥，胃纳不佳，脉象虚细，舌质淡苔薄白。脾胃为后天之本，气血之源。纳谷不香，当以健脾为先。

处方：潞党参9g　怀山药9g　焦白术6g　陈皮6g　茯苓9g　巴戟天9g　淡苁蓉9g　当归6g　金樱子9g　覆盆子9g　樗白皮9g

次年来复诊，据告，去岁调理后，1年来月经已准，白带亦少。

（3）月经无定期

案 肝郁脾虚，气血不调

刘某，34岁。多产体虚，已扎管，经期先后无定，本次迟10日而行，行则量少即止，隔10日又复行。胸闷腹胀，纳谷不香，周身骨节酸楚。按脉虚细而弦，舌苔薄白。证属肝郁脾虚，气血不调。治疗采用理气解郁，扶土益血法。

处方：当归9g　川芎4.5g　白芍6g　制香附9g　郁金6g　枳壳4.5g　合欢皮9g　丹参9g　巴戟天9g　焦白术6g　汉防己6g　秦艽9g

二诊：用上方加减法治后，脉象虚细而数，舌质绛而苔薄黄。诊后认为多产伤肾，肾水不足以涵木，肝郁化火，阴虚内热。乃采用固肾疏肝，养血清热法。

处方：当归9g　白芍9g　山萸肉9g　女贞子9g　玄参9g　合欢皮9g　制香附9g　白术6g　陈皮6g　柴胡4.5g　青蒿6g

服药后，阴虚火旺的症状日减，而经水已调。

（4）经水量多

案 冲任伏热

范某，11岁。患者发育甚早，9岁时乳部已发达，现年11岁零6个月。在2个月前经水初转，量颇多，5日净。此次经来，不仅月经过多，而且口鼻出血。

初诊：1959年9月21日。诊时由其母陪来，患者年小害羞，其母代为陈述：为小学五年级学生，身材高长，为班中最高者，现已发育。初潮后每次经来太多，此次更为增加，口鼻亦流出鲜血，内热心烦，脾气急躁。按脉为滑数，舌苔薄黄。此为冲任伏热月经过多。治拟经期内服用调经清热法。

处方：生地12g　阿胶9g，蒲黄炒　仙鹤草9g　荆芥炭9g　赤芍6g　丹皮6g　白术6g

茯苓6g　川柏9g, 盐水炒　青蒿9g　地骨皮12g　旱莲草9g

上方服后，口鼻出血首先停止，经量亦渐减少，于第5日经净。

二诊：由于经水太多，故停经后感觉头晕目眩，腰酸，肢软，精神疲乏，脉象细软，苔薄。采用补肝肾，益气血法。

处方：黄芪9g　白术6g　陈皮6g　白芍9g　炒阿胶9g　茯苓9g　杜仲9g　续断9g　女贞子9g　金樱子9g　制黄精9g　五味子4.5g

上方调理后，月经过多症状已经好转。

（5）经水涩少

案　血海不充，阴虚内热

吴某，28岁，已婚。婚后2年未育，平时身体虚弱，时常头眩目花，耳鸣心荡，精神不振，每逢临经超早，经量涩少，色淡，2日即净，近日午后且有潮热，于1960年6月间就诊。

初诊（6月2日）：经来超早，量少不爽，头目晕眩，平时有带，兼有潮热。上月12日转。脉象虚细而数，舌质红苔薄黄。证属血海不充，阴虚内热；治拟充血源，清虚热。

处方：当归9g　白芍9g　熟地9g　白术6g　陈皮6g　丹参9g　巴戟天9g　樗白皮12g　海螵蛸9g　香附6g　青蒿9g

二诊（6月4日）：服药后白带已止，精力稍充，刻尚有潮热留恋未清，腰酸心烦，脉细数，舌苔薄黄。证属冲任虚弱，阴虚内热。治拟补肝肾，清虚热。

处方：熟地9g, 砂仁2.4g拌　白芍9g　黄芪9g　当归9g　杜仲9g　续断9g　巴戟天9g　狗脊9g　白术6g　茯苓9g　青蒿6g　柴胡3g

三诊（6月9日）：平时经早量少，约20日一转，上月12日转，服药调理后，低热已退，精神亦爽，经水已隔28日，尚未提前来潮，此佳兆也。营血虚亏，治以调补气血为主。

处方：黄芪9g　熟地12g, 砂仁2.4g拌　黄精9g　白芍9g　金樱子9g　杜仲9g　续断9g　白术6g　陈皮6g　炒阿胶9g　川芎4.5g

四诊（6月13日）：调理后，经水于昨日转，经期已趋准，量亦正常，略有腰酸神疲，舌淡苔正常，脉象稍细。治拟扶土益血，调补冲任。

处方：当归6g　熟地9g, 砂仁2.4g拌　丹参9g　巴戟天9g　杜仲9g　续断9g　菟丝饼9g　川芎4.5g　白术9g　白芍6g　茯苓6g　陈皮6g

2. 经期前后诸症

（1）经行发热

案　肝热型

于某，21岁，未婚，1962年2月9日初诊。患者平素娴静寡言，月经向来超早，拖延日期颇长，1961年8月开始，经水20天一转，经行时兼发高热，并有胸满，胁胀，甚至呕吐的症状，经历10日，经净后发热亦退，每月如此，成为规律。发热渐次加重，在安徽宿东某医院诊治时，曾测得体温高至40℃，心烦头眩，面红目赤，甚则昏厥，隔时方醒。曾经医治无效，精神颇受威胁，1962 年 2 月间返沪来治。初诊时已届临经前期，症见精神不舒，胸闷胁胀，口鼻干燥，脉象弦数。根据症象，诊断为肝热型的经行发热。

病机：患者素来性格沉静，有不如意事抑郁于怀，肝郁则气滞。在经期中这种现象更为显著，肝脉络于胆，散布于胁间，所以常见胁胀，木郁则横逆，逆则克土，因此兼见胸闷呕吐，相火附于肝木，木郁日久易于化火，引起高热；火性上炎，故头目眩晕，甚则昏厥。治以疏肝清热法。

处方：柴胡 4.5g　青皮、陈皮各 4.5g　当归身 6g　赤芍 6g　枳壳 4.5g　制香附 9g　炙甘草 3g　白术 6g　川厚朴 2.4g　青蒿 6g　黄芩 9g

服药时月经来临，服 2 剂后效不显著，热势燔盛，口鼻燥热犹如喷火，头目眩晕，又将出现热厥现象。二诊时研究其症象，因肝经直上巅顶，肝火上扰，又有动风之趋势，再三考虑，乃于上方加钩藤 18g（后下）以平肝熄风，并增强清热的功效。服 2 剂后，据诉头目清凉。随访，每月经来不再发热，证明获得了长期疗效。

（2）经行腹痛昏厥

案　肝郁脾虚、带脉不固

王某，23 岁，医师。12 岁月经初潮时，即经来腹痛，逐年痛势渐趋加剧，经来提早，临经前先有预兆，出现精神不舒、胸闷胁胀、食欲不振、腰酸带下等症状，经来时有时吐血交作，有时痛极引起手足抽搐，昏厥不醒而送急诊，经量尚正常，惟初期略有小血块。1963 年就诊时，据述，昏厥已数度发作，同时期中时有赤白带，平时则多白带。按脉为细弦，舌苔薄白。诊断为肝郁脾虚、带脉不固的经痛。处方有二：经期前有预兆时服，采用疏肝和胃法。

处方 1：制香附 9g　郁金 6g　当归 6g　白芍 6g　延胡索 6g　乌药 9g　川楝子 6g　净乳香、净没药各 6g　苏梗 6g　煨木香 4.5g　焦山楂 9g

期中服，采用健脾束带法。

处方 2：白术 6g　陈皮 6g　茯苓 9g　黄芪 9g　当归 6g　薏苡仁 12g　樗白皮 9g　海螵蛸 9g　仙鹤草 9g　黑地榆 12g　川柏 6g

3 个月后带下减少，痛经亦较前缓和，有时已无痛感。

（3）经来绕腰如绳束紧痛

案　肝郁气滞，带脉紧张

王某，15 岁，学生。月经于 14 岁初潮即感经来腹痛，痛的部位与一般痛经不同。普通痛经是少腹疼痛，而且经来 1～2 日后，痛经减轻或全然不痛；王女的腹痛部位是绕腰一周，似有绳子紧束，而且痛的时间很长，从临经直到经净。临经期内，面色㿠白，食欲不振。

初诊：1963 年 8 月 27 日。据述月经一般超早，量亦较多，现已将临经期，预感胸闷腰酸，小腹坠胀，绕腰一周紧张感，舌苔薄白，脉象细弦。依照疼痛的部位，诊断为经来带脉疼痛；治以疏气滞，缓带脉法。

处方：当归 6g　白芍 9g　炙甘草 3g　制香附 9g　郁金 6g　焦白术 6g　延胡索 6g　台

乌药9g　枳壳4.5g　苏梗6g　巴戟天9g

服2剂后经水来潮，因量较多，复用上方加仙鹤草12g，陈阿胶9g，并嘱其下次临经时再来诊治。先后共调理3个月，至11月间经来准期，量亦恢复正常，带脉疼痛已告缓解，基本上已告痊愈。

（4）经来腹痛兼两手掌背起疱发痒

案　肝木郁结，湿热内蕴

樊某，38岁，已婚。患者经来除腹部胀痛外，更有一特殊现象，即是两手的掌背起疱发痒，经净后即退，近10个月来每月如此。

初诊：1963年7月4日。察其体格颇为结实，精神不舒，据其自述，上次经水为6月8日来，现又将届临，已有预兆，感觉胸闷胁胀，纳谷不香，腰酸神疲。按其腹则略有作胀，切脉为虚弦，舌苔薄黄。又述发作时瘙痒难堪，夜寐不安。证属肝木郁结，湿热内蕴。治用疏肝解郁，健脾清热法。

处方：柴胡4.5g　当归9g　白芍6g　白术6g　茯苓9g　甘草2.4g　桂枝4.5g　钩藤12g，后下　制香附9g　郁金6g　苏梗4.5g　乌药9g

服后胸胁较宽，腰酸腹痛已好，惟感食欲不振，小腹坠胀，仍用上方去甘草加鸡内金，服后经水即来。此次腹痛缓和而掌背亦未起疱，为10个月来第1次出现的好现象，复用上方改为鸡内金、合欢皮，再连服2剂，后经3个月的观察。经来腹痛现象已好转，而且掌背起疱等症状未见发作。

（5）临经头痛

案　肾亏肝旺，水不涵木

陈某，34岁，已婚。婚后未孕，经期尚准，惟量少色淡，而每临经期，头部疼痛如锥钻刺，几不能忍，规律性发作已数年，常需经期请假，影响工作。于1960年6月前来门诊。就诊时适值临经前，头痛如裂，用布紧束额部，如新产妇然。据述上月于2日经转，刻又将临，头痛异常，乳部作胀，腰酸肢楚，咽干口燥。切脉细弦而数，舌质红，苔薄黄。依照症状诊断为肾亏肝旺，水不涵木。嘱在每次行经先兆期直至临期，为最适当的治疗时机，每月服药4天。

初诊：以头痛内热经来不爽为主症，治以平肝清热，疏肝调经法。

处方：嫩钩藤18g，后下　明天麻2.4g　川芎4.5g　生石决24g，先煎　白芍9g　川牛膝9g　枸杞子9g　滁菊花6g　合欢皮9g　茯苓皮9g　省头草6g

二诊：上次经期复用平肝清热药后，此次经来日期推后10余日，但经前头痛已缓和，所以来时已不扎头布。据述：刻尚有乳部发胀，腰酸神疲等症，与上次相比，已轻快不少。现经量不多，色淡红，脉象细弦，苔薄黄。治疗用疏肝理气，潜阳清热法。

处方：嫩钩藤18g，后下　石决明24g　陈青蒿9g　夏枯草9g　制香附9g　广郁金6g　橘叶、橘核各6g　白蒺藜9g　稽豆衣12g　合欢皮9g　杜仲9g

三诊：服药后隔3个月又来复诊，头痛已愈，3次临经未曾发作，症已大好，乳部作胀，也已日渐减轻，此次经来，仅感头眩腰酸，精力疲乏，经量则仍不多，色亦较淡。脉虚细，苔薄白。治以滋补肾阴养血扶土法。

处方：全当归6g 大熟地砂仁2.4g拌，9g 山萸肉9g 女贞子9g 白芍6g 茯苓9g 稽豆皮9g 焦白术6g 川芎4.5g 巴戟肉9g 嫩钩藤9g，后下

经过这次调理后，症已痊愈。

（6）临经喑哑

案 肾亏肝郁，肺阴不足

彭某，36岁，已婚，工人。患者15岁月经初潮，经水一般超早，经前有胸闷胁胀、腰酸腹痛等预兆，经来量不多，色淡。更有一特殊现象，经来时声音低哑，经净后恢复声响。平时精神不舒，时有头晕目花，腰膝酸楚现象。身体矮小，面色萎黄，头发枯干、脱落，乳部萎缩，说话时声音嘶哑。据述：现下腹坠胀而痛，腰酸特甚，咽干口燥，小便频数。脉象沉弱而带弦，舌质淡苔少。证属肾亏肝郁，肺阴不足。治用滋润肺阴，疏肝固肾法。

处方：潞党参9g 当归6g 熟地9g 玄参6g 白芍6g 香附9g 川芎4.5g 巴戟天9g 麦冬6g 茯苓9g 炒乌药9g 玉蝴蝶0.9g 金果榄9g

服2剂后，经水已来，而声音稍响，与上次经行时大异。在第2次经来前再用上法加减施治，声音未再发哑。证明已获疗效。

（7）经前乳胀

案 肝郁胃阻

陈某，30岁，已婚，工人。

初诊：1960年8月。婚后未孕，经前乳胀，有时且有结块，胸闷胁痛，纳谷不香，苔薄黄，脉细弦。一般于行经1、2日后，以上诸症均消失，而于下次行经前3、4日，又告发作，月月如此，已成规律。肝郁胃阻。治用疏肝和胃法。

处方：焦白术6g 新会皮6g 茯苓皮9g 白芍6g 苏梗6g 制香附9g 广郁金6g 合欢皮9g 橘叶、橘核各6g 路路通9g 炒枳壳4.5g

上方嘱于经前始感乳胀时服用，直服至行经第1天为止，服药后乳胀已好，半年后怀孕。

（8）经行便溏

案 中气不足，肾虚脾弱

斯某，29岁，已婚。患者身体素弱，食欲不振，时常腰酸无力，头晕目眩，经行量少色淡，在行经期内，时有便意，日泻2~3次以上，经净后即恢复正常。持续数年，尚未根除。

初诊：1953年9月。诊时观察患者，面色㿠白，精神萎顿。据述平时大便尚准，惟从行经开始，时有便意，常泄泻多次，同时伴有较剧的腰酸症状。切脉沉细，舌质淡而少苔。

证属：中气不足，肾虚脾弱。治用补中益气，固肾健脾法。

处方：炙升麻2.4g 潞党参9g 黄芪9g 当归6g 煨木香4.5g 焦白术6g 制香附9g 茯苓9g 巴戟肉9g 杜仲9g 续断9g 陈皮6g

二诊：上方服后，大便次数渐减，且质亦稍干。嘱于平时睡眠常宜面床而卧（即背

向上），饮食宜易消化而富有滋养的食品。次月经期又来，据述这次行经，大便已感正常，腰酸症状亦减轻，胃口亦开，惟夜寐多梦，心悸怔忡。按脉细软，此乃气血虚亏，血不养心。再予补养气血之剂。

处方：潞党参9g　茯苓9g　酸枣仁9g　当归9g　熟地9g，砂仁2.4g拌　白术6g　白芍6g　柏子仁9g　狗脊9g　巴戟肉9g　陈皮9g

服后不仅夜寐安适，而且气色亦转佳。

（9）经来吐泻

案　肝郁克土，脾胃虚弱

朱某，女，17岁，未婚。患者月经15岁初潮，即伴有痛经，拖延2年，症未见瘥。经前有头眩胸闷，纳呆神疲，乳部作胀；经来时常出现吐泻并作、胸脘不舒等症状；经净后即恢复正常。

初诊：1963年8月。诊时经水适临，面㿠色淡，精神萎顿，手按腹部。据述，早晨饮食后，上吐下泻，所以身体软弱无力，复有胸闷腹痛，小腹冷感。脉虚弦，舌苔薄白。摸其手指，冷而不暖。

证属：肝郁克土，脾胃虚弱。治用疏肝健脾，理气温中法。

处方：陈艾6g　制香附9g　苏梗、藿梗各6g　广郁金6g　白术6g，土炒　煨木香6g　橘叶、橘核各6g　砂仁2.4g，后下　川楝子9g　炮姜2.4g　延胡索6g　茯苓9g

上方服2剂后，吐泻已停，诸症均瘥。乃嘱于经前预兆前来。9月10日经前来诊，仍以上方加减治疗，获得满意的疗效。

（10）经来遍身浮肿

案　脾肾阳虚，肝郁气滞

盛某，23岁，未婚。患者月经偏后，经前有胸闷乳胀、食欲不振现象，并出现遍体浮肿，至经净后数日内，遂渐消退，如此发作已3年余。小便颇为混浊，尿常规仍属正常。

初诊：1963年9月。经水将临之际，患者面目浮肿已颇显著；面色㿠白，按其手指则冷而不温。脉沉弱而弦，舌苔薄白。平时怕冷，精神疲倦，现感乳胀腰酸，食欲不佳，经来时遍身浮肿，经色紫黑，量少不爽。

证属：脾肾阳虚，肝郁气滞。治拟温肾健脾，疏肝渗湿法。

处方：淡附片4.5g　黄芪皮12g　当归9g　制香附9g　焦白术9g　茯苓皮9g　炒枳壳4.5g　路路通9g　合欢皮9g　怀山药9g　新会皮6g

上方服2剂，经水已来，虽尚略有浮肿，但比上次已改善。乃于次月临经前来就诊，仍用上方加减，服药4剂，临经时已无浮肿现象。

（11）经行溲频

案　脾肾气虚，元气不固

傅某，39岁，职工。生育2胎，近年来每逢临经纳谷不香，小便频数、腰酸肢软。

初诊：1959年11月。据述临经时小便太频，时时欲解，尿色清彻，有时且不能自禁。而在隆冬严寒之际，夜间睡眠时常需起床5～8次，不仅睡眠不安，而且褥内亦不温暖。同时尚有胸腹闷胀、消化不良等情况。昨日经转。切脉为沉缓，舌质淡苔薄白。

证属：脾肾气虚，元气不固。治拟温补脾胃，升提举陷法。

处方：炙升麻2.4g　潞党参6g　焦白术6g　当归6g　山萸肉9g　怀山药9g　菟丝子9g　益智仁9g　覆盆子9g　桑螵蛸9g　五味子4.5g　新会皮6g

嘱于每次临经前，连服5~6剂，患者经3个疗程，病乃好转。

（12）逆经

案　肾虚肝热，迫血妄行

高某，23岁，未婚，工人。患者身体颇为结实，15岁起即有周期性的衄血，迄今已8年余，20岁时始月经来潮，经来1年后经停止，而鼻衄血量日益增加。

初诊：1960年6月。适值衄血之期，患者用棉花塞住一侧鼻腔。据述，此鼻孔昨日起出血颇多，迄今未停，所以用棉球塞住，稍缓其势。平时有头晕腰酸带下，经水2年未来，性情一向急躁，容易动怒。切脉弦数，舌苔薄黄。肾虚肝热，迫血妄行。因在出血期间，急则治其标，治用清肝泄热，引血下行法。

处方：旱莲草12g　怀牛膝9g　柴胡3g　鲜生地24g　焦山栀9g　淡子芩9g　炒当归6g　炒赤芍6g　焦楂炭9g　丹参9g　茅根15g

二诊：服药数剂，衄血逐渐减少而告停止。由于经水2年余未来，初潮期又为20岁，平时有腰酸之象，证明身体外表虽然肥胖，而胞宫发育欠佳，肾气虚弱。欲调其经水，必先补气冲任，方是治本之道。拟用养阴调经，填补冲任法。

处方：紫河车9g　女贞子9g　白芍9g　菟丝饼9g　巴戟天9g　淫羊藿9g　当归6g　熟地9g　山萸肉9g　泽兰9g　青蒿6g

经上方加减调治后，经水已来。

3. 痛经

案　胞宫虚寒，冲任气滞

黄某，23岁，军人。由于经行受寒，引起每次经转腹痛颇剧，引起经来腹痛，乃1962年1月间前来就诊。

初诊（1月14日）：经水惯后，每次临经腹痛颇剧，腰酸，经来量少不畅，夹有紫红血块。经期将近（1月14日），已有预兆，脉象沉细而带弦，舌苔薄白。证系胞宫虚寒，冲任气滞。治当温经理气。

处方：陈艾叶6g　制香附9g　当归6g　续断9g　白芍6g　熟地9g　煨木香4.5g　台乌药6g　川楝子9g　黄芪9g　肉桂2.4g

二诊（2月24日）：上月服药后，经来腹痛已减，本月21日经近7日而来，血块已少，经来亦爽，腹痛仅半日，痛势亦缓，业已获效。治宗前方意，养血温中，疏肝理气。

处方：制香附9g　郁金9g　丹参9g　陈艾叶9g　乌药6g　川楝子9g　枳壳4.5g　熟地9g　陈皮6g　吴茱萸6g　白芍6g

三诊（3月22日）：服二诊方后，小腹颇感温暖，本月21日经水届期而临，腹已不痛，胸闷腰酸等症亦减，病亦大好。治拟疏肝理气，以巩固疗效。

处方：制香附9g　陈皮6g　乌药6g　枳壳4.5g　熟地9g　白术6g　煨木香4.5g　川楝子9g　续断9g　狗脊9g　陈艾4.5g

四诊（4月21日）：调理后经水已准，腹痛已减，此次经水又将应期而来，有小腹坠胀等预兆，精神疲倦，治拟调肝肾健脾胃。

处方：当归6g　白术6g　白芍6g　制香附9g　续断9g　紫丹参9g　淫羊藿9g　巴戟天9g　制黄精9g　新会皮6g

服后据患者自述：服药调治过程中，第1个月痛势虽瘥而痛期仍有2日，第2个月则痛缓而痛期仅半日，第3个月不仅痛经愈，而经期亦佳，第4个月服药后经水即来，腹亦不痛，精神亦振。

4. 闭经

案　肝肾虚亏，癸源不足

吴某，31岁，已婚，干部。月经一向超早，2年前由上海赴外地后环境变迁，月讯杳然无迹，身体羸瘦，头眩目花，小便频数，腰酸畏寒，精神疲惫，乃于1962年2月初返沪就诊。

初诊（2月16日）：闭经16个月，面色不华，腰酸神疲，性生活淡薄，眼泡虚浮，脉沉细，舌质淡，苔薄白。

证属：肝肾虚亏，癸源不足。治拟补肝肾益气血。

处方：紫河车9g　紫丹参9g　巴戟天9g　川牛膝9g　木瓜9g　淫羊藿9g　杜仲9g　熟地9g　白芍6g　紫石英9g,先煎　白术9g　黄芪9g

二诊（2月19日）：四肢不温，小腹有虚冷感，冲任虚寒之象也。治宜温肾暖宫。

处方：淡附片6g　肉桂2.4g　玉竹9g　鹿角霜9g　熟地9g　丹参9g　鸡血藤膏9g　香附9g　淫羊藿9g　巴戟天9g　川牛膝9g

三诊（2月21日）：小腹虚冷感已瘥，胃口不佳，精力疲乏，脾胃为气血之源，必须重视。治拟健脾益血，充养癸源。

处方：白术6g　新会皮6g　茯苓9g　黄芪9g　熟地9g,砂仁2.4g拌　丹参9g　巴戟天9g　陈艾叶6g　炒枳壳4.5g　益母草9g　泽兰叶6g

四诊（2月23日）：服药后小腹冷痛已愈，胃口渐开，刻小腹坠胀感，冲任渐趋流利，治拟理气调经。

处方：香附9g　广郁金6g　白术6g　黄芪6g　当归6g　黄精9g　炒枳壳4.5g　川牛膝9g　陈皮6g　茺蔚子9g　香橼皮4.5g

五诊（2月25日）：腿膝酸软，胸闷不舒，略有白带，腰酸殊甚，肾气不足。治拟固肾宽胸。

处方：鹿角霜9g　紫河车9g　陈皮6g　香附9g　潞党参9g　冬术6g　茯苓9g　黄精9g　巴戟天9g　玫瑰花3g　月季花2.4g

六诊（2月27日）：调理后眼泡虚浮已好，面色渐润，腰酸亦瘥，腿膝健朗，病有转机。再当调补肝肾。

处方：巴戟天9g　黄精9g　丹参9g　党参9g　熟地9g,砂仁2.4拌　炒阿胶9g　香

附 9g　焦白术 6g　川牛膝 9g　炒枳壳 4.5g　陈皮 6g

七诊（3月1日）：服药后精力已充，带下亦少，经水虽尚未来，身体已渐复原。再养血以充源，健脾以培本，经水毋催，当能自调。

处方：菟丝子 9g　蛇床子 9g　党参 9g　熟地 9g，砂仁 2.4g 拌　炒阿胶 9g　枸杞子 9g　五味子 4.5g　白术 6g　香附 9g　枳壳 4.5g　陈皮 6g

八诊（3月3日）：白带已愈，精神亦好，略有胸闷腹胀。治拟充养为主，理气为辅。

处方：当归 9g　巴戟天 9g　丹参 9g　焦白术 6g　新会皮 6g　茯苓 9g　香附 9g　合欢皮 9g　陈香橼 3g　玫瑰花 2.4g　月季花 2.4g

九诊（3月5日）：诸恙次第就愈，经水虽尚未恢复，病因既除，为期当不远焉。治乃滋其源，调其气。

处方：党参 9g　黄芪 9g　当归 9g　紫河草 6g　鹿角霜 9g　丹参 9g　巴戟天 9g　香附 9g　枳壳 4.5g　红花 6g

十诊（3月8日）：昨出鼻红，少许即止，此亦吉兆，血贵流通，逆于上则应导于下，经水即将来届。

处方：仙鹤草 9g　益母草 9g　川牛膝 9g　巴戟天 9g　狗脊 9g　金樱子 6g　黄芪 9g　白术 6g　陈皮 6g　首乌 9g　玉竹 9g

十一诊（3月12日）：经停16个月，经20余日之调理，昨晚已转，量少不爽，略有腹胀肢软。宜调经疏通。

处方：当归 9g　川芎 4.5g　熟地 9g　焦白术 6g　白芍 6g　巴戟天 9g　狗脊 9g　木瓜 9g　乌药 6g　川牛膝 9g　香附 9g

十二诊（3月16日）：服药后经来已畅，历4个月而净，现略感膝软弱。症固痊愈，仍当调补气血，以巩固疗效。

处方：党参 9g　黄芪 9g　熟地 9g　炒阿胶 9g　淫羊藿 9g　川续断 9g　玉竹 9g　首乌 9g　白术 6g　木瓜 9g　桑枝 9g　新会皮 6g

患者经调理后，体力恢复，情绪愉快，停1个月又来就诊，述近感头眩畏寒，胸闷泛恶，小溲频数，按其脉为滑数。嘱妊娠试验，结果2次均为阳性。

5. 暗经

案　冲任虚寒，气滞经阻

曹某，17岁。月经于15岁初潮，以后每逢3个月来1次，属医书上所称的"居经"，民间俗称为"四季经"。共来4次，即告绝迹，后每逢3个月发生有规律性的腹痛1次，每次持续2～3日，迄今已18个月。家中父母为其担心，恐拖延不医，将成室女干血痨，乃伴同于1961年底前来就诊。诊时，观其体形尚属一般，惟面色苍白，神志似觉畏寒。询其经闭前的情况，据答1年半前，经来时，曾食冰棒，后即经水中止，一直不再来临，至期则腹痛，小腹有虚冷感。昨日起腹痛又告发作，迄今未停。其母在旁询问是否会成干血痨？按脉及视其舌苔后，乃解释谓"病属经期饮冷，致气血瘀滞，所以发生暗经。根据征象，属寒凝经阻，并非干血痨。不必担忧，调理后当能恢复来潮。"

初诊（12月31日）：居经，复又因饮冷而停经1年半，隔3个月腹痛1次，昨又发作，绵绵冷痛不休，乃暗经之象。脉细迟，苔薄白。

证属：冲任虚寒，气滞经阻，治宜理气温宫。

处方：陈皮6g　炮姜3g　制香附9g　广郁金9g　乌药6g　川楝子9g　枳壳4.5g　肉桂2.4g　焦山楂9g　牛膝9g　泽兰6g

二诊（1962年1月2日）：服药后腹痛已大好，略感腰酸肢软，精力疲乏。盖气血尚有凝滞，治拟温补冲任。

处方：肉桂2.4g　吴茱萸2.4g　黄芪9g　制香附9g　川断9g　杜仲9g　枳壳4.5g　白术6g　陈皮6g　川牛膝9g　杜红花9g

三诊（5月22日）：上次服药后，腹痛已止，3个月间曾有腹痛，势缓时短，昨晚又作。治拟温经暖宫。

处方：陈艾6g　制香附9g　当归9g　大熟地9g　延胡索6g　台乌药9g　肉桂2.4g　白术6g　陈皮6g　杜红花9g　泽兰叶9g

四诊（5月23日）：服药后腹痛已愈，头目晕花，经水仍然未来。非温通血海，月隧难能流动也。

处方：官桂2.4g　鹿角霜9g　巴戟天9g　当归9g　丹参9g　制香附9g　大熟地9g　焦山楂9g　煨木香4.5g　杜红花9g　陈皮9g

五诊（6月17日）：上月调治后，经水昨晚停2年而来，量少不畅，腰酸腹痛，脉细弦，舌苔薄白。血海虽已流通，经水尚感滞涩。治拟理气活血。

处方：当归9g　熟地9g　川芎4.5g　制香附9g　巴戟天9g　杜仲9g　广郁金9g　台乌药6g　焦白术6g　五灵脂9g，包煎　焦山楂9g

6. 暴崩昏厥

案　血瘀型

顾某，32岁，已婚。月经于18岁初潮，经水尚准，每28日一转，量正常，3日净。2个月前经水超早10日来，连绵不止，而复房帏不慎，经期中行房数次，于上月突然暴崩，血多如注，并夹有血块，持续不止，头眩目花，身不能支，旋即不省人事，昏厥床上，曾赴医院急诊。经治疗后崩势转缓，数日后由崩而转漏。本月崩血又作，乃来就诊。

由于流血过多，面色㿠白，心虚气促。据述，经水连绵已40日，昨今又复暴崩，腹部隐痛，头晕心荡，腰酸肢软，身体虚弱，精神萎顿，按脉弦数，舌苔薄黄。诊断为经期行房，恶血内阻，瘀滞不去，新血不能归经，属血瘀型崩漏。治从急则治标，以峻补气血，挽阳固脱为先。

处方：党参9g　白术6g　新会皮6g　白芍6g　地榆炭12g　熟地9g　巴戟肉9g　仙鹤草12g　仙桃草12g　蒲黄炭12g　十灰丸9g，包煎

二诊：上方服2剂后，流血已减少，但仍有腹痛腰酸，神疲心虚症状。辨证后认为尚有残瘀未去，乃用养血祛瘀法。

处方：归身炭9g　焦白术6g　新会皮6g　炒莲房9g　震灵丹6g，包煎　女贞子9g

仙鹤草 12g　平地木 9g　牛角腮 9g

三诊：服药 10 天内崩漏已停，到下月曾有 2 次短气少量出血，经用养血补肾，健脾止涩药而恢复正常月经周期。次年随访，1 年来经期已准，未再淋漓。面颊红润，精神充沛，纳谷亦香，已恢复健康。

（朱南孙，朱荣达．朱小南妇科经验．人民卫生出版社，2005）

韩百灵

（肝肾学说，异病同治，百灵育阴，验方众多）

【医家简介】

韩百灵（1909～2010），男，辽宁省台安县人。少年课读五经，并随父兄习医，攻读经典，儒而通医。13 岁拜当地名医臧鸿儒学习，18 岁投师吉林名医王三化研习妇科，1925 年随兄韩秀实习医，1930 年自设"百灵"诊所，行医于哈尔滨市。业医 80 余年，擅治妇科疾病，兼及内、儿科，尤善于治疗崩漏、滑胎、不孕等症。主持研究的"计算机仿真韩百灵教授诊治妇女不孕症"程序、各验方研制课题获奖多项。为黑龙江中医学院妇科教授，曾任黑龙江中医学院妇科主任，国家首届妇科硕士生、博士生导师，全国首批继承老中医药专家学术经验工作指导老师。建国初期即为黑龙江四大名医，后被尊称八大妇科名家之一。在中医妇科界，同行专家赞之为"妇科泰斗"。著名中医专家邓铁涛尊其为"妇科一代宗师"。

相关著作：《百灵妇科》、《中国百年百名中医临床家·韩百灵》、《百灵临床论文集》；主编《妇产科学》、《中医妇科学》等教材。撰有医话多篇，收入《北方医话》。

【主要学术思想和主张】

先生在学术上创立了"肝肾学说"，提出"养肾之阴，敛肝之阳，壮水之主，以制阳光"的根本法则。发展了"同因异病、异病同治"理论，自创经验方 50 余个，广泛运用于临床，国内外影响甚远。具体见于医论医话及常用效方。

【医论医话】

1. 肝肾学说

韩老认为：肝肾的关系密不可分，不失为"母子之脏，水火之宅"，肝肾之间，息息相通，相互制约，协调平衡。故在病理方面伤则俱伤，耗则俱耗，必然相互影响，互为因果。如：肾阴不足，可引起肝阴不足，若"水不涵木"即可导致肝阳偏亢；反之肝血不足可导致肾精亏损，肝火过盛可下劫肾阴，而形成肾阴不足的病理变化。在妇科疾病中，经带胎产乳杂诸多病证，皆可因肝肾失调而引起。韩老每每临证，对凡由肝肾阴虚所引起的诸多病证，均以滋补肝肾为主，提出"养肾之阴，敛肝之阳，壮水之主，以制阳光"的根本法则。积累数十年的临床经验，创制了数首验方。以其著名的"百灵育阴汤"为例，方中诸药皆入肝肾两经，与其"肝肾学说"相得益彰，丝丝入扣。以该方加减，统筹治疗由肝肾阴虚而引起的经、带、胎、产、乳、杂诸疾，均收到显著效果。

……

2. 同因异病、异病同治

韩老启蒙于《金匮要略》，受学于名医王三化老先生，认为疾病的发生和发展、治疗和转归是相互联系的，不是孤立的，而是运动的，二者是对立统一的整体。同中有别，注意个性；异中求同，寻其共性。他认为中医证候虽千变万化，但总有其规律可循，妇女在生理上，因经孕产乳伤于血，在病理上也就容易产生气血两虚；在七情方面，女子性多忧思，情志不遂，气机不畅，气病及血，易致气滞血瘀；脾为后天气血生化之源，肾为先天之本，内寄真火，气血不足，命火虚衰，则发生脾肾阳虚；肝藏血，肾藏精，精血亏耗，则多有肝肾阴虚发生。

（摘自《中国百年百名中医临床家·韩百灵》）

【常用效方】

○ **方一　韩氏百灵育阴汤**

[组成] 熟地20g　山茱萸15g　川断20g　海螵蛸20g　龟板20g　阿胶15g

[功效] 调补肝肾，滋阴养血。

[方解] 方中以熟地、山茱萸滋阴补血，滋阴固肾，治诸虚百损，疗五劳七伤。海螵蛸、龟板为介类有情之品，共奏补肾益精、潜纳虚阳，养血敛困之效。川断、桑寄生、杜仲补肝肾，调血脉。阿胶滋阴补血，全方配伍严谨。

[加减] 对月经先期，量少，质稠，色鲜红，腹无胀痛者，宜百灵育阴汤加地骨皮15g，丹皮15g，以养阴清热治之。对月经过多，色鲜红，无块，小腹空坠者，宜百灵育阴汤加旱莲草20g，炒地榆50g，以凉血止血固冲之。

对月经后期、量少、色红、小腹隐痛、不拒按者，宜百灵育阴汤减川断、桑寄生，加当归20g，何首乌15g，怀牛膝15g，以补血调经，引血下行。

对月经过少，点滴而下，色红，腹无胀痛者，宜百灵育阴汤加当归15g，以补血调冲任。对经闭，经水由少至闭止不行者，宜百灵育阴汤加当归20g，川芎15g，怀牛膝15g，以养血调经，引血下行。

对于崩漏，经水淋漓不断，色鲜红，质黏稠者，宜百灵育阴汤，加炒地榆50g，旱莲草20g，以凉血止血。

○ **方二　补阳益气汤**

[组成] 熟地20g　山药15g　白术15g　巴戟天20g　菟丝子20g　川断20g　桑寄生20g　附子10g　肉桂10g　黄芪20g

[功效] 补阳益气，健脾益肾。

[方解] 方中以白术、山药健脾益气，培补后天。《本草经》云："山药益肾气健胃，并补先后二天。"《药性赋》记载："菟丝子治疗男子女人虚冷，填精益髓，去腰痛膝冷。"川断、桑寄生补肝肾，强筋骨。附子温肾助阳。肉桂温中补阳，散寒止痛。再以熟地养阴补血，黄芪补气升阳，一阴一阳，合之诸药，使之达到阴中求阳，阳中求阴之功效。张景岳曰："善补阴者，必阴中求阳，则阳得阴助，而生化无穷。"诸药配伍，补阳益气，健脾益肾。

[加减] 对于月经病、经漏，或突然大下、色淡质稀者，宜用补阳益气汤，加炒杜

仲20g，地榆炭50g，以补脾益肾，固冲止血。对于月经后期，量少色淡者，宜用补阳益气汤，加当归20g，怀牛膝15g，以益肾健脾，养血调经。而对于闭经不行，腹无胀痛者，宜用主方，并加补骨脂20g，鹿角胶15g，香附20g，以血肉有情之品，使其阳生阴长而经水自调。

对于痛经，小腹疼痛，喜温喜按，得热痛减，血色淡，血质稀薄者，宜在主方基础上加艾叶20g，吴茱萸15g，以温通血脉，散寒止痛。对于经行泄泻，腹痛肠鸣，喜温喜按者，宜在主方基础上加党参15g，茯苓20g，薏苡仁20g，以温阳扶脾，渗湿止泻。

对于经断前后诸症，宜用补阳益气汤，补益脾肾。对于带下病，带下量多，色白或如血，气味腥臭者，宜用主方并加茯苓20g，芡实20g，龙骨20g，牡蛎20g，以温肾健脾，固涩止带。

对于妊娠病，胎动不安，滑胎，宜服主方，若流血尚未损及胎儿者加炒地榆50g，牡蛎20g，以固冲安胎止血。对于妊娠肿胀，宜用主方并加茯苓20g，大腹皮15g，陈皮15g，补骨脂15g以温肾助阳，健脾行水。对于妊娠小便不通，小便不利，甚则点滴不出，小腹胀痛，宜用主方加桂枝15g，以温阳化气行水。对于胎萎不长者，宜用主方并加鹿胶15g，枸杞子15g，以益精血，补肾气。

对于产后病，产后小便失禁或小便频数者，宜在主方基础上加覆盆子15g，益智仁20g，桑螵蛸20g，以益肾固摄止尿。

对于妇人不孕，脾肾两虚，气血不足或命火虚衰，脾失健运，痰湿内生，脂膜阻络不能摄精成孕者，宜久服主方，以补益脾肾，填精助孕。

○ 方三　益气养血汤

[组成]　人参10g　黄芪20g　熟地20g　白芍20g　当归15g　白术15g　茯苓15g　远志15g　五味子15g　甘草10g

[功效]　益气养血敛阴。

[方解]　方中用人参大补元气。《本经》记载："人参主补五脏，安精神，定魂魄，止惊悸。"黄芪补气升阳，益气固表。白术、茯苓、甘草益气健脾和中。熟地、白芍、当归养血补血，《本草纲目》记载："熟地……生精血，补五脏内伤不足，通血脉，利耳目，黑须发，男子五劳七伤，女子伤中胞漏，经候不调，胎产百病。"《珍珠囊》中云："熟地补气血，滋肾水，益真阴。"五味子、远志益气生津，补肾宁心，宁神益智。全方共奏益气养血敛阴之效。

[加减]　对于月经病，月经过多，崩漏，色淡，质稀，甚至突然大下不止，小腹微痛不拒按者，宜用主方，加阿胶15g（烊化），海螵蛸20g，炒地榆50g以养血固冲止血。

对于月经后期，月经过少，色淡质稀，小腹空痛喜按者，宜用主方并加枸杞子20g，女贞子15g，黄精15g，以补血填精。对于经闭日久者，宜用主方加龟板20g，怀牛膝20g填精血，通血脉。对于痛经，经期腹痛，绵绵不断，喜按，或经量少、色淡者，宜用主方加桂枝15g，重用白芍以补气温中，缓急止痛。

对于妊娠病，妊娠腹痛，胎动不安而出现胎元不固，腰痛，阴道流血者，宜用主方加川断20g，桑寄生20g，重用白芍以养血安胎，缓急止痛。若流血者加陈阿胶15g（冲服），炒杜仲 20g，炒地榆 50g，以补气养血，安胎止血。

对于产后病，产后血晕，四肢厥逆，昏不识人者，宜用主方加鹿角胶 20g，煅龙骨、煅牡蛎各 20g，以助真阳，升提固脱、并加荆芥穗 15g 清头明目，泽兰 15g，辛散芳香以利醒神。对于产后腹痛，宜主方加阿胶 15g，枸杞子 20g 以养血益阴。

对于产后恶露淋漓不止，血色浅淡，血质清稀，小腹空坠，绵绵作痛者，宜主方加升麻 10g（蜜炙），以升阳举陷，加阿胶 15g，补血止血。

对于产后发热、汗出者，宜用主方去人参、白术，加生地 15g，丹皮 15g，地骨皮 20g，以清热凉血滋阴。

对于产后身痛，宜用主方加狗脊 20g，怀牛膝 15g，川断 20g，桑寄生 20g，以补肾养血，强筋健骨，加秦艽 15g，通络止痛。

对于产后缺乳，甚至全无，而乳大且软者，宜用主方加王不留行 15g，白通草 10g，桔梗 15g 以疏通经络，载药上行，气血充足，经络畅通，则乳汁自生。

对于妇女不孕，经行量少或经行后期，色淡质稀者，宜用主方加龟板 20g，枸杞子 20g 以滋阴生血，填精助孕。

对于脏躁、哭笑无常、频频呵欠者，宜用主方去人参、黄芪，加浮小麦 15g，大枣 5 枚以养心补脾，安神定志。

○ 方四　调气活血汤

[组成]　当归 15g　白芍 15g　丹皮 15g　川楝子 15g　枳实 15g　甘草 10g　柴胡 10g　川牛膝 15g　生地 15g　青皮 15g

[功效]　调肝理气，活血散瘀。

[方解]　方中以当归、生地、白芍养血补血，平抑肝阳。丹皮、牛膝活血散瘀，川楝子行气止痛，枳实行气散结消痞。《别录》记载："枳实除胸胁痰癖，……消胀满，……逆气，胁风痛，安胃气。"青皮疏肝破气。《珍珠囊》云："青皮破坚癖，散滞气……治左胁肝经积气。"《本草纲目》中说："青皮治胸膈气逆，胁痛，小腹疝气。消乳肿，疏肝胆，泻肺气。"甘草调和诸药。全方配伍共奏调肝理气，活血散瘀之效。

[加减]　对于月经病，气滞血瘀崩漏，或月经涩滞难下，量少，色紫暗，或突然大下血块，小腹坠胀疼痛者，宜调气活血汤加川芎 15g，红花 15g，以行血逐瘀。若小腹刺痛者加延胡索以行瘀止痛。若小腹胀痛者加乌药以行气除胀。若血瘀难下，大便秘者，加少量大黄以行瘀血，涤肠垢。若突然大下血块，血色由深变浅者，加炒地榆 50g，蒲黄炭 20g 以塞其流，此乃标本兼顾之法。若气滞血瘀致月经后期，血色深红，量涩少者，以调气活血汤加川芎行血调经。气滞血瘀致月经衍期，血量温少，色紫暗，乳房胀痛者，用调气活血汤加王不留行、通草以通络疏肝。若气滞血瘀致发痛经，少腹刺痛拒按，血量涩少，色紫暗者，宜用调气活血汤加川芎、桃仁以行瘀止痛。对于气滞血瘀经闭，月经延至数月不通，乳房及少腹胀痛者，宜用调气活血汤加乌药、川芎以行气活血通经。

对于妊娠病，气滞血瘀致妊娠腹痛者，用调气活血汤。减川牛膝以调肝理气而不伤胎。气滞血瘀妊娠浮肿，孕后三四月之间体胀，下肢及两足浮肿，皮色苍厚不变者，宜调气活血汤加天仙藤、紫苏以疏通气机而肿自除。韩氏还特别指出应用理气活血法治疗妊娠病，必须辨证准确，做到胆欲大而心欲细，智欲圆而行欲方。《内经》云："有故无殒亦无殒也。"有病则病受其药，但应衰其大半而止之，不可太过。对于产后病，气滞血瘀而致产后恶露不下，或下点滴，色紫暗，少腹硬痛拒按者，宜用调气活血汤加生蒲黄、赤芍、川芎以行恶露。若气滞血瘀致产后恶露不绝，迁延日久，或量多如崩，色暗有块，小腹痛而拒按者，宜用调气活血汤中加生蒲黄、川芎以逐瘀血，止恶露。

对于气滞血瘀致产后血晕，产后恶露涩少，或点滴而下，色紫暗，少腹硬痛拒按，甚至瘀血上攻而心烦乱如狂，猝然昏倒，不省人事者，宜调气活血汤加赤芍、干漆、生蒲黄、川芎以行血逐瘀，宁心醒神。若气滞血瘀致产后胁痛，不得转侧，恶露涩少，色紫暗者，宜用调气活血汤加郁金、延胡索以疏肝解郁。若气滞血瘀致产后遍身疼痛，其痛时游走不定，时而固定不移，脉络色青，关节尤痛甚，昼轻夜重者，宜用调气活血汤加桂枝、木瓜、秦艽、川芎以活血通络。若气滞血瘀致产后发热，恶露涩少，色紫暗，小腹硬痛拒按者，宜用调气活血汤加丹皮、红花以通络除热。若气滞血瘀致产后小便不通，或点滴难出，小腹胀急难忍者，宜用调气活血汤加滑石、车前子以通利水道。若气滞血瘀致产后乳汁不通，乳房胀痛者，宜用调气活血汤加王不留行、通草、皂角刺以通乳络。

对于气滞血瘀而致癥瘕，腹内积块，推之不移，揉之不散者，宜用调气活血汤加三棱、莪术、鳖甲以行气活血，软坚散结。对于气滞血瘀致不孕症，素性抑郁或急躁多怒，肝失条达，脉道不通，月经先后不定，婚后3年以上不孕者，宜用调气活血汤加王不留行、通草、皂刺以调肝理气通络。

韩氏认为以上由于气滞血瘀而致17种妇科疾病，皆属同因异病之范畴，临床中只要辨证准确，选用调气活血汤灵活加减，其疗效会非常突出。

（摘自《妇科名医经验集·韩百灵》）

○ 方五　育阴止崩汤

[组成] 熟地、山茱萸、山药、川断、桑寄生、海螵蛸、牡蛎、白芍、阿胶、龟板、炒地榆、甘草。

[功效] 滋阴补肾，固冲止血。

[主治] 肝肾阴虚所引起的月经量多或量下如崩如漏、胎漏等病，症见腰酸腰痛、腿软乏力、足跟痛、头晕耳鸣、健忘、潮热盗汗、手足心热、面红颧赤等，舌红无苔或少苔，脉弦细数。

[临床运用] 素体阴虚或早婚多产、房事不节而耗伤精血，阴虚内热，热扰冲任，迫血妄行而致月经先期、月经过多、崩漏、经间期出血等。临证时如出血量多者重用炒地榆，加棕榈炭；有血条血块者加炒蒲黄、三七。

若素体阴虚，孕期气血下注以养胎元，阴血更虚，阴虚内热，热扰胞脉，迫血妄行而致胎漏、胎动不安等。临证酌加旱莲草、枸杞子、女贞子；血量多者加旱莲草、炒黄芩；有瘀血者加茜草、炒蒲黄以逐瘀止血。

（摘自《中国百年百名中医临床家·韩百灵》

【精选案例】

1. 经行前后诸症

（1）经行头痛

案1　肝郁气滞，络脉不畅

王某，女，35岁，1988年8月5日初诊。

病史：3年来，每次经前7天即出现头痛，痛在巅顶，且逐步加重，经潮则头痛渐减，至经净痛止。时常伴胸胁胀闷，乳房胀痛，口干欲呕，心烦易怒，失眠多梦等症。平素月经周期赶前后不定，量不多，色紫暗有块。舌质红，苔薄黄，脉弦而有力。

辨证：肝郁气滞，络脉不畅而致经行头痛。

治法：疏肝解郁，通络止痛。

方药：百灵调肝汤（经验方）加减。

当归20g　白芍15g　枳壳15g　青皮10g　川楝子10g　丹参25g　山栀子15g　川芎15g　藁本10g　竹茹15g

3剂，水煎服，日1剂。

二诊：服药后，月经未来潮，但头痛减轻，照原方再服2剂。

三诊：月经来潮第1天，头痛、胸胁胀闷、乳房胀痛等症状较服药前明显减轻，但经色暗紫，夹有血块，小腹疼痛，脉象同前。观其症状知气滞得疏；现经色紫暗，有血块，小腹疼痛乃血瘀之证，故宜补血活血为主，佐以疏肝理气。方用四物汤加丹参15g，香附15g，泽兰10g，益母草10g。

连服上方4剂后，经净，头痛已止。嘱其下次按上法调治，连服3个月经周期，诸症自愈。后随访2年，未见复发。

［按］本病例为素体肝郁，经行阴血下注冲任，肝气偏旺，因足厥阴肝与督脉上会与巅，而冲脉附于肝，故肝气易随冲气上逆而致巅顶疼痛。此属肝气郁结，经脉瘀滞所致。肝主疏泄，性喜条达，肝之经脉布胁肋，通乳，肝气郁结，经气失于条达，则胸胁胀闷，乳房胀痛；气郁日久，必致血瘀，故见经色紫暗有块，小腹疼痛，舌边瘀斑。治当疏肝理气解郁，活血通络；方中柴胡、郁金、青皮、川楝子、香附疏肝理气解郁；当归、赤芍、丹参、川芎、泽兰、益母草活血化瘀通络；栀子泻三焦之火，导郁火下行从小便而解；甘草调和诸药，合而用之，使肝郁得达，气机通畅，血行流利。故头痛、胸胁胀闷等症得以消除。

案2　肾虚肝阳上亢

杨某，女，34岁，已婚，1991年初诊。

病史：每于行经之前即感头晕耳鸣加重，两目发胀，烦躁易怒，口苦咽干，经量少，色暗红，有血块，伴小腹胀痛。平素腰腿酸痛，不能久立，舌质红，苔薄黄，脉弦而有力。问其病缘由及孕产史，患者言明，24岁结婚，婚后2个月怀孕，因教毕业班，工作不允许，行人流术，术后调养不当，继而出现腰痛，两腿无力。次年再次怀孕，于妊娠3个月时见阴道流血，小腹疼痛，到医院就诊，B超未发现胎芽及原始心血管搏动，胎囊变形，提示死胎，无奈再行流产术。此后便腰腿痛明显加重，走路时间稍长即感足跟、关节疼痛、医者按风邪治疗 1 个月，病势加重，稍有情志不遂，便两手紧握，牙关咬紧。

辨证：肾虚肝郁，肝阳上亢，上扰清空。

治法：滋阴潜阳，养血熄风止痛。

方药：百灵育阴汤（经验方）加减。

熟地 20g　山萸肉 20g　山药 15g　怀牛膝 15g　川断 20g　桑寄生 20g　海螵蛸 20g　牡蛎 20g　杜仲 20g　白芍 20g　龟板 15g　川楝子 15g　甘草 5g

7 剂，水煎服，日 1 剂。

二诊：服药后，感腰腿酸痛明显减轻。此时距月经来潮还有 10 日，加菊花 15g，川芎 15g，1 剂，服法同上。

三诊：月经来潮，头晕耳鸣较前减轻。经期已过，去川芎、菊花。再服 10 剂。照此法调理 3 个月，患者诸症基本消失，嘱继服育阴灵丸 1 个月经善其后。

[按] 该患连续两次行人流术，且术后养生不慎，肾气大伤。四诊合参后韩老认为该患当属肾虚肝郁型头痛，肾气不足，母病及子，肝血亦虚，疏泄失常，肝阴上亢。经行前后，气血变化急骤，阴血下注冲任，肝血益虚，故每于经行前后发病。治疗上平时以补肾填精、养血柔肝疏肝为主，经前加平肝潜阳之品。连续治疗 3 个周期，获得良效。

（2）经行吐衄

案 1　肝郁气盛，迫火上逆

王某，女，17 岁，未婚，1980 年 12 月 2 日初诊。

病史：初潮 15 岁，周期尚准，行经 10 余日始净，血量多，色正常；经期腹痛，并常有鼻衄，严重可见呕血，量多时，经血即减少，曾闭经 6 个月，但每月出现衄血甚多。末次月经 11 月 15 日来潮，量少，带血 2 日，伴头痛，心中烦热，少腹胀满，腰痛，口渴喜饮冷，食欲尚可，二便正常。查见舌苔薄黄，左脉细弦，右脉细弦数。

辨证：病属肝郁气盛，气有余便是火，火性炎上，灼伤血络，迫血妄行，而致逆经。

治法：平肝凉血，养血清热，引血归经。

方药：生地 15g　牡丹皮 10g　白芍 15g　川芎 15g　黑山栀 10g　菊花 10g　制香附 12g　当归 15g　川楝子 15g　益母草 15g　荆芥炭 10g　牛膝 10g

5 剂，水煎服，日 1 剂。

12 月 6 日二诊：3 剂后头痛及腹胀渐减，但觉全身酸楚，疲惫无力，腰痛，食后脘胀，嗳气时作，大便溏薄，日四五次。舌苔薄白，脉细弦数。治以疏肝益肾，健脾运中。

生地 15g　牡丹皮 10g　白芍 15g　泽兰 10g　香附 10g　党参 15g　白术 15g　茯苓 15g　益母草 20g　荆芥炭 10g　枳壳 10g

4 剂，服法同上。

1981 年 1 月 15 日三诊：尽 2 个月来，月经未至，曾经鼻衄 2～3 次，胃脘尚舒，二便正常，舌苔薄白，脉沉弦。治以养血清热，导热下行。

生地 20g　当归 15g　白芍 15g　泽兰 15g　牡丹皮 15g　女贞子 15g　藕节 20g　全牛膝 15g　益母草 15g　甘草 5g

6 剂，服法同上。

四诊：月经于 1 月 19 日来潮，量中等，色暗无血块，持续 3 天，腹部微痛，鼻衄未作。舌质淡苔薄白，脉细数。

生地20g　当归15g　白芍15g　丹参15g　地骨皮20g　全牛膝10g　白茅根15g　藕节12g

嘱其再进 7 剂后改服知柏地黄丸，每日早晚服 12g。

1 年后，其患介绍一同窗好友来诊，高兴告知，自上次服药后，一直未出现鼻衄现象，且无任何不适感。

[按] 此属肝经郁火，值经行之时，冲气挟肝火上逆，热伤阳络，血随气升，故而鼻衄，量较多而色红；因血走于上量多，故月经量少，甚至经闭不行；经云："火犯阳经血上溢，热侵阴络下流红"，肝之经脉上达巅顶，肝火上扰则头痛；肝热扰于胸膈，则心中烦热；肝肾同源，肝火灼阴，故全身酸软、腰痛；两胁为肝经所伤，肝气郁结，故两胁胀痛，少腹作胀。治法先平肝凉血，导热下行，而后再疏肝益肾，健脾运中，但因月经不至，又见鼻衄，故再以前法治之，兼调冲任，经 2 个月治疗，终至鼻衄未作，改用养阴清热之法，使其巩固。

案 2　阳盛血热

刘某，女，36 岁，1983 年 4 月 8 日初诊。

病史：4 天前突然鼻腔活动性出血，量多，在某医院就诊，经检查除鼻黏膜充血外，未发现明显器质性病变。用麻黄素纱条填塞以及口服止血药，暂时血止，但数小时后再度出血。血常规：血红蛋白 104g/L，血小板 240×10^{12}/L，出、凝血时间均正常。今早出血较多，故来就诊。

诊见：患者急性病容，面色稍赤，体健，口渴欲饮，心烦胸闷。鼻腔内有纱条填塞，未见出血。脉弦滑而数，舌苔薄黄。既往健康，月经平素正常，每 28 ~ 30 天来潮一次。此次月经来潮之日，但经水过期不至。

辨证：此乃素体阳盛，火热妄行，而致血不循经。

治法：清热泻火，凉血止血。

方药：犀角地黄汤加味。

生地20g　玄参15g　水牛角先煎，30g　麦冬15g　栀子15g　田七先煎，5g　仙鹤草15g　甘草10g　黄芩15g　紫草10g

服上方 2 剂后，鼻已不再出血，且于当晚月经来潮，量稍少，色黑，略有瘀块，伴腰酸，口苦。更以丹栀逍遥散加味数剂，药后经行通畅，后未见鼻衄。

[按] 本例患者实属阳盛之体，心肝火炽，迫血妄行而致鼻衄量多，因初次逆经，病情较急，经西医处理后转中医治疗。韩老本着"急则治其标"的原则，以清热泻火、凉血止血为先，给予犀角地黄汤，清营血余热，方中以生地、玄参、麦冬养阴清热凉血；水牛角、栀子泻心火，凉血止血；甘草、黄芩、紫草、仙鹤草共同起到清热凉血止血之目的。热除血安之后，再予疏肝和胃之法治之，针对其月经愆期，鼻衄，胸胁胀，口苦脉弦等症，改用丹栀逍遥散加减，该方既可疏肝和胃，又不乏清热凉血之功效，是妇科临床

上一则好方，韩老用之得心应手。

（3）经行乳胀

案1 肝郁气滞，乳络不通（小叶增生）

孙某，女，29岁，已婚，1976年初诊。

病史：婚后1年之久，常感胸闷不舒，时而长叹，月经周期错后1周左右，经色暗红，少许血块，经行之际小腹胀痛，经前10余天即出现乳房胀痛，乳头肿大，不可近手。曾去西医院诊治确诊为"双乳腺小叶增生"。治疗月余，效果不显。问其情志如何？答曰：性情抑郁，不愿与他人交流。

治法：疏肝理气，活血通络。

方药：当归20g 白芍20g 枳壳15g 川楝子10g 王不留行15g 通草10g 穿山甲15g 皂角刺5g 牡丹皮20g 瓜蒌15g 延胡索15g 甘草5g

7剂，水煎服。

二诊：自觉胸闷不舒，善太息减轻，乳胀痛有所缓解，舌红苔薄，脉弦。守上方加减。

当归20g 白芍20g 枳壳15g 川楝子10g 王不留行15g 通草10g 穿山甲15g 皂角刺5g 生地20g 牡丹皮20g 延胡索15g 香附15g 甘草5g

再进7剂。

三诊：服药期间月经来潮，无明显的乳房、乳头及小腹胀痛感，胸闷不舒，善太息消失，月经周期错后2天，经色红，有少许血条，自感精神状态和心情比以前改善。为巩固疗效，嘱其再服舒肝丸和逍遥丸，早晚各1次，每次各1丸；同时注意调节情怀，做到遇事不怒，方可无虑。

案2 肝郁气滞，肝火上炎（增生伴瘤化）

刘某，女，41岁。

病史：1998年5月，患者慕名来哈求韩老治疗久治不愈的乳疾。该患者自18年前分娩之后，患急性乳腺炎，停止哺乳，在当地医院治疗，症状基本消除。此后稍遇情绪变化即出现乳房胀痛，甚则红肿热痛，几经治疗，一直未能根除，且病证逐渐加重。2年前发现右侧乳房有一红枣大肿块，触痛，乳腺扫描提示"双乳小叶增生，右乳伴瘤化"。

该患平素心情烦躁，无故多怒，头痛目眩，两目红赤，口苦咽干，难以入眠，每于行经前后症状加重，大便干燥3~5天一解，舌暗红，苔黄而干，脉弦滑而数。韩老分析病情，认为病发初起，为乳络阻滞不畅，瘀而化热，加之性躁多怒，肝气郁滞，郁久化火，肝火上炎，故见上述诸症。

治法：疏肝清热，软坚散结。

方药：三棱10g 莪术10g 枳实10g 大贝20g 橘核15g 夏枯草20g 牡丹皮25g 生地20g 龙胆草15g 生龙骨30g 生牡蛎30g 大黄后下，3g

7剂，水煎服。

二诊：服药后大便明显缓解，口苦咽干，两目红赤，乳房胀痛减轻，惟头痛无改善，舌质同前，苔薄黄，脉弦滑。再以上法加减。

三棱 10g　　莪术 10g　　枳实 10g　　大贝 20g　　橘核 15g　　夏枯草 20g　　牡丹皮 25g　　生地 20g　　川芎 10g　　生龙骨 30g　　生牡蛎 30g　　大黄 后下，3g

再进 7 剂。

三剂：热证已除，大便通调，乳胀、头痛不显，乳内包块明显缩小。舌质红，苔薄，脉弦略滑。知其标实已衰大半，当予以养血柔肝之剂，再经上方加减。

当归 20g　　白芍 20g　　枳实 10g　　大贝 20g　　橘核 15g　　夏枯草 20g　　穿山甲 25g　　生地 20g　　川芎 10g　　生龙骨 30g　　生牡蛎 30g　　通草 10g　　皂角制 10g　　甘草 5g

共服 28 剂汤药，诸症悉除，经水如期而至，无所苦。乳腺复查，右乳瘤化现象消失。告诫控制情绪，忌食辛辣助热之品。继续服用逍遥丸数日以资巩固疗效。

[按] 以上两则病例，皆属情志为患，肝郁气滞，运行不畅，脉络阻滞，是引起本病的根本。古人早就提出："气为百病之长，胀由乎气。"然而韩老治疗经行乳胀，以疏肝理气为核心大法，尊气为血之帅、气行则血行的原理，使体内气血通调，循环不已，病则自愈。方中三棱、莪术之类，一为血中气药，一为气中血药，二者相伍，具有行气破血、活血散瘀之功，不宜久用；大贝、橘核、生龙骨、生牡蛎软坚散结；穿山甲、王不留行、通草通络消乳癖；枳实、川楝子、夏枯草疏肝解郁而清肝热；生地、白芍、当归、川芎补血养血柔肝，意在攻伐不可过猛，要兼顾正气，以免病未除又生他疾。韩老每每临证，综其以上原则，随证加减用药，皆可收到满意疗效，亦可说药到病除。

2. 痛经

案 1　寒湿阻肝脉

袁某，女，46 岁，1974 年 2 月 4 日初诊。

病史：月事前后，满腹抽掣疼痛，上引胸膺，四肢清冷不温。舌苔白腻而厚，两脉弦细而滑，按之无力。

辨证：此症每月行经必发，病属寒湿阻滞肝脉，不通则痛。

治法：暖肝散寒，调经止痛。

方药：四逆汤少佐调气之味。

柴胡 15g　　杭白芍 20g　　枳壳 15g　　当归 15g　　桂枝 10g　　香附 15g　　延胡索 15g　　吴茱萸 10g　　陈皮 15g　　川楝子 15g　　干姜 10g

3 剂，水煎服，日 1 剂。避风寒，饮食当慎，禁甜腻。

2 月 7 日二诊：药后掣痛渐减，昼轻夜重，四肢渐温，小腹下坠，小溲欲解不得，带下清稀，舌苔厚腻，脉同前。再以前法加减。

柴胡 15g　　杭白芍 20g　　当归 15g　　吴茱萸 10g　　陈皮 15g　　干姜 10g　　桂枝 10g　　川楝子 10g　　乌药 10g　　延胡索 15g　　海螵蛸 10g　　枳壳 15g

3 剂，服法同上。

2 月 10 日三诊：腹痛减，小溲畅，带下渐少，仍感四肢欠温，舌苔渐化，两脉仍有弦象，尺脉按之无力。再以疏肝和胃，淡渗化湿。

当归 15g　　杭白芍 15g　　茯苓 20g　　白术 15g　　甘草 5g　　肉桂 3g　　吴茱萸 6g　　枳壳 10g　　香附 15g　　薏苡仁 15g

3 剂，合附子理中丸 1 丸，日 2 次服。

四诊：连服甘温化湿，疏理气机之药 9 剂后，腹痛大减而抽掣疼痛亦缓解，脉象虽有弦象按之仍属无力。此乃禀质薄弱，寒湿中阻而气分郁结，仍需温寒化湿，少佐理气，兼调冲任，宜拟丸药缓缓调之。

柴胡 20g 当归 30g 半夏 20g 白芍 40g 香附 30g 延胡索 30g 川楝子 20g 吴茱萸 20g 干姜 20g 肉桂 10g 薏苡仁 30g 茯苓 30g 白术 30g 党参 30g 炙甘草 20g 焦三仙各 30g

上药选配道地，共研极细为末，加蜂蜜 100g，炼蜜为丸，每丸重 6g。每日早晚各服 2 丸，白水送下。如遇感冒或有不适皆须暂停丸药。

[按] 该患月事前后，满腹抽掣疼痛，上引胸膺，四肢清冷，当属气分郁结之象。诸气膹郁皆属于肺，肝郁多是血虚不能濡养，肝阴不足，肝阳必亢，久则冲任不调，故月事前后必然发作。满腹太阴所属，水土不和故抽掣作痛；肺为气之海，气分郁结，阳气不宣，故上引胸膺。四肢为诸阳之末，阳虚气分不能达于末梢故逆冷，脉必沉伏，或细弱，或无力。若按之有力当考虑阳气郁遏，不能达于四肢。今脉无力且弦细，当是血虚为主，气不足为辅，故治以调肝养血，少佐温阳。经治三诊，服药 9 剂，腹满、抽掣、肢冷等皆见好转。本病乃血虚气弱，木郁不调，虽已渐愈，亦须长期养血益气始能痊愈，故改用丸剂，虽用药不多，但药效持久，为治疗本病的良法。

案2 肝郁气滞，热入血室

杨某，女，16 岁，学生。

病史：平素娇养成性，常因小事违意而气恼拒食。近 1 年，月经虽按期而至，但经水涩少，少腹疼痛。初未介意，后二三月一潮，腹痛之象增进，且形羸少寐，烦急便艰。舌红苔黄，脉弦滑而数。问医求药，皆以血虚寒凝议之，投以温补辛通之类，屡治不验，故求医于韩老。四诊详参，证属肝郁气滞，挟湿热下注血室，血分瘀阻，故发月经过少和月经后期，腹痛缠绵之疾。

治法：解郁疏肝，行气散瘀，清利湿热。

方药：石决明 15g 赤小豆 10g 牡丹皮 15g 制香附 20g 郁香 15g 川楝子 10g 乌药 10g 盐橘核 15g 紫丹参 20g 延胡索 20g 杭白芍 20g

在每月经来前 5 日服药，至经止后停药，即在旬日左右内，每日 1 剂，余则啜服。遵法调理 2 个月，经事以时下，腹痛不复再作矣。

[按] 此少女痛经，缘于平素肝气不疏，气机郁结，气滞碍血，血气不畅，瘀阻于内，久而化热，瘀热困阻，阻塞气机，不通则痛。故韩老治疗此病，抓住肝郁这一重要环节，而立疏肝解郁，清热散结之法，运用石决明、白芍以平抑肝阳，养血柔肝，缓急止痛；香附、郁金、川楝子、乌药、延胡索、盐橘核以疏肝解郁，行气散结，调经止痛；佐以赤小豆、牡丹皮、丹参清热凉血，活血调经，化瘀止痛。药进月余，诸症悉除，而获全效。

3. 闭经

案 肾精不足，肝失濡养

陈某，女，34 岁，已婚，1985 年 8 月初诊。

病史：18 岁月经初潮，每二三月一行，经量正常。婚后孕 5 产 1，产后流血较多。此后月经至今未潮，年逾 2 年，虽治亦无转机。平素头晕健忘，目涩耳鸣，腰膝酸软，手足心热，口干不欲饮，夜寐多汗。舌红无苔，脉弦细数。

辨证：系肾经不足，肝失濡养，精血不足，胞脉虚空，无水舟停。

治法：填精补血，养阴清热。

方药：炙鳖甲 15g　龟板 20g　生地 25g　当归 15g　白芍 25g　山茱萸 15g　阿胶 15g　地骨皮 15g　盐柏 10g　白薇 15g

10 剂，水煎服，日 1 剂，早晚分服。

二诊：口干，目涩，盗汗悉减，头眩耳鸣症除，舌脉同前。原方减白薇，加杜仲、川断各 20g，继服药 10 剂。

三诊：腰膝渐觉有力，精神爽，小腹、乳房微胀，有经血欲潮之感。脉转弦滑。宗二诊方减炙鳖甲、地骨皮、盐柏、阿胶；加巴戟天、牛膝、益母草各 15g，白芍改为赤芍。嘱服药 3 剂。

四诊：月经来潮，经行 2 天，量少，色淡红。舌红苔薄，脉弦缓。

熟地 20g　山药 15g　白芍 15g　枸杞子 15g　川断 20g　杜仲 20g　牛膝 15g　桑寄生 15g　女贞子 15g　旱莲草 15g　淫羊藿 20g　仙茅 20g

水煎，隔日 1 服，经期停药，经后再依法服之。经过 3 个月的调治，患者终于月事如期，获得痊愈。

案 2　痰湿壅盛，胞脉受阻

袁某，女，34 岁，教师，1965 年 9 月 13 日初诊。

病史：结婚 10 余年未孕。以往行经量少色淡，两三天即停，1958 年曾经闭 4 个月，经治疗而愈。此次停经 5 个月（末次月经 1965 年 4 月 13 日）。妇科检查：宫颈轻度糜烂。近感乳房、小腹作胀，体态日丰。脉细数，舌质稍红苔薄。

辨证：痰湿壅盛，胞脉受阻。

治法：理气化浊，宣通脉络。

方药：仓附导痰汤加减。

制南星 15g　姜半夏 10g　制香附 15g　陈皮 15g　全瓜蒌 15g　当归 20g　茺蔚子 15g　炒枳壳 15g　台乌药 10g

3 剂，水煎服，日 1 剂，早晚分服。

9 月 17 日二诊：经仍未行，惟觉腰酸腹痛。予理气活血成药，九制香附丸合益母草膏同服。

9 月 21 日三诊：药后腰酸腹痛如旧，经仍未行，仍从前意，再予理气化痰，活血调经。

制香附 20g　制川朴 15g　姜半夏 12g　炒陈皮 15g　制南星 15g　当归 20g　茺蔚子 15g　台乌药 10g　炒延胡索 15g

5 剂，用法同上。

9 月 28 日四诊：昨日经来，量少色淡，腹痛剧烈，下午自服益母膏后，阴道流出小紫块四五个。今感觉少腹冷痛，经行不畅。治以温通经络，通达气机之法。

当归20g 制香附20g 炒延胡索15g 肉桂粉冲，2g 炒吴茱萸10g 炮姜10g 姜半夏10g 炒陈皮15g 茺蔚子15g 红花15g

5剂。用药后经量较多，色泽转鲜，5日而经净。

[按] 体丰之质，多痰多湿，痰湿壅阻经隧；或脾阳失运，湿聚成痰，脂膏痰湿阻滞冲任，胞脉闭而经不行。治疗之法，首宜条达气机，宣通脉络，烛化痰浊，使浊邪化而经血调。若一味破瘀通经，必难取效。如本例虽已感腰酸腹痛，但服益母丸后，经仍不畅行，就是忽略了主因的关系。第一、三诊以理气通络，化痰调经为治，经得行，是药证相合所起的作用，之后症见少腹冷痛，行而不畅，故四诊时转而加用肉桂、吴茱萸、炮姜以温经散寒；当归、香附、延胡索、茺蔚子、红花以理气活血，化瘀止痛；半夏、陈皮以化痰湿。气机宣畅，痰湿蠲化，经血自调。

4. 崩漏

案1 肝肾阴虚，热伏冲任

邓某，女，16岁，学生，1980年11月28日初诊。

病史：患崩漏2年之久，自13岁月经初潮即有此疾，经水三五月一潮，潮则崩淋不止，延续月余，止则停久不行，行而其崩益甚。多方求医，几次住院接受中西医结合治疗，治皆罔效，近半年流血益甚，辍学求医，病竟不起，惟借输血苟全性命，有医院建议其手术切除子宫，患者及家属不允，遂经人介绍前来就医。

此次就诊时，阴道已流血50余日，量时多时少，色红无块，面白如纸，两颧微赤，体瘦如柴，心悸气短，言语断续，气力不接，头晕耳鸣，五心烦热，自汗盗汗，口干不欲饮，腰膝酸软，足跟痛，舌红少津，脉弦细数。想是重疴重症，堪难治愈，然医乃仁术，救困救危，遂慰之能治，勿急。

辨证：肝肾阴虚，热伏冲任，胞脉不固，气血耗伤。

治法：育阴补肾，益气固冲。

方药：育阴止崩汤加味。

生地25g 白芍20g 鹿角胶25g 山药15g 川断20g 桑寄生20g 杜仲20g 海螵蛸25g 蒲黄炭20g 炒地榆50g 黄芪15g 党参20g 当归15g 山茱萸15g

10剂，水煎服，日1剂，早晚分服。

二诊：半月后复诊，告曰病势大转，虽流血未止，但量减半，精神日振，饮食知味，经诊脉辨证倍加地榆，嘱再服数剂，其血当止。

三诊：1周后复诊，果如所言，遂减去塞流之品，加入五味子、龟板、巴戟天各15g，令连服药月余后配成丸药久服。经1年余，月经以时而下，量质正常，病体康复，重返学校。

[按] 初潮女子患崩漏者，以肾虚为多，且下血不止，但无所苦，致使医者举措茫然。本病从肾阴不足，封藏失职论治者，其因有二：一则初潮即崩，为肾气尚未充实；二则症见腰膝酸软，足跟痛，头晕耳鸣，自汗盗汗，口干不欲饮，五心烦热乃阴亏之象也。舌红少津，脉弦细数，主水亏火旺，正合《内经》"阴虚阳搏谓之崩"之旨。及其治也，塞

流，澄源，先止其血；固本，澄源，再善其后。阴虚者，阳必不足，是以气弱；水亏者，火必炎上，因而生热。故阴虚为患，可致虚寒、虚热两端，不可不擦。育阴止崩汤中生地、白芍、山茱萸育阴；杜仲、桑寄生补肾；当归和血；鹿角胶止血；海螵蛸涩血；黄芪、山药补气摄血；蒲黄、地榆凉血、止血。全方从阴引阳，从阳引阴，所固在肾，所摄在血，有固本塞流之妙用，为治崩之良方。

案2　劳伤心脾，冲任不固

朱某，女，28岁，未婚，1980年3月23日初诊。

病史：末次月经2月28日来潮，经行5日，量色质均正常，净后4天，阴道淋漓下血，量少，色淡质稀，至今已20日未止。自诉春节期间劳累过度，睡眠欠佳，食欲不振，倦怠乏力，余均正常。查见舌苔稍有花剥，尖有芒刺，脉弦细。

方药：党参15g　白术10g　茯苓15g　玉竹15g　阿胶烊化，10g　白芍15g　麦冬10g　夜交藤10g　五倍子10g　侧柏炭15g　甘草5g

6剂，水煎服，日1剂，早晚分服。

4月1日二诊：服药后，阴道下血昨日已止，现无不适，舌苔厚腻，边尖起刺，两侧有齿痕，脉弦细。治以补心益肾之法。

党参15g　白术10g　茯苓15g　玉竹15g　地黄20g　白芍20g　阿胶烊化，10g　牡蛎15g　麦冬10g　侧柏叶10g

6剂，服法同上。

4月24日三诊：4月5日月经来潮，经行5日，量稍多，色质正常，小腹隐痛，净后6日，又出现少量阴道流血，淋漓9日始净。现小便频数，舌苔黄腻，尖有芒刺，脉弦细。仍遵前法治疗。

党参15g　茯苓15g　山药15g　香附10g　黄芩15g　地黄20g　白芍15g　阿胶烊化，10g　麦冬10g　侧柏叶10g　覆盆子10g　甘草5g

6剂，服法同上。

5月18日四诊：此次月经延后10天，于5月15日月经来潮，现经行第3日，量中等。1周前患感冒，至今未愈。舌苔薄白，边尖起刺，脉细略浮。治当先祛风热，兼顾冲任。

桑叶10g　薄荷10g　荆芥10g　桔梗10g　杏仁10g　牡丹皮15g　橘皮10g　益母草10g　生甘草10g

5剂。服上药后，未见复诊。于本年冬季随访，患者从5月份月经来潮，5天净之后月经正常。

[按]　此病例属于漏证。阴道出血量少，但淋漓不止。病属劳伤心脾；心主血，脾统血，心脾受伤，失其主宰统摄之权，以致月经淋漓不止，故治以补益心脾之法，固冲任。肾虚则封藏不固，小溲频数，所以应补心脾，益肝肾。后又因感冒，正值经期，故先祛风热，兼顾冲任。由此可见，此证原因主要在于心脾，其次在于肝肾，若能使心强脾健，肝柔肾固，月经恢复，则病亦自能向愈。

案3　气滞血瘀

邸某，女，34岁，已婚，1988年5月3日初诊。

病史：阴道不正常流血月余，量时多时少，多则小腹痛减，少则淋漓不畅，腹胀难忍，得矢气稍安，大便数日未行，小溲黄赤，腹痛拒按，烦躁易怒，口干而渴，太息频频，舌红苔黄，脉弦涩而数。经询此病得于经期触怒，以往曾有数次发作，均于药后得安。此番下血尤前，但腹痛转剧，痛极则手足不舒，难以转侧。

辨证：气滞血瘀。

治法：调气化瘀止血。

方药：调气活血止崩汤加减。

柴胡 10g　青皮 15g　川楝子 15g　枳壳 15g　牡丹皮 15g　当归 15g　赤芍 15g　黄柏 15g　延胡索 20g　生地 15g　牛膝 15g　大黄后下, 3.5g　甘草 10g

3 剂，水煎服，日 1 剂，早晚分服。

二诊：服药 3 剂后血止，腹胀痛症状明显缓解，大便调和，仍有善太息。嘱其再以原方减量送服逍遥丸、益母丸，分早晚而进，调治 2 周停药。5 月 20 日月经来潮，4 天自止，诸恙已平。

[按] 崩漏属气滞血瘀者固属少见，但临床并非全无。本病例虽有气病在先，但因血分痼疾日久，且见一派瘀滞之象，故治疗应侧重于活血化瘀，又因瘀兼热象，因而须加清热凉血之药，同时给予调气。俾血瘀、血热、气滞等致崩漏诸因尽除，自当获效。用原方减量送服逍遥丸、益母丸之目的，在于稳图善后，正本清源，恐其复酿崩疾，或日成癥瘕。

案4　脾肾阳虚，冲任不固

付某，女，49 岁，1988 年 3 月 15 日初诊。

病史：1 个月前因夫病而奔走护理，经行之际冒寒远涉，遂致崩漏延绵不已，苦于人手短缺，未能及时就医。今晨起临厕弩力，忽又血下如注，色淡不鲜，阵阵头晕，腰脚不利，急来求治。

该患素体不健，天癸未绝。查见面色晦暗，舌淡苔薄，两脉沉弱。自述乏力气短，四末不温，便溏尿频，懒进食水。

辨证：脾肾阳虚，冲任不固。

治法：温补脾肾，益气止崩。

方药：自拟补阳益气止崩汤加减。

熟地 20g　山药 15g　白术 15g　巴戟天 15g　菟丝子 15g　川断 15g　桑寄生 15g　杜仲 20g　黄芪 40g　海螵蛸 25g　炒地榆 100g　鹿角胶冲服, 25g

3 剂，水煎服，日 1 剂，早晚分服。

二诊：服药 3 剂后，出血止，但仍有腰膝冷痛，四末不温，舌脉同前。故减去塞流之品，调治月余，病未再发。

[按] 本病例患者年届 50，天癸将绝未绝，肾气已衰；经行之际，感寒过劳，阳气耗伤益甚。所致崩漏者，乃因脾不统血，肾失封藏之故。治疗须温肾健脾，补阳益气。用川断、桑寄生、杜仲、巴戟天等属平补法，既不同于桂、附峻补其阳，也不同于姜、艾聚散其寒。病在虚劳，只宜缓图；崩可殒命，势当急固。缓图澄源，急固塞流，二法同步兼

施而奏功效。

（摘自《中国百年百名中医临床家·韩百灵》）

裘 笑 梅

（名师传承，送子观音，验方成药）

【医家简介】

裘笑梅（1910~2001），女，浙江杭州人。因自幼体虚多病，辍学就医。初随其父，继拜名医清华为师，于崇德医药局持牌坐堂。初为儿、妇科，后专事妇科，治验丰富，更擅治崩漏、痛经、先兆流产、习惯性流产、子痫和不孕症等疾患，享有"送子观音"美誉。其验方开发的"妇乐冲剂"、"内异散"、"妇益冲剂"制剂，常年畅销不衰。数十首自拟新方研究，分获各类国家、省部级奖励。为国内著名的中医妇科专家、首批全国名老中医学术经验继承工作指导老师，开创裘氏妇科，嫡传弟子盛玉凤等近 10 位，带教国内外 100 多位学生。

相关著作：《叶熙春》妇科部分、《裘笑梅妇科临床经验选编》、《裘氏妇科临证医案精萃》、《中国百年百名中医临床家·裘笑梅》等。论文 40 余篇。

【主要学术思想和主张】

裘笑梅先生"孜孜以求，持之以恒。深思力索于四诊八纲三部九候之中，融会剖析于五脏六腑十二经络之间。穷探钻研《素问》、《灵枢》、《金匮》、《本草》，埋头苦读李、朱、刘、薛诸家学说。"提出：一重视生化之源脾胃的调理；二导治肝六法以充沛血海；三推崇先天之本肾以论治；四强调活血祛瘀为治血法则；五痛经明辨虚实，崩漏分清标本。根据妇科疾病谱的时代变化，研制出各种治疗妇科疑难杂病的自拟新方 28 首。

【临证经验】

1. 经行吐衄

裘老认为本病的发生多为血热气逆所致，且与行经前后冲气偏盛、胞脉阴血不足密切相关。究其原因不外乎虚实两端，虚者乃因素体阴虚，行经时精血下泄，阴血更虚，虚火上炎，灼肺伤络，血随火逆，而致吐血、衄血；实者多因郁怒伤肝，肝郁化火，火性炎上，致经血不能顺注冲任，且经行时冲气旺盛，冲气夹肝火上逆，灼伤血络，而为吐衄。临诊当依症而辨，分清虚实。虚者经行吐血、衄血，量少色暗红，其症状多出现于行经期的后几天或经行之后，可伴有月经先期而行、经量偏少、头晕耳鸣、口渴咽干、手足心热，舌红绛、苔少，脉细数；实证者经行吐血、衄血，量较多，色鲜红，其症状多发生于经前或行经期的第一二天，可伴月经先期或经行量少、心烦易怒、胁肋胀痛、溲黄便结，舌红苔黄，脉弦数。

本病的治疗应本着"热者清之"、"逆者平之"的原则，主要掌握"一清二降三止"的法则。"一清"指清热泻火，《素问·至真要大论》云："诸逆冲上，皆属于火"，本病为血热火逆所致，治当清热泻火为先，实热者拟清热凉血、泻火降逆，药用丹皮、山栀、黄芩之类，虚热者当滋阴清热、壮水制火，药用生地、沙参、麦冬、知母、地骨皮等。"二降"系指降气以引血下行，气为血之帅，血随气行，气降则血下，本病为气逆上行所致，治当顺气降逆，引血下行，临证可选用瓦楞子、川牛膝。"三止"即凉血止血，病起于经前或行经之初者当清热凉血、祛瘀止血，药用紫珠草、白茅根、茜草、藕节等，病发于行经之末或经后者当益气养阴、清热止血，药用生地炭、女贞子、墨旱莲、侧柏叶等。上述三者之中以"清"为关键，否则，里热不清，则血无宁日，焉能自止？此乃正本澄源之治疗法则。

（摘自《裘笑梅治疗经行吐衄的经验》）

2. 调理脾胃在妇科临床上的应用

个人体会：在应用滋阴养血方药时，要适当佐以理气或助消化的药物，如：陈皮、枳壳、山楂、神曲、谷芽、麦芽、鸡内金、佛手柑之类，刚柔相济，动静结合，使之补而不滞，滋而不腻，故无碍胃之弊，以利于消化吸收。应用清热药物，亦要防止寒凉太过，克伐胃气，我在实践中摸索出蛇舌草、土茯苓、半枝莲等清热药物性味平和，既能清热，又不伤脾胃，临床乐于采用。对于慢性病的治疗，更须重视脾胃，因为久病多虚，通过调理脾胃调动了机体内在的能动性，常可改善体质，增强机体的抗病能力，同时又为其他治疗方法的应用创造有利条件，促使疾病向好的方向转化。同样，对于疾病的恢复期，调理脾胃亦为重要的治疗方法，常能收到事半功倍之效。

……

3. 治肝常用法则在妇科临床上的应用

肝为五脏之一，是贮藏血液的主要器官，有调节血量的功能。肝主疏泄，主身之筋膜，开窍于目，其华在爪。肝喜条达，是指肝气贵于舒畅通达而不宜郁结，肝郁则病变横生，肝为风木之脏，内寄相火，其性至刚，极易变动。肝的生理功能失常，不仅引起肝的本脏病变，如肝气、肝火、肝阳、肝风等，而且还可扰心、犯肺、乘脾、及肾，引起其他脏腑的病变。临床所见杂病中，肝病十居六七，所以有人称"肝为五脏六腑之贼"，寓意是很深的。

肝与妇女的生理、病理关系极为密切。由于肝藏血，全身各部化生的血液，除营养周身外，皆藏于肝，其余部分下注冲脉（血海）；从经络循行来看，冲脉起于会阴，挟脐上行，而足厥阴经脉亦绕阴器，行抵少腹，故与冲脉相连，肝血充足则血海盈满，月经能以时下。又因肝主疏泄，性喜条达，肝气舒畅，血脉流通，则经血按期来潮。若肝的上述功能失常，在妇女可引起经、孕、产、育方面的多种病变。正因为肝与女子的生理、病理关系至密，故有"肝为女子先天"之称。……治疗肝病的常用法则在妇科临床上的应用，结合个人体验，简述为舒肝法、泻肝法、镇肝法、养肝法、滋肝法、温肝法。

（摘自《裘笑梅妇科临床经验选》）

【常用效方】

○ **方一　参芪胶艾汤**

[组成] 炒党参15g　清炙黄芪24g　阿胶12g，另烊　艾叶炭1.2g

[用法] 水煎服。

[功用] 补气摄血、引血归经。

[主治] 气血两虚之先兆流产，月经量多若崩。

[方解] 本方主用黄芪、党参大补元气，气旺则血有所依，胎有所荫；合阿胶之养血，使气血协调；佐少量艾炭，引血归经。是方补中有敛，使血循常道，则无漏泄崩中之虞。况气血是异物同源，两者相互依存，相互协助。按先贤之说"气为血之帅"，"调经宜先调气"，故方中以补气为主，俾无形之气得以速固，而防下陷，不致阴阳离决。若出血量过多或淋漓不净，酌加止血药地榆炭、陈棕炭、仙鹤草、苎麻根炭；肾虚腰背酸楚，加续断炭、狗脊炭、桑寄生；欲增强固涩之力，加牡蛎、龟板、龙骨。

○ 方二　二藤汤及复方红藤灌肠剂

[组成] 忍冬藤4g　蜀红藤30g　大黄9g　大青叶9g　紫草根9g，后下　牡丹皮9g　赤芍9g　川楝子9g　制延胡索9g　生甘草3g

[用法] 水煎服。

[功用] 清热化湿，凉血活血，解毒祛瘀，消肿止痛。

[主治] 盆腔炎、子宫内膜炎、附件炎等。

[方解] 方以忍冬藤、蜀红藤为主药，取其清热解毒；配大青叶、紫草、赤芍、牡丹皮凉血活血，大黄泻血中之热而导秽浊；延胡索、川楝子行气止痛；甘草和中解毒。合之而成清热解毒，凉血祛瘀之剂。

[应用体会] 二藤汤是治疗妇科炎症性疾患的一个良好方剂，尤其对急性盆腔炎、子宫内膜炎、附件炎等病症，据证而施，颇有卓效。

○ 方三　归经汤

[组成] 益母草15g　瓦楞子30g　川牛膝15g　炙卷柏9g

[用法] 水煎服。

[功用] 引血下行归经。

[主治] 倒经。

[方解] 《内经》云："诸逆冲上，皆属于火。"倒经之由，多因气火上迫，血随火升而致。故方以瓦楞子之味咸、质重，有平冲降逆之功，合益母草祛瘀生新，配牛膝助瓦楞子引血下行，更加卷柏清热凉血。本方以热者清之，逆者降之为原则，使经归常道，而无逆行之患。

○ 方四　活血祛瘀化癥汤

[组成] 三棱9g　红花6g　五灵脂6g　生蒲黄9g　苏木屑9g　当归9g　川芎3g　赤芍9g　花蕊石12g　乳香3g　没药3g　炙鳖甲12g　台乌药9g　木香9g

[用法] 水煎服。

[功用] 活血祛瘀，软坚化癥。

[主治] 痛经（膜样痛经），癥瘕积聚。

[方解] 气为血帅，血随气行，气滞则血瘀，瘀积日久，遂成癥瘕积聚。方以三棱、五灵脂、蒲黄、苏木活血散瘀破积；当归、红花、赤芍养血活血；乳香、没药、木香、乌

药、川芎疏理血中之气而止痛；更入花蕊石、鳖甲软坚化瘀。合之而为活血祛瘀化癥之剂。

◦ **方五 桂仙汤**

[组成] 淫羊藿15g 仙茅9g 肉桂末1.5g，吞 苁蓉9g 巴戟天9g 紫石英15g

[用法] 水煎服。

[功效] 温阳暖宫，填精益肾。

[主治] 肾阳不足，子宫虚寒之闭经、不孕症等。

[方解] 冲为血海，任主胞胎。盖血海空虚，胞宫虚寒，犹沍寒之地，不生草木，重阴之渊，不长鱼龙，胞宫既寒，何能化育？致成不孕或经闭。药用淫羊藿、仙茅、巴戟天、肉桂、苁蓉、紫石英，旨在温肾而温心，心肾气旺而火自生，则相火盛，冲任脉充，子宫得暖，胞胎受荫而寒自散，使之细缊化成，如春日温和之气，从而经转受孕。若肝郁气滞，加香附、小茴香、延胡索、木香；血虚，加当归、丹参；肾虚腰酸，加狗脊、续断、菟丝子。

◦ **方六 三黄忍冬藤汤**

[组成] 黄连4.5g 黄芩9g 黄柏9g 忍冬藤15g 贯众12g

[用法] 水煎服。

[功用] 清热，凉血，止血。

[主治] 血热月经先期、量多，或崩漏。

[方解] 血得热则行，遇寒则止。阳热过亢，迫血妄行，引起月经先期、量多，甚或崩漏，宜于清热以止血。故本方主用三黄清泻三焦之火，使阳热得泄，血不受迫，自不妄行，辅忍冬藤、贯众以增强清热凉血之功。诸药合用，共奏清热凉血止血之效。

[应用体会] 三黄忍冬藤汤由苦寒清热药组成，对"血热妄行"而致的月经先期、量多或崩漏之实证，效果颇佳。

（摘自《裘笑梅妇科临床经验选》）

【精选案例】

1. 月经不调

（1）月经先期

案 脾虚气弱，冲任失固

叶某，32岁，1983年2月2日初诊。经汛先期7~10天。经前常感头晕恶泛，腰背酸软，面色㿠白，胸闷心悸，末次经1月28日，上次月经1月10日，量中，色紫红。舌质艳红，苔薄白，脉细缓。

证属：脾虚气弱，冲任失固。治拟健脾益气，佐以疏理清热。

太子参20g 炒白术9g 制远志6g 炒枣仁9g 茯苓9g 广木香6g 炒枳壳9g 佛手花5g 大生地20g 炒黄芩9g 绿梅3g 白芍9g，与绿梅拌炒入药

二诊：上方服后，经转先期3天，2月25日。经前头晕恶泛未除，继服上方，佐以平肝理气，原方加入决明子10g，藿香9g。服用30余剂，经律渐趋正常，经前诸症消失。

[按] 脾为生化之源，后天之本。脾虚则中气不足，统摄失职，冲任不固，导致月

经先期来潮。本例患者脾虚血失所统，冲任不固，致月经先期；脾虚生化不足，经络失养，肌肤失荣，则腰背酸楚，面色㿠白不泽。经前头晕恶泛胸闷，舌质艳红为肝经郁热上扰之症。方用归脾汤以益气健脾，摄血宁心，佐以佛手花、绿梅、白芍疏肝理气，黄芩清肝经郁热，生地清血中郁热，全方补益中寓清通之意，扶正祛邪并用。

（2）月经后期

案 1　气虚不能摄血

叶某，21 岁，1984 年 4 月 2 日初诊。月经逾期 7 天，阴道少量出血 5 天，昨日突然血下如崩，夹有血块，面色苍白，呈贫血貌，面浮头晕，以往经量偏多。舌质淡红，偏燥，脉细缓。急投参芪胶艾汤加味。

炒潞参 9g　清炙黄芪 24g　阿胶珠 9g　煅牡蛎 30g　煅龙骨 15g　川断炭 10g　狗脊炭 10g　绿梅 3g　白芍 9g，与绿梅拌炒入药　贯众炭 9g　忍冬藤炭 10g　马齿苋 9g

二诊：服药后，经已净，腰酸腹胀若失，面色苍白，头晕，脉舌如前。改用归脾汤化裁。

［按］气虚不能摄血，致经行如崩。急投参芪胶艾虽则治标，但气能速生，乃能摄血。盖气血虽为异物，但为同源，故芪量倍于参，加阿胶，不但生气，也能生血，药虽几味，其疗效显著。

案 2　脾虚血少，冲任失养（子宫发育不良）

李某某，19 岁，1982 年 7 月 19 日初诊。室女经行量少，行经 2～3 个月后，需停经 1 个月，色淡红。妇检：子宫发育不良；偏小。曾用过女性素，因有胃肠道反应而未能坚持服药，诸恙仍呈。面色萎黄，形体消瘦，时常便溏，纳差，末次经 7 月 8 日～7 月 17 日。苔薄，脉细。此脾虚不能生血，冲任失养。治拟八珍汤化裁。

生地黄、熟地黄各 12g　绿梅 3g　白芍 9g，与绿梅拌炒入药　炒归身 6g　炒川芎 1.2g　紫河车粉 3g，吞　太子参 30g　炒白术 9g　茯苓 15g　炙甘草 3g　菟丝子 9g　广木香 6g

嘱其服后复诊，改用桃红四物汤化裁，经转 8 月 17 日，后期 9 天，量较前略增多，7 天净，便烂，眠食尚可。继用前法 3 个月余，经汛按月而行，色量正常。改用丸剂，妇科八珍丸合当归养血膏半年，随访 2 年，经律经量均属正常。

［按］少女先天肾气不足，血海未充；后天脾虚，化生无源；致血海空虚，胞宫失养，经行缓期，量少。八珍汤养血健脾，紫河车粉、菟丝子补先天之本，诸药合用，血海充足，月事时下。

（3）月经前期出血

案　阴虚湿热

张某某，32 岁，1987 年 6 月 12 日初诊。经前阴道血性分泌 1 周，嗣后经转 7 天。病延 10 余载。腰酸肢软，少腹胀坠隐痛，末次月经 5 月 28 日～6 月 4 日。舌质红绛，脉弦细。治用清肝化湿补肾。

龙胆草 6g　焦山栀 6g　炙樗皮 9g　石榴皮 9g　川柏炭 9g　黄芩炭 6g　川断 10g　狗脊 10g　丹皮 9g　忍冬藤 10g　蜀红藤 10g

二诊：前方服用 3 个月余，经前出血未现，末次月经 9 月 15 日，4 天净。舌质红，脉细。治用疏肝清热。

丹皮9g　山栀6g　柴胡9g　薄荷3g，后下　橘核、橘络各4g　白毛藤12g　蒲公英10g　当归9g　川芎6g　八月札9g　大麦芽10g

[按] 此患者病延日久，少腹作胀隐痛，脉弦细，舌质红绛，是因肝经湿热蕴郁，每遇经前冲任脉道充盈，功能旺盛，阳盛则热，引动肝经湿热下行，伤血动血，故见阴道出血。方中龙胆草、黄芩、栀子、黄柏、丹皮清泻肝经湿热，佐以补肾化湿止血，符合通因通用法则，使湿热清，气血通，血脉疏达，冲任调和，则血上病除。后以丹栀逍遥散加减，清肝经余热，配以当归养血和络，川芎行血中之气，使冲任气血行之有度，血海得固。

2. 经行前后诸症

（1）经前绕唇湿疹

案　肝经郁热

邵某某，40岁，1983年1月31日初诊。患者经前嘴唇周围出现湿疹，红肿，瘙痒，疼痛，病延数载。左侧少腹常感疼痛，坐立不安，大便不规，或干或少，小便赤热，末次月经1月13日，色量尚可，经律尚规。舌质偏绛，苔薄，脉弦细。治用龙胆泻肝汤合二藤汤。

龙胆草9g　焦山栀9g　制大黄6g　忍冬藤12g　蜀红藤12g　大青叶9g　紫草根9g，后下　丹皮9g　炒赤芍10g　炒川楝子9g　醋延胡索12g　泽泻9g　炒当归9g

二诊（2月23日）：服药10余剂，腹痛除，唇围湿疹未呈，惟感背胀未消，眠食正常。脉细，舌质转润。进拟二藤汤。

忍冬藤12g　蜀红藤12g　紫草根9g，后下　大青叶9g　制大黄9g　丹皮9g　宣木瓜10g　炒川楝子9g　醋延胡索9g　制乳香4g　制没药4g

药后诸恙均除。

[按] 唇圈属足厥阴肝经，为冲任二脉必经之径。每遇行经时，出现湿疹是属肝经郁热，蕴郁不化致伤冲任，而呈其症。以龙胆泻肝汤泻肝胆之热，泄肝胆之湿，其效尤为显著。

（2）经行发热

案　热入血室

郭某某，33岁，1983年12月12日初诊。患者每遇行经时高热39℃左右，面浮肢肿，量多，色暗，夹血块，伴有少腹疼痛。情烦意怒，乳胀腰酸。病延半年。3年前曾有产时子痛，亦有高热。曾投秦艽鳖甲汤，经行高热未呈，继用无效；改用清热凉血之品也未见效。测其舌质偏艳红，苔薄腻，按其脉象为弦细。

证属：热入血室之候。宜拟小柴胡汤加味。

柴胡15g　仙半夏9g　黄芩9g　潞党参9g　生甘草3g　红枣15g　生姜3片　藿香、佩兰各9g　炒扁豆10g　丹皮9g

二诊：药后经转未现高热与浮肿，经行通畅，情烦减轻，方药有效，再嘱其经前7天继服原方5剂，嗣后随访，上方连服3个月，经行未呈高热，经汛按期，眠食正常，终止服药。

[按] 本例每值经汛来潮，血海空虚，热邪乘虚而入，与经血相搏，正邪相争，入于少阳，血结胞宫，热入血室。仿仲景法，用小柴胡汤，在经主气，在脉主血，和解清热，药证相符，收效甚速。

（3）经行吐血

案　肺阴不足，肝邪化火

林某某，24岁，1984年11月8日初诊。患者经行吐血，经净方止，量多色鲜，来势较猛。平时月经经律尚规，经量减少，色暗淡，腹胀痛，情意忧郁，大便干燥，口干鼻燥，手足灼热，食欲不振，病延近年。经X线摄片，证实无肺结核与气管炎之器质性病变。经汛将届，苔薄，舌质艳红隐紫，肺细弦。

证属：肺阴不足，肝邪化火。急则治其标，用归经汤加味。

煅瓦楞子30g　炙卷柏10g　川牛膝15g　益母草9g　当归9g　丹皮9g　柴胡9g　炙白薇9g　薄荷4g，后下　天冬、麦冬各9g　琼玉膏10g，冲入

二诊（1985年4月1日）：患者由外地来，自云前方有效，每遇经前自服上方7剂，至今已5个月，来曾吐血。仅感口干咽燥，易受感邪。方拟生脉饮合玉屏风散，以助养阴清肺，连服数月，以资巩固。

[按]《内经》曰："诸逆冲上，皆属于火。"经行吐血，多因肝经郁热，久而化火，伤及肺经，气火上炎，血随火升而致。方用瓦楞子，味咸，质重，有平肝降逆之功；配川牛膝引血下行；合益母草祛瘀行经；加卷柏清热凉血。本方旨在热者泻之、逆者降之之原则，使经归常道，而无逆行之患。

（4）经间出血

案　阴虚火旺

徐某某，26岁，1987年4月25日初诊。室女经间出血1年余，近2～3个月增剧，须6～7天净，量少点滴，色黑紫，伴小腹隐痛，腰酸，头晕，神倦，口干，现适值经间出血。脉细弦，苔薄舌偏红。

证属：阴虚火旺。治拟滋阴养血，清热调冲，方用清肝止淋汤增减。

炒白芍10g　炒生地15g　阿胶珠15g　丹皮9g　川柏6g　制香附9g　旱莲草10g　女贞子10g　菟丝子12g　枸杞子12g

服药2剂，血色转淡，量减少，再服3剂出血除，以后每在经净4～5天即开始服药，随症加减治疗2个月，经间未再见红。

[按] 清初著名医家傅青主指出："有先期经来只一二点者，人以为血热之极也，谁知肾中火旺而阴水亏乎！夫同是先期而来，何以分虚实之异……先期而来多者，火热而水有余也，先期而来少者，火热而水不足也。"今本案正是"火热而水不足也"。水亏火旺，热迫血行，冲任不固，致经血非时而下。今火之所以旺者，由于血之衰，补血即足以制火，故方用清肝止淋汤增减，以滋阴养血为主，清热为辅。

（5）经行鼻衄

案1　阴虚阳亢

潘某某，24岁，未婚，1982年3月29日初诊。患者经行鼻衄年余，治疗用益阴煎

合归经汤，服药后未曾半年，现又值经行鼻衄，动则更甚，色鲜红，伴胸闷，继用前方无效，末次月经 3 月 11 日。舌质红，苔薄。改用归经汤佐以养阴凉血理气法。

煅瓦楞子 20g　炙卷柏 12g　茺蔚子 12g　川牛膝 12g　炒当归 6g　炒赤芍 9g　丹皮 9g　茜草 9g　泽兰 9g　沉香曲 9g，后下　降香片 6g，后下　菖蒲 3g

二诊（4 月 12 日）：药后经转 4 月 10 日，未净，量中，色暗，夹块，未曾鼻衄，仅感喉间略有血腥味。舌质红绛，脉弦细。改用知柏六味汤加味。

丹皮 9g　茯苓 9g　泽泻 9g　淮山药 12g　大熟地 15g　陈萸肉 9g　炒川柏 6g　煅牡蛎 30g　制香附 6g　藿香、佩兰各 9g　炒山楂、炒神曲各 9g

调理 2 个月，追踪半年，逆经未现。

[按] 经行鼻衄仍属"逆经"，其病机由阴虚阳亢为多。初诊时，用归经汤合益阴煎有效，停药后复发，再服前方，稍加理气之药，又获成效。此乃气血同流，气行则血行，气滞则血滞，用降香、沉香乃此意也。嗣后知柏地黄汤收其全功也。

（摘自《裘氏妇科临证医案精萃》）

案2　肝郁化火，气火上逆

徐某某，女，44 岁，1979 年 7 月 24 日初诊。患者 3 个月前适值行经前与人争吵，此后每月经行第 1 天则鼻流血，色鲜红，月经量少，第 2 天经量增多而鼻血亦多，伴胸闷、头晕、心烦易怒，寐劣多梦，舌质红、苔薄黄，脉弦数。末次月经 1979 年 7 月 4 日。

证属：肝郁化火，气火上逆。治宜清泄肝经实火，引血下行。方用龙胆泻肝汤合归经汤加减。

处方：煅瓦楞子 15g　川牛膝 15g　白茅根 15g　茺蔚子 12g　龙胆草 10g　炙卷柏 9g　焦栀子 9g　炒当归 9g　牡丹皮 9g　炒赤芍 9g　柴胡 4.5g　炒川芎 2.4g

7 剂。常法煎服。

7 月 31 日二诊：经汛将届，心烦易怒，夜难入眠，舌质紫、苔薄黄，脉弦。治守前方加减。

珍珠母 30g　煅瓦楞子 15g　川牛膝 15g　白茅根 15g　茺蔚子 12g　龙胆草 10g　炙卷柏 9g　焦栀子 9g　炒赤芍 9g　炒当归 9g　藕节 9g

5 剂。常法煎服。

8 月 4 日三诊：昨日经转量多，鼻血未现，脉舌如前，原方增删。

白茅根 30g　川牛膝 15g　大生地 15g　龙胆草 10g　焦栀子 9g　炙卷柏 9g　茺蔚子 9g　炒白芍 9g　藕节 9g　牡丹皮 4.5g　炒当归 4.5g

3 剂。常法煎服。服药后经水量多，5 日净，鼻血未现，自觉全身舒适，夜能入眠。

[按] 本案经行吐衄得之大怒伤肝，气火上逆，迫血上溢所致。肝司血海，冲脉隶于阳明而附于肝，患者患怒伤肝，肝郁化火，木火炽盛，又值经前，冲气偏盛，肝火夹冲气上逆，血随气升，而为吐血、衄血。正如朱丹溪所云："血气冲和，万病不生，一有怫郁，诸病生焉"。火盛则血量较多而色鲜红，郁火上扰则心烦易怒，口苦咽干，肝火上扰清窍则头晕、失眠；舌红苔薄黄脉弦数皆为肝热内盛之象。故前后数诊，均以龙

胆泻肝汤化裁，以清泄肝经实火，合验方归经汤，使经血下行而不致上逆。三诊之时经血已泻，血海空虚，裘老于方中加入生地、白芍补肾养阴，壮水制火，合归经汤以资巩固。

（摘自《裘笑梅治疗经行吐衄的经验》）

3. 痛经

案1　寒入胞宫（子宫内膜异位兼右侧附件炎症）

王某某，26岁，1984年12月5日初诊。患者主诉月经后期，经行腹痛甚剧，放射下肢及臀部，步行困难，伴身热38℃左右。二次流产，受于风寒。经某某医院作B超提示：子宫内膜异位兼右侧附件炎症，肿块大于山核桃，囊性改变。病延2载，经多方治疗无效。末次月经10月30日。脉沉细涩，苔薄白，舌质隐约呈紫。

证属：寒入胞宫。治用桂枝加桂汤化裁。

炙桂枝6g　肉桂末1.5g，冲入　炒当归9g　炒川芎6g　炒川楝子9g　醋延胡索9g　台乌药10g　炒小茴香3g　赤芍、白芍各9g　制香附10g　炮姜3g　忍冬藤10g　半枝莲10g

二诊（12月10日）：药后12月9日经转，经色经量均正常，腹痛已瘥，体温37℃，仅感腰腿酸楚。脉细，舌质润。嘱经前按月继服此方。患者连服此方3个月，经期按期，腹痛消失。于1985年6月B超复查：肿块已消。7月中旬来院复诊，停经50余天，验血证实受孕。

案2　气血瘀滞，脉络受阻

宋某某，29岁，1981年6月20日初诊。患者患痛经10余年，近年来痛势逐年加剧，难忍，伴胸闷，烦躁易怒，畏寒呕吐，甚则自汗如珠，四肢厥冷，不省人事，半小时后方苏醒。每遇经痛，急诊治疗。虽用大量镇静剂，痛势不减，卧床数天，至肉样组织排出，痛势减轻。末次月经5月25日，周期正常，经色暗，经量少。妇检：诊断为"膜样痛经"。情意忧郁，脉沉涩，舌质绛，呈紫。

证属：气血瘀滞，脉络受阻。治用祛瘀化癥汤增删。

当归9g　赤芍9g　川芎6g　红花9g　五灵脂6g　炒蒲黄9g　京三棱9g　苏木9g　王不留行9g　广木香6g　炒小茴香6g　台乌药6g　制乳香4g　制没药4g　延胡索9g　花蕊石9g　炒山楂9g　炙鳖甲9g

二诊：服药5剂，经转按期，量较前增多，色转红，未见肉样组织落下，痛势显减，既无恶泛，也无厥逆。连服数月，于1981年10月停经50余天，尿妊娠试验阳性。

[按] 综观以上两例，前者系流产后，体虚寒邪侵入胞宫，血因寒而滞行，致成瘀积。方用桂枝加桂汤，旨在助阳逐寒，活血散瘀，为寒者热之之法。后者为气血瘀滞，脉络受阻，不能畅行，致成大血块。方用活血祛瘀化癥汤，旨在行气活血祛瘀，为塞者通之之法。均为痛经，病同因异，治有迥别。

4. 闭经

案1　肝肾不足，血海空虚

许某某，28岁，1985年3月8日初诊。闭经年余，头晕目眩，畏寒肢倦，腰酸腿软，幸食欲尚可，曾先后流产2次，当时出血过多。末次月经1984年1月10日，注射黄体酮而转，嗣后停药经闭。脉细，苔薄白，舌质淡红。治拟养血助阳补肾，方用当归养血汤合桂仙汤。

当归10g　黄芪12g　陈皮4g　紫石英30g　淫羊藿12g　仙茅9g　肉桂末1.5g，冲入　巴戟肉10g　甜苁蓉9g　鸡血藤15g　赤芍9g　制香附9g　陈阿胶珠12g

二诊（3月15日）：服药7剂，精神振作，感有腹痛伴胀，腰酸增剧，畏寒已除。前方除黄芪、陈皮，加葫芦巴9g，红花6g。

三诊（4月5日）：前方连服14剂，经汛于3月29日转，色鲜红，量中等，夹小血块，腹痛腰酸均除，5天净。脉细弱，舌质略紫红润。改用八珍汤化裁，以资巩固。

太子参20g　炒白术9g　茯苓9g　炙甘草3g　当归9g　赤芍、白芍各9g　巴戟肉9g　制香附9g　大熟地9g　淫羊藿9g　紫河车粉3g，吞服

[按] 患者因流产2次，出血过多，致血海空虚。初以当归养血汤合桂仙汤，养血活血助阳补肾；继以桂仙汤为主，重在助阳补肾，加入阿胶血肉有情之品，入肝经以养血，入肾经以补精，阴阳俱补；再以八珍汤收功，使脾肾之气充足，精能化血，冲任得养，血海充盈，经血得行。

案2　虚痨内热（子宫内膜结核）

刘某某，32岁，1983年3月10日初诊。闭经3年，头晕目眩，心悸怔忡，午后潮热，形体消瘦，下肢酸软，舌质艳红，苔薄，脉细数。经诊断性刮宫，病理报告为"子宫内膜结核"。

证属：虚痨内热。治用滋阴清热为先。

川秦艽9g　知母9g　银柴胡9g　陈青蒿9g　赤芍9g　丹皮9g　地骨皮12g　炙鳖甲15g　大生地12g　制首乌9g　炙甘草3g

二诊：上方随症加减连服20余剂，潮热渐退，心悸头晕目眩，形瘦肢倦如前，月经未转。脉转细缓，舌质淡红。久病体虚，气血两亏，化源不足，无能充养。当投归脾汤益气养血，以资化源。

清炙黄芪12g　炒潞党参9g　炒白术9g　茯神9g　当归9g　制远志6g　炒枣仁9g　鸡血藤15g　赤芍、白芍各9g　川芎4g　广木香5g　阿胶20g，烊冲

三诊：连服30余剂，于1983年5月7日经转，量少，色紫暗，有小血块，3天净。嘱继服前方。

[按] 患者系属虚痨内热闭经，初用秦艽鳖甲汤加减以滋阴血而退骨蒸，服药后潮热渐退，经水未下，盖阴虚内热，必耗气血，改用益气补血养心，以归脾汤化裁，旨在温补心脾，以资化源，经水自调。故临症贵在掌握时机，灵活施治。

案3　瘀阻迷闷，肝气郁结

一女青年，18岁，淳安人。值经来之时，外出遇雨淋，回家又遭父斥责，乍经闭病起，在当地治疗月余，耗去数百元，病却日重一日，不得已而来杭州投亲，设法救治。患者亲友正前不久经我治疗过，见病人危急非常，即于到杭当晚引来我家。病人用门板抬来，口吐白沫，神志不清，气息奄奄。我家人见之，恐其顷刻死去。病人父亲再三恳

求，救女一命。如此重危的病人，又是晚间抬到家来，我可以要他们去医院检查抢救。但贻误时间无异于断送其性命。作为一个医生，只有尽心竭力救治的责任，断无犹豫推诿的借口。我诊断患者系瘀阻迷闷，肝气郁结，投以桃红四物汤加失笑、花蕊石散，先服1剂，嘱当晚即煎服，明天复诊。是夜，我反复展转思考，未敢入睡。翌晨，病人家属来院，说服药后，早上已来月经，量不多。见有转机，我如释重负，增删原方，继服2剂，病人神志渐清，化险为夷。

（裴笑梅. 采百家之长，走自己的路. 2006）

5. 崩漏

案1　肝胆热盛

李某某，32岁，1973年3月3日初诊。经淋5～6年，淋净带下混血，绵绵难清，面时潮红，脚底隐痛，烦躁腰酸，溲赤便秘，入夜难睡。脉弦，苔薄黄腻，舌质红绛。治用龙胆泻肝汤。

龙胆草10g　焦山栀9g　柴胡9g　车前子9g，包煎　黄芩炭6g　小木通6g　当归炭6g　生地炭15g　凤尾草10g　荆芥炭6g　泽泻9g

二诊（3月8日）：服药5剂，经淋方净，即有带下混血，大便已润，小便转清，夜能入睡，食欲正常。脉细弦，苔薄黄，舌质紫绛。前方有效，原方增删，除当归、小木通、凤尾草，加煅牡蛎30g，炙白鸡冠花12g。

三诊（3月1日）：服药7剂，经汛来潮，色鲜红，量中，无腹痛胀感，脚底隐痛如前，腹酸头晕，神倦肢软。脉细缓，苔薄，舌质红绛。改用养阴补肾清热法。

淮山药10g　大熟地15g　陈萸肉10g　泽泻9g　茯苓10g　丹皮9g　冬桑叶12g　制黄精10g　紫丹参10g

四诊（3月20日）：前方服5剂，经汛净后，带下混血未现，头晕腰酸，脚底隐痛已除。脉舌如前，原方继服，以资巩固。

[按] 患者经漏，是由肝胆之火内扰而起。经云："厥阴为肝木之脏，少阳相火内寄……"。肝经郁热，阴阳不和，相火内扰，冲任受损，故崩中漏下。一二两诊泻肝胆之火，以清热凉血为主；三四两诊养阴补肾清热，意在滋水涵木；因肝胆之火横逆，日久必耗阴液，虚实兼顾，证治合拍，获效显然。

案3　劳损冲任，气血涣散，阴阳欲脱

罗某某，16岁，1973年6月14日初诊。初潮月经1973年1月，开始数月尚属正常，于5月13日适值行经，劳累过度，致量多暴崩不止，至今月余，头晕心悸，腹痛，门诊求医，于候诊室突然昏厥。验血常规：血红蛋白40g/L。诊脉濡细带芤，苔薄舌质淡，面色㿠白无神。已入失血之途，气血涣散，须防阴阳离脱之变，病入险境，速以培元补气摄血，急则塞流之计，并输血200ml。方用参芪胶艾汤。

炒潞党参15g　黄芪20g　阿胶15g，另烊冲服　艾叶炭1.5g　仙鹤草30g　陈棕炭10g　地榆炭10g　黄芩炭6g　香附炭9g　煅牡蛎30g　煅龙骨15g

二诊（6月17日）：服药3剂，经量显减，腹痛除，胃口稍增，仅感头晕，心悸。脉细缓，苔薄白，舌质淡红，面泛华泽，再以原方去黄芪、陈棕炭，加石榴皮10g。

三诊（6月20日）：前方继进3剂，月经已净，尚有少量淡红色分泌，一般正常，脉舌如前，改用归脾汤，以养心脾。

四诊（6月25日）：阴道已无血性分泌，食欲大增，睡眠佳，前方已服5剂复验血，血红蛋白75g/L。患者要求出院，带回归脾汤7剂，嘱门诊继治。

五诊（7月24日）：来院复诊，服前方14剂，经转色量均正常，6天净，面色红润，精神充沛。验血红蛋白110g/L，给予济生归脾丸、参麦六味丸各250g，以善其后。

［按］患者系劳累过度血崩。冲任受损，气阴俱耗，阴不抱阳，阳不摄阴，势将阴阳离决，而成虚厥。病入怯途，急以参芪胶艾汤，旨在两补气血，以防下陷，以塞其流，药后症势显然转安。继用归脾汤，调和心脾，使气壮则能摄血，血和自得归经。接服丸剂，以资巩固。辨证中肯，论治切因，深为得法。

案4 血热型

俞某某，21岁，1964年7月10日初诊。室女经来量多似崩10余日，继而淋漓10余日，经量又多如崩，反复至今3个月余未清。经色鲜红，少腹微胀，面赤口渴，大便秘结难下，小便赤热频数，末次月经3月18日，经当地医院诊治无效，转入本院门诊。脉弦有力，苔薄黄，味苦，舌质红绛，唇艳红。治拟三黄忍冬藤汤化裁，以清热凉血。

制大黄炭9g　黄芩炭9g　川柏炭6g　忍冬藤炭15g　贯众炭10g　冬桑叶15g　丹皮6g　地榆炭10g　煅龙骨、煅牡蛎各30g

二诊（7月15日）：药后经量骤减未清，大便已下，小溲清利，少腹感舒适，尚感头晕目眩，心悸，口干喉燥，面色苍白。脉细弱，苔薄白。改用固气补血，以澄其源。

炒潞党参9g　清炙黄芪10g　炒白术9g　陈萸肉6g　炒白芍9g　忍冬藤炭12g　冬桑叶15g　黄芩炭6g　阿胶10g，另烊冲入　当归炭9g　陈皮4g　红枣12g

三诊（7月30日）：服药15剂，上症均改善，经转6天净，量中如前，无腹痛感。

［按］本例为血热型崩漏，由于阳乘于阴，血热经崩淋漓难净。初以清热凉血泻其余火，仿急下存阴之法；次以固气补血，复血海之虚，重用冬桑叶滋阴调冲，虚火自平，崩漏始止。

（摘自《裘氏妇科临证医案精萃》）

刘 云 鹏

（为学旁征博引 治病辨证求因）

【医家简介】

刘云鹏（1910～），男，湖北长阳人，生于五代世医之家。幼承庭训，熟背经典，学宗仲景，旁通叶吴，擅用伤寒温病诸法，治疗妇科急性热病，屡起危急于倾刻。40年代被誉为沙市八大名医之一。1954年赴北京中医学校深造，面聆施今墨、朱颜等先贤教诲。1956年创建沙市中医院，任首任院长，1958年创办沙市中医学校并兼任校长。2007年被中国中医药学会授予全国知名妇科专家称号。现为湖北荆州市中医院主任医师，全国首批继承老中医药专家学术经验工作指导老师，享受国务院政府特殊津贴专家。

相关著作：《妇科治验》、《中国百年百名中医临床家·刘云鹏》。

【主要学术思想和主张】

刘老早年秉承家传，宗叶、吴诸家学说，善治湿热病。后着意研究妇科，对经、孕诸疾形成了独特的学术思想。提出妇科调肝十一法、治脾九法、补肾五法，在医界广泛流传。其学术特点：①调肝为主，疏肝为先。奉行刘完素"天癸既行，皆从厥阴论之"学说；②调理冲任，活血化瘀。认为经、产、杂病调治失当，则气滞、寒凝、出血等均可致瘀；③燮理阴阳，脾肾为本；④师法温病，祛邪为先。邪去正自安；⑤诊重舌脉，治必有方。以舌脉为辨证的关键，施治之权衡；⑥衷中参西，学而不厌。取长补短。

【医论医话】

1. 妇科常用调肝十一法

妇女经受数千年封建压迫，情志抑郁，多愁善感，特别是中年患者，所处人事环境复杂，情志拂逆为多，故临宋气滞最为常见。因此，治疗妇科疾病，当以疏肝为先。赵氏《医贯》亦有以逍遥散治木郁而诸郁皆愈的说法，我用调肝法治疗妇科疾病常收良效。

……

2. 妇科常用治脾法

脾主统血，使血液循常道而行，不致溢于脉外，脾气健旺，才能统摄血液，维持血液的正常运行。若脾虚失其统摄之权，血液就会由脉络外溢，出现各种出血疾患。

老年妇女疾患，因于脾虚者为多，故有老年治脾的说法。《素问·上古天真论篇》说："五七，阳明脉衰，面始焦，发始堕六七，三阳脉衰于上，面皆焦，发始白。"是说妇女中年以后，脏腑功能逐渐减弱，后天之脾亦随之而虚。脾虚则运化和统摄失权，常常变生脾虚诸疾，是以老年妇科疾患，多从脾论治，这是指治疗妇科疾病的一般规律。亦有中青年患者，或因先天不足，或因后天失调，或因摧病日久而导致脾虚衍成妇科病者，临床上也不鲜见。因此，脾胃虚弱者应以舌脉症状为据，不可仅凭年龄用事，只有辨证施治，药随病转，方为万全之计。

……

3. 妇科常用补肾法

女子青春时期，正当肾气旺盛之年，肾脏功能正常，就能激发和推动其他脏腑的功能活动，以维持机体的正常发育。此时若罹患妇科疾病，其因多系肾之不足，故少年女子的妇科疾病，其治主重在肾。但中年或老年亦有因肾虚而致病者，其治仍以补肾为法，不可胶柱鼓瑟。

治疗妇科疾病，一般是青春时期主重在肾，中年时期主重在肝，老年时期主重在脾，这是妇科疾病在生理病理方面三个不同阶段发病的一般规律。有其常，必有其变。常是一般规律，变是特殊情况，故临床既需注意常规治疗，更需观察其病理变化，要机动灵活，才能效若桴鼓。

……

4. 活血化瘀法在妇科临床中的应用

瘀血之证，涉及范围较广，临床表现虽然错综复杂，但因其病理机转一致，故必有共同的临床特征，归纳起来，以疼痛、瘀斑、癥块及脉舌的变化为主。这些特征，临床不必悉具，但疼痛是主要症状。通则不痛，痛则不通，故疼痛是瘀血的主要特征。我于临证之中，每遇妇科瘀血为患者，常以祛瘀为先，并审因论治，随证加减，如此而治，往往收效。

（摘自《妇科治验》）

【常用效方】

○ **方一　健脾固冲汤加味（经期延长）**

［组成］黄芩 9g　白芍 15g　白术 12g　熟地炭 15g　姜炭 6g　甘草 3g　赤石脂 30g 阿胶烊化, 9g　炒贯众 30g

［功效］健脾坚阴。

［主治］脾虚阴伤类经期延长症。

［按］健脾固冲汤是刘老的自拟方，是在《金匮要略》黄土汤的基础上去其辛温之品，增其养阴之味，用于治疗脾虚阴伤，冲任不固的崩漏、月经过多、经期延长等，辨证既准，效如桴鼓。方中阿胶补血止血滋阴，熟地补血滋阴，白芍养血敛阴，黄芩苦寒坚阴，白术健脾益气，甘草调和诸药，姜炭引血归经，赤石脂固摄冲任。

（刘云鹏. 中国百年百名中医临床家丛书·刘云鹏. 中国中医药出版社，2001）

○ **方二　调经一号方（月经前后诸症）**

［组成］柴胡 9g　当归 9g　白芍 9g　甘草 3g　香附 12g　郁金 9g　川芎 9g　益母草 15g

［功用］疏肝开郁，理气活血。

［主治］经前胸乳作胀，喜呃逆叹息，脉沉弦软、舌质淡红，舌苔薄黄。

［加减法］肝郁化火，脉弦数，舌质红，头晕，便结者，加炒栀子 9g，丹皮 9g，以泻郁火；脘腹胀，食少，脉弦者，加苍术 9g，川朴 9g，陈皮 9g，以开胃除满；恶心呕吐者，加半夏 9g，陈皮 9g，茯苓 9g，以和胃除痰；小腹胀痛者，可选加枳实 9g，青皮 9g，木香 9g 等。腹胀甚者，加槟榔 12g，以理气消胀；腰胀痛者，可加乌药 9g，牛膝 9g，以理气活血治腰胀痛；气虚者，加党参、白术、茯苓以健脾益气。

［方解］本方是一首疏肝开郁，理气活血调经的方剂，适用于肝气郁结所致的经前诸症。方中柴胡、当归、白芍疏肝解郁；香附、郁金理气疏肝，主治胸乳胀；川芎、益母草行气活血调经；甘草调和诸药。经前主治在气，肝气得疏，气顺血活，则经前诸症不再发作。

○ **方三　调经二号方（月经前后诸症）**

［组成］乌药 9g　木香 9g　香附 12g　槟榔 12g　甘草 3g　当归 9g　川芎 9g　牛膝 9g 益母草 15g

［功用］理气活血调经。

［主治］经前腰部胀痛，小腹胀，脉沉弦，舌质红，舌苔薄。

［加减法］兼小腹痛者，可选加延胡索 9g，五灵脂 9g 等，以活血祛瘀调经；小腹冷痛者，加高良姜 6g，以疏肝行气，散寒止痛；气郁化火者，可加炒栀子 9g，丹皮 9g，以散肝火；气虚者，加党参 9g，用以益气，助其气机之流通。

［方解］本方是一个理气活血调经的方剂，方中乌药、木香、香附、槟榔疏肝理气，川芎、当归、牛膝、益母草活血调经，佐以甘草调和诸药，为经前理气调经的常用方。

［附注］

（1）调经 1 号方调经，以经前胸乳胀痛为主症。

（2）调经 2 号方调经，以经前腰腹胀痛为主症。

（3）经前以行气为主，因气为血帅，血随气行，经前气顺，则经血按时而下，自无所苦。若情志抑郁则气滞，肝气布胁肋，络小腹，肝气郁结，故胸胁胀满，小腹胀痛，小腹之胀痛，往往涉及腰臀，故临床常腰腹胀痛并见。

○ 方四　活血化瘀方（崩漏）

［组成］蒲黄炭 9g　赤芍 9g　泽兰 9g　川芎 9g　桃仁 9g　红花 9g　莪术 9g　卷柏 9g　续断 9g　炙甘草 6g

［功用］活血化瘀。

［主治］血瘀崩漏，阴道出血或多或少，或有血块，腹痛拒按，下血后腹痛减轻，脉沉弦，舌质暗，或有瘀点，舌苔薄。

［加减法］腹痛甚加五灵脂 9g，或三七末（冲服）3g，以活血祛瘀，止血止痛；腹胀是兼有气滞，可加香附 12g，枳壳 9g，以理气行滞；兼有热象，可选加黄芩 9g，炒栀子 9g，丹皮 9g，以清热凉血。兼有寒象者，可加姜炭 6g，艾叶炭 9g，以温经散寒通络止血；补血止血加阿胶（兑）12g，棕榈炭 9g 等；气虚者加黄芪 18g，党参 12g，以益气摄血。

［方解］本方是一首活血祛瘀、通因通用的方剂，用以治疗瘀血阻滞脉络，血不循经的崩漏症，常遇正虚用益气摄血法无效者，采用本方往往有效。

方中川芎、赤芍、桃仁、红花、泽兰、莪术等皆为活血化瘀之要药，续断治腰痛补肾而止血，蒲黄炭、卷柏活血化瘀而止血，炙甘草调和诸药，整个方剂以活血祛瘀为治，是一个治疗血瘀崩漏的验方。

黑蒲黄散和活血化瘀方，都用以治疗崩漏。黑蒲黄散所治是以气血失调为其特征，在临床上表现为轻度腰腹胀痛，治疗上以调和气血为主，属于气血俱病，活血化瘀方所治以瘀血为特征，主要表现是少腹疼痛拒按，下血后腹痛减轻，属血瘀证。

○ 方五　加减黄土汤（崩漏）

［组成］黄芩 9g　白术 9g　地黄炭 9g　白芍 10g　甘草 3g　阿胶兑服，12g　姜炭 6g　赤石脂 30~60g

［功用］健脾坚阴，固涩冲任。

［主治］崩漏下血，量多色红，口干，纳差，四肢无力，脉虚数或沉软，舌质红而干或淡红，舌苔黄。

［加减法］畏寒腹痛，加艾叶炭 9g，以温经止血，下血量多，可选加棕榈炭 9g，牡

蛎 18g，龙骨 9g 等，以固涩冲任；舌质红，脉细数或手脚心热，是阴虚之候，可加女贞子 15g，旱莲草 15g，以滋阴清热止血；腰痛者，加杜仲 9g，续断 9g，以补肾止血；气虚者，加党参 15g，以益气摄血。

［方解］脾为统血之脏，脾虚不能摄血，故血外溢，日久肝肾阴伤，冲任不固，则为崩漏下血量多。

本方是一首治疗脾虚阴伤，崩漏下血的良方。方中黄芩苦寒坚阴，阿胶、地黄炭养血滋阴止血，白芍养血敛阴，姜炭、赤石脂涩血固冲任，白术、甘草健脾益气。全方养血敛阴，健脾摄血，固涩冲任，多用于老年血崩。

本方和胶艾汤都是治疗冲任不固，崩漏下血的方剂。胶艾汤养血调经而止痛，本方补脾养阴而固摄。胶艾汤用于崩漏腹痛不甚，本方重在纳差、口干。辨证处方，各有攸宜。

（摘自《妇科治验》）

○ 方六　益母生化汤（崩漏及产后恶露不净）

［组成］益母草 15g　当归 24g　川芎 9g　桃仁 9g　炮姜 6~9g　甘草 6g

［主治］产后恶露不净，经行小腹疼痛，或人流、药流后腰痛、恶露不净，亦可用于崩漏不止并腹痛症。

［加减法］腹痛甚者可选加蒲黄 9g，五灵脂 9g，延胡索 12g，川楝子 12g 等活血止痛；小腹胀痛，可选加香附 12g，枳壳 9g，槟榔 12g，木香 9g 等消胀止痛；腰痛、血量少者加牛膝 9g 活血；血量多者加续断 12g 补肾止血；腰胀者加乌药 9g 消胀；有热去炮姜加牡丹皮 9g，热盛者加苦参 9g，栀子 9g 清热、活血、止血；气虚可选加党参 15g，黄芪 20g 益气；有寒者可选加桂枝 6g，艾叶 9g 以温阳。

［方解］本方由生化汤加减而成，是一个活血止痛，祛瘀生新的方剂。方中重用当归养血活血，且以镇痛；川芎行气活血为血中气药，气行则血行；桃仁活血化瘀；炮姜温经通络；甘草补中，调和诸药；益母草祛瘀生新。可治产后恶露不净、经期腹痛、月经过多、月经过少、经期延长之血瘀证。

（摘自《中国百年百名中医临床家·刘云鹏》）

【精选案例】

1. 月经不调

（1）月经先期

案 1　脾虚夹热

杨某，女，21 岁，未婚。

初诊（2004 年 7 月 26 日）：月经先期来潮 8 年。患者月经初潮 13 岁，4/20~22 天，量较多，色鲜红，无痛经，未经治疗。末次月经 2004 年 7 月 9 日，量多，色鲜红。现白带量多，色黄，偶夹血丝，大便 3~4 日一行。舌红苔薄黄，齿痕，脉沉软，70 次/分。

证属：脾虚夹热。拟健脾益气，清热凉血法，完带汤加味治疗。

柴胡 9g　陈皮 9g　白芍 15g　炒荆芥 9g　党参 15g　甘草 6g　炒白术 30g　苍术 9g　山药 30g　车前子 9g　女贞子 15g　生地 10g　阿胶 12g　茯苓 9g

7 剂。

二诊（2004年8月9日）：诉服药后白带量减少，色白，今月经来潮，量较多，色鲜红，经前期感腹胀，有下坠感，纳差，大便三四天一行，舌红苔黄。守上方加益母草20g，益母草20g，制香附15g，木香9g，7剂。

[按] 刘老认为此为脾虚所致月经先期，由于脾虚气弱，冲任不固，不能统摄经血，故月经先期而至；脾虚运化失常，水湿内停，损伤任带，而致白带量多；色黄为湿郁化热之象。完带汤为治疗脾虚带下病方剂，有健脾益气、升阳除湿的功能，故以此方加味正对病情，方中加入女贞子以清热养阴，生地滋阴凉血，茯苓健脾渗湿，因白带中夹血丝，故加用阿胶养血止血治疗，服药7天后白带不夹血丝，量减少，且月经未提前来潮。二诊时正值经期，故继用完带汤加味以巩固疗效，并于方中加入益母草、制香附、木香理气止痛，活血调经。

案2　阴虚有热

张某，女，17岁，未婚，学生。

初诊（2004年12月8日）：月经先期来潮4个月。患者月经初潮12岁，6/31天，量中，色红，夹血块，经期少腹痛，自2004年8月开始，每半月一行，经行量少、色暗、黏稠，无腰腹疼痛，舌红，苔灰薄，脉数，82次/分，末次月经2004年12月6日。

证属：阴虚有热，拟滋阴清热，凉血止血法，清经汤和四君子汤加味治疗。

牡丹皮9g　黄柏9g　地骨皮15g　生地黄、熟地黄各10g　白芍12g　茯苓10g　炒青蒿9g　党参15g　白术9g　甘草6g　山药30g　制首乌20g　苍术10g

7剂。

二诊（12月23日）：患者诉22日晚阴道少量血性分泌物，色暗红，无腰腹疼痛，便秘，清晨神疲，舌红，苔薄黄，脉70次/分。守上方，15剂。

三诊（2005年2月3日）：患者末次月经2005年1月8日，7天净，前3天量极少，后4天量中等，色深红，无腰腹疼痛，面色黄，面部痤疮，纳少，精神尚可，大小便正常，白带量多，色白，无阴痒，舌红，苔灰黄，脉洪数，80次/分。以清经汤加味治疗。

牡丹皮9g　黄柏9g　地骨皮15g　生地、熟地各10g　白芍12g　茯苓10g　炒青蒿9g　炒栀子9g　地榆炭15g　仙鹤草30g　柏叶炭12g　金银花15g　连翘12g　甘草6g

14剂。

四诊（12月17日）：患者末次月经2005年2月7～10日，量少，色暗，无腰腹疼痛，面色及面部痤疮较前好转，精神尚可，夜寐多梦，清晨有腹胀感，纳可，小便黄，大便日1次，较干，舌暗红，苔灰黄，脉70次/分。仍以清经汤加味治疗。

牡丹皮9g　黄柏9g　地骨皮15g　生地黄、熟地黄各10g　白芍12g　茯苓10g　炒青蒿9g　当归9g　制香附12g　山药20g　芡实15g

14剂。

[按] 月经先期首当辨其寒热虚实，此例月经量少，色暗黏稠，舌红，苔灰薄，脉数，乃阴虚有热，火旺而阴水不足，故经期提前，经量少，属虚，刘老予清经汤加味治疗。清经汤是《傅青主女科》调经的主要方剂，其云：此方虽是清火之品，然仍是滋水之味，火泄而水不与俱泄，损而益之也。方中地骨皮、牡丹皮、青蒿皆为清热凉血之

品，坚阴泻火，佐黄柏以泻相火，熟地、白芍滋肾养阴，柔肝涵木，临证常生地、熟地同用，以增滋阴泻火之功，少佐茯苓淡渗、和脾、利水且能宁心，全方为清热凉血之剂，且有养血滋阴之效，使热去而阴不伤，血安而经血调。其经量少乃血虚津亏所致，故于方中加入四君子汤益气养血以补其虚，服药 20 余剂，月经如期而潮，未提前，月经仍较少，经期较长，三诊时正值经期前，故继用清经汤治疗，加用炒栀子、地榆、仙鹤草、柏叶炭以凉血止血，以防经期延长，加金银花、连翘、甘草清热解毒以治面部痤疮。药后经期缩短，月经如期而至，面部痤疮好转。四诊时已值经后，惟腹胀，故继守前法，加用疏肝理气之品以除腹胀，健脾养血之品以补其虚，滋其生化之源。

（摘自《中国百年百名中医临床家·刘云鹏》）

（2）月经后期

案 1　肝郁气滞

陈某，女，40 岁，已婚。

初诊（2004 年 6 月 18 日）：月经 2 个月余未潮。患者平素月经规则 3～4/24～25 天，量多，有血块，无痛经，末次月经 2004 年 4 月 10 日，3 天净，量少，至今月经未来潮，现双乳胀痛，腰背不适，腿疼，头晕痛，时有腹胀，大便干结，一天一行，白带量中，色黄，有异味，阴痒，舌红，苔黄，脉 71 次/分。

证属：肝郁气滞，拟疏肝理气调经法，用刘云鹏经验方调经一号方加味治疗。

柴胡 9g　当归 9g　白芍 9g　白术 9g　茯苓 9g　甘草 3g　香附 3g　郁金 9g　川芎 9g　益母草 15g　黄芪 30g　山药 20g　牛膝 12g　乌药 12g

7 剂。

二诊（2004 年 7 月 12 日）：诉服上方后月经于 2004 年 6 月 30 日来潮，前 3 天量较多，有少许血块，经期头晕，舌红，苔灰黄，脉沉软，71 次/分。给予促排卵汤加味治疗。

柴胡 9g　赤芍、白芍各 15g　菟丝子 20g　覆盆子 10g　枸杞子 20g　女贞子 15g　鸡血藤 15g　牛膝 10g　泽兰 10g　苏木 9g　蒲黄 9g　益母草 15g　刘寄奴 10g　地榆炭 30g　蒲黄炭 15g　贯众炭 30g

7 剂。

[按] 患者平素月经正常，此次月经突然停闭 2 个月，且伴乳痛，腹胀，腰背不适，头晕痛等症，乃因肝郁气滞，气不宣达，血为气滞，运行不畅，阻滞冲任所致，故予调经一号方加味。调经一号方是刘老调经之经验方，常在经前使用，但见经前乳胀，即可用此方。方中香附、郁金理气调肝；赤芍、川芎、益母草活血通经；乌药理气除腹胀；牛膝活血引药下行；黄芪、山药益气补脾以滋生化之源，此时治脾亦为"治未病"的思想，即"见肝之病，知肝传脾，当先实脾"，服上药后月经来潮。潮后经期延长，淋漓不净，量少色黑，伴腹痛、腰酸，此乃气滞血瘀，冲任不畅，兼见肾虚之象，此时为经后期，用调补肝肾之促排卵加味，方中鸡血藤、苏木、泽兰、益母草、刘寄奴、蒲黄活血化瘀，通经止痛；牛膝引血下行；柴胡疏肝理气；菟丝子、覆盆子、枸杞子、女贞子益肾固冲，佐以炭药以止血，服药后血止病愈。此例很好地诠释了刘老经前理气，经期

活血的分期论治月经病的思想。

案2　精血亏虚

吴某，女，25岁，已婚。

初诊（2008年9月6日）：月经后期来潮1年余。患者平素月经45/37天，量不多。2007年3月开始4/40~70天，伴经前乳胀，需用中西药月经才来潮。末次月经2008年7月13日来潮（吃中药后来潮），4天净，无腹痛，月经至今未潮，白带可，大便1天1次，小便次数较多，有淋漓不尽感，舌红，苔黄，齿痕，脉72次/分。

证属：精血亏虚。拟益肾养血法，益五合方治疗。

当归10g　川芎10g　熟地黄12g　白芍10g　丹参20g　白术9g　茺蔚子12g　香附10g　益母草15g　覆盆子10g　菟丝子20g　枸杞子20g　车前子10g　五味子9g

7剂。

二诊（9月27日）：服上药后月经于9月8日来潮，4天净，量极少，色暗红，有血块，腹胀，早晨稍有好转，脱发较甚，小便淋漓感减轻，大便1天1行。舌红苔黄，齿痕，脉沉软，72次/分。上方加味治疗。

当归10g　川芎10g　白芍10g　丹参20g　白术9g　生地黄、熟地黄各20g　茺蔚子12g　香附10g　益母草15g　覆盆子10g　菟丝子20g　枸杞子20g　车前子10g　五味子9g　木香9g　侧柏叶25g　制首乌25g　墨旱莲20g　黑芝麻30g

14剂。

三诊（10月25日）：末次月经2008年10月19日，4天净，量较前增多，色红，经前乳房胀痛，纳食睡眠可，二便调。舌红苔黄，齿痕，脉沉，72次/分。益五合方加味。

当归10g　川芎10g　熟地黄12g　益母草15g　覆盆子10g　菟丝子20g　枸杞子20g　车前子10g　五味子9g　柴胡9g　黄芪30g

14剂。

[按]　患者以往已生育一子，月经虽后期但基本正常，由于1次月经量极多后发病，考虑患者原本肾精不足，加以突然失血过多，精血骤虚而致病。治疗当以益肾养血为主，方用益母五合方治疗，该方由益母胜金丹合五子衍宗丸而成，益母胜金丹养血活血，五子衍宗丸补肾益精，全方使肾精充盛，血虚得养，气血通调，经血应时而下。服药后月经来潮，但量少，伴脱发，仍属精血亏虚，故加用制首乌、黑芝麻、墨旱莲、侧柏叶以滋阴补肾益精，加木香理气除腹胀，但补而不滞。三诊时月经又来潮1次，经期虽略后延，但经量较前明显增多。上述药物具推动作用，可推动血液的运行，气调血畅，经闭可行。本例虽未用通经之品而使经血复来，乃以养为通也。正如《普济方》所云："就中不行以药行为害滋大，经水枯竭则无以滋养，其能行乎？……但服以养血益气诸药，天癸自行。"

（摘自《刘云鹏妇科医案医话》）

案3　气血不足，脾肾阳虚

赵某，女，30岁，已婚。

初诊（2004 年 9 月 13 日）：月经后期来潮 10 年。近 10 年月经 2 ~ 3/2 ~ 5 个月，量不多，末次月经 2004 年 5 月底，1 天净，量极少，无乳胀，无腹痛，月经至今未潮，现伴腰酸，全身乏力，疲倦，精神欠佳，白带不多，色黄，大便 1 天 1 行。舌红苔薄，齿痕，脉沉，76 次/分。

证属：气血不足，脾肾阳虚。拟温补脾肾法，十全大补汤加味。

白芍 15g　白术 9g　党参 20g　川芎 10g　熟地黄 15g　茯苓 9g　甘草 6g　当归 10g　黄芪 30g　肉桂 6g　紫石英 30g　淫羊藿 15g　仙茅 9g　鹿角霜 9g　补骨脂 9g

7 剂。

二诊（9 月 27 日）：末次月经 2004 年 9 月 15 日，3 天净，量少。现腹胀气，矢气频频，白带不多，色黄，大便 1 天 1 行。舌红，苔灰黄，齿痕，脉沉软，72 次/分。上方去鹿角霜、补骨脂，加侧柏叶 25g，制首乌 25g，墨旱莲 20g，黑芝麻 30g，14 剂。

三诊（10 月 25 日）：末次月经 2004 年·10 月 7 日来潮，量少，5 天净，腹胀好转。现觉四肢乏力，大便 2 日 1 行，小便可，纳食睡眠可，舌红，苔灰，齿痕，脉滑弦，72 次/分。八珍汤加味。

白芍 15g　白术 9g　党参 20g　川芎 10g　熟地黄 15g　茯苓 9g　甘草 6g　当归 10g　侧柏叶 25g　制首乌 25g　墨旱莲 20g　黑芝麻 30g　黄芪 30g　白芷 9g　蔓荆子 12g

14 剂。

四诊（11 月 22 日）：末次月经 11 月 17 日来潮，经量增多，有血块，色红，经期腹痛，饮食，睡眠可，大小便正常。促排卵汤加味。

柴胡 9g　赤芍、白芍各 15g　菟丝子 20g　覆盆子 10g　枸杞子 20g　女贞子 15g　鸡血藤 15g　牛膝 10g　泽兰 10g　苏木 9g　蒲黄 9g　益母草 15g　刘寄奴 10g　生地、熟地各 20g　墨旱莲 20g　当归 20g　黑芝麻 30g　何首乌 25g　侧柏叶 15g

14 剂。

［按］依据症舌脉表现，该患者属于气血不足、脾肾阳虚之闭经。《傅青主女科》云："脾为后天之本，肾为先天，脾非先天之气不能化，肾非后天之气不能生。"故刘老予十全大补汤补脾肾两阳，而经水出诸肾，故加淫羊藿、仙茅、补骨脂、鹿角霜、紫石英等重补肾阳，阳生阴长，闭经自愈。二诊时月经来潮，但量少，继用益气养血之品以益生化之源，三诊后月经再次如期来潮，故四诊时予促排卵加养血滋阴之品，以促进卵巢排卵，建立正常周期。

（3）月经前后不定期

案　肝郁肾虚，冲任不调

彭某，女，22 岁，未婚，有性生活史。

初诊（2006 年 7 月 3 日）：月经先后无定期 8 年，患者近 8 年来月经前后无定期，时提前，时推后，末次月经 2006 年 6 月 17 日，舌红苔黄，脉 76 次/分。

证属：肝郁肾虚，冲任不调。治以疏肝解郁，清热健脾，益肾固冲，定经汤加味。

柴胡 9g　当归 9g　白芍 15g　茯苓 9g　山药 20g　菟丝子 30g　炒荆芥 9g　制首乌 20g　牡丹皮 9g　炒栀子 9g　白术 9g　甘草 6g　太子参 30g　生地黄 9g

14剂。

二诊（7月11日）：现为经前感乳房隐痛，舌红，苔灰黄，脉数，84次/分。守上方加味。

柴胡9g　当归9g　白芍15g　茯苓9g　山药20g　菟丝子30g　炒荆芥9g　制首乌20g　牡丹皮9g　炒栀子9g　甘草6g　郁金12g　制香附12g　淡竹叶9g　木通9g

14剂。

三诊（9月4日）：患者上次月经2006年7月16日，末次月经2006年8月20日，7日净，量少，经前便秘，外阴瘙痒，舌暗红，苔灰黄，脉弦数，76次/分。

柴胡9g　当归9g　白芍15g　茯苓9g　山药20g　菟丝子30g　炒荆芥9g　制首乌20g　牡丹皮9g　炒栀子9g　甘草6g　淡竹叶9g　木通9g　茵陈15g　黄柏9g

14剂。

［按］月经前后不定期属月经不调中的严重周期紊乱，病情发展严重时可转化为崩漏或闭经，其发病与肝脾肾三脏功能失常密切相关，肝主藏血，主疏泄，司血海，脾主统摄，主运化，肾主藏精，肝脾一体，精血同源，今肝气郁则疏泄失司，血海失调，肝郁则肾亦郁，肾郁则精血失化，而开阖失司，脾虚则气血不匀，故经血往来断续，前后无定期，本例属肝郁肾虚，冲任不调，治以疏肝解郁，清热健脾，益肾固冲。予定经汤疏肝解郁，补肾调经。定经汤是《傅青主女科》治疗肝气郁结之月经前后不定期的方子，在方中加牡丹皮、炒栀子清热平肝，白术、甘草、太子参健脾益气，生地益肾滋阴。二诊时，正值月经前期，感乳胀，故于方中加用郁金、制香附理气活血通经，并针对其兼症治疗。三诊时正值经后期，外阴瘙痒，舌暗红，苔黄脉弦数，一派湿热之象，故于定经汤中加牡丹皮、炒栀子清其郁热，加入导赤散、茵陈、蒲公英清利湿热以善后。

（4）经期延长

案1　瘀血夹热

关某，女，38岁，已婚。

初诊（2005年12月25日）：经期延长2年。患者近2年来月经10余天未干净，经量多，大便干结，末次月经2005年11月29日，至今未净，睡眠欠佳，大便干净，舌暗红，苔黄厚，脉弦软，76次/分。

证属：瘀血夹热。治以活血化瘀，凉血清热，益母胜金丹加味。

当归12g　川芎6g　熟地黄12g　丹参9g　白术12g　茺蔚子12g　香附12g　益母草15g　蒲公英30g　败酱草30g　黄芩9g　乌药12g　牛膝12g　制首乌20g

10剂。

二诊（2006年1月5日）：服上方3剂后阴道血止，末次月经2005年12月29日来潮，量多，色红，6天净，头痛，大便干结，舌暗红，苔黄厚，脉弦软，76次/分。桃红四物汤加味。

桃仁9g　红花6g　赤芍、白芍各15g　川芎9g　生地黄、熟地黄各12g　当归10g　升麻9g　甘草6g　槟榔12g

14剂。

三诊（1月20日）：患者阴道无出血，舌暗红，苔黄厚，脉弦软，76次/分。桃红四物汤加味。

桃仁9g　红花6g　赤芍、白芍各15g　川芎9g　生地黄、熟地黄各12g　当归10g　升麻9g　甘草6g　槟榔12g　牡丹皮9g　炒栀子9g

14剂。

[按] 患者经期延长，每10天方净，经来量多，色暗，大便干结，舌暗红，苔黄厚，脉弦软数，乃瘀热互结于胞宫使然。瘀血内停，阻滞胞脉，新血不得归经而妄行，故月经淋漓不尽；瘀血于内，故经来量少，色暗；瘀久化热，灼伤津液，故大便干结；舌暗红，苔黄厚，脉弦数均为一派热象。对其治疗，虽然出血时间长，但不能简单使用固涩药止血，因其有瘀血内停，该患者出血近1个月，脉弦软，又不能盲目活血化瘀，故刘老予益母胜金丹加味，化瘀而能生新，止血而不留瘀，并加蒲公英、败酱草、黄芩清热，乌药理气，制首乌养血，服药3天后月经干净。二诊时正值经后，其大便干结，观其舌脉，瘀血仍在，故以活血化瘀治其本，凉血清热治其标，投以桃红四物汤活血养血，加升麻、槟榔润肠通便，升麻配槟榔，一升一降，使清阳得升，浊气得降。三诊时阴道出血已止半月余，故继守前法，并加用牡丹皮、炒栀子清热凉血，以防再次出血。

案2　肝郁脾虚，郁而化热

祺某，女，36岁，已婚。

初诊（2004年11月8日）：经期延长2个月。患者平素月经正常，近2个月月经周期正常，经期延长，10天方净，月经前半月乳胀，尿频，双少腹痛，腰痛，易腹泻，末次月经2004年10月25日，舌红，苔黄，脉滑数，76次/分。

证属：肝郁脾虚，郁而化热。拟丹栀逍遥散加味。

当归12g　白芍9g　白术12g　柴胡9g　茯苓9g　甘草3g　牡丹皮9g　炒栀子9g　乌药12g　牛膝12g　车前子9g　法半夏9g　陈皮9g

7剂。

二诊（11月22日）：服上药后腰痛明显好转，感尿频尿急，舌红苔灰，脉数，80次/分。调经一号方加味。

柴胡9g　当归9g　白芍9g　白术9g　茯苓9g　甘草3g　香附3g　郁金9g　川芎9g　益母草15g　乌药12g　牛膝12g　车前子9g　法半夏9g　陈皮9g　旋覆花9g, 包煎

14剂。

2005年3月7日随访，诉经以上调治后月经周期正常，5天净，至今未复发，惟感乳房胀痛。

[按] 患者经期延长，伴双少腹疼痛，口干，舌燥，经前乳胀，腹泻，乃肝郁脾虚，郁而化热之证。热扰冲任，血海不宁，故经血过期未净；乳房为肝经循行的部位，肝郁则乳胀；肝旺克脾土，致纳差，大便溏泄；肝脉之气夹胃气上逆，郁而化火故口干舌燥；舌红，苔黄，脉滑数乃一派肝郁化火之象。治以丹栀逍遥散加法半夏、陈皮理气和胃降逆，乌药、牛膝理气活血治腰酸，车前子清热利尿治尿频。二诊时诸症好转，正值经前，经前以疏肝为主，予刘老治疗经前乳胀的经验方调经一号方加牡丹皮、炒栀子清热疏肝、

理气活血调经，加猪苓、泽泻、车前子清热除湿利尿，法半夏、陈皮、旋覆花和胃降逆止呕。调经一号方和丹栀逍遥散均为疏肝扶脾的方剂，对于肝郁脾虚证的治疗效果明显。

案3　脾虚阴伤

钱某，女，34岁，已婚。

初诊（2005年4月14日）：人流术后月经不规则出血2个月余。患者1月21日行人流术后，阴道出血7天干净。2月4日开始无明显诱因阴道开始出血，量时多时少，无腰腹疼痛，至今未净。现感头晕，偶有心烦，易疲劳，舌红，苔薄黄，脉沉软，72次/分。月经初潮12岁，7/30天，量中，色深红，无血块，无痛经。

证属：脾虚阴伤。拟健脾坚阴法，健脾固冲汤加味治疗。

黄芩9g　白芍15g　白术12g　熟地炭15g　姜炭6g　甘草3g　赤石脂30g　阿胶烊化，9g　炒贯众30g

7剂。

二诊（4月21日）：诉服药后血止，现面部色斑较多，喜出汗，余可。舌红，苔灰，脉72次/分。予八珍汤加金银花15g，连翘15g，牡丹皮9g，14剂，温服。

[按] 健脾固冲汤是刘老的自拟方，是在《金匮要略》黄土汤的基础上去其辛温之品，增其养阴之味，用于治疗脾虚阴伤，冲任不固的崩漏、月经过多、经期延长等，辨证既准，效如桴鼓。方中阿胶补血止血滋阴，熟地补血滋阴，白芍养血敛阴，黄芩苦寒坚阴，白术健脾益气，甘草调和诸药，姜炭引血归经，赤石脂固摄冲任。

（5）月经过少

案　气滞血瘀

李某，女，34岁，已婚。

初诊（2004年9月29日）：月经量少半年余。患者平素月经周期正常，45天一行，量中，5天净，经前乳胀，腰酸胀，近半年来月经量减少，2~3天即净，末次月经8月25日。现乳房胀痛，白带量多，色黄，有异味，无阴痒，纳可，二便调。舌红，苔黄，脉弦，72次/分。

证属：气滞血瘀。拟疏肝理气，活血通经法，调经一号方加味。

柴胡9g　当归9g　白芍9g　白术9g　茯苓9g　甘草3g　香附3g　郁金9g　川芎9g　益母草15g　山药30g　苍术9g　黄柏9g

7剂。

二诊（11月22日）：患者上次月经2004年10月5日，量少，末次月经2004年11月18日，量较前略多，未净，舌红，少苔，脉72次/分。益母生化汤加味。

益母草15g　当归24g　川芎9g　桃仁9g　炮姜6g　甘草6g　香附12g　赤芍15g　熟地黄15g

7剂。

三诊（2005年1月10日）：患者末次月经2004年12月22日，3天净，量较前增多，色鲜红，无血块，偶有腹痛，无腰痛，无乳胀，白带量多，色黄，无阴痒，舌红，苔黄，脉72次/分。益母胜金丹加味。

当归 12g　川芎 6g　熟地黄 12g　白芍 9g　丹参 9g　白术 12g　茺蔚子 12g　香附 12g　益母草 15g　苍术 9g　黄柏 9g

14 剂。

[按] 患者月经量少，色暗红，伴经期乳胀，舌红，苔黄，脉弦，证属气滞血瘀，故治拟疏肝理气，活血调经，方用调经一号方加味。调经一号方是刘老治疗经前乳胀的经验方，方中柴胡、当归、白芍疏肝解郁；白术、茯苓、甘草健脾补虚；香附、郁金理气疏肝；川芎、益母草行气活血调经。全方理气活血，扶脾调经，适用于胸乳作胀为主的经前诸症或月经后期。本例兼见带下量多，于方中加入山药、苍术、黄柏以健脾除湿止带，服药后经来量增多，色转红。二诊时正值经期予益母生化汤合四物汤加味以养血活血调经，使瘀血化，新血生，气顺血调，经行如常。三诊为经后，宜养血益阴填髓，故予益母胜金丹加味扶正以固冲任。此例三诊分别为月经周期的不同阶段，采用不同的治疗法则，充分体现了刘老治疗月经病经前理气，经期活血，经后补肾的分期治疗原则。

2. 闭经

案 1　阳虚精少，胞络阻滞

邹某，女，27 岁，已婚。

初诊 (7 月 25 日)：月经半年余未来潮。患者平素月经正常，4/28 天，经前乳胀。2004 年 1 月 8 日行人流术，术后月经至今未潮，曾服柏子仁丸，月经仍未来潮。现舌红苔少，苔薄白，脉缓，60 次/分。4 月 17 日 B 超提示：子宫大小 4.7cm × 3.3cm × 4.5cm，内膜厚 0.56cm。性激素：PRL 36.7（升高）。蝶鞍部 CT：正常。

证属：阳虚精少，胞络阻滞。拟温阳生精，养血活血法，促排卵汤加味。

柴胡 9g　赤芍、白芍各 15g　菟丝子 20g　覆盆子 10g　枸杞子 20g　女贞子 15g　鸡血藤 15g　牛膝 10g　泽兰 10g　苏木 9g　蒲黄 9g　益母草 15g　刘寄奴 10g　仙茅 9g　淫羊藿 15g

15 剂。

二诊 (8 月 9 日)：月经仍未来潮，舌红，苔薄，脉软滑，76 次/分。守上方加四物汤。

柴胡 9g　赤芍、白芍各 15g　菟丝子 20g　覆盆子 10g　枸杞子 20g　女贞子 15g　鸡血藤 15g　牛膝 10g　泽兰 10g　苏木 9g　蒲黄 9g　益母草 15g　刘寄奴 10g　仙茅 9g　淫羊藿 15g　川芎 9g　当归 9g　熟地黄 10g

14 剂。

三诊 (8 月 23 日)：月经 2004 年 9 月 11 日来潮，色红，无乳胀，经期第 1 天腹胀，今将净，无其他不适。9 月 7 日 B 超：内膜厚 0.7cm。舌红，苔薄，脉 74 次/分。促排卵汤加味。

柴胡 9g　赤芍、白芍各 15g　菟丝子 20g　覆盆子 10g　枸杞子 20g　女贞子 15g　鸡血藤 15g　牛膝 10g　泽兰 10g　苏木 9g　蒲黄 9g　益母草 15g　刘寄奴 10g　淫羊藿 15g　桃仁 9g　当归 9g　川芎 9g　熟地黄 9g

14 剂。

[按] 患者病其于人流术后，损伤子宫内膜，B超提示子宫内膜仅厚0.56cm，故术后6个月余月经未潮，患者虽无明显自觉症状，但依据产后多虚多瘀的特点，结合西医检查，治疗当以益肾扶阳，活血通经为原则。予促排卵加味，方中菟丝子、枸杞子、覆盆子、女贞子补肾益精，赤芍、鸡血藤、益母草、刘寄奴活血通络，牛膝引药下行，柴胡、白芍疏肝解郁，敛阴调经，更加仙茅、淫羊藿温肾扶阳，阴阳双补，以促进子宫内膜生长。守法守方月余，于后期加用桃红四物汤以养血活血，B超复查时子宫内膜增厚0.7cm，月经随即而下，继跟方14剂，后因血病就诊时告之月经正常，按月而潮。

案2 脾虚湿阻，肾虚精少（左侧卵巢单纯性黏液性囊腺瘤/右卵巢囊肿）

刘某，女，41岁，已婚。

初诊（2004年12月9日）：月经半年未来潮。患者平素月经规则，13岁初潮，（3~4）/（28~32）天，量不多，色红，夹血块，偶有经行腹痛。末次月经2004年6月9日来潮，量中，至今未来潮。曾于2004年6月15日用甲羟孕酮治疗，月经仍未来潮。既往有卵巢囊肿病史，1998年2月因右卵巢囊肿手术治疗，术后病检提示左侧卵巢单纯性黏液性囊腺瘤，术后恢复良好。诊时纳可，大便不畅，舌红，苔黄，齿痕，脉弦，68次/分。

证属：脾虚湿阻，肾虚精少。拟除湿化瘀方加味。

当归9g　川芎9g　赤芍、白芍各15g　白术9g　茯苓9g　泽泻9g　延胡索12g　川楝子12g　柴胡9g　枳实9g　甘草6g　丹参30g　蒲公英30g　败酱草30g　菟丝子30g　覆盆子9g　枸杞子20g　车前子9g　五味子9g　女贞子15g

14 剂。

二诊（12月23日）：服上方3剂后于2004年12月23日月经来潮，量少，色暗，2天净，略感小腹坠痛，腰酸痛，畏寒，四肢冰凉，脱发，余无不适。舌红、苔薄黄，脉74次/分。除湿化瘀方加味。

当归9g　川芎9g　赤芍、白芍各15g　白术9g　茯苓9g　泽泻9g　延胡索12g　川楝子12g　柴胡9g　枳实9g　甘草6g　丹参20g　黑芝麻30g　首乌20g　生地黄、熟地黄各20g　墨旱莲15g　侧柏叶15g

7 剂。

2005年5月18日随访，诉服药后月经能正常来潮。

[按] 闭经是妇科病中的一个常见症状，一般以停经3个月以上谓闭经，原因复杂，较难治疗。对本病的治疗，刘师每辨证与辨病相结合，重视病史的采集，该患者继发闭经已半年，期间曾用黄体酮不效，后B超检查发现卵巢囊肿行腹腔镜手术剥离，就诊时已术后1个月，月经仍未来潮，舌红、苔黄，齿痕，脉弦。刘师辨证为脾虚湿阻，瘀滞胞脉，兼有肾虚，属虚实夹杂。治以健脾除湿，祛瘀清热，益肾通经，方用除湿化瘀方合五子丸加味，服药后月经即来潮，但经来量少色暗，且小腹痛，腰酸痛，故继用除湿化瘀方加味，方中加入养血活血，滋阴益肾之品。5个月后随访，告知月经如期来潮，经色经量正常。

案3 痰热上扰

张某，女，26 岁，未婚。

初诊（2004 年 3 月 15 日）：间断月经未潮 1 年。患者平素月经 20 ~ 40 天来潮，量少，色红，无血块，经期腹痛，无乳胀，末次月经 2004 年 2 月 4 日，量少，7 天净。近 1 年因服用精神分裂症药物，月经经常停闭不潮，大便可，睡眠可，舌红，苔灰，有齿痕，脉滑数，86 次/分。

证属：痰热上扰。治以除湿化瘀，活血通经法，温胆汤加味治疗。

陈皮 9g 法半夏 9g 茯苓 9g 甘草 6g 枳实 9g 竹茹 10g 川芎 9g 当归 12g 赤芍、白芍各 15g 桃仁 9g 红花 90g 牛膝 9g

7 剂。

二诊（3 月 22 日）：月经于 2004 年 3 月 17 日来潮，量少，色红，无血块，5 天净，经期无腰腹痛，服上药后腹痛欲泻，便后痛减，大便溏，1 日 2 次，舌红、苔黄，轻微齿痕，脉 72 次/分，守上方加南沙参 12g，胆南星 15g，浙贝 12g，7 剂。

三诊（3 月 29 日）：服上药后腹痛欲泻，便后痛减，大便溏，1 日 3 次，舌红苔灰黄，齿痕，脉 76 次/分，除湿化瘀方合痛泻要方加炒山楂、南沙参，14 剂。

四诊（4 月 19 日）：末次月经 2004 年 4 月 13 日来潮，6 天净，色红，无血块，无腰腹疼痛，无乳胀，舌红，苔黄，齿痕，脉 72 次/分，守上方去南沙参加薏苡仁、党参 30 剂。

[按] 这例患者是典型的服用镇静药引起的药源性闭经，中医学认为精神分裂症一般是七情所伤，痰热内扰，上蒙清窍，导致精神失常，患者舌红，苔灰，有齿痕，脉滑数，86 次/分，是痰热久羁，木郁克土，属正虚邪实。温胆汤能理气化痰，清胆和胃，加川芎、当归、赤芍、白芍、桃仁、红花活血通经，牛膝引血下行。患者服药后，月经来潮，加胆南星、浙贝加重清热祛痰之力，以南沙参润肺养胃，以防燥热伤阴。三诊，诉服上药后腹痛欲泻，便后痛减，1 日 3 次，舌红，苔灰黄，齿痕，脉 76 次/分，说明痰热之邪将从二便而解，因势利导，以除湿化瘀方合痛泻要方加炒山楂、南沙参健脾除湿，疏肝理气，止痛止泻，4 月 13 日月经正常来潮，诸症消失，脉 72 次/分，邪去正安，但舌边尚有轻度齿痕，故去南沙参，加党参、薏苡仁健脾除湿巩固疗效。

3. 崩漏

案1 血虚冲任不固

邓某，女，14 岁，学生。

初诊（2004 年 7 月 29 日）：阴道间断出血 1 个月。2004 年 3 月月经初潮，周期规则，6 天净，无痛经。末次月经 2004 年 6 月底，至今未净，量时多时少，色红，有血块，纳差，舌暗红，苔灰薄，脉沉弦，72 次/分。

证属：血虚冲任不固。治以养血固冲止血，拟胶艾汤加味。

当归 9g 川芎 9g 白芍 9g 熟地黄 10g 艾叶炭 9g 阿胶 10g，兑服 甘草 6g 白茅根 30g 墨旱莲 15g 蒲黄炭 10g

7 剂。

二诊（8月5日）：服上方6剂后月经即净，无其他不适，舌红、苔黄，脉沉弦，72次/分。八珍汤加二至丸。

白芍10g　白术10g　党参20g　川芎10g　熟地黄15g　茯苓9g　甘草6g　当归10g 女贞子15g　墨旱莲15g

7剂。

[按]《素问·上古天真论》曰："女子七岁，肾气甚，齿更发长；二七天癸至，任脉通，太冲脉盛，月事以时下。"天癸至，而先天肾气未充，冲任脉虚，常引起月经失常。根据"急则治其标，缓则治其本"的原则，患者初诊时阴道间断出血1个月，治疗当以止血为要，故以胶艾汤加味以养血固冲止血。方中当归、白芍、川芎、地黄养血调经，阿胶养血止血，艾叶炒炭止血作用尤佳，甘草调和诸药，蒲黄炭活血止血，墨旱莲、白茅根凉血止血。服方6剂阴道出血即止，根据"塞流、澄源、复旧"原则，此时当善本清源，少女崩漏其病机本质在肾虚，善后当以益肾固冲为主，肾为先天之本，脾为后天之本，肾中精气有赖于脾所化生水谷精微的培育和充养，故益肾的同时还须兼顾扶脾。方中用二至丸补肾养阴益精以滋先天，四君子汤健脾益气以补后天，四物汤养血和血，调补冲任，全方脾肾双补，养血固冲，为少女崩漏善后良方。

案2　湿热瘀阻

熊某，女，29岁，已婚。

初诊（2004年5月24日）：阴道间断出血2个月余。患者平素月经7/28天，量偏多，色深红，有血块，时有通经。末次月经2004年4月4日，于第4天经量增多，至今未净，曾用抗炎、止血治疗无效，食欲欠佳，口干欲冷饮，夜寐可，经期腹泻日2次，舌红，苔黄腻，脉软滑，60次/分。

证属：湿热瘀阻。拟清热利湿，凉血止血法，清利固冲汤治疗。

生地黄9g　当归10g　白芍15g　黄芩9g　黄连9g　益母草15g　通草9g　大黄炭12g 蒲黄炭10g　滑石30g　白茅根30g　炒贯众30g

7剂。

二诊（6月3日）：服上方5剂后阴道出血止，现白带量偏多，色白，有异味，外阴瘙痒，小便黄，无尿痛，大便可，夜寐可，舌红，苔薄黄，脉68次/分。予止带方治疗。

茯苓9g　猪苓9g　泽泻9g　茵陈20g　赤芍、白芍各15g　牡丹皮9g　炒栀子9g　黄柏9g　牛膝9g　车前子9g

7剂。

[按]该患者阴道不规则出血2个月余，经西药抗炎止血治疗无效，其阴道出血量多色红，阵发性腹痛，口干欲冷饮，经期腹泻，舌红苔黄，脉软滑，系湿热瘀血积聚于胞宫所致，治宜清热利湿，凉血止血。湿热黏滞，与热邪胶结，非滑石而不利，故方中重用滑石渗湿清热，黄芩、黄连清热化湿，通草利水渗湿，使湿去热消，瘀血消散，血循常道而崩漏得治。患者服药5剂后阴道出血止，后伴见白带多，有异味，小便黄，舌红，苔薄黄，脉滑软，乃湿热余邪为患，故予止带汤以清热除湿止带，7剂

而诸症痊愈。

案3 血瘀夹热

郭某，女，37岁，已婚。

初诊（2004年6月10日）：阴道间断出血1个月余。患者平素月经规则，4～5/30天，量中等，色红，无痛经。末次月经2004年5月4日。量中等，色暗，腹胀，6天净，净后4天无明显诱因，阴道出血，量由少渐多，色红，伴有血块，腰酸，无腹痛，出血10天后予抗炎并清宫治疗，于5月27日阴道出血止，6月1日阴道又开始出血，量中等，色暗红，无血块，腹痛，腰酸，口干喜饮，小便可，大便2日1行，舌暗红，苔黄，脉弦滑。

证属：血瘀夹热。拟活血化瘀，凉血止血治疗，益母生化汤加味。

益母草15g 当归24g 川芎9g 桃仁9g 炮姜6g 甘草6g 乌药12g 蒲黄炭10g 牛膝15g 地榆炭30g 贯众炭30g 蒲公英30g

7剂。

[按] 患者阴道不规则出血1个月，且经抗炎清宫治疗无效，阴道仍有出血，色暗红，伴腹痛腰酸，口干喜饮，大便结，色暗红，苔黄，脉弦滑，乃因瘀血阻滞胞宫与热相搏结而致病，治当以活血化瘀为主，辅以清热凉血止血。益母生化汤为活血化瘀生新之良方，也是刘老的经验方，经期但见腹痛，即可用此方，方中重用当归以养血活血，川芎行气活血，为血中气药，桃仁活血化瘀，姜炭温经通络，引药归经，甘草调和诸药，益母草活血祛瘀生新，为妇科经产要药，全方合用则瘀血化胞宫，与瘀血合而致病，故于方中加入蒲公英以清热活血，地榆炭、贯众炭清热凉血止血，蒲黄炭活血止血，乌药、牛膝活血理气治腰痛，且牛膝可引诸药下行清除胞中瘀热，服药7剂，瘀去热除，崩漏自止，未再复发。

4. 痛经

案1 气滞血瘀

王某，女，33岁。

初诊（2004年11月22日）：经行腹痛3年。平素月经5/23～40天，量少，经期腰腹痛，经前乳房胀痛，怕冷，末次月经2004年11月2日。2004年4月B超检查示：盆腔积液。舌红、苔灰，齿痕，脉弦，74次/分。

证属：气滞血瘀。拟疏肝理气，活血行滞，调经一号方加味。

柴胡9g 当归9g 白芍9g 白术9g 茯苓9g 甘草3g 香附3g 郁金9g 川芎9g 益母草15g 牛膝12g 续断12g

7剂。

二诊（12月6日）：末次月经2004年11月28日，服药后月经量增多，腰腹疼痛好转，舌暗红，苔薄，脉76次/分。益母胜金丹加味。

当归10g 川芎10g 熟地12g 白芍10g 丹参20g 白术9g 茺蔚子12g 香附10g 益母草15g 柴胡9g 续断12g 牛膝12g

14剂。

[按] 患者经期腹痛，经前乳房胀痛，舌红，苔灰黄，轻齿痕，脉弦，属气滞血瘀证候。气滞血瘀，疏泄失调，血海蓄溢失常，故使月经先后不定期。其天冷时手脚冷，乃阳郁于内，不能外达所致，非真寒证。就诊时患者正值经前，此期应以理气为主，故予调经一号方疏肝理气，活血行滞，加牛膝引血下行，以泻恶血，使瘀结消散，气血得以畅行，加续断补肝肾强腰膝，服药 7 剂，月经如期来潮，腹痛、腰痛明显好转。二诊时正值经后，此期由于经血耗损，阴血不足，治以养血益阴，故予益母胜金丹加柴胡、续断、牛膝理气活血止痛。对本病的治疗，刘老融入了中药调周的思想，根据女子不同的月经周期，气血、阴阳的变化，而选方用药，体现了妇科病的用药特点。

案2 血瘀

赵某，女，35 岁。

初诊（2006 年 5 月 15 日）：痛经 10 年，7 年不孕。10 年前无明显诱因出现经期下腹部疼痛，经后自行缓解，伴月经周期缩短（20 天 1 行），经期延长（7～10 天），经量适中，偶夹血块，末次月经 2006 年 4 月 26 日，10 天净，曾在上海等地求治，效果不佳。B 超提示：子宫腺肌症。妇检：外阴已婚未产型，阴道通畅，宫颈肥大，中度糜烂，无抬举痛，子宫水平位，鹅蛋大，质硬，深压痛，活动欠佳，左侧附件增厚压痛，右侧附件未触及明显异常。舌淡，苔薄，脉细弱。

诊断：为痛经，血瘀型。拟活血化瘀法，抵挡汤加味治疗。

鸡内金 10g　水蛭 9g　虻虫 9g　桃仁 9g　酒大黄 9g　丹参 30g　夏枯草 15g　生山楂 15g

8 剂。

二诊（5 月 26 日）：拟抵挡汤合活血化瘀方加味。

炒水蛭 9g　炒虻虫 9g　桃仁 9g　酒大黄 9g　卷柏 9g　续断 15g　泽兰 12g　蒲黄 9g　红花 9g　川芎 9g　赤芍 15g　甘草 6g

5 剂。

三诊（5 月 29 日）：今月经来潮第 2 天，量开始增多，色暗，无明显腰腹疼痛，守上方加益母草 30g，当归 24g，五灵脂 15g，3 剂。

四诊（5 月 31 日）：今月经量较前增多，色红，偶感小腹隐痛能忍受，伴腰腿痛，舌红苔黄，脉弦软，72 次/分，守上方加牛膝 15g，木瓜 30g，花蕊石 12g，4 剂。引血下行，活血止痛。

五诊（6 月 2 日）：6 月 2 日月经干净，无明显腰腹疼痛，舌红，苔薄，舌边轻齿痕，脉数，80 次/分，此为虚实夹杂之象，上方去抵挡汤加补齐血之品。

黄芩 30g　木瓜 30g　牛膝 12g　花蕊石 12g　牡丹皮 9g　丹参 30g　桃仁 9g　莪术 9g　卷柏 9g　续断 15g　泽兰 12g　蒲黄 9g　赤芍 15g　红花 9g　川芎 9g　炙甘草 6g

5 剂。并以上方 10 剂做成蜜丸。

2007 年 10 月足月产 1 男婴。

[按] 抵挡汤出自《金匮要略》妇人杂病篇，"妇人经水不利下，抵挡汤主之。"抵挡汤由水蛭、虻虫、桃仁、大黄组成。是治疗瘀血内结成实所导致的经闭不行，刘老用

其治疗子宫内膜异位症、子宫腺肌症之经行腹痛。抵挡汤中四味药活血化瘀力强，因此应用于实证，体质强之人，水蛭、虻虫有毒，需炮制后使用或久煎。子宫内膜异位症，非短期可以治愈，故控制经行腹痛后，应以丸药以缓图治本，以巩固疗效，经期仍以汤药以止痛，待以时日，可望获愈。

（摘自《中国百年百名中医临床家·刘云鹏》）

哈荔田

（知常达变，以调肝脾肾，整体观防治，尤重调气）

【医家简介】

哈荔田（1911～1989），男，河北保定人。回族。中医药学家、教育家。出身中医世家，早年师从国医泰斗施今墨，三四十年代便享誉津门，在中医诊治和理论研究上造诣颇深，尤擅长妇科。创立天津首家公立联合诊所、天津中医学院，并任院长。其医术之精、医德之高，交口称赞，蜚声中外，临终之前还坚持为群众义诊。天津中医药大学为其立塑像以纪念。

相关著作：《哈荔田妇科医案医话选》、《中医妇科验方》、《扶正固本与临床》、《中国百年百名中医临床家·哈荔田》、《津门医粹》等。

【主要学术思想和主张】

哈氏理论源于《内经》、《伤寒论》、《金匮要略》，尤推崇尤氏《伤寒贯珠集》、《金匮心典》。倡读中医经典著作，古为今用，博采众长，融会贯通。临床中讲求圆机活法，即守其常，又达其变。注重肝脾肾，认为调治妇女病需重视三者关系。尤重脾胃，提出"胃气乃是脾胃功能之概括"；佐用调气，提出"气血动静"理论，认为气实则多郁，气虚多兼滞，气寒则多凝，气热见流急不顺。用药注重灵动，每喜佐用适当之气分药，以调畅气机，运行气血，调和脏腑；然理气药总属香窜耗散之品，临床运用务要随机以处，用当其时，选药恰当，方能补虚而无留滞之弊，荡邪而无寡臼之虑，得桴鼓之效。重视腹诊、外治法在妇科中的应用。总的精神在于补不足，泻有余，以补偏救弊，调和阴阳。

【医论医话】

1. 整体观对妇科临床的指导意义

整体观念对各科临床都具有指导意义。其在妇科临床的具体运用，就是对于妇科疾病的预防、诊断、治疗等，要处处从整体出发。在预防疾病上要强调"不治已病治未病"。在经期、孕期、哺乳期要注意防护和卫生，以防患未然。如《校注妇人良方》说："若遇经行，最宜谨慎，再则与产后症相类。若被惊恐劳役，则血气错乱，经脉不行，多致痨瘵等疾；若逆于头面肢体之间，则重痛不宁；若怒气伤肝，则头晕胁痛呕血，而痨瘵疮疡；若经血内渗，则窍穴淋漓不已。"指出了忽视经期卫生所产生的后果。其他关于孕期卫生、临产特护、产后调养等方面，在历代妇科医籍中也都不乏深刻而详尽的论述，强调了预防的重要性。而在既病以后，则要做到早期发现，早期治疗，防止其由轻变重，由局部到全身，使疾病在渐而未深，微而未甚的阶段，就能得到及时的制止。如月经量少常是经闭之渐；月经先期量多，则是崩漏的端倪；抑郁失志，肝气不疏，常能影响心脾，导致化源馈乏，引起闭经。所谓"二阳之病发心脾，有不得隐曲，女子不月"，进一步则可"传为风消，传为息贲"而成为重症不起。凡此均应见微知著、防微杜渐。在对疾病的诊断治疗上，要强调"辨证论治"正确处理局部与整体的关系。以及经、带、胎、产等病与脏腑经络气血的相互关系，强调因时制宜，因地制宜，因人制宜，把天、地、人密切结合起来，把防与治、治与养密切结合起来。

……

2. 崩漏

据个人临床粗浅体会：崩漏之属于气滞血瘀者，固宜活血化瘀为主，然在其他证型的出血阶段，适当参以活血化瘀之品，常可以起到化瘀生新的作用，否则补不兼行则滞，涩不兼通则瘀，清不兼行则凝。但当出血得到控制后，即不宜继续使用活血化瘀药物，而需转予澄源复旧，调理肝肾脾胃。

止血塞流虽然是急则治标的方法，但因是针对出血原因止血，仍含治病求本的意义，所以塞流与澄源是相辅相成进行的。而在出血基本得到控制以后，则依据发病时出血程度的不同，在辨证论治，澄本清源的同时，继续酌加胶类（阿胶、鹿角胶）、炭类（棕榈炭、侧柏炭、祁艾炭等）、酸敛类（五味子、五倍子、山萸肉等）、介类（龙骨、牡蛎等）等止血药，以巩固疗效，防止反复。

……

3. 闭经

闭经的治疗，不仅在于虚者不宜强补，实者不宜峻攻，而且在药物的运用上，攻实不过用苦寒辛燥之剂以免败胃伤津，补虚不过用辛热滋腻之品以免燥血滞膈，总以调和血气，使归平顺，以达到"气血中和，万病不生"的目的。特别是治疗闭经不能以一通为满足，还必须注意巩固疗效。所以无论血滞血枯，在通下之后均应不同程度地予以滋阴养血生津之品，以取得远期疗效。

（摘自《哈荔田妇科医案医话选》）

【精选案例】

1. 月经不调

（1）月经后期

案 1　气滞血瘀，营阴亏损

王某某，女，24 岁，未婚，1975 年 10 月 26 日初诊。患者禀性质讷，寡于言笑，常有胁腹窜疼之候。年来经事不调，或五旬一至，或间月一行，量少有块，颜色深紫，少腹胀痛，不喜按揉。平日白带量多，质稠气秽。近 2 个月来，每感日晡形凛，面热心烦，喜握凉物，体倦神疲，自试体温，腋下 37.6℃～38℃，西医诊为"低烧待查"，予对症疗法，迄无显著效果。观其面色晦滞，舌质暗红少苔，按脉细弦略数，诊为气滞血瘀，营阴亏损。治拟养血调经，兼退蒸热。

处方：秦当归、紫丹参、赤芍药、刘寄奴各12g　香附、净苏木、怀牛膝各9g　川茜

草 9g　云茯苓 9g　紫苏梗 4.5g　青蒿 12g　醋鳖甲 18g　银柴胡 6g

6 剂，间日 1 剂。又予成药七制香附丸、加味逍遥丸各 6 剂，每日各 1 剂，上下午分服。丸剂与汤剂交替服用。另以蛇床子 9g，吴萸茱 3g，黄柏 6g，布包，泡水，坐浴，1 日 2 次。

二诊（11 月 9 日）：服药 8 天，月汛来潮，此次距上次月经为 32 天，量仍少，所下多块。胁肋窜痛，腹部胀感，带下已少而未净，热势虽降而未清，体温，腋下 37.4℃。再依前意，原方出入予服。

处方：怀牛膝、刘寄奴、秦当归各 12g　赤芍、川茜草、泽兰叶各 9g　川芎片、淡青蒿、粉丹皮各 9g　地骨皮 12g　胡黄连 6g　炒青皮 4.5g

6 剂。外用药同前。并嘱药后每日服丸剂同上，至月经来潮停药。

三诊（12 月 8 日）：诉上诊后，汤药服未尽剂，体温即已复常，一直稳定在 36.8℃而未反复，自感精神体力有加。昨日月事届期来潮，色、量俱较前为好，略有小块。按脉弦细，舌质淡红，嘱服加味逍遥丸 20 天，每日上下午各 1 剂，以资调理。

案 2　血虚肝郁，冲任失调

黄某某，女，36 岁，已婚，1978 年 8 月 25 日初诊。1 年前曾行人工流产术，术后因调摄不慎，劳事过早，从此常感腰酸背痛，膝胫无力，头晕心慌，且汛水递少，周期延长，或四旬一至，或 3 个月两潮，色淡、有块、经期小腹坠痛，俟血块既下，痛遂渐缓，现已匝月，经汛未行，带下秽浊，小溲涩滞不爽，阴道间或痒感，舌质淡，脉弦细。

诊为：血虚肝郁，冲任失调。拟养血疏肝，活血调经，兼利湿浊法。

处方：当归、女贞子、旱莲草、赤芍药、川茜草各 10g　刘寄奴、紫丹参各 15g　香附、净苏木、怀牛膝各 9g　川芎片 6g　车前子、滑石块各 10g，同布包

4 剂。外用蛇床子 9g，吴茱萸 3g，黄柏 6g，布包，泡水，坐浴。嘱汤剂服讫，可续服八宝坤顺丹，早晚各 1 剂，以为缓图之计。

二诊（9 月 27 日）：上方服至 3 剂，于 8 月 28 日月经来潮（此次为 33 天），色量均较既往为好，血块减少，腹痛亦轻，行经 4 天而净。今晨经汛又至（距上次为 28 天），量尚不多，色质淡薄，少腹胀坠而痛未作，腰酸膝软，小溲仍感不畅。正在经期，拟益肝肾而滋源流为治。

处方：川续断、广寄生、金毛狗脊去毛、女贞子、旱莲草各 9g　杭白芍、云茯苓、夜交藤各 12g　软柴胡 9g　紫厚朴 6g　广木香 3g　车前子 12g，布包　粉甘草 6g

6 剂，水煎服。嘱药后仍服坤顺丹，1 个月，日 2 剂，以善其后。

（2）月经先期

案 1　肝郁化热，血热伤肾

韦某某，女，31 岁，已婚，1977 年 1 月 30 日初诊。婚后 3 年，迄未孕育，常以嗣续为念。1 年来，月事不经，1 个月二三至，颜色紫红，时夹血块，量一般。素多白带，间或色黄。刻诊正值经期，腰酸背楚，小腹胀坠，头晕心烦，口干不欲饮，舌红少津，脉弦细数。

诊为：肝郁化热，蕴伏于血分，热迫血行，久损及肾。治拟清热凉血，兼益肝肾为法。

处方：秦当归12g　粉丹皮12g　凌霄花4.5g　黄芩炭9g　细生地、东白薇各15g　刘寄奴12g　川茜草、香附各9g　台乌药6g　海螵蛸12g　炒杜仲12g

3剂，水煎服。嘱经期过后，即服加味逍遥丸，六味地黄丸各1剂，上下午分服。白带多则以蛇床子9g，淡吴茱萸3g，川黄柏6g，布包，泡水坐浴熏洗，日2次。

二诊（2月20日）：服上药后，诸症均感轻减，昨日月经来潮（距上次月经为20天，血块较既往减少，小腹胀坠亦较前为轻，白带已少，心烦、头晕悉减，惟血量仍多，膝胫酸软，舌红少苔，脉弦细。继守原意，并加重补益肝肾之品。

处方：秦当归、厚杜仲、桑寄生各12g　川续断、粉丹皮、乌梅炭、白僵蚕、香附、赤芍药、刘寄奴、川楝子各9g　延胡索4.5g　川黄柏6g

4剂。药后仍服丸剂，并外用药，同前。

三诊（3月21日）：月讯再潮，此次为28天。月经周期已趋正常，无须再服汤剂，所谓"衰其大半而止"。令其做妇科检查，诸无异常，嘱服丸剂1个月，药同前。

1年后，其母以高血压病来诊，谈及其女，喜形于色，谓自服药后月经一直正常，而今珠胎已结，期将6个月矣。

案2　相火妄泄，湿热内蕴

张某某，女，24岁，未婚，1975年6月28日初诊。经不及期，已延数载，近半年来常二旬一至，或1个月两潮，量多色红，有小血块。形瘦色萎，体困神疲，胸次痞闷。现正值经期，腰酸腹痛，带下量多，赤白相间。查其舌淡，苔腻略黄，脉沉细无力。

诊为：肝肾亏损，相火妄泄，湿热内蕴，带脉失约。治拟补肝肾，养血调经，兼利湿热为法。

处方：秦当归、桑寄生各12g　杭白芍、川续断、炒杜仲、山萸肉、粉丹皮、川茜草、川楝子各9g　延胡索4.5g　刘寄奴12g　大血藤15g　薏苡仁12g

4剂，水煎服。

二诊（7月2日）：腰酸腹痛较前好转，苔腻渐化，胸次觉舒，赤带已止，仍有白带，并感乏力，时或气短。药既中鹄，继守前法出入。

处方：川续断、炒杜仲、桑寄生各12g　金毛狗脊去毛，15g　女贞子、旱莲草、首乌藤各9g　太子参、净红藤、杭白芍各12g　广陈皮、醋柴胡各6g　粉甘草4.5g

6剂，水煎服。

三诊（7月27日）：月经来潮，此次距上次为26天。周期渐臻正常，诸症悉为轻减，精神体力视前有加，纳谷及二便亦可，腻苔已返，舌质仍淡，脉沉细较前有力。再拟补益肝肾，兼调脾胃。

处方：山萸肉、女贞子、旱莲草各9g　桑寄生12g　金狗脊去毛、太子参各15g　杭白芍、云茯苓各12g　广陈皮4.5g　醋柴胡、粉甘草各6g

6剂，水煎服。

四诊（8月25日）：昨日经汛届期来潮，色量均可，尚感倦疲，夜寐不实，纳谷未增。议补心脾。

处方：太子参、黄芪各15g 炒白术、云茯苓、远志肉各9g 干佛手4.5g 全当归12g 炒枣仁9g 广木香3g 炒杜仲、川续断、首乌藤各12g

4剂，水煎服。嘱药后每日上午服八珍益母丸1剂，临睡前服二至丸20粒，20天，以资巩固。

（3）月经过多

案1 肝肾阴虚，相火妄动

曹某某，女，24岁，未婚，1975年8月21日初诊。5个月前患外感发热，头痛身疼，自服解热止痛片、银翘解毒片之类，渐觉好转。兹后每有日夕疲困倦怠，烦热口干，掌心如灼等症，初未介意，久之始发现为低热，自试体温，腋下37.6℃～37.8℃之间，曾经胸透、心电图及各项常规检查，均无异常发现，西医诊为低烧待查，迭服中西药物，时或有效但不巩固。近3个月来，形困益加，纳谷不馨，行经量多，色红有块，每次用纸约三四包，伴见腰腹胀痛，口干不喜饮。现正值经期，诸症如前，舌红少苔，脉细弦略数。

证属：肝肾阴虚，相火妄动，冲任为损者，颇有人怯途之虑，拟滋阴清热、养血固经为法。

处方：秦当归15g 炒白芍、细生地、棕榈炭各9g 陈阿胶9g，烊化冲服 生侧柏12g 紫丹参、淡青蒿各9g 地骨皮9g 延胡索4.5g 香附、炙甘草各6g

3剂，水煎服。

二诊（8月24）：服上方1剂经量减少，3剂经止。此次带经5天，用纸2包余，惟潮热未清，脉呈弦细。此血去阴虚，再拟滋养肝肾，以丽奇经。

处方：杭白芍、女贞子、旱莲草、炙鳖甲、地骨皮各9g 淡青蒿、细生地各10g 原麦冬9g 云茯苓12g 香附、银柴胡各6g

6剂，水煎服。嘱药后每日上午服知柏地黄丸1剂，下午服二至丸20粒，20天。

三诊（9月17日）：药后低热已退，余恙悉解。昨日汛至，经期正常，色量均可，惟少腹胀痛，食纳尚差，舌淡红，苔薄白，脉弦滑。拟养血调经并益肝肾。

处方：秦当归、杭白芍各15g 炒杜仲、桑寄生各9g 刘寄奴10g 香附、软柴胡、川芎片各6g 川楝子10g 延胡索、广陈皮、粉甘草各6g 炒神曲10g

4剂，水煎服。嘱药后每日上午服八宝坤顺丹1剂，下午服二至丸20粒，连服20天，历数月，患者见访，谓药后经事一直正常。

案2 脾虚气陷，营阴大伤

邢某某，女，32岁，已婚，1973年9月6日初诊。素禀不充，1年前曾行人工流产术，俟后月经多，色淡质薄，无块，神倦乏力，头晕心悸，气短懒言，食纳减少，大便不实。近2个月来，每因劳烦辄发低热，体温在腋下37.6℃～37.8℃之间，曾做物理及各项化验检查，均无任何阳性发现。刻下已行经3天，量仍多，腹有微胀、抚之觉舒，诊脉细弱，舌淡苔白。

证属：脾虚气陷，营阴大伤之候。治拟益气摄血，补血养营之法。

处方：野党参、炙黄芪各15g　秦当归12g　杭白芍、川续断各9g　陈阿胶9g，烊化冲服　祁艾叶9g　棕榈炭12g　广陈皮6g　炒白术9g　地骨皮12g　升麻3g　银柴胡4.5g

4剂，水煎服。

二诊（9月10日）：月经已净，虚热未清，体温37.2℃，仍感无力纳呆，宜扶脾养营法。

处方：野党参、炙黄芪各15g　云茯苓12g　炒白术9g　广寄生、川续断各12g　秦当归、地骨皮各12g　香附、银柴胡、广郁金各6g　紫苏梗4.5g　炒神曲9g

5剂，水煎服。

三诊（9月15日）：药后体温正常，纳谷渐增，气力有加，嘱服丸剂。每日上午服八珍益母丸1剂，下午服二至丸20粒，连服20天。此后，经期即以一诊方化裁，经后以二诊方加减，均服3～5剂，日常以丸剂缓调，治疗3个月，经量减少，恢复正常。

2. 经行前后诸症

（1）经间出血

案1　阴虚火旺，冲任不固

张某某，女，25岁，未婚，1973年9月12日初诊。半年来月经过多，每次行经7天，用纸2包余。月经周期尚准，惟2次月经中期，阴道有少量出血，色红，每持续约5、6天始净。刻诊正值月经中期，阴道出血已2天，并见腰酸乏力，烦热口干，小腹略觉坠胀，舌边尖红，苔薄白，脉沉细数。

辨证：为阴虚火旺，冲任不固，治拟滋阴泻火，凉血固冲法。

处方：细生地15g　粉丹皮、女贞子、旱莲草、云茯苓各9g　怀山药12g　知母9g　川柏6g　山萸肉9g　炒地榆15g　棕榈炭9g

3剂，水煎服。

二诊（9月25日）：上方服后，阴道出血已止，烦热亦除。昨日月经届期来潮，量多如涌，经色殷红，烦躁少寐，头晕耳鸣，腰部酸胀，脉弦细数，舌红，苔薄黄。此热迫血行，冲任气盛，拟清热固经，凉血止血。

处方：细生地15g　龟板15g　陈阿胶9g，烊化冲服　地骨皮、女贞子各9g　条黄芩、焦山栀各6g　海螵蛸12g　川茜草9g　炒地榆15g　制香附6g　粉丹皮9g　粉甘草6g

3剂。

三诊（9月29日）：药后经量渐次减少，现尚未净，脉细略数。拟养血固经，以继其后。

处方：秦当归、大生地各12g　杭白芍9g　川芎片6g　陈阿胶9g，烊化冲服　女贞子、旱莲草、桑寄生、川续断各9g　条黄芩6g　棕榈炭12g　粉甘草3g

3剂。嘱月经过后10天，仍服一诊方5剂，下次经期服二诊方3～5剂，经后仍服三诊方。如此调治3个月，经量正常，经间出血现象迄未反复。

案2　肝热血虚，湿热下注

杨某某，女，27岁，未婚，1973年4月初诊。2年来每于月经过后10天左右，阴道即见有少量出血，色褐，约持续4、5天始止。经期前错，色红，量多，间有小血块，经前小腹胀痛，月经前后，带多质稠，腰酸乏力，眠食俱差，舌红，苔黄薄腻，脉弦滑无力。

证属：肝热血虚，湿热下注。刻诊经期方过，头晕腰酸，带下量多，拟予清热利湿，养血平肝。

处方：秦当归、杭白芍、女贞子、旱莲草各9g　桑寄生15g　白蒺藜、杭菊花后下，各9g　车前子12g，包煎　椿根白皮、瞿麦各15g　黄芩9g　粉甘草6g

3剂，水煎服。另用蛇床子9g，川黄柏6g，淡吴茱萸3g，布包，泡水，坐浴，日2次。

二诊（5月6日）：上方续服8剂，带下止，经间亦未见出血，腰膝乏力诸症皆轻减。今晨月事来潮，量较多，并见腰酸腹坠，脉弦滑略数，再予养阴清热，凉血固经法。

处方：秦当归15g　杭白芍9g　大生地15g　川芎片4.5g　粉丹皮9g　炒地榆15g　川茜草6g　刘寄奴9g　制香附6g　生侧柏9g　海螵蛸15g　条黄芩6g　陈阿胶9g，烊化冲服

3剂，水煎服。

三诊（5月20日）：上方服5剂，月经已止，此次经量较上次为少，用纸不足2包。舌红苔薄白。脉弦缓。嘱每日上午服加味逍遥丸1剂，下午服二至丸20粒，7天后仍服一诊方5剂，并于下次经潮时服二诊方3～5剂。恪守此法调理4个月，经期、经量近常，经间未再出血。

（2）经行瘾疹

案1　湿热内蕴血分，郁于皮肤，风邪外束

于某某，女，19岁，未婚，1975年7月1日初诊。2年多来，每因汗出被风而发作荨麻疹，且经期发作尤甚。发作时周身泛发风疹块，瘙痒无度，烦闷难忍，常持续数天至十数天，经服用抗过敏药可减轻，下次经潮又复如是。就诊时正值经期，荨麻疹已发作3天，四肢、躯干及头面部出现大小不等，形状不一之粉红色风团决，扁平，稍有隆起、周围红晕，间有皮疹突出皮表，四肢见有抓痕及血瘀、眼睑、环唇明显肿胀，瘙痒难耐，伴有头晕、恶心、胸闷、纳差、便秘、溲黄等症状。月经先期，量较少，色红，脉弦细数、苔白薄腻，舌边尖红，西医诊为慢性荨麻疹急性发作。此因湿热内蕴血分，郁于皮肤，风邪外束所致。治拟清热利湿，凉血解毒，疏风止痒为法。

处方：荆芥穗、防风各6g　苦参9g　金银花15g　细生地15g　鲜茅根30g　徐长卿、紫浮萍、紫荆皮、地肤子各9g　苍耳子6g　赤芍、丹皮各9g　川大黄6g，后下　甘草3g

2剂，水煎服。

二诊（7月14日）：药后大便畅行，疹块消退大半，仍头晕、恶心、肤微痒，苔白，脉沉弦。予消风止痒，平肝和胃之法。

处方：荆芥穗、防风、钩藤、菊花各9g　白鲜皮12g　苦参6g　徐长卿9g　紫荆皮、陈皮各6g　赤芍、丹皮、淡竹茹各9g　甘草3g

2剂，水煎服。

三诊（7月17日）：药后诸症悉除，月经于15日已净，现觉乏力。纳差，带下绵绵，脉象沉缓。苔薄白。拟予理脾胃，益气血，和营卫之法。

处方：野党参、炒白术、云茯苓各9g　广陈皮、荆芥穗各6g　焦稻芽15g　全当归15g　赤芍、白芍各9g　鸡血藤12g　粉丹皮6g　炒枳壳9g　粉甘草3g

3剂，水煎服。另用蛇床子9g，吴茱萸3g，黄柏6g，布包，泡水坐浴熏洗，日2次。嘱下月经潮前3天，服一诊方3剂。兹后观察半年，不仅经期未再发作荨麻疹，且平时也未发作。

（3）经行浮肿

案1　血滞经脉，气不行水，脾肾两虚，运化失健

杨某某，女，32岁，已婚，1977年11月1日初诊。缘月事不调，期将年余。经期错后，经量过少，色红有块，带经日短、行经腹痛，腰胀无力、体困神乏，肢面浮肿，手指木胀，难以握固，经后肿势始轻缓。大便不实，小溲短少，曾做尿常规及尿培养，均无异常发现。现值经期，舌质淡红，边有瘀紫，苔白而滑，脉来弦细。

证属：血滞经脉，气不行水，脾肾两虚，运化失健。病在血分，不可单作水治，拟予养血调经、崇土制水。

处方：秦当归、紫丹参各12g　刘寄奴9g　怀牛膝、女贞子各9g　生黄芪、旱莲草各2g　云茯苓12g　冬瓜皮12g　福泽泻、冬葵子、炒白术各9g　广陈皮4.5g

水煎服，3剂。

二诊（11月8日）：前方续服3剂，经量增多，行经4天而止，腰酸腹痛已除，肿势渐消，惟小溲略短，舌边瘀紫已不明显，脉弦略数，再步原法出入。

处方：秦当归、紫丹参、赤芍各9g　鸡血藤、云茯苓各15g　福泽泻、炒白术、冬瓜皮、生黄芪各12g　宣木瓜、冬葵子、车前草、旱莲草各9g

水煎服，4剂。

三诊（11月13日）：肿势尽退。大便得实，小便畅利，纳谷亦增，舌淡、苔薄白，脉弦滑。嘱每日上午服参苓白术丸1剂，下午服温经丸1剂，连服7天。次月经潮，色量均可，浮肿未发。

案2　脾阳不振，寒湿凝滞，兼感风邪

穆某某，女，33岁，已婚，1976年1月5日初诊。经潮身肿，经后渐消，已有年余。月经先期量多，带经日长，色暗红无块，带多无臭，经前腰酸腹胀，刻诊已行经4天，肢面浮肿，下肢按之而不起。畏寒无汗，头疼身痛，食欲不振，溲勤稍黄。脉沉弱、右关略滑，舌淡少苔。

证属：脾阳不振，寒湿凝滞，兼感风邪。拟予健脾燥湿，佐以辛散风邪之法。

处方：野党参12g　带皮苓15g　白术12g　紫苏、防风各6g　川芎片4.5g　汉防己9g　当归、川草薢各9g　生黄芪15g　陈皮6g

2剂，水煎服。

二诊（1月10日）：前方服后畏寒身痛已解。昨日虽月经已净，但肿不消，下肢沉重无力，白带量多，溲勤便秘，脉沉弱，拟予温经散寒，健脾利湿。

处方：炒白术、带皮茯苓、淮山药各18g　广陈皮、桑白皮各6g　汉防己12g　冬葵子、车前子同布包，各9g　制附子4.5g　肉苁蓉9g　生黄芪12g

水煎服。

三诊（1月13日）：服药后肿消大半，仅两胫轻肿，气短，脉沉弱，舌心光剥。仍步前法兼顾胃阴。

处方：汉防己9g　炒白术、带皮茯苓、怀山药各18g　麦冬、石斛各12g　广陈皮9g　车前子、冬葵子各9g，同布包　生黄芪12g　桑白皮6g　甘草3g　制附子4.5g

3剂，水煎服。

四诊（1月15日）：浮肿尽退，气力食欲均有增加，惟感身楚不适，口干。脉沉，舌心光剥。前方减陈皮、桑皮，加天花扮9g，肥玉竹12g，服6剂，诸症若失。嘱日服人参归脾丸2剂，连服半个月。观察8个月，月经正常，肿无反复。

（4）经行吐衄

案1　郁热冲气上逆，迫血妄行

杨某某，女，21岁，未婚，1972年6月10日初诊。素日喜食辛辣。近半年来，月事超前，量少色深，行经日少。常一二日即止。经前鼻衄，量多色红。常伴胸闷腹胀，神烦寐少。此次经期将届，鼻衄已有3天，量时多时少，服药打针均未得止，且心烦易怒，小腹微胀，体困面白，小溲不爽，脉弦数，舌红，苔薄腻而黄。此为冲气上逆，迫血妄行使然。按气热则血热，气逆则血逆，故治从"热者清之""逆者平之"之旨。予清热凉血之法。

处方：秦当归、赤芍、粉丹皮、条黄芩各9g　白茅根30g　淡竹茹6g　广木香4.5g　仙鹤草2.4g　荷叶炭12g　花蕊石15g　怀牛膝12g　凌霄花4.5g　东白薇15g

3剂，水煎服。

二诊（6月14日）：上方服后，鼻衄得止，烦闷已平，寐亦略安。现月水临潮，惟量少腹胀。脉弦略数，舌渐润，若薄腻。经血已然下达，治当因势利导，前法继进。

处方：秦当归12g　赤芍、白芍各9g　白茅根30g　紫丹参9g　广木香4.5g　香附6g　怀牛膝12g　条黄芩、麦冬各9g　淡竹茹6g

3剂，水煎服。

三诊（6月18日）：服药后，月经已净，脉弦数之象已平，舌润，苔薄白。此次行经4日，晨较前多，曾下少量血块。现觉腰酸神疲。治拟养血和肝，调理脾胃之法。

处方：秦当归12g　女贞子、杭白芍、干生地各9g　川芎片4.5g　香附6g　刘寄奴、云茯苓、炒白术各9g　淡竹茹、广陈皮各6g　炙甘草3g

3剂，水煎服，服上方后诸症悉除，遂停药。嘱下次经前5天，服二诊方3~5剂，并忌食辛辣。

案2　阴血内亏，相火失潜，灼伤肺络

王某某，女，12岁，1970年9月6日初诊。11岁月经初潮，行经10天始净，此后月经常不及期而至，甚或1个月再潮，来则量多色红。近数月来，又发现经期鼻衄，盈杯盈盏，经量减少，时有潮热，头晕耳鸣，寐中盗汗，咳嗽无痰，便秘溲黄，唇红口干。现值经期，鼻衄时发时止，已经 2 天，舌红苔黄，脉沉细数。阴血内亏，相火失潜，灼伤肺络。治以滋阴降火，清上导下之法。

处方：南沙参、麦冬、细生地各 9g 大玄参 12g 肥知母 9g 白茅根 24g 女贞子、旱莲草各 9g 干藕节 6g 仙鹤草 15g 地骨皮 9g 淡青蒿 6g 桃仁泥、怀牛膝各 6g

3 剂，水煎服。

二诊（9 月 10 日）：鼻衄已止，大便得润，潮热盗汗亦平，月经尚未净，脉仍细数，舌红苔白。原方去牛膝、桃仁、藕节、仙鹤草，加陈阿胶（烊化冲服）9g，杭白芍 9g，再予 3 剂。

三诊（9 月 12 日）：月经已净，略感腰酸，头晕，嘱每日上午服知柏地黄丸半剂，下午服二至丸 15 粒，连服 8 天。

（5）经期癫狂

案 1 肝郁痰结，蒙蔽心窍

韩某某，女，23 岁，未婚，1974 年 2 月 13 日初诊。素性抑郁寡欢，每因小事而执拗不解。于 2 年前逐渐发现神情呆滞，语多怪诞，或怒目瞠视，或自怒自责，或多言兴奋，或向隅独泣，诸般表现多在经前数天开始发作，经后始渐趋平静，一如常时。曾在某医院住院治疗，诊为周期性精神病，经用中西药物治疗，效果不彰而自行出院。询之素日抑郁寡欢，痰多口黏，不食不寐，惕然易惊，胸闷呕恶。月经周期尚准，经量或多或少，色鲜无块，每次带经约 4～5 天。视苔白腻，舌边尖红，切脉沉弦略滑，此系肝郁失志，心营暗耗，痰气互结，蒙蔽心窍所致，治拟导痰开窍，养心安神为法。

处方：清半夏、云茯苓、炒枳壳各 9g 淡竹茹、广陈皮各 6g 节菖蒲、广郁金各 9g 浮小麦 30g 炙甘草 9g 生龙骨、生牡蛎各 15g 龙眼肉 9g 夜交藤 15g 朱砂粉、琥珀粉各 1.5g，冲服

3～6 剂，水煎服。

二诊（2 月 20）：服药期间已停用镇静药，夜寐可得 3～4 小时，泛恶口黏有减，惊悸渐平。纳食呆少，腑行不畅。上方减龙眼肉、生龙骨、生牡蛎，加焦三仙各 9g，大枣 5 枚，酒大黄 6g（后下），以健脾和胃。予 3～6 剂。水煎服。

三诊（3 月 1 日）：食欲有加，腑行已畅。近因经期将届，小腹胀坠，夜寐多梦，多言兴奋，但其他精神异常现象未再发作。拟导痰安神，兼以调经为治。

处方：清半夏、茯神、枳壳、郁金、香附各 9g 竹茹、菖蒲、橘红各 6g 丹参 15g 桃仁 9g 夜交藤 30g 合欢花 15g 生龙齿 15g，打

6 剂，水煎服。

四诊（3 月 8 日）：服药期间，于 3 月 2 日经事来潮。第 1 天血少，小腹略感胀疼，二三天后经量增多，色红、下血块少许，腹痛已止，带经 5 天而净。再予养心安神，导痰和胃之剂。

处方：清半夏、茯苓、陈皮、枳壳、竹茹各 9g 焦三仙各 9g 菖蒲、郁金各 6g 浮小麦 30g 麦冬 12g 首乌藤 24g 炒枣仁 9g 生龙骨、生牡蛎各 15g 炙甘草 6g 朱砂粉、琥珀粉各 1.5g，冲服

4剂，水煎服。

五诊（3月25日）：近日纳馨寐和，精神亦佳，偶有泛漾脘痞，舌苔薄黄略腻。此痰浊未净，惟恐隐患不除，症状再起，继用原方加香附6g，予4剂，隔日1剂，并加服白金丸1剂，以荡涤余邪。嘱下月经潮前1周仍服3月1日方5剂，日服1剂，经净后再服3月8日方5～10剂，烙守上法调治2个月后，月事正常，症无反复，遂停药观察。

案2 痰火拢心，神明被阻

苗某某，女，24岁，未婚，1969年10月21日初诊。其母代述，1年前因与男友失偕，情怀常结，愤懑不平，经常头晕头疼，睡中呼喊。半年来，每于经前7～10天，即兴奋暴怒，秽言恶语，毁物自伤，或打骂妹弟，不食不眠，大便秘结。俟月经行后，始逐渐平静，并自觉羞惭。末次月经在9月30日，量少色紫，行经2天而止。刻诊经期将近，恍惚心乱，泛恶纳呆，白带量多，气味秽恶，目眶青黑，目睛微红，大便间日未行，舌质红，苔黄腻，脉弦滑而数。此为气郁化火，炼液成痰，痰火拢心，神明被阻。拟予清肝泻火，豁痰开窍，镇静安神之剂。

处方：半清夏、云茯苓各9g　化橘红6g　淡竹茹12g　生大黄9g，后下　广郁金9g　生白矾3g　川黄连4.5g　生龙齿15g，后下　杭菊花9g　白蒺藜9g　黛蛤散12g

朱砂安神丸1剂（睡前另服）3剂。另用蛇床子9g，吴茱萸3g，川黄柏6g，布包，泡水坐浴熏洗，每日2次。

二诊（10月23日）：药后腑气畅行，带下渐止，烦躁略减，睡眠尚安，舌苔渐退，舌质尚红，脉仍弦滑。已获效机，再步前法，原方加胆南星4.5g，以制重其力。3剂，水煎服。

三诊（10月29日）：上方连服3剂，病情明显好转，烦躁大减，睡眠安稳，饮食、二便均调，惟小腹坠痛，胸胁痞闷，时作太息，脉仍弦滑，苔薄而润。此经候欲临之象，当因势利导，治予疏肝理气，养血调经之剂。

处方：软柴胡9g　炒枳壳9g　苦桔梗4.5g　杭白芍12g　秦当归15g　台乌药6g　香附、紫丹参各9g　桃仁泥12g　西红花6g　化橘红6g　川楝子9g

4剂，水煎服。

四诊（11月5日）：服药1剂后，月经来潮。此次行经4天，量较前增多，夹有紫黑血块。胸次已宽，腹痛亦止，目眶青黑渐有消退。尚觉体疲心慌，口淡无味，舌淡红，苔薄白，脉弦略细，此邪势已衰，正气待复，拟滋阴养血，理脾渗湿为法。

处方：秦当归、杭白芍各15g　女贞子、细生地各9g　五味子6g　条黄芩6g　炒白术、云茯苓各9g　广陈皮6g　柏子仁、远志肉各9g　炙甘草6g　香附4.5g

4剂，水煎服。嘱下次经潮前7天，每日晨服英神普救丸7粒。下午服二陈丸1剂，睡前服安神补心丸1剂。经期及经后，仍服二诊及四诊方各4剂。停药后观察半年，诸症未复发，月经亦归正常。

（6）经期痫症

案1 肝旺血虚，痰气互结

甘某某，女，29岁，未婚，1972年9月6日初诊，患者素性沉郁。近年来每在经前数天辄有胁腹胀痛，胸闷泛恶，头目眩晕，急躁易怒等症。月经临潮时常发作，突然昏倒，手足搐搦，口噤不开，目睛上视，口吐痰涎，醒后则如常人。近来发作愈频，经期或先或后，量中色可，偶有小血块，末次月经在8月18日，逾期10天。按脉弦细，尺脉沉弱，舌质淡红苔薄。诊为经期癫痫，证属肝旺血虚，痰气互结。先予疏肝理气，豁痰开结法。

处方：醋柴胡、炒枳壳、杭白芍、清半夏、云茯苓各9g　淡竹茹9g　青皮、陈皮各10g　白附子3g　香附9g　白蒺藜9g　生龙骨、生牡蛎各30g　粉甘草3g

3剂，水煎服。

二诊（9月12日）：药后胸次觉舒，泛恶亦减，余无明显变化。舌尖红，脉弦滑，两尺无力。弦为肝郁，滑为痰阻，尺脉无力为肝肾阴虚。治以益肝肾，解肝郁，豁痰安神之法。

处方：醋柴胡9g　杭白芍15g　广郁金9g　灵磁石15g　生龙骨、生牡蛎各15g　清半夏、胆南星各9g　炒枣仁10g　香附、条黄芩各9g　女贞子、旱莲草各12g　干生地15g　粉甘草6g

3～6剂，水煎服。

三诊（9月29日）：药服6剂，月经于9月21日来潮、色红，量中等，经行6日而止，行经期间癫痫发作一次。抽搐持续时间较短，症状亦甚轻微、现觉口干、纳差、腰酸。原方加当归9g，桑寄生、六神曲各12g，嘱服3～6剂。此后即以原方出入，于经前十数天预服7～10剂，经后服丸剂，日予人参归脾丸、加味逍遥丸各1剂，连服半个月，调理4个月，经期癫痫迄未发作。

　　[按]　本例经期发作癫痫乃因素性肝郁，脾运迟滞，积湿生痰，经行期间，由于血聚于下，肝肾阴虚，肝木失养，肝风内动，风痰互结，痹阻筋脉而发作抽搐。患者就诊时，正值经前期，肝气偏盛，痰势欲动，故眩晕泛恶，烦躁易怒。急则治标，先予柴胡舒肝散与温胆汤合方化裁，疏肝理气，豁痰镇静，以廓清发病三源。而后予女贞子、旱莲草、当归、杭芍、地黄、寄生等滋肾养肝，以补精血，俾筋脉得养，血足筋柔；半夏、南星、郁金、生龙骨、生牡蛎、磁石、枣仁、白附子等豁痰开窍，而解痉安神，使邪去正安，神明得守；柴胡、香附、黄芩等疏肝解郁，兼泻胆火，使结痰得散，邪无所凭。全方扶正祛邪，本而标之，间用丸剂调理心、肝、脾，缓急相济，因而获效。

案2　内风夹痰热，上蒙清窍

　　尚某某，女，21岁，未婚，1974年6月15日初诊。素性急躁任性，13岁月经初潮，周期色量皆正常。半年前因与邻舍口角相争，突然发作四肢抽搐、憋气，昏厥数分钟后始苏醒。从此经期失准，时或提前，量少色深。经前1周左右常感肢麻头晕，目赤视昏，烦躁易怒，稍有不悦即哭喊叫嚷，怒不可遏，且口渴喜冷，纳谷不馨，便干溲黄。近数月来，更发现经前1周左右发作抽搐神昏，口噤切齿，角弓反张，二目窜视，口吐涎沫，喉中痰鸣。每持续约二三分钟始止。诸症多发于晨、午之时，几乎每日必发作，经行后即停止，然已体困神疲，旬日难复。末次月经在5月26日。刻诊将近经期，头晕肢麻诸将发端，舌边红，苔薄腻少津，根部略厚。

证系：肝郁化火，内风夹痰，上蒙清窍。治拟平肝熄风，豁痰开窍，兼予调经。

处方：明天麻4.5g　嫩钩藤15g　秦当归12g　赤芍12g　粉丹皮15g　云茯苓、川郁金、炒栀子各9g　龙胆草6g　天竺黄6g　白附子3g　白僵蚕6g　生白矾3g　苏薄荷4.5g

5剂，水煎服。

二诊（6月23日）：上药服后于6月21日经潮，量较前多，排出少量紫黑血块，症发次数大减，仅经前2日发作1次，躁急之象亦轻，头部清爽，惟寐差、便干，舌边红，苔薄腻而润，根部厚苔已化，脉弦缓略细。投药已效，原法再进，按上方加减。

处方：明天麻4.5g　嫩钩藤15g　天竺黄6g　甘枸杞、肉苁蓉各9g　秦当归12g　怀山药12g　云茯苓9g　粉丹皮、炒山栀、赤芍、白芍各9g　川郁金4.5g　炒枣仁9g　首乌藤15g

白金丸1剂（分2次冲服），4剂，水煎服。嘱药后每日上午服加味逍遥丸1剂，下午服桑麻丸1剂，临睡前服朱砂安神丸1剂，均白水送下。于下次经前仍服一诊方7剂。2年后随访，病愈未再复发。

（摘自《哈荔田妇科医案医话》

3. 崩漏

案1 阴虚血热，并夹瘀血（功能性子宫出血）

贾某，女，23岁，未婚，1977年4月17日初诊。月事先期，行经日久，迄将年余。妇科检查（肛检）：外阴发育正常，宫体较小，水平位，附件阴性。查血红蛋白80g/L，诊断为功能性子宫出血，贫血。曾用激素，并服中药，治疗3个月无著效，末次月经期在2月18日，行经约40天始止。刻诊又值经期，已2日，量多如涌，色红有块，少腹微痛，腰背酸楚，倦软乏力，头目眩晕，入暮烦热，口干少饮，纳差便干，脉细数，苔薄黄。

证属：阴虚血热，并夹瘀血，治拟育阴清热，凉血化瘀。

处方：女贞子、旱莲草各9g　当归身12g　川续断9g　桑寄生9g　东白薇12g　粉丹皮、炒黄芩各9g　炒地榆15g　川茜草、赤芍各9g　刘寄奴15g　香附9g　凌霄花4.5g

3剂，水煎服。

二诊（4月21日）：药后经量显减，尚淋漓未净，暮热已平，口亦生津，腰背酸楚视前轻减。惟仍疲倦无力，时或头晕，脉细软，苔薄白。虚热得戢，气液未复，拟仍前法佐益气之品。

处方：川续断、炒杜仲、桑寄生各9g　秦当归12g　山萸肉18g　五味子9g　太子参15g　黄芩炭9g　川茜草9g　炒地榆15g　棕榈炭、海螵蛸各9g　刘寄奴12g

6剂。

三诊（4月27日）：服上方3剂血已止，共带经8天，患者喜谓：此种情况为前所未有过者。眩晕未作，食纳有加，二便如常，潮热亦无复发，惟稍劳仍感腰酸神疲，舌脉如前。再议补气血，开胃气，滋化源，以复其血。

处方：生黄芪、太子参各15g　山萸肉、川续断、桑寄生、炒杜仲、金狗脊去毛，各9g　广陈皮6g　炒神曲12g　炒黄芩4.5g　生侧柏、川茜草各9g

5剂，水煎服。药后诸恙悉已，嘱每日上午服归脾丸1剂，下午服六味地黄丸1剂，半个月，并加强营养，调摄精神，勿过于劳，此后，又3次经潮，周期色量均已复常，查血红蛋白130g/L。

案2　脾肾两虚，统藏失职

肖某，女，17岁，未婚，1972年5月16日初诊。3年来，经期先后无定，每潮辄血如下注，绵延不止，西医检查：腹部柔软，肝脾未及，肛检子宫小，两侧未触及肿块，诊为功能性子宫出血，曾经中西药物治疗，终鲜著效，此次经潮已10日，经量时多时少，多则色淡，少时暗紫，偶夹血块，面白神疲，心慌气短，腰酸膝软，身倦无力，自汗头晕，纳少便溏，周身虚肿，脉沉细弱，舌淡苔白。

证属：脾肾两虚，统藏失职。治拟温补脾肾，收摄止血。

处方：炙黄芪15g　炒白术9g　山萸肉、淮山药、陈阿胶烊化冲服、炒杜仲各9g　川续断、鹿角霜、苎麻根、棕榈炭、海螵蛸各12g　血余炭、生侧柏各9g

3剂，水煎服。

二诊（5月19日）：上方服后，血量减少，纳谷激增，精神较振，气力有加，脉沉细而缓，舌苔渐润，已步佳境，继宗前法。

处方：炙黄芪、山萸肉、炒杜仲、金狗脊去毛、鹿角胶打，用汤药化服，各15g　淮山药12g　炒白术、云茯苓各9g　炒地榆、苎麻根、棕榈炭、海螵蛸各12g　莲房炭9g

4剂，水煎服。

三诊（5月23日）：下血已止，汗敛肿消，步履有力，食眠转佳，惟带下较多，大便不实，舌质仍淡，苔润，脉弦缓，拟再补脾肾，以为寻源求本之计。

处方：野党参、炙黄芪、淮山药各12g　炒白术、山萸肉各9g　鹿角霜、海螵蛸、杭白芍、炒杜仲、桑寄生、金狗脊去毛，各12g

4剂，水煎服。另以蛇床子9g，黄柏9g，吴茱萸3g，桑螵蛸9g，布包，泡水，熏洗。

四诊（5月28日）：前方服后，脉已见和缓，舌质渐润，大便得实，寐食俱佳，惟感腰酸，劳作乏力，此血去过多，精气尚未全复，善后之计，仍在补气血，壮腰肾。

处方：野党参、炙黄芪各15g　淮山药、金狗脊去毛，各12g　川续断、桑寄生、女贞子、秦当归、鹿角霜、甘枸杞各9g　陈阿胶18g，烊化，分2次冲服　香附9g　五味子6g

4剂。停药后观察数月，经事复常，情况良好。

案3　劳伤心脾，气血两亏

王某某，女，35岁，已婚，1969年9月17日初诊。月事不经，已历数载。半年前因过事操劳，骤然下血如崩，经住院刮宫并用激素治疗，旬余乃止。曾做宫内膜病理检查，为增殖期子宫内膜，妇科检查，除子宫略大别无异常，诊断为功能性子宫出血。此后，每届经潮辄漏下淋漓，延久不去，此次已带经月余，血犹不止，色淡质薄，量多无块，自感乏力，气短懒言，怔忡少寐，腰背酸楚，纳少便溏，面色无华，舌淡苔薄，脉现沉细。前此，曾用中药治疗，所用药物多为炭类收涩之品，血反增多。良由劳伤心脾，气血两亏，统摄失职所致，一味收涩，徒致横溢，于心脾无助，拟两补心脾，益气摄血为主，以炭药止血为辅。

处方：野党参、炙黄芪各15g　全当归、杭白芍、川续断、菟丝饼各9g　熟女贞、桑寄生、龙眼肉各12g　祁艾炭、棕榈炭各9g　黑香附9g

3剂，水煎服。

二诊（9月20日）：药后血已减少，尚有点滴如漏，心悸气短，视前轻减，脉仍沉细。治从前法。

处方：野党参、炙黄芪各15g　炒白术、龙眼肉、秦当归、远志肉各9g　炒枣仁12g　川续断9g　大熟地、菟丝子、陈阿胶烊化，各12g　海螵蛸、祁艾炭、云茯神各9g

3剂，水煎服。

三诊（9月23日）：上方服后，血止力增，睡眠转好，惟仍腰酸、纳差、脘腹痞闷，脉仍沉细已有缓象，舌质渐润，再议补脾肾，养心血，并理胃气。

处方：野党参、炙黄芪各15g　炒白术、秦当归、菟丝饼、龙眼肉、远志肉各9g　女贞子、川续断、金狗脊去毛，各12g　炒枳壳、炒稻芽各9g　云茯神15g

3剂，水煎服。

四诊（9月27日）：食纳已增，寐安神复，二便如常，体力续有增加，腰已不复酸软，脾遇劳尚感气促心慌，脉已见有力。拟益气养营，以丸剂善后，予人参归脾丸30剂，每日上下午各1剂，白水送下。此后，月经曾2次来潮，周期复准，每次行经5～6天，色量正常。

（摘自《崩漏六例的治疗体会》）

4. 痛经

案1　痰热犯心胃，气瘀阻胞脉

梁某某，女，30岁，已婚，1971年7月15日初诊。既经月事正常，5年前足月顺产一子，此后体渐发胖。年来经期延后，行经乳胀腹痛，色淡量少，兼下血块，末次月经在6月25日。现症头晕口苦，心烦不眠，交睫成梦，胁脘胀痛，泛恶纳呆，呕吐涎沫，白带黏稠，苔白腻，脉弦滑。此由痰湿化热，逆胃扰心，下干冲任，气郁兼瘀，阻于胞脉所致，拟先清热涤痰，理脾和肾，兼调气血之法。

处方：清半夏、云茯苓、淡竹茹、炒枳壳各9g　广陈皮、姜厚朴、炒白术各6g　川芎、广木香各4.5g　川楝子12g　延胡索3g　炒枣仁9g　夜交藤15g

4剂，水煎服。

二诊（7月20日）：上方服后，胸次豁朗，胁痛如失，知饥得纳，睡眠尚和，白带仍多，时或泛恶，腰酸无力，脉弦滑，苔腻已退。再予理脾和胃，兼益肝肾。

处方：云茯苓、炒白术、白扁豆、广陈皮、炒神曲、炒枳壳、淡竹茹各9g　草蔻仁3g　淮山药15g　女贞子、旱莲草各9g　广木香4.5g　香附9g

3剂，水煎服。另用蛇床子9g，川黄柏6g，淡吴萸3g，布包，泡水，坐浴熏洗。

三诊（7月24日）：今晨经至，量少色淡，尚无何不适。脉弦滑，苔薄白，拟化瘀达郁，通决地道。

处方：全当归、鸡血藤、女贞子、桃仁泥、益母草、川楝子各12g　延胡索、川郁金各6g　刘寄奴15g　五灵脂、香附各9g　广木香6g　炒枳壳9g

4剂，水煎服。

四诊（7月30日）：汛水已止，此次经期腹痛未作，头晕，呕恶、心烦诸症也均减轻。脉弦略滑，若渐润，再予理痰湿和肝胃，以杜病源。

处方：云茯苓、淡竹茹、川郁金、姜厚朴各9g　广陈皮、炒枳壳、石菖蒲、软柴胡各6g　草蔻仁4.5g　焦三仙各9g　全瓜蒌21g

5剂，水煎服。

案2　肝肾亏损，瘀阻胞脉（脱膜性痛经）

胡某某，女，32岁，已婚，1976年6月30日初诊。2年前曾行人工流产术，此后月汛每延期而至，经潮腹痛如绞，拒按喜温，日服止痛药数次，方能强忍，至完整之子宫内膜脱落后、痛苦方减。经后腹仍隐痛，腰膝酸软，全身无力，某院妇科诊为"脱膜性痛经症"。刻诊正值经期，色淡量少。痛如前述、伴有肢麻不温，脉象沉紧，舌淡苔薄，边有瘀斑。

证属：肝肾亏损，瘀阻胞脉。虚实兼夹，法当两顾，予活血化瘀，补肝益肾之剂。

处方：秦当归、广寄生各12g　炒杜仲9g　刘寄奴12g　赤芍药、五灵脂、川茜草、香附各9g　川芎9g　延胡索、吴茱萸各4.5g　香白芷3g　醋柴胡、粉甘草各6g

3剂，水煎服。

二诊（7月3日）：药后腹痛转剧。排下大小不一之烂肉样碎块若干，后则痛减可按、间或作胀，腰酸踵痛，肢麻无力，动辄气促。脉象沉细而紧，舌象如前，此瘀血得行，阴损未复，当侧重治虚。

处方：太子参、秦当归、杭白芍、广寄生、炒杜仲、山萸肉各12g　女贞子9g　川芎、川芎各9g　刘寄奴12g　吴茱萸4.5g　香白芷3g　醋柴胡、粉甘草各6g

5剂，水煎服。嘱药后每日上午服六味地黄丸1剂，下午服加味逍遥丸1剂，连服15天。

三诊（7月28日）：经汛又至，周期获准，腹痛不甚，量少色淡，夹有小块组织状物。腰酸已轻，食寐均佳，二便如常。病势已成强弩之末。再益肝肾，兼调气血，所谓"如欲通之，必先充之"。

处方：秦当归、川续断、桑寄生各12g　炒杜仲、杭白芍各9g　川芎片6g　香附、五灵脂各9g　刘寄奴12g　延胡索、吴茱萸各4.5g　草红花6g

4剂，水煎服。

8月3日月经止，无腹痛现象发生，略感腰酸胫软。予二至丸2瓶，嘱每日下午服20粒；女金丹15剂，每日上午服1剂，白水送下。

案3　木郁化火，炼血成瘀

于某，女，21岁，未婚，1978年3月30日初诊。经来超前，量多色紫，夹大血块，经前少腹坠胀，疼痛阵作，牵及胁肋，血块即下，痛始减缓。伴见心烦易怒，梦魇纷纭，头晕耳鸣，渴喜冷饮，纳谷不馨，口苦便干。经后带下黏秽，黄白相间，小溲短赤，尿道涩痛，尿检无异常。末次月经在3月11日，带经6天。刻见舌红苔黄，切脉弦数，左关、尺尤劲。据此脉症，盖为木郁化火，肝胆热炽，炼血成瘀，冲任不畅。拟清泄肝胆，凉血滋阴为法。

处方：秦当归12g 醋柴胡6g 粉丹皮9g 细生地20g 天花粉10g 全瓜蒌20g 香附9g 川郁金、盐黄柏各7g 龙胆草5g 车前子12g 冬葵子9g,布包 川大黄9g,后下

3剂，水煎服。

二诊（4月4日）：药后腑气得降，水道畅行，寐梦减少，纳谷知味，脉尚弦数，关尺已见平缓，黄苔渐退。现觉腰背酸胀，小腹坠感，此乃经水将行之征，治须活血通经，因势利导，即《内经》所谓："其下者，引而竭之"。

处方：秦当归15g 赤芍、三棱、莪术、怀牛膝各12g 丹参、桃仁泥、苏木各15g 香附10g 广木香5g 淡条芩9g 细生地15g 粉丹皮1g

3剂，水煎服。

三诊（4月8日）：药后于4月6日经至，腹痛大减，血量仍多，块已减少，脉沉弦缓，舌润苔薄，余症亦均轻微。既获效机，继守前法，制小其剂。所谓"衰其大半而止"。

处方：秦当归、山萸肉、川续断各12g 粉丹皮9g 细生地、原麦冬各12g 焦栀子9g 桃仁泥、刘寄奴、怀牛膝、香附各9g 醋柴胡6g 云茯苓9g

4剂，水煎服。

四诊（4月12日）：月经已净，带下仅有，二便尚可，惟感腰酸。予二至丸3瓶，嘱早晚各服15粒，白水送下。

5. 闭经

案1 营阴亏损，瘀血内阻

穆某某，女，16岁，学生，1976年5月14日初诊。14岁月经初潮，每有经前腹痛，量少色紫。于半年前曾患感冒，愈后经闭不行，迄今已5个月余，形瘦神疲，入夜烦热，两手喜握凉物，心悸气短，纳少腹胀，小腹痛不欲按，口干不欲多饮，面色黄晦，唇有紫斑，肌肤干枯，两手背延及前臂见有色素沉着，大便偶见黑色。近来见有低热，体温波动在38℃左右（腋下），查尿常规、尿三胆、胸透均正常；血红蛋白98g/L，血小板210×10^9/L，血沉59mm/h。西医诊为低烧待查。舌偏紫无苔，脉细无力。

证属：营阴亏损，瘀血内阻。治拟滋阴养血，化瘀通经之法。

处方：当归15g 生地12g 玄参、女贞子各12g 阿胶9g,烊化冲服 炒白术、赤芍药各9g 泽兰、益母草各12g 山楂肉15g 生鸡内金3g,研细分2次冲服 青蒿6g 地骨皮15g

3剂，水煎服。

二诊（5月17日）：药后腹痛轻，烦热减，食纳增，体温腋下37.2℃，脉细略数较前有力，舌质渐润有薄苔，药既中的，毋庸更张，原方加桃仁9g，再予3剂。

三诊（5月31日）：上方连服8剂，诸症均减，体温腋下36.8℃～37℃。惟月经仍未来潮。昨日又突发寒热，体温39.8℃，头疼身痛，咽喉肿痛，有妨吞咽，白细胞计数13×10^9/L，经某卫生院诊为急性扁桃腺炎，予对症处理。来诊时仍发热畏寒、有汗、头身痛，口渴欲饮，体温38.6℃脉细数，苔薄白而干，邪在卫、气，拟辛凉清热兼予养阴，急先治标再顾宿疾。

处方：金银花15g　连翘9g　蒲公英15g　防风6g　薄荷后下，3g　板蓝根1.5g　知母9g　牛蒡子9g　黄芩9g　玄参12g　甘草4.5g

3剂，水煎服。锡类散、珠黄散各2瓶合研，吹撒咽部。

四诊（6月4日）：药后热势已减，食眠均可，体温37.2℃，仍口干不欲多饮，前方黄芩、玄参各减半，再进2剂，体温已恢复正常，咽喉肿痛已愈，纳谷如常。惟月经未潮，小腹疼痛不喜按揉，再予养血化瘀法。

处方：太子参、当归各15g　赤芍、桃仁、红花、延胡索、鳖甲各9g　天花粉12g　青蒿9g　茜草、醋香附各9g　鸡内金3g，研冲　甘草3g

3剂。水煎服。

10数天后其母来告，上方连服6剂，月经来潮，烦热已清，体温正常。复查血沉20mm/h。嘱服加味逍遥丸，每日2剂，上下午分服，连服1个月。随访2年，月事一直正常，体格健壮，肌肉丰腴。

案2　气滞胃逆，痰阻胞脉

毛某某，女，24岁，未婚，1976年5月3日初诊。2年前曾患闭经，经做人工周期2次，已正常，半年后复发，经余治疗又复正常，体力也渐有增加。近数月来因过劳、抑郁，常感心下痞塞，胸胁苦满，腹胀食少，泛恶嗳气，肢体沉困，大便或硬或溏，白带量多气秽，月事愆期，带经日少，颜色淡红。此次又停经3个月余（末次月经在1976年1月13日），食后腹胀膨亨，不得俯仰，两胁窜痛，脉来弦滑，舌苔白腻。

证系：气滞不畅，脾胃升降失常，痰湿痹阻胞脉。先拟理气燥湿，宣畅气机之法。

处方：醋柴胡、炒枳壳、紫厚朴、香附、杭白芍、清半夏各9g　云茯苓12g　广陈皮、藿香各6g　焦三仙各9g　广木香3g　粉甘草4.5g

3剂，水煎服。

二诊（5月12日）：前方连服6剂，胁胀脘痞轻前，白带减少，纳谷渐增，泛恶已除，苔腻略化，脉仍弦滑，食后仍有腹胀，二便迫坠、腑行不畅。湿浊虽已渐化，气机仍未宣达，再拟以理气化浊，通达脉络之法。

处方：醋柴胡6g　杭白芍12g　炒枳壳、香附、香佩兰、大腹皮各9g　广木香4.5g　云茯苓12g　焦三仙各9g　广陈皮6g　紫丹参1g　滑石块15g，布包　番泻叶9g，另包后下，便泄后去此味

4剂，水煎服。

三诊（5月18日）：药后腹胀已消，纳食续有增加，经仍未行。病发于渐积，治疗亦当缓图，改予丸剂调理：每日上午服沉香舒郁丹1剂，下午服七制香附丸1剂。连服7天。

四诊（5月28日）：昨日经行，量少色淡，小腹胀痛，食纳又差，舌淡苔薄，脉象弦缓。此痰湿已化，瘀滞有下达之渐，应予理气活血化瘀之剂。

处方：秦当归、赤芍、刘寄奴各12g　紫丹参15g　净苏木15g　怀牛膝、香附、炒枳壳各9g　川芎片6g　广木香4.5g　炒神曲9g

3剂，水煎服。

五诊（6月5日）：经行6天而止，色量尚可，体倦神乏，心悸少寐，纳谷不馨，白带仍有。苔润，脉缓，拟以两顾心脾，养荣理气之方，所谓"瘀通之后，必以养荣调之"。

处方：野党参、秦当归、鸡血藤、柏子仁各12g　炒白芍、云茯苓、炒枣仁、沉香曲各9g　川芎、广陈皮各6g　麦冬9g　吴茱萸3g　炙甘草6g

4剂，隔日1剂，水煎服。停药后观查数月，经事如常。

案3　少阳阳明合病，兼气滞血瘀

刘某某，女，23岁，未婚，1971年11月7日初诊。平素易动怒，多气郁，月事常先期而行。2个月前因感受风邪，发热畏寒，头痛无汗，咽喉肿痛，体温39.6℃，时月经正行而止，迄已2个月余未转。现症自觉午后阵发寒热，而体温不高，脘腹痞闷，嗳气频作，心烦懊恼，呕恶口苦，食思不振，小腹胀硬，不喜按揉，便干溲黄，舌红苔薄黄，脉弦细而数。此外邪不解，入里化热，结于少阳，内聚胃腑，搏于血海，阻于胞脉，而成少阳阳明合病，兼气滞血瘀之证，拟以两解表里，疏肝行滞，大柴胡汤加减。

处方：醋柴胡、杭白芍、炒枳壳、清半夏、条黄芩、酒大黄后下，各9g　香附6g　川楝子9g　延胡索4.5g　刘寄奴12g　紫丹参9g　粉甘草4.5g　广木香4.5g

2剂，水煎服。

二诊（11月4日）：药后未再发作寒热，烦呕已止，胸次已宽，纳食有加，二便通利，惟经仍未潮，小腹尚感胀痛，舌边红，苔淡黄，脉弦细。此邪热渐退，瘀滞未行，再依前法化裁。

处方：醋柴胡6g　条黄芩、炒枳壳、赤芍药、酒大黄后下　粉丹皮、桃仁泥各9g　山楂肉、怀牛膝、紫丹参各12g　香附、川芎各6g·粉甘草4.5g

2剂，水煎服。

三诊（11月1日）：服上方，1剂腹痛减，再剂月事通，惟量少色深，嘱服加味逍遥丸，日2剂，连服10天。

（摘自《哈荔田妇科医案医话》）

黄绳武

（调经从肝肾冲任论治，用方选药精细明确）

【医家简介】

黄绳武（1914～1989），湖北黄陂人。中医妇科专家。1935年毕业于湖北国医专科学校，后留校任教。1938年开业行医。建国后，历任湖北中医学院附属医院妇科主任、副院长、教授。擅长中医妇科。善治月经不调、痛经、胎动不安、不孕症及各种虚损疾患。

相关著作：《傅青主妇女科评注》、《黄绳武妇科经验集》、《中医妇科学》、《中国医学百科全书·中医妇科分卷》等。

【主要学术思想和主张】

认为妇科病是因气、血、肾、肝、脾等功能失调，又导致冲、任损伤而发生。辨证注重观察脏腑、气血的功能状态，突出冲任二脉的作用，以肝、脾、肾立论。治有重点，调经种子注重肝肾，带下病从肝脾着手，妊娠病从脾肾论治。提出"温润添精法"及治方。临床诊疗观点独到，病案分析实际有理，用药选方思路清晰，药性药量细致精确。

【医论医话】

1. 顾护精血与正气

对于温病来说，是存得一分阴液，就有一分生机，那么对于妇科病，可以说是顾护了精血，就是顾护了正气。

2. 阴寒致不孕

在治疗不孕症时，既重在保护精血，又处处顾护阳气（即氤氲之气），认为只有精血充足才能摄精成孕，保护氤氲之气，才有出身之机，常言："寒水之地不生草木，重阴之渊不长鱼龙。"因而注重阳气（即生发之气）是治疗不孕症的关键。黄老创导的"温润添精法"正是这种思想的具体体现。

3. 用药防病祛邪不伤正

无病善防，提高体质；有病祛邪，慎毋伤正。

4. 用药之重要

组方重法不泥方，用药原则上：一是最忌庞杂，处方精要，使药力专一；二是熟悉药物性味，对同类药物的微妙差异要有自己的临床体会。用药如用兵，主攻方向虽明确，但用药不当亦不能取胜。必须知能善任，才能药到病除。

5. 痛经注意培补

痛经伴随月经周期性地出现，除了用"不通则痛"的机制解释外，还应考虑与精血有着明显的关系。因为经期经血外流，是一个耗血伤血的过程，这时的精血表现得成为不足，其机制当是气血不足，又兼气血郁滞致痛。属虚实夹杂之证。因而对痛经的治疗，既要顺应生理之自然，注重调经；又要注意培补耗损之不足，补养精血。故多采用四物汤加减，选用具有温养流动之性的当归、川芎为主药，不用壅滞滋腻之熟地黄，配白芍、甘草缓急止痛。痛经乃气血为病，以四物汤调节其血，酌加香附、乌药、艾叶、川楝子、延胡索等气药，使气行则血行而痛止。

（摘自《黄绳武妇科经验集》）

【常用效方】

○ **方一　月经先后不定期方**

[组成]　白薇 10g　当归 10g　白芍 15g　牡丹皮 10g　川楝子 10g　生地黄 15g　山药 15g　丹参 12g　香附 12g　莲子心 6g　桑寄生 15g　甘草 6g　薏苡仁 15g　川芎 9g

[功效]　疏肝肾之气，养血调经。

[主治]　肝郁气滞，气血不调之月经先后不定期症。

[方解]　方中当归、白芍之甘，养肝血柔肝木；生地壮肾水，清肾火；白薇清芬以疏肝郁；香附、川楝子行肝肾之气；牡丹皮、丹参凉血活血；川芎味辛行血气；莲子心清心火通小便；桑寄生补肾壮腰；山药、薏苡仁之甘淡以利肾水治其带下。全方使肝肾

之气疏而精通，肝肾之精旺则水利，郁既开而经水自有定期。这里妙在疏肝不用柴胡，而易之以白薇。柴胡乃疏肝解郁之主药，其疏肝之力最强，虽味微寒，但性升散助肝火，患者已头晕胀，心烦口渴，火炎于上，故去柴胡而易白薇，疏肝兼能滋阴，无升散助火之弊，且有利尿之功。再者既有肝郁化火之兆，何用当归、川芎辛温助火之药？一则经行量少色暗，乃气血不畅，归芎辛温助动，有温养流动之机，一则与丹参、牡丹皮等清热凉血药合用，共同调经活血，又可互制其偏。

方二 肾虚经闭方

［组成］当归20g　熟地黄20g　鸡血藤15g　白术15g　香附12g　泽泻10g　鹿角胶15g　淫羊藿10g　川牛膝10g　菟丝子15g　茯苓12g

［功效］补肾填精，养血调经。

［主治］肾虚精亏之经闭证。

［方解］方中重用熟地大补肾精；助以菟丝子、枸杞子温润填精，三药配伍相得益彰，其滋养之力更强。又用鹿角胶、淫羊藿温补肾阳，鹿角下连督脉，故能补人身之督脉，补督脉即补一身之阳气，其用胶者，补阳之中寓有填精之义；淫羊藿补肾阳，温而不燥，不似附子燥烈、肉桂温热，此合扶阳育阴于一法，其目的在于协调阴阳，使阴生阳长，温阳补火助其生化。……抓住肾就抓住了本源，正如前人所说"通经之法在于开源"，但毕竟是闭经，又兼行腹痛，可见气血不活，又应以通为治，然通经之法绝非破气破血所能囊括。通经之要，妙在变通。这里变通在于要想通之，必先充之，精充血足，经候通畅自行。所选当归、泽兰、鸡血藤、川牛膝，皆养血活血通经之品，通不破散，养在其中；香附行气，直入胞中；还妙在重用当归达20g之多。当归养血之首选药，以行为养，以通为用。黄老通常用量10g平时最忌妄用重剂，以取速效，这里重用，只因当归能养能通，患者因虚致闭，正好药证吻合，故不惜重用，而取效甚速，用白术、茯苓健脾，滋其化源佐以温通，通不破散，补不滋腻，变通灵活，恰如其分，故取速效而无不良反应。

方三 郁证经闭方

［组成］生地黄、熟地黄各10g　白芍10g　旱莲草10g　太子参10g　甘草10g　丹参10g　百合10g

［功效］补肾健脾疏肝。

［主治］情志伤阴之经闭证。

方四 气虚血崩方

［组成］黄芪15g　白术10g　黑姜炭3g　甘草6g　三七末4.5g　制首乌15g　莲房炭15g　白芍15g　蒲黄炭10g

［功效］补脾益气，佐化瘀止血。

［主治］气虚血脱之崩漏证。

方五 心肾不交血崩方

［组成］生地黄、熟地黄各30g　柏子仁10g　麦冬15g　五味子6g　旱莲草30g　阿胶10g　莲子心6g　桑椹子15g　白芍15g　甘草6g　沙参15g

[功效] 滋肾水，清心火。

[主治] 心肾不交之崩漏证。

⚬ **方六　情伤血崩方**

[组成] 竹柴胡 6g　荆芥炭 4.5g　当归 10g　白芍 20g　生地、熟地各 30g　阿胶 15g　山药 15g　旱莲草 30g　甘草 6g　太子参 15g　麦冬 15g　五味子 6g

[功效] 疏肝养肝，滋阴清火。

[主治] 肝郁气滞化火伤阴之崩漏证。

⚬ **方七　少女血崩方**

[组成] 太子参 15g　生地黄、熟地黄各 30g　山药 15g　旱莲草 20g　甘草 6g　阿胶 15g　白芍 15g　冬楂炭 10g

[功效] 健脾益气，滋肾养精。

[主治] 脾肾亏虚，气血不足之少女崩漏证。

⚬ **方八　少女痛经方**

[组成] 党参 15g　土炒白术 15g　炙甘草 6g　陈皮 10g　砂仁 6g　巴戟天 12g　枸杞子 15g　川芎 6g

[功效] 健脾补肾，调和气血。

[主治] 脾肾不足，气血不和之痛经证。

⚬ **方九　虚实夹杂痛经方**

[组成] 当归 10g　白术 12g　香附 10g　川芎 10g　枸杞子 15g　白芍 15g　鸡血藤 15g　益母草 12g　甘草 6g　吴茱萸 6g

[功效] 滋养精血，活血调经。

[主治] 气滞血虚之痛经证。

⚬ **方十　经行吐衄方**

[组成] 青蒿 10g　竹茹 10g　橘红 10g　山药 15g　茯苓 15g　桑白皮 6g　丹参 15g　川楝子 10g　沙参 15g　郁金 12g

[功效] 调肝泻肺。

[主治] 木火型金之经行吐衄证。

⚬ **方十一　经行口糜方**

[组成] 生地 20g　玄参 15g　麦冬 15g　青盐 1g　白芍 12g　甘草 4.5g　乌梅 4个　丹参 15g　桑椹子 15g　地龙 15g

[功效] 滋肾水，清心火。

[主治] 水亏火旺之经行口糜证。

⚬ **方十二　经行头痛方**

[组成] 生地黄、熟地黄 30g　白芍 15g　枸杞子 15g　钩藤 10g　石决明 30g　丹参 15g　莲须 10g　黄柏 10g　牡丹皮 10g　木瓜 10g　麦冬 15g　桑叶 10g

[功效] 滋水涵木，平肝熄风。

[主治] 精血不足，肝火上扰之经行头痛证。

（摘自《中国防治月经病百家验方》）

【精选案例】

1. 月经不调

（1）月经过多

案1 阴阳失调（子宫小肌瘤/内膜息肉样变）

张某某，女，47岁，1986年1月14日入院。患者月经过多，经期延长2年，伴头晕、眼花、全身乏力。

患者以往月经正常，2年前不明原因月经量开始增多、经期延长，13岁初潮，周期25~26天，经期5~10天，量多，用纸5~8包，色鲜红夹小血块；伴头晕、胸闷、心慌、气短、全身乏力、疲倦、两腿发软、不能久立。在当地治疗效果不显。近1年，上述症状加剧，曾用止血药，但量仍多，用性激素治疗后，血量减少，但全身反应重，故停药。B超提示"子宫小肌瘤"，但妇检未发现明显包块。1985年11月15日诊刮报告为"内膜息肉样变"，门诊以"月经过多"收入住院。

末次月经12月26日~1月6日，量多，用纸7包；现感心烦、易怒、头晕眼花、耳鸣、全身乏力、口淡乏味、纳差、心慌、气短、双腿发软、小便频多清长；舌暗红，苔薄黄，脉细弱。

患者入院后，以补益肝肾为主，用两地汤加减治疗。1月25日因正值经期前期，在原方基础上加益母草、丹参养血调经。2月4日月经过期未至，又患流感，体温38.8℃，因病在卫分，不宜用生地、牡丹皮、赤芍等血分药，咳吐咖啡色分泌物，病在上焦，不宜用柴胡，此病人宜清宣肺气，治拟银翘散合杏苏散加减。感冒愈后，患者胸部有痞塞感，口泛咖啡分泌物，治拟辛开苦降，用半夏泻心汤。经过以上治疗，现患者月经过期未至，感头晕、胸闷，心脏像一块石头压在上面，胃脘部不适，吃下去的东西往上涌，夜晚口中有苦水，吐出咖啡色样物，身上发麻、全身皮肤痛，腰以下麻木、发凉，像水浇一样，心情沉闷，容易紧张，经辛开苦降法治疗后胸闷阻塞感有所好转；大便可，小便黄。以往有慢性胃炎病史。舌淡，苔薄黄，脉右弦大，左小。

分析：患者正闹离婚，思想压力大，又年近七七，症状繁多，到处不适，是围绝经期综合征；不要用催经药，催经用活血药，对吐咖啡色血不利。患者右脉大，主脾胃，左脉小，主肝肾，总觉得胸闷有物往上涌是胃气上逆，病在胃，月经不潮，下肢怕冷，涌出物苦，属胆火，浊气在上则生膜胀，清气在下则生飧泄，咳时小便出，是阴阳失调。用辛开苦降法，好像有所减轻。

原方：法半夏10g　黄连4.5g　黄芩10g　竹茹12g　生姜3片　沙参12g　橘皮10g　茯苓10g　白芍12g

目前随症施治，同意此方治疗，但要作一些调整。涌出的水苦，用黄连可清胃热又可降胆火；胸满者去白芍；口不干，不要用条参；生牡蛎既可平肝治头痛，又可化痰散结，治胸胀满，还可止咖啡色血；生姜3片用多了，因其出血，此类辛散药用2片即可；再者降逆，最好加点苏梗，止血降胃逆，茯苓淡渗利下，能使水气下行；本来胸痞可用枳壳，但患者体虚不宜用，用橘皮醒脾快气，但量用多了，一般用6g即可，也可改用橘红9g；往上泛水用半夏可，这时不宜养阴。

重整方：法半夏10g　黄连4.5g　黄芩10g　竹茹12g　生姜2片　生牡蛎30g　苏梗4.5g　茯苓12g　橘红9g

案2　精血大伤，血不养心，心肾不交

付某某，女，36岁。月经一贯多，这次月经量多，有大血块，现出血已20余天未干净；伴面色萎黄，呈贫血面容，手足心发热，烦躁，头痛，心慌，睡眠差，口淡乏味，口不干，大便时干时稀，纳可，舌淡，苔薄，脉弦。妇检子宫如鸭蛋大，质稍硬。B超提示子宫黏膜下肌瘤。

西医诊断：缺铁性贫血；子宫肌瘤。

原用方：生地炭30g　茯苓15g　黄芪15g　麦冬15g　五味子4.5g　白芍15g　山药15g　荆芥炭4.5g　花蕊石10g　红花10g　党参15g　桑叶10g　橘皮10g

分析：此患者，从舌脉、症状看是虚实夹杂证，若完全补虚，病源难去，若一味攻邪，又怕受不了。每天都要测血压，听心率观察阴道出血情况，因病人一般情况较差。伴心慌、失眠、五心烦热、大便干，白带稠，此为精血大伤，血不养心，心肾不交，血伤阴不配阳，则烦躁，血不归经则长期出血不干净，此乃瘀血不去，新血不能归经，所以漏下不止。治疗上用寓行于止的方法是对的，要养精血，不养则新血不生，出血也不会止；患者五心烦热是阴不配阳，阴不潜阳，滋阴不宜过于干寒，恐滞血；也不宜用过于温燥的药，恐伤精血。

重整方：生地黄、熟地黄各30g　阿胶15g　三七末6g　荆芥炭4.5g　黄芪15g　白术10g　桑叶10g　麦冬15g　五味子4.5g　太子参15g　橘皮6g

长期出血的病人，不宜用茯苓，因茯苓淡渗利下，患者大便干，也不适合用茯苓，用荆芥炭引血归经就可以了。头痛用白菊花，我觉得不合适，原因是因为出血，肝血失藏，肝为将军之官，易风火上窜，这是内风，而菊花尤其是白菊花是散外风的，而患者是血虚生风，治疗只能平肝熄风，用白菊在这里就不对路了。说到菊花，有白菊和黄菊之分，黄菊就是杭菊，作用平和，解暑多用杭菊；白菊是淮菊，专于散风。

还有白术和山药的用法，什么情况下用山药，什么情况下用白术，那要根据病情而定。如果病人纳差、口淡，那么健脾用白术为好，除此之外，白术能利腰脐，提系带脉，而达到止血的目的。生地炭起不了什么养的作用，生地专于凉血，这里可以不用，生熟地同用即可滋肾精，又可养阴配阳，也可凉血止血；花蕊石为矿物药，性温热，本草书谓其能化血为水，化痰止血，但此患者用过温不好，组方要在温平上做文章，寓行于止，不如用三七末，要重用4.5g～6g另包冲服；配阿胶养血安神治燥热，可养心、肝、肾精血，又可止血；党参用多了横气；白菊无滋肾作用，桑叶可滋肾；藏红花有养血作用；平时所用红花主要是破血的，可不用；橘皮最多用6g，陈皮辛燥伤精血，主要作用是化痰醒脾快气，可不用。

（2）月经过少

案　肝阴受损，肝阳偏旺

付某某，女，28岁，1983年10月21日入院。月经逐月减少2年，经前乳房胀痛数月余。

患者自 1981 年开始月经量减少伴经行腹痛，渐至闭经。曾到医院用激素调整月经周期在，用药期间月经正常，停药后月经又不来潮；后又改用养血调经的中药治疗后，月经来潮，但量极少。今年 4 月份开始，经前 1～2 天开始两乳胀痛，经潮后痛减，但触及即痛，近 1 个月疼痛加剧，受振动后或手触之即痛甚。平时胸闷不适，短气，纳差，口干喜冷饮，烦躁，小便黄，大便难解，但不结，自觉心中灼热感，面色不华，想吃冷食；舌淡，苔白，脉弦细。妇检双侧附件增厚，右侧明显，压痛（+）。

原用方：白芍 15g　党参 15g　茯苓 15g　郁金 10g　天花粉 10g　牡丹皮 10g　栀子 10g　干地黄 30g　生牡蛎 24g　夏枯草 15g　延胡索 15g　鳖甲 30g　玫瑰花 10g　薤白 6g　荔枝核 10g　丝瓜络 12g

分析：患者怕婚后输卵管炎引起输卵管不通而致不孕，因而思虑无穷，主要病理是肝旺。胸闷，口干喜冷饮，两少腹痛，月经量少，是肝阴受损，肝阳偏旺，最好用加味逍遥散加减。

重整方：柴胡 6g　当归 15g　白芍 12g　白术 15g　茯苓 12g　甘草 6g　丹参 15g　川楝子 10g　生牡蛎 30g　枸杞子 15g

此患者正虚邪实，本虚标实，阴伤血不足。月经正常，靠血的生化，过凉的药不利于血的生化；亦不宜过于攻伐，不能专于破血，而应养血平肝。月经量少，用牡丹皮、栀子过凉了，不如改用丹参；胸闷、气短，不是少气而是郁，要开郁，且患者喜叹息，乳胀乳痛，当用川楝子疏肝；肝血不足本应用山萸肉养肝血，但其性敛收，于胸闷、月经量少不利，故不用；不用生地，因其太腻太凉，这里是要活，加点枸杞子养肝血；面色无华是正气不足，不能过用攻伐，而疏肝理气都伤精血。虽说是有炎症，但不是进行期，不能过于消炎，要分轻重缓急，虽说当归、白芍相配养肝血，但当归宜重用，白芍宜轻用；因患者胸闷，伤寒有胸满闷去白芍，所以即使用亦要少用，而重用当归，因要疏肝，当归行血，肝血一行，肝气自然疏通。口干烦躁，故不用牡丹皮、栀子，口干是气滞，疏泄太过，会进一步加重闭经。胸闷、气短，不用参，因肝旺，用参后反把阳升起来了，而宜用比较平淡的药。薤白治胸痹、胸痛彻背，是通心阳的药，在这里不合适，再说薤白辛温，属燥药，这里肝旺，若再用温药，恐进一步提升肝阳。

（3）经期延长

案　热伏冲任

杨某某，女，42 岁。经期延长 4 年余。患者自 1979 年开始月经不调，14 岁初潮，周期 25 天，经期 5～10 天，量多，每次用纸 4 包余，色鲜红。1981 年因经期延长，曾住院治疗，好转出院。近半年来病情反复，经前 7～8 天阴道少许出血，正式经行 5～6 天，量多，经行腹痛；平时上午手脚发凉，中午烦躁，晚上安静，口淡，口干不欲饮，饮食不慎则易拉肚子，伴头晕胀、乏力；舌质红，少苔，脉细。末次月经 9 月 20 日，现量少、色暗已 7 天。

原用方：生地 10g　山药 15g　川楝子 10g　香附 10g　党参 15g　丹皮 12g　丹参 15g　甘草 6g　益母草 15g　鸡血藤 15g

分析：此病例应抓住几个特点：四肢早上凉，昼躁，夜晚安静；口干不欲饮，口不苦、不酸，口中淡味；舌红，脉细。原来的治疗大法没有错，如果专门是阴虚发躁，那一直到晚上都应该发躁，甚至失眠，而患者晚上不躁。一天 24 小时所主不同，鸡鸣至早晨属厥阴、少阳，中午属太阳，太阳偏西时属阳明用事。

早凉、中午发躁，是阴阳不相配。早晨是少阳为嫩阳，中午是巨阳用事，所以躁，是什么原因？愚意以为是伏火。冲任有伏火，早上阳气不旺，火不动，手脚发凉，中午巨阳用事，阳动则发躁，晚上阳衰火化所以平静，冲任伏火，所以月经紊乱，月经提前，月经量多，经期延长。且火不在少阳，不在厥阴，而在阳明、太阴。冲任隶于阳明，是太阴、阳明用事，正是火伏冲任，病在下焦，所以患者口不苦，若火伏在少阳，要有口苦；阳明、太阴是一家，病在脾胃不在肝，因此饮食稍不慎就上吐下泻；若是脾家余热应口甜，但患者口淡乏味；伏火在冲任血分，所以口干不欲饮，舌质红，唇也红，脉细。综合辨证，病在脾肾，但与肝有关，但肝不是重点，因而前面所用疏肝理气、活血调经之法也有疗效。现治拟滋肾泻伏火，扶脾，若在经期月经量多，则应滋阴养脾肾。

原方中生地 10g 用轻了，应用 20g；益母草 20g 又用重了，只用 10g 即可，丹参也用重了，用 12g 即可，益母草、丹参这两味药，经量多时可不用；党参用重用了，因为患者中午发躁，再不能给他提火，可改为太子参或条参，用 12g 即可；山药用得比较好，性甘平，补脾胃，又不动火，如果用党参、白术等扶脾那就不合适，党参配白术就升阳，此病就应该平调，不能有偏移。香附不用，有川楝子一味就够了；鸡血藤不用，因月经量多又先期；牡丹皮 10g 泻血分伏火；甘草 4.5g，麦冬 12g 均可。总的是滋肾泻伏火扶脾。

前面用药中，患者有过牙痛，曾用过生石膏，但患者病在血分，不在气分，生石膏清气分热，因而可用可可用。总之，矛盾是热伏冲任。要滋阴泻火，不要大队活血化瘀，有瘀要有瘀脉和瘀证，但这里不支持；调经要活，但要适可而止，就是丹参、益母草也不能多吃；月经量一多，就应该滋阴养脾肾；但原方看来有点本末倒置，生地只有 10g 而益母草用了 15g。

重整方：生地 20g　山药 15g　川楝子 10g　牡丹皮 10g　太子参 15g　丹参 12g　益母草 10g　麦冬 12g　甘草 4.5g

（4）月经后期

案　经期受寒负重，任脉受损

艾某某，女，35 岁，1985 年 3 月 20 日入院。月经不调 20 余年。患者 15 岁初潮，先月经量多，后因经期插秧，月经量逐渐减少，月经后期，每 35 天~3 个月一潮；前 2 年，因经期挑重担，受了累后，月经量突然增多，经期延长，经治疗好转；后又闭经，去年因闭经用了 1 个疗程的人工周期，接着用中药治疗，现月经每 35~50 天一潮，月经量少，经色淡。这次月经过了 36 天仍未潮，基础体温单相，平时白带多、色白、无臭味，经期腰腹坠胀痛，四肢腰背疼痛，有时下腹坠胀，有时胃脘部胀痛，大便时干时稀，舌红，苔薄，脉滑数。

原用方：熟地 30g　白芍 12g　当归 12g　川楝子 10g　香附 10g　芜蔚子 10g　牡

丹皮 10g　黄芪 15g　柴胡 6g　桑椹子 12g　鸡血藤 15g　茯苓 15g　生薏苡仁 24g　车前子 10g

分析：患者脉象是滑数的，从形体看不消瘦，望之壮实，面色尚可，月经初潮 15 岁，正值天癸至时，不算太迟，可见虚象不明显。因经期插秧感寒，致月经推后，后又因经期挑重担受累，致月经量多，实质是损伤了任脉。人主胞脉，经期插秧和经期挑重担，寒伤任脉，劳伤任脉；任脉为病，故带下量多，经行下腹坠胀。吃了不少中药，从症状看有所好转，现月经 35～50 天一潮。月经后期原因一是寒湿寒滞，二是血少，而脉象、体征和月经后期不太一致。脉象不虚，体征也不显虚，为什么经行后期？此为任脉受损，故有坠胀感、白带多；若伤冲脉，则月经量多，月经先期，经期延长。脾胃脉稍弱，故有时胃脘胀痛。我考虑这个病人的治疗应从任脉着手，原来的方子有一定疗效，月经量稍增多，但经色淡，大便时干时稀，经期下腹坠胀。脉滑数，一般认为是月经先期之脉象，其实不然。

重整方：枸杞子 15g　菟丝子 15g　芡实 15g　泽兰 10g　益母草 12g　山药 15g　薏苡仁 15g　生甘草 4.5g

方中不用熟地，因太壅滞，这并不是因血少而致月经后期。从脉象看不出寒证，从舌苔看不出热证，故以任脉为治。方中菟丝子、芡实、山药补任脉，枸杞子养肝肾。为何不用当归、白芍养肝血，而用泽兰、益母草活血治月经后期？因患者大便溏，下腹坠胀，故不用当归；白芍敛阴和营之品，于月经后期不利；而泽兰、益母草活血调经助动。原用了茯苓、车前子等利湿药，患者带下仍不止，"任脉为病，女子带下瘕聚"，可见病在任脉，专于利湿，无济于病，反进一步伤阴血。故用芡实直达任脉，引药达病所，配薏苡仁调经利湿；泽兰、益母草可以止痛，也可治月经后期。为什么不用川楝子、香附等药，因病不甚，故耗气药不宜多用；不用巴戟天，因没有寒象，用之则太过；菟丝子乃辛平之品，"肾苦燥，急以辛以调之"，且菟丝子补而不守。上药若服之有效，则继服，若有变化，则随时更方。

（5）月经先后不定期

案　肝郁气滞，气血不调

王某某，女，37 岁，1983 年 4 月 23 日初诊。月经先后不定期 10 余年。1969 年曾患急性盆腔炎，经用中西药治疗后退烧，症状缓解，以后经常发生少腹隐痛，以左侧为甚，连及腰部，月经先后不定期，时提前 10 余天，时退后 5～6 天，经色先茶色，后转暗红，再转红，量时少时无；经行前后少腹痛甚，末次月经 4 月 18 日来潮，上次月经 3 月 11 日。平时带下量多、色淡黄、无气味，素口干喜饮、心烦、头晕胀、小便黄、大便干，舌质红，苔薄，脉弦细。此肝郁气滞，气血不调。治宜疏肝肾之气，养血调经。

白薇 10g　当归 10g　白芍 15g　牡丹皮 10g　川楝子 10g　生地 15g　山药 15g　丹参 12g　香附 12g　莲子心 6g　桑寄生 15g　甘草 6g　薏苡仁 15g　川芎 9g

二诊（5 月 23 日）：服药后月经于 5 月 12 日来潮，少腹痛明显好转，睡眠差、头晕、心慌、带下量减少，舌质红，苔薄黄，脉细。上方去川芎，加太子参 15g，柏子仁 10g。

服上方 50 余剂，患者月经正常，腹痛基本消失，仅劳累后稍觉不适。

2. 经行前后诸症

（1）经行吐衄

案 1　阴虚火旺，迫血妄行

王某某，女，39 岁，1983 年 10 月 28 日初诊。近 2 年来经常鼻腔、牙龈出血，时交错出现，时同时发生，经期衄血加重，几乎每天都衄，色鲜红，量多。患者一贯月经量偏多，自发衄血后月经量更多，每次用纸 3 包余，经行 7～8 天干净，色红，有小血块，查血小板 60×10^9/L，血红蛋白 62g/L，红细胞 2.16×10^{12}/L，2 年来曾先后在耳鼻喉科、口腔科、内科治疗，均无明显效果，且病情愈益加重。平时面部虚浮，四肢乏力，面色㿠白，腰酸、口干苦，尿黄，饮食一般，有时烦躁；舌质红，苔薄黄欠润，脉细稍数。此乃阴虚火旺，迫血妄行。治拟滋肾清热止血。

生地黄、熟地黄各 30g　青盐 1g　玄参 15g　阿胶 15g　旱莲草 30g　制首乌 15g　炒栀子 10g　牡丹皮 10g　骨碎补 10g

二诊（11 月 11 日）：服药后诸症悉减，月经于 11 月 4 日来潮，此次经期仅衄血一次，量少，但经量仍较多，用纸 2 包余，经后感两少腹作胀，非经期衄血次数亦明显减少。舌质略红，苔薄微黄，脉细数。上方加白芍 15g。

三诊（12 月 20 日）：服上药 20 余剂，月经于 1984 年 2 月 6 日来潮，经量中等，用纸近 3 包，未再发生鼻衄、齿衄，但仍感口干，纳谷不香，小便黄，舌略红，苔薄，脉细，复查血小板 96×10^9/L，血红蛋白 100g/L，红细胞 3.50×10^{12}/L。

继上方加黄芩炭 10g 善后。

案 2　木火刑金

陶某某，女，34 岁，1984 年 4 月 22 日初诊。素来月经提前 7～10 天，甚至 1 个月两潮，近 1 年来每经前经期发生鼻衄，血色暗红，量时多时少，伴有头晕、眼花、烦躁、胸闷、乳胀，有时恶心，口干不苦，乏味，双腿发软不能久立。末次月经 4 月 10 日，经行 4 天，月经量少，色暗，有血块，每经前小腹痛，平时性情急躁，身体消瘦，有胃下垂病史。舌质红，苔薄，脉细数。此乃木火刑金。治拟调肝泄肺。

青蒿 10g　竹茹 10g　橘红 10g　山药 15g　茯苓 15g　桑白皮 6g　丹参 15g　川楝子 10g　沙参 15g　郁金 12g

二诊（5 月 16 日）：服药后月经于 5 月 8 日来潮，经行 4 天，衄血仅 3 次，较前明显减少，月经量增多，经色转红，经后自觉午后有低热，舌红，苔薄，脉细数。继服上方加地骨皮 12g。

三诊（6 月 10 日）：本次月经于 6 月 15 日来潮，现已基本干净，经量中等，经色鲜红，经前无小腹痛，未再出现衄血，亦无发热感，心情较舒畅，仅感咽鼻干燥，舌质稍红，苔薄白，脉弦细稍数。继服上方 10 剂，以巩固疗效。

（2）经行口糜阴溃（狐惑病）

案 1　肝胆湿热

吴某某，女，35 岁，1984 年 4 月 9 日初诊。经行口腔溃疡 3 年，并发外阴溃疡年余,每经前 4~5 天开始口腔、外阴溃疡,溃面大小不一,口腔溃疡以舌面为主,阴部溃疡渗液,疼痛难忍,行动不便,曾在医务室内服龙胆泻肝丸,外搽黄连素等无效。月经时期,经行 6 天,量多,用纸 2 包余,经色暗红,无腹痛,带下量多、色黄、有腥臭味,每经前乳房胀痛,素性急躁,二目干涩,视物发花,口中无味,口干不甚饮,小便黄赤,舌质淡红,苔薄黄,脉细。此肝胆湿热。治宜清利肝胆湿热。

地骨皮 12g　生地黄、熟地黄各 30g　白芍 15g　牡丹皮 10g　玄参 15g　乌梅 10g　白薇 10g　茵陈 10g　莲子心 6g

二诊(4 月 30 日):服药后月经于 4 月 23 日来潮,外阴溃疡未发,口舌虽未溃烂但仍有不适感,经前乳胀好转,白带量减少,仍口干,二目干涩作胀。舌淡,苔薄,脉细。继服上方加麦冬 15g。

三诊:(6 月 18 日):服药后月经于 5 月 21 日来潮,口腔外阴溃疡未发,但此次月经持续时间稍长,7~8 天干净,二便正常。舌淡,苔薄,脉细。继服上方加桑叶 10g。

[按] 患者口腔外阴溃疡,其症状与《金匮》中描述的狐惑病相类似,类似西医学白塞病即慢性复发性眼-口-生殖器三联综合征范畴。中医学认为本病是由七情郁火,湿热上熏下迫所致。足厥阴经循阴器,妇人阴户为肝经之分野。七情郁火,肝经湿热下注则阴户溃疡生疮。正如《医学准绳六要》所曰:"妇人阴蚀疮,湿热客于肝经而然。"带下量多、色黄、气臭,亦肝经湿热所致。二目干涩、眼花、经前乳胀、烦躁,均为肝火上炎之兆。又木旺生心火。舌乃心之苗。心经积热,上蒸于舌,则口腔溃疡,舌面尤甚。《证治准绳》曰:"心属君火,是五脏六腑之大主,故诸经之热皆应于心,心脉布于舌上,若心火炎上熏蒸于舌则口舌生疮"综上所述,病因乃湿热为患,病位以心肝为主。其每于经期加重者,乃阴疮虽湿热所致,湿热之所以内蕴与本身正气有关。行经期间,正气相对不足,阴血下注血海,肝血骤虚。《女科经纶》曰:"肝经血少,津液枯竭,致气血不能荣运则佛郁生湿,湿生热……"由此治宜清利肝经湿热,兼养阴精,固护正气。方用生熟地滋肾水养肾精;白芍养肝血柔肝缓急;茵陈清利肝经湿热;白薇疏肝利尿又有养阴之功;牡丹皮、栀子一清血分热,一清气分热;莲子心清心火;乌梅味酸生津,又可收敛溃面;玄参色黑味甘性凉多液,为清补肾经药,又善滋阴,且有明目之功;地骨皮性凉长于清热,能下行清肾热,通利二便;后又加麦冬养心阴,用桑叶在下滋肾,在上轻散风热之邪。细观此方之组成,妙在清利肝胆湿热,仿龙胆泻肝汤不用龙胆草易之以茵陈,亦能清利肝胆湿热又不似龙胆草苦寒伤阴;不用柴胡易之以白薇,亦疏肝气又不似柴胡升散伤阴,且有利尿养阴之功;不用利尿之茯苓、泽泻、木通等味,恐渗利伤阴,而以生、熟地、白芍、玄参养阴血;同时清心火不用黄连而易以莲子心,亦清心火又不似黄连苦寒伤阴。全方清热利湿,意在保阴,养阴扶正,意在托邪,充分体现了黄老在妇科杂病的治疗方面对大苦大寒药慎用的观点,处处以照顾精血为其思想核心。

(3)经行发热

案　气阴两虚,脾胃郁热

严某某,女,33 岁,1983 年 10 月 25 日初诊。近半年来每月经前后发热,体温持续

38℃左右，身上有燥热感，夜间尤甚，伴全身骨节酸痛，口苦。月经周期正常，经行5～6天，量中等，色红无块，平时纳差，食后胃脘胀痛不适，呃逆频频，大便干结。末次月经10月19日，今天已净。这次经前8天开始发热，体温37.8℃～38℃，盗汗，经量正常，色淡红。时有腹痛伴关节痛，眼睑浮肿，平时白带稍多，多汗，时心烦欲呕。曾多次就诊，观前所用方均以益气养阴清热为主。舌质红，苔黄微腻，脉细。

竹茹10g　黄芩10g　姜半夏12g　白术10g　茯苓12g　甘草4.5g　枳壳10g　橘红10g　鸡内金10g　砂仁4.5g

二诊（11月28日）：服上药20余剂，月经于11月17日来潮，量中等。这次无发热、燥热感减轻，眼睑浮肿消退，胃脘胀痛、呃逆消失，时感头痛。舌质偏红，苔薄，脉细。

三诊（1984年1月10日）：服药1个月余，已无经前、经后发热，余症亦消失，惟劳累后感腰酸。舌质红，苔薄，脉缓有力。继服上方加桑寄生12g。

（4）经间热入血室伤阴

案　病在血分，热入血室

张某某，女，18岁，1984年5月7日初诊。平时月经不规则，淋漓难尽，几乎没有干净的时候，周期性量增多，方知月经来潮。这次月经来潮第2天，突然发烧，今天已是发烧第5天，体温均在38.5℃左右。不恶风，无鼻塞流涕，仅感头痛，以两太阳穴为甚，口苦，全身肌肉痛，胸胁痛，精神差，月经量少，色暗黑夹有血渣，四肢发冷，大便溏，小便黄，无汗，咽不红，睡眠饮食尚可。几天来服感冒冲剂及中药清热解表之剂，后又疑是病毒感冒，服病毒宁等均无效。舌质暗红，苔白腻，脉弦细。此非表证，病在血分，热入血室。治宜和解少阳。

柴胡12g　荆芥炭6g　黄芩10g　生姜2片　大枣5枚　党参12g　甘草6g　赤芍10g

二诊（5月9日）：第1天服上药1剂，第2天患者治病心切，连服2剂，服上药3剂后，患者体温下降不明显，仍头痛，口苦，身痛，胸胁痛，大便稀，日2次，小便黄，舌暗红有瘀斑，苔虽白微腻，但较前稍退，脉细数。病仍少阳，但阴液已伤。治宜滋阴和解。

白薇10g　玉竹12g　甘草6g　青蒿10g　赤芍10g　荷叶1小张　晚蚕砂10g　生牡蛎20g　连翘10g

三诊（5月11日）：服上方2剂体温降至正常，平均2小时下降0.1℃，昨日体温37.3℃，今晨体温36.5℃。阴道出血转红，口苦、头晕、身痛诸症减轻，大小便正常，舌偏红，苔薄，脉细。

[按] 患者素来月经紊乱，淋漓难尽，必重伤精血。经期发热，无恶风、鼻塞、咳嗽等表证可言，欲从汗解，解表之药辛而发散，伤津损液，重虚其虚。经行之时，血室正开，血室乃肝经所主，肝属风木，主藏血而司血海，经期精血外泄，肝血骤虚，外邪乘虚而入与正气相争，搏于血室。虽无腹痛、经断、但经量少，色暗呈渣状，且伴口苦、两太阳穴痛、胸胁痛，可见热入血室，但血结不深，病在少阳。治热入血室一证，虽有血结，不宜一味活血攻破，恐伤正气；虽有外邪，不宜辛散解表，恐发散而伤阴

液；只宜和解，当务之急在于透邪外出。用小柴胡汤和解少阳加荆芥炭引血归经，其月经淋漓不尽，赤芍清热活血直入血分。可谓方证响合，缘何不效？谁知患者治病心切，1日2剂，过服柴胡，柴胡轻用疏肝，重用退热，过服必有耗阴之弊，本已阴血大伤，现又过用柴胡，何能托邪外出？患者身痛乃因外失卫气之充养，内乏荣血之灌溉，血气不足使然，仍口苦、胸胁痛、两太阳穴痛，可见病仍在少阳，必变其法而治之。非补阴液，不足培补耗损，托邪外出，必滋阴之中行和解之法。今去柴胡改用青蒿，亦入少阳之经，疏肝气透少阳之邪外出。适宜于血虚有热之人，而无劫阴升肝阳之弊；玉竹味甘多汁，柔润之品养阴生津清热；白薇凉降，入肝经清血热退烧，又能利小便；玉竹、白薇乃治阴虚外感之加减葳蕤汤的主药，意在滋阴与透邪并举；赤芍活血直入血分，治血结、经行不畅；荷叶气味清香，清热止泻；晚蚕砂本为燥湿祛风之品，黄老在辨证用药的基础上配合用于治全身肌肉痛，其效甚捷；生牡蛎除胸胁满痛；连翘清热治咽痛，又能利小便。服药后每2小时体温下降0.1℃，第2天体温降至正常，阴道出血转红，余症消失。

（5）经行头痛

案1 痰浊头痛

柯某某，女，41岁，1983年9月30日初诊。近半年来经常头痛，每经期前后加重，1个月只有1个多星期好一些。头痛以前额、巅顶到后脑痛甚，以胀痛为主，口中发冷发麻，似从喉咙中发出来。口中痰多，胸闷，头痛时伴面肿，两腿发重发冷。月经周期正常，经量中等，色鲜红，有血块。腰痛，平时白带不多。每经前双乳作胀。末次月经9月24日。血压不高。舌红，苔薄，脉细。此乃痰浊头痛。治宜升清降浊，化痰止痛。

荷叶1小块　省头草6g　全瓜蒌15g　薤白6g　生龙骨24g　细辛1.5g　川楝子10g　炒白芥子3g　牡丹皮10g　丹参20g

二诊（11月5日）：患者月经于10月26日来潮，先后仅服上药8剂，头痛基本未发。

[按] 头者诸阳之所聚，诸阴脉皆至颈而还，独诸阳脉皆上至头目，则知头面皆属阳部也。人之阴阳，宜顺不宜逆，头乃清阳之地，只受得清气，受不得浊气，经曰："浊阴在上，别生膜胀。"患者头痛以胀为主，伴胸闷、乳胀、痰多、面肿，此浊阴占阳位为患，非血虚所致。如是血虚头痛，应以空痛、晕痛为主。每月经前后加重。因经期阴血下注，肝失濡养，疏泄条达失司，故诸症加重。治宜升清降浊。方中荷叶清香，升清阳降浊气，解其胸闷；省头草专治痰湿头痛之证；瓜蒌、薤白温通心阳，祛浊气；生龙骨升清降浊，生用又可化痰；细辛辛温香窜，善发散寒邪，温肾又可治头痛；喉冷一症乃沉寒病冷，非细辛不足为治；炒白芥子化痰止痛，此患者曾多次就医均无明显疗效，观前所用方，均用药在上，有升无降也，故加一味川楝子降浊气，又兼治胸闷乳胀。大队温药配丹参、牡丹皮反佐，又可活气血、调月经。其中丹参兼有补养作用。此头痛非川芎、白芷力所能及。关键在于升清降浊、祛痰，使清升浊降，阴阳归位。服上方8剂。头痛及伴随症状基本消失。此辛温发散之药不可久服，故嘱患者加强营养，以调其虚。

案2 肝阳随胆火上炎

张某某，女，39 岁，1984 年 3 日初诊。患者接触化学药品时间长，经常头痛，以前劳累即发，后感觉与月经有关；痛在两侧太阳穴、前额；伴月经量多，平时白带多、面浮肢肿，经行胃痛，有饥饿感，食后呕吐，口干不喜饮，尿多，小便黄，大便干，心悸，烦躁，眼花，睡眠差，牙龈出血，平时怕冷；舌红，少苔，脉细数。有贫血病史，有中耳炎病史，经常发作。

分析：该病例特点是长期接触化学药品，查血液有毒性颗粒，从舌、脉看阴伤较重，但以职业病为主。有牙龈出血，温药要慎用。头痛不仅与月经有关，平时亦痛，月经期更明显，血不足，肝血不藏，肝阳偏旺，肝火上炎口干，眼花，乃肝阳随胆火上炎。中耳炎化脓，不能从湿热看，总的来看，不是肾炎（查小便正常），为什么肿？这里要补精血，平肝补肾，龙胆泻肝汤是大忌。用扁鹊三豆衣（绿豆衣、红豆衣、稆豆衣）很好，水液代谢，主要是血不足，血中有毒，当用三豆衣解血毒。有牙龈出血、中耳炎、眼发花，吃巴戟天不适合，从舌脉看亦不适合。菟丝子、巴戟天、柴胡、香附都不适用。要解毒应守方，专利水不解决问题。

重整方：熟地 20g 阿胶 15g 女贞子 15g 白芍 15g 丹参 15g 乌梅 6 枚 桑叶 10g 枸杞子 15g 黑豆 30g 麦冬 15g 茯苓 15g 山药 12g

另用三豆衣（绿豆衣、红豆衣、稆豆衣各 30g）煮水代茶饮。

方中乌梅、肝苦急，急食酸以收之；又有齿衄，大队药养精血，补精滋水涵木；黑豆滋肾解毒；丹参解血毒，如清热地黄汤中就有丹参；女贞子滋肝肾，明目，治眼花，滋补而不滞，另外有升血的作用；阿胶养血，熟地、枸杞子滋肾精；舌红，用麦冬清心火；桑叶滋肾治头痛；白细胞减少不用生牡蛎；不用黄芪，是因头痛，况且中耳炎时也不宜用，不用钩藤熄风，因用在这里太过，用点儿桑叶轻清就够了，重在养精血。

（6）经行腰痛

案 肝肾不足，脉络失养

肖某某，女，28 岁，1984 年 4 月 17 日初诊。经行腰痛，不能俯仰年余。患者近年来每经行前几天开始腰痛，甚则不能前屈，经时腰亦痛，不能俯仰，并向下肢放射，然周期正常，经行 4 天干净，量偏多，色鲜红无块。今年元月行人流术后腰痛增剧，经期延长，经量增多。末次月经 4 月 12 日来潮，今已经行 6 天，仍未干净。平时白带量多，时黄时白，无气味。伴头晕，性情烦躁，口干不多饮。舌偏小，少苔，脉右尺沉弱，左关细弦。此乃肝肾不足，脉络失养。治宜补肾柔肝，养血调经。

熟地 20g 山药 15g 续断 12g 白芍 15g 桑寄生 15g 玉竹 15g 枸杞子 12g 芡实 12g 甘草 6g 桑椹子 15g 阿胶 15g

二诊（4 月 21 日）：服药 2 天月经干净，腰痛亦减轻，白带量减少，仍感两骶部及下肢酸痛，嗜睡。舌质红，苔薄，脉细。继服上方去阿胶、枸杞子，加木瓜 10g，沙苑子 10g。

三诊（5 月 20 日）：服上方月余，这次月经 5 月 12 日来潮，经行 5 天干净，经前经期腰痛基本消失，能够俯仰，仅有时感腰疼，白带量正常。舌质正常，苔薄白，脉细。

继服上方巩固疗效。

[**按**] 腰乃肾之外府,古人云:"肾病者,其候在腰"。女子之肾,胞脉所系,经行阴血下注血海,胞脉空虚,脉虚则肾气虚,肾主腰,故见腰痛。又刮宫术后,手术伤及冲任,冲脉伤则经不调,任脉伤则带下。冲任由肝肾所主,冲任俱伤则腰痛不已。从脉来看,右尺沉弱乃肾不足,必见腰痛;左关细弦乃肝阴已伤,肝脉失养。又见患者舌小、少苔,乃真阴不足,而病在肝肾,实则肝肾阴血不足,治拟补肾柔肝养血调经。方中熟地、阿胶、桑椹、枸杞子滋养肝肾精血,培其本,精血充足,其腑得养,疼痛何致发生?妙在养精血同时酌选续断、桑寄生、玉竹等直达病所专治腰痛之药。桑寄生味苦而甘,性平而和。不寒不热,号为补肾补血要药,……黄老认为它治腰痛,能补其虚而且具有流动之性。故补而不滞,活动血脉。古人用此治风湿性的腰腿痛;续断苦微温,……不仅治肾虚腰痛.又能止血治带下,一药而所主多途,为效良多。方中玉竹气味甘平,质多津液,虽与人参、地黄同为补剂上品,但较人参气薄又不似地黄味浓,性平醇良,气味和缓,譬诸盛德之人无所不利,……黄老认为它禀天地清和之气,性平质润,对津液为热所灼,筋不柔和者,久服则令津液充满,故治阴虚之腰痛者效尤佳。与续断、桑寄生、玉竹同用则养阴血、和血脉、止疼痛。又直达病所;白芍养血柔筋,与甘草相配既可酸甘化阴。又可缓急止痛;山药、芡实乃"易黄汤"之主药,功在调补任脉,利湿止带。

二诊时因患者嗜睡,故去阿胶、枸杞子;因腰骶痛并向下肢放射,故加木瓜柔筋,沙苑子甘温入肝肾二经,专治肝肾不足之症。……上方加木瓜、沙苑更加强滋补肝肾、柔筋止痛之力。全方思虑入微。制方别致,颇堪效法。

(7) 经间期腹痛

案 湿温

胡某某,女,38岁,1984年6月6日入院。月经中期小腹疼痛4年。

患者1980年行左侧乳腺癌切除术后,即在每次月经中期出现周期性小腹疼痛,以左边为甚。严重时呈绞痛。疼痛呈阵发性,以胀痛、坠痛为主,痛时有便意感,痛时畏寒,喜温喜按,烦躁易怒,此症状要持续到月经来潮前1~2天。疼痛时打呵欠呃逆,口中流涎有臭味,痛甚时恶心呕吐,白带多、水样、色黄、有气味,小便黄,大便溏,口淡无味,口干不欲饮。舌质淡,苔腻,脉弦滑数。从湿温论治,清肝利湿。

淡竹茹12g 连翘心10g 扁豆衣30g 黄芩10g 茯苓15g 郁金10g 天竺黄6g 橘皮10g 枳壳10g 薏苡仁20g 天花粉12g 白蔻仁3g 丝瓜络12g 夏枯草15g

分析:患者少腹痛以左边痛甚,肝气行于左,肝热病,小便黄,而带下黄时湿热,口干不欲饮,痛时欲呕,厥阴病欲呕,这都能用肝气郁热作一元化解释;肝郁化热,热郁不发,故怕冷,如是真寒证,舌质不应红,且小便不应黄,此湿热交炽;从脉象看,脉不细弱,不是寒证。白带量多、色黄,如口苦可用龙胆泻肝汤,但患者呕吐,故不用柴胡,用白薇即可;川楝子散治气分,疏肝理气止痛,该病应从气分来治。

服药后现月经第13天,疼痛次数有所减少,但仍疼痛剧烈,像刀刮一样,疼痛缓解后，阴道流黄水。这几天白带中带咖啡色血，现仍口中流涎，口中流涎与疼痛有明显的关系，口干不欲饮，口淡，大便不稀但不成形，虽呃逆，但较前减轻。舌质红，苔中厚腻色黄。

分析：患者口中淡而无味，特点是不苦、不酸、不甜，口中流涎味臭，再者大便溏，带下水样，带黄色在，流水黄色是肝旺，如心火旺应是舌尖红、舌烂痛而嗜睡。脾家困，肝乘脾，脉弦，白蔻仁可用；天花粉解毒生津，此患者湿热盛，暑热季节；香薷饮中有扁豆，不用扁豆，因其口中流臭涎，扁豆为涩性药，对治疼痛也不利；用荷叶芳香化湿，治便溏解暑热，治腹泻，用得比较好；佩兰、石菖蒲开胃口，治湿热中阻，配通草通因通用；黄芩可治肝热；郁金治肝经止痛；湿热在中焦可用白蔻仁配石菖蒲；不必用天竺黄，还不到那个程度；连翘心太轻了，要用就用连翘；土炒白术可用；枳壳可不用。组方要对路子。

重整方：鲜荷叶 1 小块　佩兰 9g　石菖蒲 6g　郁金 10g　通草 6g　薏苡仁 24g　黄芩 10g　白蔻仁 4.5g　炒白术 15g　橘皮 10g　竹茹 10g　厚朴花 6g

（8）经行身痛

案　精血不足，气血不和

聂某某，女，23 岁，1984 年 9 月 27 日初诊。素双下肢疼痛，经期尤甚，痛甚不能起床活动，以双膝为重，月经量多时疼痛稍有减轻，经量少时痛加剧。素月经量少，色暗红。曾在宜昌服中药数 10 剂，自述服热药后，手足心发热身发躁，服凉药则双膝疼痛更甚。每到夏天仍要穿秋裤保暖。每经前 3～4 天腹部作胀，末次月经 9 月 18 日。大便稍干、小便可，饮食一般。舌质淡，苔薄，脉细。此精血不足，气血不和。治宜养血活血，柔筋止痛。

当归 15g　熟地 20g　白芍 15g　川芎 9g　鸡血藤 15g　木瓜 12g　丹参 15g　川断 12g

服上方 30 余剂，下肢及双膝疼痛明显好转，经期第 1 天下肢稍感不适，但已能下床活动，嘱其继服上方以巩固疗效。

摘自《黄绳武妇科经验选集》

（9）经前烦躁

案　肝肾不足，虚火上扰

李某某，女，40 岁，1982 年 5 月 27 日初诊。经前烦躁伴月经提前 5 年余。一贯月经先期量多，近几年来伴经前烦躁，每经前 1 周余即感烦躁不安，有时不能自制，坐卧不安，近来有逐步加重趋势。伴经前乳胀、头晕、面肿，经行后诸症减轻。素夜尿多，小便黄，口干口苦，易汗出。有关节炎病史。末次月经 5 月 20 日。这次月经提前 7 天，用纸 2 包半，经色红，现月经已干净。舌红，苔薄，脉细。此肝肾不足，虚火上扰。治宜滋养肝肾，清热理气。

地骨皮 12g　熟地 20g　山药 15g　竹茹 10g　白芍 15g　麦冬 15g　五味子 4.5g　阿胶 15g　川楝子 10g　旱莲草 20g

二诊（6 月 24 日）：服药后末次月经 6 月 15 日来潮，经前烦躁未作，乳胀亦明显减轻，用纸近 2 包。肿消退，睡眠好转，近日有时头晕，双眼发雾。舌淡，苔薄，脉细。

继服上方加旱莲草至24g。

[按] 烦与躁实有区别。烦者，心烦乱不安，属阳；躁者手足扰动不宁，属阴，皆火之为病。……就妇女而言，常血不足而气有余，虚证更为多见，经期耗血伤血，每于经前精血将耗之时，烦躁即作，可见与精血亏损关系明显。本病起源于肝肾精血不足，波及于心。病在心肝肾，肝肾不足，虚火内扰。治宜滋养肝肾，清热理气。方中重用熟地大补肾精，配以阿胶，其养精血之力更强；白芍养肝血，麦冬养心阴，此心肝肾三补，重在补肾。佐以地骨皮清肾火泻胞热；竹茹清肝；五味子敛心阴，清热生津，此心肝肾三清。用旱莲草滋养肝肾，其性大寒，又善止血，又有清肝明目之功。妙在用川楝子一味，疏肝理气，顺畅经前壅滞不通之气。虽烦躁本火之为病，但全方重在养精血滋肝肾，壮水以制阳光，而不在泻火；又并非单纯壅补，而是滋养之中轻清其热，而不至阴伤使烦躁更苦。此用方之妙，在于用药之轻重，权衡利弊，恰如其分，无太过亦无不及。古人曰："用药如用兵，知能善任，才能药到病除。"

（10）经行浮肿

案 气虚血少，脾肾不足

李某某，女，39岁，1983年8月20日初诊。1978年因流产大出血，当是输血600ml，以后即发浮肿，经期尤甚，近年逐步加重。经量少，色暗红，带下量多色黄。平时头痛，腰酸痛，纳差，心烦易怒，经前心烦尤甚。全身作胀，胸胁痛，大便时干时溏，小便量多。有关节炎及肝炎病史。末次月经8月8日。舌质淡暗，苔白，脉弦两关软。曾多次查小便均未发现异常。

白薇10g 丹参15g 白术12g 茯苓20g 去白陈皮9g 黑豆30g 枸杞子15g 远志6g 莲子心6g 鸡血藤15g

二诊（9月11日）：服药后月经于9月6日来潮，现已干净，浮肿明显好转，烦躁减轻，带下基本正常，余症均有不同程度的好转。饮食增加，精神好转明显。舌红，苔薄，脉细。继服上方以巩固疗效。

[按] 浮肿且伴腰酸纳差，无不与脾肾有关。脾主运化，水惟畏土，其制在脾，肾主开合，水为至阴，其本在肾。今运化开合失常，水湿泛溢，遂发水肿。每于经前尤甚者，一则经行阴血下注冲任，气随血下，脾气益虚，转输失司，水湿停聚；一则肾精不足，经行阴血外泄，阴伤于下，经水即行，气血先动，气血与水本属一物，……气血运行有赖脉道之通畅，犹如源泉盛则流畅，少则壅滞，今血亏气虚，血行不畅，古人曰："血不行则病水"，并见月经量少、色暗等气血不畅之症。结合患者多次查小便无异常，此与一般水肿略有不同，属功能性水肿，多与脾肾气血关系密切。又素心烦易怒，胸胁全身作胀，经前尤甚。烦者属心，怒则伤肝。可见病在心肝脾肾。为脾肾不足，心肝火炽，气血不和所致。方中白薇疏肝清肝，热而不伤阴，水肿乃精血皆化为水，属精血亏败之证，况其曾大出血，精血耗损尤甚，故重用黑豆、枸杞子滋肾精、以精化血，黑豆又有利尿之功，此壮水通窍，即治肾也；白术健脾，重用茯苓健脾利湿，此补中焦助气血生化之源；去白陈皮行气利水，作用平和而不伤阴；远志养心；莲子心清心火、除烦热。全方治水肿，但不重在分利治水，后重在养血治血，又不纯用养血药，而从脾肾着

手，滋肾以精化血，健脾助气血之生化，又加丹参、鸡血藤养血活血调经，其妙用之处即在于此。

（11）经后惊狂

案　精血亏损，魂魄不定

陆某某，女，34岁，1983年8月3日初诊。1978年因胎盘残留大出血，当时急救止血，但未输血，以后即感头晕，头重不支，手足发麻，怕冷。1981年输卵管结扎后月经量多、色暗红，伴痛经。每于经后，晚上发狂躁、惊叫、失眠，甚至整夜不能入睡。有时发狂，手脚躁扰不能自止，白天心情烦躁，经前如常人，家人怀疑其有精神病，到精神病院检查并未发现异常。素大便干，小便黄，口干不甚饮，舌质暗红，苔薄，脉细。末次月经7月14日。

熟地20g　百合24g　炒枣仁10g　茯苓12g　白芍15g　麦冬15g　五味子6g　生龙齿24g　甘草4.5g　夜交藤24g　牡丹皮10g

二诊（8月26日）：服药后这次月经未发狂躁惊叫，但仍烦躁，双目干涩，有热气上冲感，纳差，头晕胀。舌红，苔薄，脉细。继服上方去五味子、甘草、熟地，加石决明30g，丹参15g，生地、熟地共30g。

三诊（9月17日）：末次月经9月10日来潮，现已干净3天，狂躁惊叫未作，余症均减轻。自述近来人感到很舒服，精神亦好转。舌红，苔薄，脉细。继服上方巩固疗效。

[按]　狂躁惊叫、手足躁扰不能自止，伴口干便结尿黄，此火之为病无疑。经曰："重阳者狂"，可见以火立论由来有本。然火有虚实之别，慎不可不辨。今起病于大出血以后，且伴头晕、手足发麻，可见精血亏损使然。人乃血肉之躯，无形之阳气，基于有形之精血，今精血大伤，阳无以附。阴不配阳，孤阳上越，心为热乘，则浮越妄动，而致惊狂。可见此火乃虚火耳。有火之名，无火之实、实则水之不足。慎不可苦寒折火、只宜壮水之源以制浮游之火。方中重用生熟地滋肾天壮肾水，以上济心火；阴虚有火，缘何用熟地？熟地乃精血形质中第一品纯厚之药，大补血衰，滋培肾水，此壮水之主以制阳光。张景岳论熟地曰："阴虚而神散者，非熟地之守不足以聚之；阴虚而躁动者，非熟地之静不足以镇之。"心藏神，心神浮越，用麦冬养心阴，佐以酸枣仁养心，酸收而敛心气。肝藏魂，今魂游不定，用白芍柔肝敛魂，配甘草酸甘化阴，百合敛气养心，安神定魄，仲景用此治百合病证。以上皆壮水滋阴之药。水者主静，水足而静不易动，此壮水意在以静治动。又狂则气上，必佐重坠之药，镇其浮越，故用质重之龙齿、石决明。其中龙齿收魂安魄，许叔徵曰："魂游不定者，治之以龙齿"；石决明凉肝镇肝之要药，且性善明目，二药同用收降浮越之阳使之下归其宅。五味子酸收，敛耗散之气使之神归心舍。不但以收敛为功，且能兼固心肾，为虚劳用药。夜交藤养心安神治彻夜不眠。牡丹皮、丹参凉血养血活血，调经止痛，又清泻血分伏火。于大队养阴药中佐以丹参、牡丹皮，使补而不滞，滋而不腻。虚火起于精血不足，患者内有热而外畏寒，热郁于里，因郁热而发散必更伤精血。此精血亏者之大忌；因热而折之以寒则热意不得泄，冰伏其内必伏火难尽。全方治火无一味苦寒折火之药，而是大队静养之味，重在增水以

灭火，补阴以配阳，候水旺血足则虚火自灭，其收效之妙即在于此。

3. 痛经

案1 精血亏虚，胞滞失养（少女痛经）

肖某某，女，21岁，1983年10月7日初诊。痛经8年余，近1年疼痛加重。自12岁月经初潮开始，每经前腹痛，伴有腰酸痛不适，经行第2天疼痛缓解，痛时喜按，月经周期尚准，每经行5~6天干净，经色暗，有少许血块。末次月经9月24日至9月29日，用纸1包多，此次经行痛甚，经色暗，有小血块，痛时大便溏泄，手足发凉，伴恶心呕吐，以致不能坚持工作，舌淡，苔薄白，脉细。观其前面病历，近几个月来一直服中药治疗，所用方剂无非是温经汤、失笑散、金铃子散等加减，疗效不显。此脾肾亏虚，胞脉失养，血行不畅所致。治宜温肾健脾，和血止痛。

当归10g　川芎10g　吴茱萸6g　焦白术15g　香附12g　茯苓12g　艾叶6g　巴戟天12g　熟地15g　白芍20g　甘草6g　乌药12g

二诊（11月11日）：服药12剂，月经于10月27日来潮，经行5~6天，色红，量可，无血块，无腹痛，仅经前1天腰部有点隐隐作痛，饮食、二便无异常，舌淡，苔薄，脉细。继服上方加续断12g以巩固疗效。

[按] 此患者乃年轻未婚女子，处于生长发育阶段，此时妇科病多由肾气未充所致，观其形体消瘦，切脉两尺尤弱等一派先天禀赋不足、肾气不充之象，此痛经并非瘀血所致，如一味攻伐，破散太重，血既枯而复通之，则枯者愈枯，其与榨干汁者何异？所以前用活血化瘀之法无效，既是脾肾亏虚，就应从脾肾着手。方中四物汤培肝肾而养精血；焦白术、茯苓补脾胃以振中气，止经行腹泻；巴戟天温肾；香附、艾叶暖胞，配乌药行气止痛。吴茱萸暖厥阴而止呕；重用白芍配甘草缓急止痛。待血旺精充，冲任通盛，胞宫得养，痛经自愈。从此例可见虚证痛经，并非只痛在经后、经期，亦有经前痛者。因月经将潮，虽阴血下注胞宫，但精血不足，胞脉不充，又脾胃肾气虚，寒自内生，经脉绌急，必致气血不畅。正如张景岳所说："凡人之气血，犹源泉也，盛则流畅，少则塞滞，故气血不虚则不滞，虚则无有不滞者。"也即是精血亏虚，致胞脉失养和胞脉壅滞，所以虚痛亦可发生在经前。

案2 气血不和（少女痛经）

易某某，女，17岁，1984年4月25日初诊。患者15岁月经初潮，周期尚准，第2年因学习负担重，又正值经期遇考试，精神紧张，便发生经行腹痛。每经来潮第1天开始小腹痛、腹胀，痛甚时面色发白，出冷汗，恶心欲呕，不能坚持学习，并因此对考试和痛经产生了畏惧感。后退学到工厂当工人，但痛经仍未缓解，经量偏多，用纸2包余，经色红，无血块，经5~6天干净。末次月经4月16日来潮，已干净，但仍感腰腹痛，身上作胀。平时口不干，大便正常，身体在困倦，舌尖红，苔薄白，脉细。患者曾在新洲经中西医治疗几年，未见明显好转，此气血不和。治宜养血调气。

当归10g　白芍20g　川芎9g　香附10g　甘草6g　续断12g　吴茱萸4.5g　枸杞子15g　泽兰10g　柏子仁10g

二诊（5月18日）：服药10剂，患者月经于5月12日来潮，经行3天，量减少，腹已不痛，仅经前腹部隐痛1天，能坚持正常工作，无恶心呕吐，大便正常。

后续服上方观察几个周期，均未发生痛经。近几个月已停服中药，月经周期正常，亦无痛经发生。

[按] 痛经由精神因素所致。……患者情志不畅，肝气不疏，郁而成病，朱丹溪说："人之气血周流，忽有忧思恚怒，则郁结不行，此经候不调不通，作病。"经期阴血下注血海，肝血更虚，肝体失养，调节失司，则气血为之不畅，致成痛经之病。所以此患者发生痛经主要机制是气血不和所致。治疗上主要以养肝调气血为主。故选用四物汤去熟地之滋腻，养肝血，和气血，调月经。四物汤乃调经要方，方中当归、川芎为血分动药；地黄、白芍乃血分静药，此气血不通为病，治宜从通入手，所以动静之中又以动为主。重用白芍，白芍酸敛，一可养血柔肝，酸敛治其经量多，又可配甘草缓急和阴止痛。四物汤中惟熟地养肾精，少女二七天癸至，正处在生长发育的重要阶段，精血同源，经期耗血伤精，黄老顺应生理之自然，培补耗损之不足，避熟地之滋腻，而选枸杞子甘平，滋肾补肾又无过腻之弊。方中用香附，辛以散之，调经止痛。李时珍谓其"利三焦，解六郁"，称之为"气病之总司，女科之主帅"。吴茱萸暖厥阴止呕，续断补肝肾治腰痛；泽兰活血调经止痛；妙在选用柏子仁，该药味微甘微辛，气香性平，能补助心气，涵濡肝木，滋润肾水。《神农本草经》谓："柏实能安五脏，而实于肝脏尤宜也"患者痛经因怕考试，精神紧张所致。精神紧张，情志由心、肝所主，心主神明，肝调情志，柏子仁养心益肝又滋润肾水，一药调治三脏，可谓选药如奕棋，一着得当，满盘皆活。

案3　虫积气痛

吴某某，女，14岁，1983年8月26日初诊。去年7月份，13岁时月经初潮，此后周期基本正常，但经量特别多，每次用纸5~6包。今年2月份开始，经前腹痛，满腹疼痛，以小腹为剧，呈阵发性绞痛，痛甚时手脚发凉，身出冷汗。月经来潮后疼痛缓解。月经颜色鲜红，无血块。末次月经7月底，具体日期记不清，现正值月经前期，腹部又开始隐隐作痛。观其口腔轻度糜烂，舌上有虫斑，追问其病史，小时拉过蛔虫。现在有时晚上磨牙。舌质稍红，苔白，脉滑数。自痛经发生后因影响学习，曾四处求医，观其方多以补虚止痛为治，终无明显效果。证属虫积气痛。治宜和血行气，杀虫止痛。

当归10g　白芍24g　生甘草6g　川楝子10g　麦冬12g　槟榔10g　枸杞子12g　枳壳10g　桑椹子15g　胡黄连2g

服药后患者本次月经明显好转，腹痛减轻，能够忍受，经量亦较前明显减少，用纸3包。经后继续服上药，配合西药驱虫，拉出蛔虫10余条，痛经完全消失。

[按] 痛经与虫证并见，患者口糜，舌上有虫斑，夜磨牙，追问有蛔虫病史，有时腹部隐痛，但能忍受，并未介意。现月经来潮，经前腹痛加剧，不能忍受。虫积气滞，气滞虫行受阻，气血不和而致腹痛。又患儿方14，肾气未充，冲任二脉气血运行尚不畅、经血滞于胞宫致痛，此并非瘀血所致，不可用破血行血之药，而以气痛为主。治宜痛经与虫证同治，故立法理气杀虫，和血止痛。方中川楝子、槟榔、枳壳行气止痛，黄老对行气药，一般比较慎用。因行气药多辛燥之品，易耗血伤津，而妇人之身有余于气，不足于血，往往处于阴血不足的状态，因而治疗时要处处顾护精血。这里用大队行

气药并非取决于一时，虫积气滞，如不用重药，轻描淡写，终无济于事。其中槟榔、川楝子又可杀虫。川楝子散不用延胡索，因其月经量多。重用白芍配甘草缓急止痛，白芍酸敛，酸泻厥阴，俾酸以缩蛔，胡黄连杀虫清心胃之火，麦冬补心火、养心阴。虽为虫积气痛之实证，但患者毕竟年方14，恐稚龄质薄，剥削元阴，故用桑椹、枸杞子滋补肾精，又不似熟地之壅滞。经治疗痛经消失。原来都就痛经治痛经，往往徒劳。此病案全在识病，观察详尽，始得查明其原因。所以古人说"治病易，识病难"，故诊断精详为医家第一要务。

4. 崩漏

案1 肝肾阴虚，肝胆火旺

吴某某，女，31岁。月经淋漓不尽1年。进院前3个月，月经一直不干净，现月经对月，但持续时间长达15天之久，先量少呈咖啡色，后转红，经行腹隐痛，平时白带多，口干口苦，尿黄，便结，胸闷时心慌，晨起吐咖啡色痰两口，欲呕。妇检：双侧附件增粗，压痛（±），宫腔诊刮结果为"部分腺体分泌不足"，心电图示"窦性心律不齐"。纳差，梦多，发燥，舌红中有裂纹，脉细缓。

原用方：法半夏10g　全瓜蒌15g　枳壳10g　黄连4.5g　竹茹10g　郁金10g　石斛10g　佛手10g　太子参15g　黄芩6g　茯苓10g　生甘草6g

分析：该患者，舌质红中有裂纹；口干口苦，喜饮；喜呕，晨起呕吐咖啡色痰，呕吐咖啡色血痰说明有病药灶；不单纯是妇科病，有慢性鼻咽炎，从鼻来的血，应查鼻咽，三阴脉循喉，少阴循喉夹舌本散舌下，从吐血看，肺血应红，应伴超热、盗汗，不会两口就完了，如是咽部出血，吃油炸物就应该出血，如果心脏出血，应该是大口血，而且有颧红、发绀等，这里多是鼻咽部出血。面色萎黄、胸闷，若不是泻心汤证，也应该考虑到心，如果是肝气拂抑应满胸痛、脉弦，但她只是正中一条线间痛、脉不弦，而且重取脉缓，从症状看，确在肝肾，但脉症不符，总地看是肝肾阴虚，肝胆火旺。口苦咽干，喜呕，是胆火旺，但脉不典型，舌质是阴伤。口渴不应用半夏，痰热才用；枳壳、枳实这些药对虚象不适合；清晨起吐血、舌质红，半夏、枳壳、枳实都不宜用；苦寒药入气分，从慢性妇科病杂病看不要用苦寒药；患者伤阴、伤精，病在心、肝、肾，不用辛燥；降逆清热不宜用苦寒药。

重组方：麦冬15g　沙参15g　生地、熟地各30g　旱莲草20g　阿胶15g　生甘草6g　生龙齿24g　龙眼肉12g　伏神12g　竹茹12g

方中麦冬清心火，沙参清上焦直达心肺，肺开窍于鼻，又可止鼻咽部的出血，心、肝、肾同治，滋水涵木平相火；生甘草泻火，养心阴，本来治心用炙甘草，考虑患者口干口苦所以用生甘草；多梦烦躁用生龙齿镇心神，安神定志；本来安神定志用龙骨、牡蛎，但患者胸闷不宜用；用龙眼肉养心血，不用柏子仁因大便稀（患者拉肚子可能是吃了瓜蒌、枳壳之类），枳实、枳壳作用以胸到下焦作用强，虚人不能吃；不用参因其咯血，用点西洋参即可，最好用参麦散。以上的方子，重在滋水养精血，药滞一些，但不能用散气药，用点茯神安心神又有流动之性，龙齿也可安心神化痰，竹茹清肝火化痰，都有流动之性。

案2　脾虚呕吐血漏

谢某某，女，39岁，1985年9月5日入院。阴道出血淋漓不尽1个月余。患者末次月经7月30日来潮在，前5天量中等，8月4日腹痛甚，有大血块排出，血块用水冲不散，血块排出后，腹痛明显减轻。后阴道出血量少，淋漓不尽至今，先暗红，后淡红，但无明显腰腹疼痛，曾在门诊用中西药治疗，阴道出血一直未干净。

入院时阴道仍有出血，色淡红；伴心慌、气短、口干喜饮、大便干、手心热、喜甜食，不能吃剩饭，吃了便呕吐，经常胃痛，二便尚可；舌质淡，苔白，脉细；孕6产1，人流3，自然流产2，以往有胃病史。入院后先用养阴清热止血方，后改用健脾养血、暖宫止血方，阴道出血已干净。出血停止后B超提示"子宫大小正常，左侧妇检慢性炎症改变"。

分析：提出两个问题：一是病人8月4日腹痛后掉出一血块，若为瘀血，应聚之可散，血聚积而不散，血块下后疼痛减轻，应考虑是否流产后阴道出血。先用养阴清热止血方，效果不佳，后用益母草、蒲黄、五灵脂等药物来刮宫后，阴道出血逐步停止。二是胃痛，不能吃剩饭，不吐酸，喜甘味，说明酸不足，酸与肝有关，脾胃虚寒，喜甘故也；时感头晕，是肝血不足或者肝旺；从脉象看，患者关脉软，说明脾胃虚；胃脘痛时喜热敷，说明脾胃虚寒；大便干，是出血时间长了，精血不足，肠道失养所致，因患者舌质偏淡，苔薄白，无实象；若患者苔厚，大便干，那就是胃家实。

原用方：生地15g　旱莲草20g　益母草15g　丹皮炭15g　女贞子15g　贯众炭10g　金银花15g　连翘15g　生甘草6g　阿胶15g

后改用胶艾四物汤加减，血就止了。

生地炭15g　白芍12g　阿胶15g　海螵蛸30g　白术10g　山药15g　沙参15g　甘草6g　艾叶炭6g　荆芥炭4.5g　仙鹤草15g　旱莲草24g

说明用药不宜过于寒凉。虽说血者得热则行，遇寒则凝，但此患者应考虑有流产的可能。产后用药不宜过于寒凉，流产后用金银花、连翘等过凉药是不合适的。后来用了荆芥炭、海螵蛸、白术、艾叶炭等温而止血药，血就止了。

说明宜温不宜过凉，再者患者阴道出血是淡红色的，如果是鲜红或紫红色应是血热，但患者出血是淡红色，说明不是热而是寒；加上患者胃不好，冲脉隶于阳明，胃寒则冲脉受损，后天不足，用补脾法是正确的；患者口干喜饮是假象，是阴血伤于下，津液不能上承所致。

可将方中条参换成党参或太子参，生地可改用熟地或枸杞子，长期出血现已止，说明治疗大方向是正确的。止血后可去掉海螵蛸，患者胃病与一般患者的胃病不同，喜甘味是虚证，说明胃酸不足，海螵蛸性虽温，但有一特点可治酸，对此患者不宜久用。

重整方：熟地黄15g　白芍12g　阿胶15g　白术10g　山药15g　党参15g　甘草6g　艾叶炭6g　荆芥炭4.5g　仙鹤草15g　旱莲草24g

案3　脾肾阳虚（青春期功血）

张某，女，17岁。13岁初潮，头3个月周期正常，仅月经量多。3个月以后阴道出血一直淋漓不尽，色黑；无腰腹痛，仅感四肢发冷，头晕肢软，怕冷，有时寒战，喜热食，大便时干时稀，小便时黄，有时像米浊样，面色苍白无华；舌质暗有瘀点，苔白，脉细。肛诊子宫大小正常，右侧附件增粗。

原用方：党参15g　黄芪20g　白术10g　炙甘草6g　茯苓15g　血余炭10g　艾叶炭10g　藕节炭10g　炒蒲黄10g　炙升麻10g　荆芥炭4.5g　虎杖10g　肉桂6g　生薏苡仁15g

分析：13岁初潮，后淋漓不尽达4年之久，色暗，怕冷，面色苍白无华，脉细，夜尿不多，无经期食生冷史。这4年间曾吃归脾丸或毓麟珠加减，月经正常1个多月，但有效时间不长，所以要脾肾同治。因月经13岁就初潮，可见肾气有一定的基础，但肾气不充；长时间出血损伤了脾，肾气不足影响到脾阳，脾虚统摄无权。经色黑，属寒，也有属热的，黑为水色，火极似水，但患者脉症是寒象，属虚寒，不是寒湿，因未用生冷。此病证不是止涩得住的，要治病源，先不求止血，先让经色变红，再来调经止血，现在越止，血色越黑。如果是瘀血，那一定有腰腹胀痛、有瘀血块，只看经色黑，就认为有瘀是错误的，中医药脉症合参，如果认为有瘀，就不可多用止涩药。此患者少女病在肾。影响到脾，治宜滋肾健脾，益气摄血。

重整方：艾叶6g　阿胶15g　当归10g　熟地15g　菟丝子15g　枸杞子15g　党参15g　炒白术20g　黑姜炭3g　炙甘草6g　淫羊藿10g　山药15g

用药以后经色变红一点，经量变多一点，说明血活了。本来经色黑，手脚发冷，用点肉桂是可以的，但这里用了淫羊藿，少火生气，不要壮火，只要有一点温阳药带动一下即可；方中还有艾叶、当归、姜炭能温中收敛，又可引血归经；方中重用白术利腰脐，固冲任，土炒更利中焦，治大便稀溏；茯苓、薏苡仁是渗利药，这是漏证故不用。我这里是仿胶艾四物汤加减，阿胶滋肾精，养血且可止血，艾叶暖宫温肾，如艾附暖宫丸。小便排不畅，是肾气不足，气化不利所致。患者长期阴道出血，可能有感染，所以有一侧输卵管有炎症，若血象偏高，可用青、链霉素抗感染治疗。

5. 闭经

案1　肺肾阴虚，气虚不和（消渴合并闭经）

王某某，女，18岁，1984年11月12日初诊。14岁月经初潮，每2～3个月一潮，近一二年来，有时4～5个月一潮，有时需用西药黄体酮月经始潮；每经行第1天小腹绞痛，疼痛难忍，全身发冷甚至出冷汗，无恶心呕吐，无大便泄泻，痛甚时服云南白药可以缓解；月经量不多，色暗红有块，经行4～6天用纸半包；素口干喜饮，饮水多，小便频数，那是一般，白带量多，阴痒甚。末次月经7月12日。是用西药才来潮的。15岁偶然发现有糖尿病，追问其母亲有糖尿病史，查尿糖（＋＋），曾多次求医效果不明显，来武汉一则请家庭教师补课，一则慕名求医。舌质红，苔少欠润，脉细。此肺肾阴虚，气虚不和。治宜滋养肺肾，调和气血。

熟地20g　山药20g　麦冬15g　白芍20g　鸡血藤15g　当归10g　生蒲黄10g　五味子4.5g　黄芪15g

二诊（11月29日）：服上药20余剂，月经于11月27日来潮，色暗有块，量少，腰腹疼痛未作，白带减少，阴痒稍有减轻，口干，饮水量较前减少，小便次数仍多，舌红，苔薄，脉细。继服上方加桑叶 10g。

三诊（12 月 30 日）：服上药近 30 剂，月经于昨日来潮，量增多，无腹痛，仅感腹部作胀，阴痒程度明显减轻，口干减轻，饮水量和小便次数均明显减少，饮食、大便正常。查尿糖（微量）。继服上方加鸡内金 10g。

嘱患者回广州后继服中药以巩固疗效。

案2　肾虚精亏（子宫发育不良）

汪某某，女，17 岁，未婚，1985 年 6 月 6 日初诊。月经不调 2 年，14 岁月经初潮，继而月经不调，时提前时错后，量多，1 年后月经渐至正常。近 2 年无明显诱因月经推后，常 2～3 个月一潮，量少，末次月经 3 月 25 日来潮，乃停经近 3 个月后用西药黄体酮方潮，量少，色红；现又 70 余天月经未潮，感小腹正中痛，腰胀痛，白带多，纳差，行瘦，妇科检查（肛诊）提示：子宫小。舌质淡，苔薄白，脉细。此肾虚精亏，治拟补肾填精。

当归20g　熟地20g　鸡血藤15g　白术15g　香附12g　泽兰10g　鹿角胶15g　淫羊藿10g　川牛膝10g　菟丝子15g　茯苓12g

嘱其禁食生冷。

二诊（6 月 27 日）：服药后，末次月经 6 月 12 日来潮，经行 6 天，量多，用纸近 2 包，色暗红，血块多，经行小腹隐痛，白带较前减少，口干喜饮。继服上方加白芍 10g。

三诊（7 月 25 日）：这次月经 7 月 13 日来潮，经行 5 天干净，量中等，带下正常，有时小腹隐痛，舌淡，苔薄，脉细。继服上方加枸杞子 15g。

[按] 黄老认为子宫发育不良多由肾气未充所致。治疗上抓住关键在肾，滋肾补肾。方中重用熟地大补肾精；助以菟丝子、枸杞子温润填精，三药配伍相得益彰，其滋养之力更强。又用鹿角胶、淫羊藿温补肾阳，鹿角下连督脉，故能补人身之督脉。补督脉即补一身之阳气，其用胶者，补阳之中寓有填精之义；淫羊藿补肾阳，温而不燥，不似附子燥烈、肉桂温热，此合扶阳育阴于一法。其目的在于协调阴阳，使阴生阳长，温阳补火，助其生化。丹溪曰："天非此火不能生物，人非此火不能有生"，故万物之生，皆由阳气，补肾填精滋其化源，此治其本。抓住肾就抓住了本源，正如前人所说，"通经之法在于开源"，但毕竟是闭经，又兼经行腹痛，可见气血不活，又应以通为治，然通经之法绝非破气、破血所能囊括，通经之要，妙在变通。这里变通在于要想通之，必先充之，精充血足，经候通畅自行，所选当归、泽兰、鸡血藤、川牛膝皆养血活血通经之品，通不破散，养在其中；香附行气，直入胞中，还妙在重用当归达 20g 之多。当归，养血之首选药，以行为养，以通为用。黄老通常用量10g，平时最忌妄用重剂，以取速效，这里重用，只因当归能养能通，与患者因虚致闭，正好药证吻合，故不惜重用，而取效甚速。用白术、茯苓健脾，滋其化源，佐以温通，通不破散，补不滋腻，变通灵活，恰如其分，故取速效而无不良反应。

案3　席汉综合征（盆腔炎）

张某某，女，32 岁，1985 年 10 月入院。患者闭经 5 个月，伴两侧少腹疼痛 2 个月余。患者自述：自1984 年 8 月行人工流产术后（术后阴道出血不干净，复行清宫术），

10 月 8 日来月经，量多，用纸 8 包，3 天干净；随后月经先后无定期，量极少，每次用纸 1 包；最后 1 次月经 1985 年 5 月 30 日，至今已 5 个月未来潮。7 月 25 日曾因急性下腹痛在市三医院就诊，以"宫外孕待排"收入住院，住院 10 天，出院诊断为盆腔炎。后经常两侧少腹疼痛，入院后经用中药治疗，末次月经 11 月 21 日来潮，量尚可。12 月 5 日请黄老会诊。现患者晨起心慌，胸闷，额头、鼻尖、手心汗出，大便不通，呕吐，心烦易怒，白带量多，色黄有气味，有时下腹痛，矢气则舒，食量偏大，苔薄黄，脉细无力。

分析：从舌脉看，脉细而不大，又不数，舌质红；从症状看，晨起口苦、心慌、汗出、腹痛、大便不通、烦躁易怒，饮食较一般人多，小便频数，色黄。脉症合参，有些不相符合，从脉看是气虚，从症状看是阳旺。患者手心、额头、鼻尖出汗是少阴与阳明有病，手心为少阴所过，额、鼻乃阳明经所至，心主血脉，精血同源，心有病则手心汗出；心与小肠相表里，心有病，小便频数，但是否是心气虚呢？从脉看可以肯定，但从整体看又不像，所以要舍脉从症。虽汗出是阳明过旺所致，故同时有消谷善饥、腑气不通、恶心、呕吐等。阳明乃多气多血之腑，消谷善饥。额头出汗，乃胃强而脾不弱，而并非阳明过旺，为什么呢？因阳明太过，用大黄则可通之，现用大黄而腑气反而不通。为什么诸症易在早晨出现呢？凌晨乃厥阴肝经阴尽阳升之时，厥阴经行胞络，手厥阴与心有关，故晨起心慌，烦躁易怒是足厥阴有病。总之病情较为复杂，是虚实夹杂之证，心、肝、胃、肾俱病，阳明实而少阴厥阴偏虚。

原方：党参 15g　白术 10g　黄芪 15g　升麻 10g　柴胡 6g　当归 15g　甘草 6g　枳壳 10g　肉苁蓉 10g　麦冬 15g　五味子 4.5g　柏子仁 10g　琥珀末 3g　大黄 10g，后下

从原方来看因烦躁易怒，不宜用升麻、柴胡以升肝气；呕吐是腑气不通上逆所致，阳明以下降为顺，故也不宜用黄芪、党参；治疗宜平调，不宜用过于重浊之味。

重整方：太子参 15g　柏子仁 12g　麦冬 15g　五味子 4.5g　黄连 3g　丹参 15g　白芍 12g　冬瓜仁 15g　莲子心 6g　竹茹 12g

为什么这样用药？是为了照顾整体。前四味可治心慌，黄连清心火，又清胃热，因为阳偏旺故不用白术，本病在急性期可用竹叶石膏汤，月经量少，大便不通，应泻肝火，用竹茹、丹参；白芍治腹痛而柔肝；莲子心泻心火，治带下；冬瓜仁解毒，兼通腑气；暂不用补肾药，恐用药太杂，故先消除这些症状，把炎症消了，待有效后，再考虑调整肾的问题，此为分段缓急之法。

（摘自《黄绳武妇科经验选集》）

祝 谌 予

（调气血，和脾胃，理肝肾，固冲任）

【医家简介】

祝谌予（1914～1999），男，北京市人，著名中西医结合专家，中医教育家，一代中医泰斗。拜师于京城名医施今墨门下四载，攻读经典。1943 年毕业于日本金泽医科大

学。行医 60 年，既谙中医经方，兼通西医诊治方案；既治内、外、妇、儿各科，尤擅糖尿病、脾胃病、妇科病等疑难病症，医术精湛。先后整理完成《祝选施今墨医案》、《施今墨临床经验集》。名徒众多，为国家首批遴选的名老中医。

相关著作：《祝选施今墨医案》、《施今墨临床经验集》、《祝谌予验案精选》、《祝谌予临证验案精选》、《中国百年百名中医临床家·祝谌予》、《祝谌予临证用方选粹》、《名老中医经验集·祝谌予》、《祝谌予临床经验辑要》、《祝谌予临床经验集》等。论文60 余篇。

【主要学术思想和主张】

祝氏看病两种思路，不单纯中医，也不单纯西医，把二者很自然地结合起来。主张辨证与辨病相结合；遣方用药既根据中药的性味归经，也参考中药药理研究成果。尤推崇仲景之学，遵古而不泥古，敢于创新，创验方"过敏煎"。善组药对，善用古方化裁治疗现代常见病、疑难病，如活血祛瘀法治疗糖尿病，常获良效。提出"调气血、和脾胃、理肝肾、固冲任"为治疗妇女经、带、胎、产疾病的原则；如用疏肝散结法治痛经，养血平肝法治更年期综合征，补肾活血法治不孕症等，符合临床实际，行之有效。擅治妇科痛经、崩漏、不孕症、围绝经综合征。

【临证经验】

1. 妇科病治疗大法

中医妇科病，祝师以"调气血、和脾胃、理肝肾、固冲任"十二字为治疗大法。
……

2. 注重气机升降，论治结合脏腑

祝氏认为，气机升降与脏腑功能活动息息相关，尤以肝、肺、脾、胃四者为重。乃因肝肺是气机升降之道路，脾胃是气机升降之枢纽，故气机逆乱证的调治必须结合各脏腑的升降特点。

治疗气机不调引起的胸膈满闷、脘腹胀痛、大便不畅之症，每选桔梗、枳壳、薤白、杏仁四药组方，谓之调达"上、下、左、右"。取桔梗辛散，宣发肺气于上；枳壳苦温，疏通脾胃之气于下；薤白辛滑，通阳散结，行气于左；杏仁温润，利肺滑肠，行气于右，诸药相伍共奏行气消胀、散结止痛之功。对于脾胃升降失常的病证，祝氏根据叶天士"脾宜升则健，胃宜降则和"的理论，喜用补中益气汤化裁治疗脾虚不健、清阳不升所致的头痛、眩晕、鼻渊、耳聋、便血、崩漏、久泻、淋浊诸症；用旋覆代赭汤加减治疗肺胃气逆所致的哮喘、咯血、呃逆、呕吐、噎膈等病；用半夏泻心汤加味治疗寒热错杂、脾胃不和所致中脘痞闷或疼痛，口干思热饮，大便溏薄，苔黄脉弦之症等调理气机升降的治法。

……

3. 脾肾合治

祝氏在运用脾肾双补时，常效仿薛己的朝夕同服之法，如治疗内伤虚损，常是朝服补中益气丸以升举阳气、强壮脾胃，夕服六味地黄丸或杞菊地黄丸以滋肾养血，固其根本。又如治疗妇女闭经，平素朝服女金丹调经养血，温肾益精，夕服八宝坤顺丸气血双

补，健脾行气；至经期来潮之际则易与活血通经之汤药促其行经，往往收到良好效果。

4. 活血化瘀药分类

根据祝氏多年用药经验，将活血化瘀药分为 4 类，便于临床掌握。

（1）养血活血药：当归、丹参、鸡血藤、红花。

（2）一般活血药（有祛瘀生新作用）：桃仁、红花、川芎、赤芍、益母草、鸡冠花、蒲黄、五灵脂、三七、茜草根、丹皮、郁金、泽兰、月季花、凌霄花。

（3）破血药：苏木、刘寄奴、延胡索、大黄、水蛭、虻虫、生山楂、王不留行、牛膝。

（4）攻血药：乳香、没药、血竭、阿魏、三棱、莪术、穿山甲、土鳖虫。

这种依据药物作用强度分类法，对临床选择有一定参考价值。

……

5. 崩与漏

祝氏认为：崩与漏在病情上虽有轻重缓急的区别，但冲任受损不能约制经血之病机则一。细审其因有热、瘀、虚三端，尤以虚为多见。治疗时强调固摄冲任，补益气血；暴崩不止亟宜止血以防其脱，血止之后调理肝、脾、肾三脏以澄其源；终以益气养血、培补脾肾以固其本。常分三型辨治：热伤冲任，迫血妄行；脾肾两亏，气不摄血；冲任虚寒，瘀滞胞宫。

祝氏治疗崩漏，每视病情变化配合以下治法加强治疗作用。收涩塞流法：暴崩急症，经血量大，骤下不止，应用本法可防止气血暴脱，常用生熟地炭、莲房炭、棕榈炭、川断炭、杜仲炭、乌梅炭、山萸炭等，或选海螵蛸、桑螵蛸、金樱子、五倍子、芡实、黄鱼鳔等 2~3 味。但血止即停用，以免涩后留瘀。填补精血法：崩漏日久，正气不足，肝血肾精亏损，宜选阿胶、龟板胶、鳖甲胶、鹿角胶、紫河车等血肉有情、厚味胶质之品进行填补真阴，掺入益气养血方中久服，使阴生则阳旺，精充则血足。

（摘自《名老中医经验集·祝谌予)》

6. 痛经

祝师认为：妇女以血为主，月经为血所化生，月经正常与否与气血充盈、流畅有密切关系。痛经可由多种原因引起，但中医学认为其发生则有一个共同的病理基础，即脏腑功能失调，导致气血运行不畅，气滞血瘀，胞脉受阻，不通则痛。对痛经证候的辨识，祝师崇倡明·张介宾之虚实说，谓"实痛者多痛于未行之前，经通而痛自减；虚痛者，多痛于既行之后，血去而痛未止，或血去而益甚。大多可按可揉者为虚，拒按拒揉者为实。有滞无滞，于此可察，但实中有虚，虚中亦有实，此当于形气禀质兼而辨之。"（《妇人规》）。于是，他将痛经分经前痛、经间痛、经后痛三种。提出经前痛、经间痛者多属实证，经后痛者多属虚证；痛而拒按者属实，喜按者属虚；刺痛为热为瘀，绞痛为寒为虚；痛甚于胀者为血瘀，胀甚于痛者为气滞；腰腹坠痛属气虚，绵绵作痛属血虚。治疗原则以通调气血为要，气虚者补之，血虚者养之，寒凝者温之，热结者清之，血瘀者逐之，气滞者行之，经脉充盈和经血流畅则痛经自除。

（摘自《中国百年百名中医临床家·祝谌予》）

【常用效方】

○ **方一　柴胡疏肝散合金铃子散　痛经（气滞）**

［组成］柴胡6g　芍药9g　枳壳6g　炙甘草3g　陈皮6g　川芎6g　香附6g　川楝子9g　延胡索9g

水煎服。

［主治］肝气郁结，症见肋胁疼痛，善太息，脉弦。或兼见寒热往来，脘腹胀满，纳呆食少。

［功用］疏肝行气，活血止痛。

［方解］方中柴胡疏肝解郁，调理气机为主药；香附、芍药助柴胡和肝解郁，陈皮、枳壳行气导滞共为方中辅药；川芎理气活血止痛，为方中佐药；炙甘草和中，调和诸药为使药。诸药合用，具疏肝行气，活血止痛之功效。

［加减法］小腹疼痛甚者，加橘核、荔枝核；小腹胀甚者，加乌药、木香；恶心呕吐者，加半夏、生姜；经行血块多者，加丹参、益母草；大便秘结者，加桃仁、当归、大黄等。

○ **方二　王氏血府逐瘀汤　痛经（血瘀）**

［组成］（熟地、当归、白芍、川芎、桃仁、红花）＋（炙甘草、炙枳实、柴胡、芍药）＋桔梗、川牛膝

［功效］活血化瘀、行气止痛。

［原方主治］凡气滞痛经病久不愈，乃结为血瘀。症见经行小腹疼痛剧烈难忍，刺痛拒按乳房、胸胁胀痛，经色黑紫有血块，舌质暗有瘀点或瘀斑，舌下静脉青紫，脉沉涩。

［方解］方中柴胡既可疏解肝郁，又可升清阳以使郁热外透，用为君药；芍药养血敛阴，与柴胡相配，一升一敛，使郁热透解而不伤阴，为臣药；佐以枳实行气散结，以增强疏畅气机之效；炙甘草缓急和中，又能调和诸药为使。

［加减法］如痛甚血块多者加蒲黄、五灵脂、乳香、没药、香附、益母草、鸡血藤等。

○ **方三　清热固经汤　崩漏（血热）**

［组成］黄芩、栀子、生地黄、地骨皮、地榆、阿胶、藕节、棕榈炭、炙龟板、生牡蛎、甘草。

［功效］清热凉血，育阴固经。

［主治］崩漏（血热偏实）。

○ **方四　清血调经汤　崩漏（阴虚）**

［组成］生地10g　白芍10g　女贞子10g　旱莲草10g　大蓟、小蓟各10g　炒槐花10g　生蒲黄10g　茜草根10g

［功效］清热凉血，滋阴固经。

［主治］血热（偏阴虚火旺型）。

［加减法］若经量极多，暴下如注者加荆芥炭、地榆炭、侧柏炭；夹有血块者，加

牡丹皮、三七粉、贯众炭；腰膝酸软者，加川断、桑寄生、菟丝子、炒杜仲；大便燥结者，加酒大黄或大黄炭、决明子；大便溏者，加生薏苡仁、苍术、白术、山药；若流血不止、面色苍白、脉搏微弱，甚至昏迷者，急煎独参汤（人参30g，浓煎顿服）；若因肝郁血热者，可改用丹栀逍遥散加生地、熟地各10g，香附10g，荆芥炭10g，茜草炭10g等治疗。

（摘自《中国百年百名中医临床家·祝谌予》）

【精选案例】

1. 月经不调

（1）月经后期

案1　肝肾不足，肝郁气滞

吴某，女，28岁，工人，1993年5月17日初诊。月经后期半年。患者13岁月经初潮，周期及量、色均正常。半年以来，每次经期均后错10～15天，有时2个月一行，经量少，色黑暗，末次月经4月14日。

现症：乏力头晕，胸闷气短，心烦眠差，大便偏干，行经时乳胀，腹痛。舌红，脉弦滑。

辨证立法：肝肾不足，肝郁气滞，冲任不畅。治宜疏肝养血，补肾调经。方用逍遥散加味。

处方：当归10g　白芍20g　生地黄、熟地黄各10g　柴胡10g　薄荷10g，后下　白术10g　茯苓10g　炙甘草10g　益母草30g　红花10g　丹皮10g　川断15g　女贞子10g

每日1剂，水煎服。

二诊（5月31日）：药后月经未至，自觉烦热减轻，入睡较佳，大便通畅。舌淡红，脉沉细弦。此肝肾阴虚，血海不充之证，易以杞菊地黄汤加味滋补肝肾，养血调经。

处方：枸杞子10g　菊花10g　生地黄、熟地黄各10g　山萸肉10g　山药10g　丹皮10g　茯苓15g　泽泻10g　益母草30g　炒枣仁15g　首乌藤15g

14剂。

三诊（6月14日）：药后6月3日行经，后错20天，量少色暗，6天净。乏力纳差，腰酸膝软，舌淡红，脉沉细。嘱早服八珍益母丸1丸；晚服杞菊地黄丸1丸，共20天。

四诊（7月5日）：2天前月经时至，经量增多，伴血块、腹痛、舌淡，脉沉弦。证属肝肾两虚，胞脉不畅，拟艾附四物汤加味养血补肾，行气活血。

处方：艾叶10g　香附10g　当归10g　生地、熟地各10g　白芍10g　川芎10g　川断15g　女贞子10g　益母草30g

7剂。嘱经净后早服八珍益母丸1丸；晚服妇女痛经丸6丸，共20天。半年后随诊，月经恢复正常。

［按］月经正常来潮取决于冲任二脉的充盈与通畅，冲任隶属肝肾，故治肝肾即可调冲任。本案之月经后期由于血虚肝郁，肾精不充，冲任不畅导致，祝师初诊治疗以逍遥散加减解郁疏肝，养血通经；二诊以杞菊地黄汤加减补肾益精，调理冲任，俟经至后再用八珍益母丸、杞菊地黄丸补益气血，充期化源。每于方中少加益母草、红花、丹皮

179

等活血通经之品，肝肾精血充盈，冲任脉畅，则经血自潮。

案2　痰热内扰，肝肾阴虚

李某，女，40岁，工人，1992年10月12日初诊。月经稀发8年，失眠、脱发3年。患者17岁月经初潮，1984年婚后怀孕，因当时患甲亢服抗甲状腺药物行人工流产术。1984年在本院做甲状次全切手术后月经紊乱，后错40～60天，最长5个月，注射黄体酮可行经。1989年因失眠精神异常，幻听幻视，脱发明显。确诊为精神分裂症，长期服用抗抑郁及镇静安定药物至今，目前每日口服氯丙嗪4片，艾司唑仑片2片。

现症：面色苍白，头晕头胀，反应迟钝，乏力神疲，失眠多梦，心烦易怒，两目干涩，口干便秘，脱发明显。经期愈后数月，末次8月9日，量不多。舌红暗、苔白，脉沉弦。

辨证立法：痰热内扰，肝肾阴虚，血不养神。治宜化痰清热，滋补肝肾，养心安神。方用十味温胆汤加减。

处方：清半夏10g　竹茹10g　枳实10g　茯苓15g　陈皮10g　菖蒲10g　远志10g　枣仁15g　五味子10g　黄连5g　白蒺藜10g　制首乌10g　肉苁蓉15g

每日1剂，水煎服。

二诊（10月26日）：服药14剂。头脑较前清楚，情绪稳定，入睡改善，余均同前。舌红，脉弦滑。守方加东白薇10g，珍珠母30g（先下），黑芝麻15g，再服14剂。

三诊（11月16日）：入睡较易，梦减，大便畅，氯丙嗪减至每日3片。舌红，脉弦滑。

处方：清半夏10g　竹茹10g　枳实10g　茯苓10g　陈皮10g　生甘草5g　桑叶10g　黑芝麻15g　制首乌15g　女贞子10g　藿香10g　菊花10g　益母草30g　月季花10g

每日1剂，水煎服。

四诊（12月21日）：月经于11月19日来潮，后错70天，量色正常，7天净。脱发明显减少。上方再服20剂。12月17日，月经时至，已无脱发，入睡较佳，情绪安定。守上方去藿香、菊花、益母草、月季花，加白蒺藜10g，首乌藤15g，丹参30g，黄连5g，再治半年。患者月经周期恢复正常，未再脱发。精神愉快，睡眠良佳。随诊1年，病情稳定。

[按]　西医学认为：月经稀发常是闭经的前驱表现，精神因素和内分泌紊乱是造成月经稀发或闭经的重要原因。本案有甲亢和精神分裂症病史，且长期服用抗抑郁西药，导致中枢神经系统和下丘脑功能紊乱，影响卵巢功能，出现月经稀发。中医一般归之于气血不足或寒凝血滞，多以补益气血和温经散寒为主治疗。但祝师治疗本例则异于常法。患者月经初潮较晚，肝肾先虚，冲任不足。继之甲亢手术，服用抗抑郁西药，耗伤气血，脾虚生痰，郁久化热，阻滞胞络。复因情态抑郁，心血暗耗，经血乏源，即《内经》所云："二阳之病发心脾，有不得隐曲，女子不月。"故其特点为虚实兼杂，虚为肝肾气血不足，实为痰热内扰，阻滞胞脉。祝师治疗以十味温胆汤为主，化痰清热，养心安神，以通胞脉；加制首乌、女贞子、肉苁蓉、黑芝麻等滋补肝肾，充其化源；丹参、益母草、月季花活血养血以调冲任。共奏化痰清热，补肾通经之功。祝师应用化痰

补肾为主，治愈本例月经稀发，颇耐寻味，可资效法。

2. 经前后诸症

（1）经期头痛

案1 夏某，女，31岁，1993年3月6日初诊。

主诉：经期头痛4年。患者近4年每逢月经来潮即发生左头颞部剧痛难忍。甚至不能睁眼视物，继之串及全头均痛，伴恶心、呕吐，恶闻响声，待续1周自行缓解。月月如此，颇感痛苦，曾服过多种中西止痛药物无效。

现症：经期头痛。月经来潮前口干咽燥，面起丘疹，胸闷乳胀，心烦易怒。经血量多，1周净，血色鲜红。末次月经2月22日，舌红，苔白，脉细弦。

辨证立法：血虚肝郁，郁热上攻。治宜养血柔肝，解痉止痛。方用逍遥散合四物汤加减。

处方：柴胡10g　薄荷10g，后下　当归10g　白芍10g　生地黄、熟地黄各10g　川芎10g　白术10g　茯苓13g　白芷10g　菊花10g　川断15g　菟丝子10g　炙甘草6g

14剂，水煎服。

二诊（3月19日）：服药14剂，3月12日月经时至，1周干净，经量较多。未再头痛，欣喜异常。舌淡暗，脉弦滑。嘱早服补中益气丸6g，晚服杞菊地黄丸1丸，共20天。

三诊（4月9日）：月经将至，乳房略胀，余无不适感。守初诊方加丹皮10g，再服7剂。

四诊（5月14日）：4月12日行经1周，仍未头痛，现月经将至，守方再服7剂。后继服丸药20天。1993年10月8日随诊，经期头痛告愈。

［**按**］经期头痛类似于西医经前期紧张综合征，系指月经来潮时出现头痛或偏头痛、心烦易怒、失眠多梦、乳胀抑郁等症状之总称。祝师认为，肝为藏血之脏，体阴而用阳。妇女经血来潮之时，血海空虚不能柔肝，肝气上逆头部，气血逆乱，是故定期而痛，治以逍遥散养血柔肝，解郁清热；加生地、熟地、川断、菟丝子补肾调冲；川芎、白芷、菊花、钩藤通络止痛。阴血充盈则肝气不逆，头痛乃止。

（摘自《祝谌予临证验案精选》）

3. 痛经

案1　血瘀（子宫内膜异位症）

患者，女，27岁，已婚，1994年8月24日初诊。患痛经近2年，2年前曾生育一胎。自生育后，月经出现错后四五日，并伴小腹胀痛，腹痛愈来愈重，近1年来，每逢月经全靠止痛药治疗，甚则出现手足发凉、恶心，经色黑紫带血块，心烦易怒，两乳胀痛，影响睡眠。曾往某医院妇科诊疗，诊为子宫内膜异位症。

刻诊：为行经第1天，痛苦面容，小腹痛胀拒按，手足欠温，腰酸痛，微恶心不思食，经色紫黑带块，舌质发紫暗，舌下静脉青紫，苔薄白，脉弦涩。服用止痛片后前来就诊。

辨证：气滞血瘀，瘀阻胞脉。治以行气活血，祛瘀止痛。

处方：柴胡10g　桔梗10g　枳壳10g　桃仁10g　红花10g　川芎10g　赤芍、白芍各10g　当归10g　生地黄、熟地黄各10g　益母草20g　川断15g　生蒲黄10g，包煎　五灵脂10g　生姜3片　炙甘草6g

经期服用5剂，每日1剂。

8月30日二诊：药后腹痛大减，诸症皆除，今月经已净，经期间血量偏多，色由黑转红，血块由多变少渐无。面色红润，精神已佳。嘱服丸药，于经后服，下次月经前一二日再就诊。丸药用加味逍遥丸、茴香橘核丸。

9月25日三诊：自诉月经要至，现小腹有胀痛感，两乳发胀，心烦躁，自感比以前经来时病症减轻，舌质偏暗，苔薄白，脉弦。拟前方6剂，嘱即可服，并于经后仍服用丸药治疗。

10月24日四诊：患者喜告，今日月经已至，腹痛、乳胀、心烦等诸症均大为减轻，睡眠、饮食均正常。乃以逍遥散合四物汤化裁5剂而告终。

[按] 本案痛经西医诊为子宫内膜异位症，但经中医药治疗，疗效颇著。实系产后摄养不慎、气滞血瘀所致。《内经》谓"治病必求其本"。祝师从理气活血祛瘀入手，所谓"肝藏血"，"主疏泄"，肝失条达，气郁则血行不畅，久而成瘀，不通则痛矣。拟王氏血府逐瘀汤去牛膝加失笑散、川断、益母草等药而病大衰，经后又嘱服加味逍遥丸等。不难看出，从肝论治妇科病乃是一大法则，诚如傅山所云："经欲行而肝不应，则拂其气而痛生。"

案2　热郁（子宫内膜炎、附件炎）

患者，女，31岁，已婚，1994年4月26日初诊。患痛经3年多，经来小腹疼痛有灼热感，月经提前3～5天，经色深红或黑带血块，量较多，质地黏稠，口干欲饮，饮凉水，心烦急躁，大便偏干而不爽，平素白带多色黄稠有臭味，伴少腹隐痛。曾多次往县医院妇科治疗，诊为子宫内膜炎、附件炎，用抗生素等治疗，但时好时复，未能明显好转。

现值月经来潮第2日，小腹胀痛灼热感，经色红绛，伴黏稠块状物，量较多，口干欲饮，腰酸如折，小便发黄，大便偏干，舌质红绛，舌苔黄腻，脉弦滑。

辨证：肝经郁热，湿热下注。

治法：清肝凉血，利湿解毒，调经止痛。

处方：桃仁10g　当归10g　赤芍、白芍各10g　生地、熟地各10g　草红花10g　牡丹皮10g　黄连6g　香附10g　焦山栀10g　川楝子10g　延胡索10g　苍术、白术各10g　车前子10g，包煎　川断15g

5月2日二诊：服用5剂，于4剂时经止，服药后腹痛缓解，灼热感减，口干欲饮亦减轻，大便日一行成形。舌淡红，苔薄黄微腻，脉弦细滑。虽其经期过，但肝经郁热、湿热之邪未尽，宜清肝热、化湿浊以解毒止带。拟傅氏完带汤加减主之。

处方：赤芍、白芍各10g　黄柏10g　败酱草30g　陈皮10g　山药10g　柴胡10g　车前子10g　牡丹皮10g　桑寄生20g　川断15g　荆芥炭10g　苍术、白术各10g　橘核、荔核各10g

5月20日三诊：上方服18剂，现小腹胀痛，心烦，两乳亦有胀感，有月经近日将至感，服上药后白带大减，臭味亦减，舌质淡红，苔薄白黄，脉弦滑。守初诊方6剂再服。药毕，其经乃止，腹痛、口干、腰痛等诸症均好转，虑其应坚持治疗，方能获良效，嘱之继服5月2日方，清热解毒，健脾益肾，燥湿止带。如是治疗4个月经周期，患者痛经基本告愈，妇科检查子宫内膜炎已愈，附件炎亦减轻。

［按］此例属感染炎症而痛经者，中医辨证为肝经郁热、湿热内蕴之证。祝师从清热凉血、解毒消炎入手，施桃红四物汤合金铃子散加黄连、山栀、牡丹皮、香附等治之，药中病机，服之即效显；继之以清热解毒、燥湿止带兼健脾益肾之完带汤加味，既攻邪又扶正，双管齐下。如是4个周期施治，而此案基本告愈。可见祝师治此病不仅能立挫病势，因势利导，令邪热从经血而去，还能坚持治疗，攻邪务尽，祛邪扶正两相宜。

案3 气血两虚

患者，女，36岁，1994年10月5日初诊。病者经行腹痛1年多。平素饮食欠佳，身体虚弱，肢倦乏力，睡眠不佳，月经色淡，历时6天，量一般，时头晕心悸，耳鸣如蝉。现值经期，小腹绵绵作痛喜按，腰酸痛，经色淡红，量偏多，头晕、心悸、少寐，食不甘味，面色萎黄有褐斑，大便2日一行，稍干，血压13.3/8.0kPa，前次月经9月8日。舌苔薄白，舌质淡胖有齿痕，脉弦细弱。

辨证：气血不足，胞宫失养。

治法：补气养血，调经止痛。

处方：生黄芪30g 党参10g 柴胡10g 当归10g 白芍20g 川芎10g 炒枣仁15g 炒白术10g 升麻5g 川断15g 桑寄生20g 熟地黄10g 陈皮10g 炙甘草6g

连服7剂。

10月13日二诊：药服5剂而经净，现头晕、心悸、睡眠、腰痛等均好转。守上方继服14剂，继续治疗。

11月5日三诊：言月经昨至，腹痛减轻，血色转红，今日量较多，腰酸痛，头晕乏力，舌质淡暗，苔薄白，脉弦缓。守上方改白芍为赤芍、白芍各10g，加阿胶10g（烊化），服7剂。后改服补中益气丸（早晨服）、乌鸡白凤丸（晚上服）各20丸。

［按］本案素体虚弱，气血不足，胞宫失养而作痛。祝师从患者整体论治。既从气血不足入手，气血两补，又从气血之源入手，健中补土，且遵李中梓先生"气血俱要，而补气在补血之先"之论，重用黄芪，取当归补血汤之意，乃以东垣先生之圣愈汤合补中益气汤加减主治。肾为先天，脾为后天，先天之精可化为血，后天为气血生化之源。祝师以川断、桑寄生配熟地黄，实为填精益肾、强壮筋骨而助后天，故药后诸症好转。后方又加阿胶者亦在补血滋肾精，改服丸药，朝服补中益气丸、夕服乌鸡白凤丸者悉此意也。可见妇人月经不足者无不关乎脾肾先后二天，祝师深谙其奥。

经后痛者，一般多属虚证。祝师认为经后痛不外两种类型，一为气血两虚，二为肝肾两亏。气血两虚型可由脾胃虚弱、饮食劳伤损及脾胃，或久病多产等致气血耗伤，冲任不足而致，症见下腹绵绵空痛，月经色淡量少，质稀，伴头晕乏力、心慌气短、寐差无神，舌质淡胖，脉细弱。治宜益气养血、调经止痛。常用圣愈汤加川断、桑寄生、菟丝子、枸杞子等，或以八珍益母汤加黄芪为主方（党参、黄芪、白术、茯苓、炙甘草、川芎、熟地黄、当归、芍药），或以三才大补方为主方（黄芪、党参、白术、山药、川芎、熟地、当归、白芍、阿胶、杜仲、艾叶、香附、补骨脂）加减。肝肾两亏型多见于已婚妇女，生育过多或多次人工流产等致肝肾不足，冲任经脉虚损，而致经后腹痛。主症为月经后腰膝酸软，经量少色淡，久坐或排便时腹痛，或见头晕耳鸣，足跟疼痛，舌淡少苔，脉沉细。治宜滋补肝肾、调经止痛。常用六味地黄汤或一贯煎合四物汤加减，腰酸痛甚加川断、桑寄生、巴戟天、菟丝子、杜仲等；少腹痛甚加白芍、延胡索；夹有血瘀者，加丹参、益母草、乳香、没药等。

（摘自《中国百年百名中医临床家·祝谌予》）

4. 崩漏

案1　阴虚（结核）

赵某，女，34岁，1979年4月23日初诊。

主诉：阴道不规则出血伴周期性低热2年。患者12岁月经初潮，周期规律。1976年12月始月经淋漓不净，半月方止，每于经前10～15天即午后低热，体温37.4℃～37.7℃，体渐消瘦，乏力。经医院检查血沉增快，结核菌素试验（＋＋），确诊为盆腔结核。先后予多种抗结核药治疗年余，病情时好时坏，长期病休。近1个月来胃脘刺痛，饭前饭后明显。现已服利福平、酒花素抗结核治疗半年多。

现症：疲乏无力，头晕烦躁，心悸多梦，口干便秘，腰酸膝软，手足心热，午后发热。末次月经4月4日，经色棕黑，伴烂肉状血块，淋漓11天始净。平素白带量多，时黄稠，时夹血丝。舌淡苔薄黄，脉沉细。

辨证：阴虚火旺，肝脾不调，湿热下注。

治法：滋阴降火，疏肝健脾，除湿止带。

处方：沙参10g　麦冬10g　当归10g　生地10g　枸杞子10g　川芎10g　赤芍10g　白术10g　茯苓10g　泽泻10g　青蒿10g

每日1剂。

5月7日二诊：服药10剂，诸症均减，4月27日经至，量较前明显减少，经色正常，无血块，8天净。近2天口腔溃疡，舌淡，脉沉细。守上方加生蒲黄10g（包煎），升麻3g，继服10剂。

5月21日三诊：言口腔溃疡消失，乏力胃痛告愈，体温37.2℃，仍手足心热，眠差，大便4日未解，舌脉同前，守上方当归加至15g，并加女贞子10g，旱莲草10g，肉苁蓉15g，滋阴补肾，润肠通便。

5月28日三诊：连服7剂，大便通畅，每日1行。此次经前体温最高37.4℃，昨日经至，量少色暗，无血块，小腹胀坠，舌淡，脉细滑。守4月23日方加生黄芪30g，14剂。

6月11日五诊：患者此次月经7日净，量色正常。现白带量多，腰酸不适，舌尖红，脉沉细。辨证为气阴两伤，治以滋阴清热、益气养血，方用一贯煎加味。

处方：沙参10g 麦冬10g 当归10g 生地黄、熟地黄各10g 枸杞子10g 生黄芪30g 党参10g 百部10g 葎草20g 地骨皮20g 白薇15g 青蒿15g

14剂。嘱隔日1剂服用。

7月6日六诊：药后6月29日经至，7天净，色量均正常，经前偶有低热，白带不多。仍以上方加减服药2个月。

9月8日七诊：言服药以来月经恢复正常，经前未再低热。停用西药抗痨。此次经净1周后，9月5日又有阴道少量出血，腰脊酸沉，小腹胀坠，舌偏红，脉沉细。拟益气补肾、凉血止血为治。

处方：生地、熟地各15g 生艾叶10g 生侧柏15g 生地榆20g 棕榈炭10g 黑芥穗10g 黄芩10g 黄柏10g 生蒲黄10g 五灵脂10g 芡实10g 石莲子10g 莲房炭10g 菟丝子10g

服7剂。服上药后血止。嗣后仍以一贯煎为主，随症加入黑升麻、黑芥穗、棕榈炭、艾叶炭等收涩止血；川断、桑寄生、菟丝子、阿胶、狗脊等补肾调经，治疗3个多月，诸症悉愈。

案2 脾肾不足，血虚肝旺，冲任不固（功能性子宫出血）

焦某，女，28岁，工人，1979年2月26日初诊。

主诉：月经量多，淋漓不净1个月。患者月经初潮13岁，曾因月经周期延长20余日，后经中药治愈。此次自1979年1月28日月经来潮，经量极多，2月5日干净。但1周后又开始阴道少量出血，淋漓不净至今，经妇科诊为功能性子宫出血。

现症：经量时多时少。色暗发黏，小腹胀痛，乏力头晕，腰痛如折，不耐劳累。苔质淡暗，苔白，脉细滑。

辨证立法：脾肾不足，血虚肝旺，冲任不固。治宜补肾固冲，养血柔肝，调经止血。方用五子衍宗丸合四物汤、失笑散加减。

处方：五味子10g 菟丝子30g 枸杞子10g 覆盆子10g 车前子10g,包煎 女贞子10g 川断10g 桑寄生15g 北沙参12g 生地12g 白芍10g 生蒲黄10g,包煎 五灵脂10g

6剂，水煎服。

二诊：服药2剂，出血即止，再服4剂，诸症均愈。易用宁坤养血丸每次1丸，每日2次以益气养血，补肾调经。服药2周后月经来潮，血量较多，伴白带多，腰腹坠痛，舌红暗，脉细滑。宗经前宜升提，经后宜固肾之旨，选用补中升清方以益气补脾，升清止血。

处方：炙黄芪30g 党参10g 柴胡10g 黑升麻5g 黑芥穗10g 生地黄、熟地黄各10g 白芍10g 艾叶10g 川断10g 桑寄生20g 菟丝子20g 阿胶10g,烊化 补骨脂10g 茜草炭10g

6剂，水煎服。

6月25日三诊：药后月经量基本正常，6天净。月经按时来潮，全身无明显不适。效不更方，拟配丸药常服巩固。

处方：黄芪60g　党参30g　当归30g　陈皮30g　白术30g　生地30g　白芍30g　菟丝子30g　女贞子30g　五味子30g　覆盆子30g　生蒲黄30g　茜草根30g

诸药共研细末，炼蜜为丸，每丸重10g，每服1丸，每日3次。1980年2月25日随诊，服用丸药半年后，月经一直正常，无特殊不适。

[按]《妇人大全良方》云："妇人崩中漏下者，由劳伤血气，冲任之脉虚损故也。"祝师认为，崩漏之因有热、瘀、虚三端，尤以虚为多见，治疗强调固摄冲任，补益气血。本案辨证为脾肾不足，血虚肝旺。盖脾失健运，统血无权，血随气陷则月经量多，乏力头晕；肾精匮乏，封藏失职则漏下不止，腰痛如折；血虚肝旺，血海不充则经期紊乱，时多时少。治疗时先以五子衍宗丸合四物汤滋阴柔肝，固冲止血，次用补中升清方益气健脾，补升升阳；终用补中益气汤合五子衍宗丸培补脾肾，以澄其源。每配以生蒲黄、五灵脂、茜草炭、荆芥炭等止血化瘀之药，以免涩后留瘀，深合古人治疗崩漏之"塞流"、"澄源"、"复旧"三法。

5. 闭经

案1　脾肾不足，寒凝血滞

杨某，女，28岁，学生，1984年13月21日初诊。

主诉：月经稀发3年，闭经4年。患者14岁月经初潮，周期正常，经量中等，自1977年月经期剧烈运动后渴饮冷水，加之学习紧张，此后月经稀发，2～3个月一行，血量极少。1980年后闭经，注射黄体酮后可行经。至1981年2月后注射黄体酮后亦无月经。妇科检查正常。血促卵泡激素（FSH），促黄体生成素（LH）均低于正常。宫颈黏液检查提示激素水平低下，多次测定基础体温为单相，诊断为继发性闭经。先后用己烯雌酚、枸橼酸氯米芬、苯甲酸雌二醇、黄体酮等人工周期疗法治疗2年，无明显疗效。7年来逐渐消瘦，精神疲劳，求治于祝师。

现症：闭经4年余，进食则腹胀明显，大便或干或溏，腰酸乏力，口干思热饮，心烦意乱，手足不温。舌质淡，苔白，脉沉细。

辨证立法：气血两亏，脾肾不足，寒凝血滞。治宜益气养血，培补脾肾，解郁通经。方用圣愈汤加味。

处方：台党参10g　生黄芪30g　当归10g　赤芍、白芍各10g　川芎10g　熟地10g　益母草30g　柴胡10g　香附10g　川断10g　女贞子10g　苍术、白术各10g　艾叶10g

每日1剂，水煎服。

二诊：（1985年1月4日）：服药1剂，自觉乳房发胀，白带增多，仍腹胀食少，月经未至。舌淡红，脉细滑。

辨证：属血虚肝郁，脾虚气滞，治拟疏肝解郁，健脾养血，方用逍遥散加味。

处方：柴胡10g　薄荷10g，后下　当归10g　赤芍、白芍各10g　茯苓10g　苍术、白术各10g　陈皮10g　香附10g　月季花10g　鸡血藤30g　益母草30g　炙甘草10g

每日1剂，水煎服。

三诊（2月8日）：以上方加减服药30余剂，腹胀减轻，大便时有成形，进食增加，仍感双乳、小腹发胀，测基础体温单相。舌边红，苔白，脉滑。辨证为脾肾两亏，气滞血瘀，治以行气活血，温通补气之法。

处方：广木香10g　当归10g　益母草30g　赤芍、白芍各10g　川芎10g　丹参30g　红花10g　王不留行10g　诃子肉10g　肉豆蔻10g　生牡蛎30g，先下　生黄芪30g　桔梗10g

每日1剂，水煎服。

四诊（3月1日）：服上方7剂，2月20日月经时至，量中等，色淡，无血块，1周后干净，腰酸乏力，舌偏红，脉滑；治疗仍以益气养血、培补脾肾为主，嘱其早服八珍益母丸1丸，晚服河车大造丸1丸。共20天。

五诊（3月9日）：药后3月19日月经来潮，量较多，8天始净，基础体温已双相。祝师仍以益肾养血、活血通经为主，巩固疗效并促其怀孕，方用五子衍宗丸加味。

处方：广木香30g　当归30g　益母草90g　赤芍、白芍各30g　羌活30g　五味子30g　枸杞子30g　女贞子30g　车前子30g　韭菜子30g　褚实子30g　覆盆子30g　蛇床子20g　紫河车60g　制首乌50g　黄精60g　香附30g　苏梗、藿梗各30g　川断50g

诸药共研细末，炼蜜为丸，每丸10g重，每饭后服1丸。经治半年，月经恢复正常。1986年2月怀孕，其后正常分娩1男孩。

　　［按］闭经是妇科常见的病证，治疗不易奏效。西医学认为系由于下丘脑－垂体－卵巢－子宫轴的各个环节功能障碍所致，常用激素替代的人工周期疗法，但停药后每易复发，效果欠佳。祝师治疗常辨证结合辨病，着眼于脏腑气血阴阳平衡之整体调整。本案为年青女性，肾气未充，复感寒湿，内伤脾胃，迁延日久，先后天俱亏，血虚肝郁，气血生化乏源，导致冲任受损，血海空虚，故而闭经。祝师治疗先以圣愈汤加味培补气血，健脾益胃，以养后天，资其化源；继用逍遥散为主疏肝解郁，调畅气血，而理冲任，通经血；终则滋补肝肾、活血通经，促怀孕。病情虽属难治之疾，由于辨证立法准确，选方用药有条不紊，不仅经血时至，基础体温恢复正常，而且怀孕生子，非经验老到者，难取此效。

案2　气滞血瘀，冲任不畅（继发性闭经）

王某，女，25岁，学生，未婚，1993年11月1日初诊。

主诉：月经稀发2年，闭经1年。患者月经初潮13岁，6～7/20～22天，经量较多，伴经行腹痛，1989年因参加考试，精神过度紧张，逐渐月经稀发，每2～3个月一行，至1992年底闭经，经妇科检查未见明显异常。诊断为继发性闭经。应用雌激素为主人工周期治疗可行经。但因学习紧张近8个月未用药。

现症：末次月经为1993年2月，心烦易急，乳房胀痛，口干不思饮，腰酸痛，大便偏干，白带稀少。舌暗红，苔白，脉细弦。

辨证立法：气滞血瘀，冲任不畅。治宜行气活血，补肾调经，方选血府逐瘀汤加减。

处方：桃仁10g　红花10g　当归10g　川芎10g　生地黄、熟地黄各10g　柴胡10g　桔梗10g　枳壳10g　牛膝10g　丹参30g　益母草30g　鸡血藤30g　王不留行10g　川断15g　女贞子10g　枸杞子10g　菟丝子10g

每日 1 剂，水煎服。

二诊（11 月 14 日）：药后月经未至，但觉小腹略有隐痛，舌脉同前，守方加车前子 10g（包），五味子 10g，覆盆子 10g，肉苁蓉 20g，再服半月。

三诊（1994 年 1 月 4 日）：药后昨日月经来潮，量少色暗，小腹隐痛，口干，腰酸。舌暗红、苔白，脉细滑。仍守前法，桃红四物汤加味。

处方：桃仁 10g　红花 10g　当归 10g　川芎 10g　赤芍、白芍各 10g　生地黄、熟地黄各 10　艾叶 10g　香附 10g　益母草 30g　鸡血藤 30g　月季花 10g　川断 15g　女贞子 10g　枸杞子 10g　菟丝子 10g

7 剂。嘱后服八宝坤顺丸早 1 丸；八珍益母丸晚 1 丸，共 20 天。经治 4 个月，月经恢复正常。

[按] 闭经有虚实之分，虚者多为气血亏损，血海空虚，无血可下，或肝肾两虚，精血不足；实者多因气滞血瘀，瘀血内阻或寒凝血滞，胞脉不通。本案因精神过度紧张而使肝气郁结，"气机不畅，血瘀不行，冲任受阻，经闭不行。同时与先天肾虚，冲任不盈亦有关，故先见月经稀发，后成闭经。祝师治疗闭经实证，常根据气滞与血瘀情况侧重不同而选方用药，气滞为主用逍遥散加味以疏肝解郁，养血调经；血瘀为主轻证用桃红四物汤，重证用血府逐瘀汤。常加香附、益母草、鸡血藤、丹参、月季花等既补血养血又能通经之品，以免攻伐太过，徒伤正气。本案合用了五子衍宗丸以补肾调经，是治本之举，而川断配女贞子是祝师治疗肾虚经闭的经验对药，古医记载此二药善治女子性乏感症，祝师体会其有提高性腺功能，促进排卵作用。治疗闭经每每用之。

（摘自《临证验案精选》）

罗元恺
（崇景岳，传岭南，重脾肾，创验方）

【医家简介】

罗元恺（1914～1995），男，广东南海县人。出身书香之家，父罗棣华以儒通医，对岭南温病颇有心得。其师承家传，并于 1935 年毕业于广东中医药专科学校，自此学医行医 60 余年。一生博览群书，勤于著述，医德高尚，医术精湛。擅长内、儿、妇科，中晚年尤精妇科。为广州中医学院教授，著名中医妇科专家，广东省名老中医。首批中医硕士、博士研究生导师；首批享受国务院特殊津贴的中医专家。历任妇儿科教研室主任、副院长。

相关著作：《罗元恺女科述要》、《罗元恺医著选》、《罗元恺论医集》、《中国百年百名中医临床家·罗元恺》；点注《妇人规》；主编《中医儿科学讲义》、《中医妇科学》、《实用中医妇科学》及《高等中医院校教学参考丛书》。发表医学论文 20 余篇。

【主要学术思想和主张】

罗元恺治学严谨，由博而专。点注张景岳《妇人规》，并深受其影响。理论上推崇温补学说，重视脾肾先后二天之本；深究医理，首重阴阳学说；提出女性生殖调节轴为：肾气－天癸－冲任－胞宫。并认为妇科虚证虽多，然亦多瘀多滞，常需活血；于温热病证，务当保津。其验方研制开发的"滋肾育胎丸"、"田七痛经胶囊"、"橘荔散结丸"等制剂，广泛应用于临床。

【医论医话】

1. 岭南护阴法

岭南地区温暖潮湿，其人体质以阴虚或气虚、湿热多见，在治法上要注意顾及气阴。选择药物时，由于阴虚相火易动，不宜用芎、归之类辛燥走窜之品，以免动血，反增加其出血量。应选首乌、桑寄生等守而不走的药物，以滋养并止血。而补气之药也以平为期，使血海宁静，不宜过于升散。如人参能固本止血，随阳药则入阳分，随阴药则入阴分，固气以摄血。尤以野生人参及东北红参为佳，可救危固脱。如非危重症，则可重用党参以代之。而气阴两虚者，则可用西洋参，或配太子参、淮山药之类以益气养阴。

在止血药中，有凉血止血者，如丹皮、焦栀子、藕节；有温经止血者，如艾叶、炮姜、鹿角霜；有养血止血者，如阿胶、岗稔、地稔；有养阴止血者，如旱莲草、龟板胶、女贞子；也有祛瘀止血者，如益母草、蒲黄、田七、大黄炭；有固涩止血者，如赤石脂、乌梅、五倍子。均可根据证候的寒、热、虚、实而选用，惟炭类止血药过用可致血脉凝涩而留瘀，故不宜过多过久使用。

（摘自《罗元恺妇科经验集》）

2. 崩漏（功能性子宫出血）

根据个人临床体会，功能性子宫出血主要为肾虚，其中以肾阴不足为多见。根据上述机制，本症临床上虽会出现某些热象，但往往只是一种虚热。功能性子宫出血由于肾、肝、脾不足，而导致冲任亏损的病变，这与一般由生殖器炎症或子宫肌瘤等的月经过多，其发病机制有所不同。

（摘自《罗元恺医著选》）

3. 闭经（多虚实夹杂症，宜补攻兼施）

闭经，《内经》称为"月事不来"，认为是"胞脉闭也"。本证有虚有实，或虚实互见，其致病原因复杂，为月经病之顽难症，向为医者所重视研究。

闭经有原发性和继发性两类。前者多因肾气不足，生殖系统发育不全，以至天癸不至，冲任亏损，内分泌失调，亦有因发育前患有全身性疾病，影响脏腑血气而致者。继发性闭经每因产后（包括人工流产、中晚期引产）失调、崩漏之后、环境突变、精神刺激等因素所诱发，亦可因血气亏损、痰湿、瘀阻，月经量渐少、稀发而导致闭经者。总之，本病原因复杂，有虚证、有实证、有虚中夹实、有实中夹虚，必须详审病因病史，细为诊辨，治法先后有序，才易收效。

原发性闭经，多伴有全身发育不良、第二性征不明显，肛检每可发现发育不好的幼稚型子宫。此类患者，宜适当加强营养，药疗宜调补肾阴肾阳为主，促使天癸至而任通冲盛，以使子宫、卵巢得以发育而排卵，但年龄以不超过二十一二岁及早治疗为佳。补肾药中，宜辨别阴虚或阳虚还是阴阳两虚，一般以偏于肾阴虚者较多。经血和卵子都是机体中的一种物质，须得到其他物质的滋养与协调，在此基础上，也要有肾阳的功能作用以促其滋长运行，这是阴阳二气相互为用之机制，亦是对原发性闭经宜滋养肾阴为主而后适当温补肾阳的治疗原则。

继发性闭经临床上亦以虚证或虚实夹杂者为多，纯实者较少，故治法上多宜先补后攻，俟阴血气冲任盈满后，随证加以利导，易收疗效。补肾养营之剂，一般可用张景岳的归肾丸（菟丝子、枸杞子、山萸肉、杜仲、淮山药、茯苓）合四物汤加减调治，俟肾气营血充盛后，可再用调经汤（自拟方：丹参、牛膝、当归、桃仁、茺蔚子、乌药、山楂、川芎）予以利导。这仅就一般者而言，也不能固执不变，必须随证随人作出决定。如阴阳两虚者，可用附地汤（熟附子、熟地黄），据报导和我个人经验，附子、熟地，一阴一阳，具有促进排卵之作用而导致通经。若偏于阳虚寒凝者，可加入桂枝、干姜、炙甘草以温而通之，效果较捷。

主要因瘀血壅阻之闭经，可根据瘀热、气滞血瘀、寒凝血瘀之不同，分别选用《医林改错》之血府逐瘀汤、膈下逐瘀汤、少腹逐瘀汤加减为治，多可收效。痰湿阻滞而闭经者，体多虚胖，乃气虚不运而聚湿成痰，为虚中有实之证，宜补气运脾以化痰湿，可用当归补血汤合苍附导痰丸（《叶天士女科》方）加减化裁，坚持服用一段时间，乃可奏效。

至于产后大出血以致闭经者，中医学属"血枯经闭"范畴，西医学称为席汉综合征，除闭经外，往往全身虚衰，生殖系统萎缩，神疲体倦，脉沉细弱，舌质淡红，一派阳虚血损之象，治宜温肾阳补血气，可用二仙温补汤（自拟方：淫羊藿、仙茅、熟附子、炙甘草、人参、熟地、当归、川芎）加减，但须耐心服用1~2个月才可收效。

宫腔结核是导致闭经原因之一，须选用具有抗结核之方药，才能取效，余曾运用黄精铁破汤（自拟方：黄精、穿破石、铁包金、百部、玉竹、淮山药、丹参、鸡血藤、怀牛膝）加减，坚持调治几个月，也有一定效果。方中黄精、穿破石、铁包金、百部均有抗结核之作用，黄精、玉竹、淮山药养阴，丹参、鸡血藤和血，牛膝引药下行，共奏抗结核益阴养血通经之效。

此外，精神因素、脑部外伤等也可导致闭经，这应先稳定其情绪，用疏肝解郁、镇静安神之法以解除其致病之源，进而按证疏导以治其标，经一定时间的调治，月经自可复通。导致闭经的原因很多，必须深入了解其病源及个人的体质因素，辨别寒、热、虚、实、痰、瘀等证，按法施治，才能奏效。

（摘自《女科述要》）

【常用效方】

1. 祖传秘方

○ 妇科调经丸（经孕）

[组成] 大当归15g　炙黄芪姜汁、醋炒，9g　祈艾姜汁炒，9g　白茯苓12g　香附醋制，12g　熟地酒蒸，24g　白术土炒，9g　川芎酒炒，12g　续断酒、醋炒，9g　炙甘草9g　纯砂仁9g　炮姜3g　炙党参9g　制益母草24g

[制法和服法] 共研细末，炼蜜为小丸，每次服6g，盐汤送下。

[功效] 月经先后多少不定，或经行腰腹疼痛，宫寒不孕等。

（摘自《功能性子宫出血的临床体会》）

2. 经验方

○ **方一　二稔汤（经）**

[组成] 岗稔 30～50g　地稔根 30g　续断 15g　制首乌 30g　党参 20～30g　白术 15～20g　熟地 15～20g　棕榈炭 10～15g　炙甘草 9～15g　桑寄生 15～31g　赤石脂 20g

[煎服法] 第 1 次以水 900ml，煎取 300ml。第二次以水 600ml，煎取 200ml，混和，2 次温服。本方有补气摄血作用。适用于出血较多的阶段。

[功效] 止血养血，主治妇女崩漏及月经过多。

[加减法] 血块多者加益母草 15～30g；血色鲜红者加旱莲草 20～25g，紫珠草 30g；血色淡红者加艾叶 15g，或以姜炭易棕榈炭；血量特多者加五倍子 10g，阿胶 12g，并予高丽参咬嚼吞服或炖服。

除服药外，同时艾灸（悬灸 15～20 分钟或直接灸 7～11 壮）隐白或大敦（均双穴，可交替使用）和三阴交以收止血之效。

[按] 上方有补气摄血和补血止血之功，岗稔、地稔均为华南地区常用的草药，性味均属甘、涩、平，具有补血摄血的作用（岗稔为桃金娘科桃金娘属植物桃金娘的果或根；地稔为野牡丹科野牡丹属植物的根）；首乌养肝肾而益精血，药性温敛，滋而不腻，补而不燥，是妇科出血证补血的理想药物；桑寄生补肝肾而益血，续断补肝肾而止崩，兼有壮筋骨的功效，故能兼治腰膝酸疼；熟地补血滋肾，党参、白术、炙甘草能补气健脾，取其补气以摄血，其中甘草含甘草次酸，具有肾上腺皮质激素样作用，对月经病、阿狄森病、尿崩病等有疗效。惟用量要稍重，但大量、长期使用，可引起水钠潴留、血钾降低，以致下肢浮肿、血压升高等不良反应，与应用去氢皮质酮者相似。棕榈炭、赤石脂能敛涩止血，以收塞流之效。

（摘自《罗元恺妇科经验集》）

○ **方二　补肾固冲丸（经孕）**

[组成] 菟丝子 240g　川断 120g　阿胶 120g　熟地 180g　鹿角胶 90g　白术 120g　党参 150g　川杜仲 80g　枸杞子 120g　巴戟天 120g　当归头 90g　砂仁 20g　大枣肉 50 枚　吉林红参 30g

[制法和服法] 研幼末，炼蜜为丸，每次 6g，每日 2 次，连服 3 个月为 1 疗程，月经期停服。

○ **方三　补肾调经汤（经）**

[组成] 熟地黄 25g　菟丝子 25g　续断 15g　党参 20～25g　炙甘草 10g　白术 15g　制首乌 30g　枸杞子 15g　金樱子 20g　桑寄生 25g　黄精 25g　鹿角霜 15g

[加减法] 预计排卵期间，可加入温补肾阳之品，如淫羊藿、补骨脂、仙茅、巴戟天之类以促其排卵；腰酸痛明显者，可加入金狗脊、杜仲、乌药之类；月经逾期 1 周以上不潮而非妊娠者，加淮牛膝、当归之类，以助其及早来潮。出血停止后，应协助机体恢复生理功能以建立月经周期，促使按期排卵。

[主治] 用于出血已止，身体未复，需要建立月经周期，以防反复发作。

[治疗原则] 以补肾为主，兼理气血。本方以熟地、菟丝子、金樱子、续断、鹿角

霜滋肾补肾；枸杞子、黄精、首乌、桑寄生养血；党参、白术补气健脾。使肾气充盛，血气和调，冲任得固。经过二三个周期的调理，身体逐渐强健，正常周期可冀恢复。

（摘自《功能性子宫出血的临床体会》）

○ 方四 滋阴固气汤（经）

[组成] 熟地黄20g 续断15g 菟丝子20g 制首乌30g 党参20g 黄芪20g 白术15g 岗稔子30g 阿胶12g 牡蛎30g 山萸肉15g 炙甘草10g

[主治] 适用于阴道出血已减缓，仍有漏下现象者。

[加减法] 出血仍稍多者，可适当加入炭类药以涩血，或其他固摄之品如海螵蛸、鹿角霜、赤石脂之类。有虚热证候者，去黄芪加女贞子。

出血缓减后，应着重对因治疗，即所谓"澄源"。根据本证发病的主要原因为肝肾阴虚、脾肾不固的机制，应以滋养肝肾为主，兼以固气益血。本方用熟地、续断、菟丝子、山萸肉以滋养肝肾；党参、黄芪、白术、炙甘草以补气健脾；首乌、岗稔子、阿胶以养血涩血；牡蛎以镇摄收敛。全方兼顾肾、肝、脾、气、血，以恢复整体之功能，巩固疗效。

（摘自《罗元恺妇科经验集》）

○ 方五 调经汤（自拟方）

[组成] 丹参、牛膝、当归、桃仁、茺蔚子、乌药、山楂、川芎。

[功效] 俟肾气营血充盛后，借以利导调经。

[主治] 继发性闭经。

○ 方六 二仙温补汤（自拟方）

[组成] 淫羊藿、仙茅、热附子、炙甘草、人参、熟地、当归、川芎。

[功效] 温肾阳，补血气。

[主治] 产后大出血，出现阳虚血损之象（席汉综合征）的继发性闭经。

○ 方七 黄精铁破汤（自拟方）

[组成] 黄精、穿破石、铁包金、百部、玉竹、淮山药、丹参、鸡血藤、怀牛膝。

[功效] 益阴养血通经。

[主治] 闭经（宫腔结核）。

（摘自《女科述要》）

3. 其他

○ 止血散

[组成] 血余炭研细，24g

[服法] 每次服6g，1天4次，开水调下。

[功效] 祛瘀止血。主治妇女崩漏不止。

【精选案例】

1. 月经前后诸症（经前紧张症）

案1 肝郁气滞

吴某某，女，20岁，未婚，1976年10月29日初诊。患者15岁月经初潮，月经先后 1 周不定。近年来每于经前及经期烦躁易怒，悲伤欲哭，性情孤僻，不能控制。伴心悸，失眠多梦，健忘，头顶痛，面目及四肢轻度浮肿，纳欠佳，溺黄等。末次月经 10 月 22 日。舌淡红有瘀点，苔微黄，脉沉细。

辨证：因肝郁气滞，肝气横逆犯脾所致。

治则：疏肝解郁，佐以健脾。

处方：郁金 12g　佛手 12g　丹参 15g　茯苓 25g　夜交藤 30g　白蒺藜 12g　泽泻 15g

每天 1 剂。

11 月 19 日二诊：月经届期，前症又现。治以疏肝解郁，养血通经。

处方：郁金 12g　白芍 15g　丹参 15g　合欢皮 12g　夜交藤 30g　甘草 6g　淮牛膝 15g　茯苓 25g　桑寄生 25g

每天 1 剂。

12 月 10 日三诊：末次经 11 月 26 日来潮，前症稍减，但面目和四肢仍轻浮，时有腹胀，舌淡红，尖有红点，苔薄白微黄，脉沉细。虽肝郁稍解，但脾伤未复，仍需疏肝健脾。

处方：郁金 12g　青皮 6g　丹参 12g　白术 12g　茯苓 25g　桑寄生 30g　夜交藤 30g　泽泻 12g

每天 1 剂。

12 月 31 日四诊：药后经前诸症显著减轻，但睡眠仍较差，舌淡红，苔白，脉弦稍滑。仍守前法，佐以宁神之品。

处方：郁金 12g　百合 25g　香附子 10g　丹参 12g　白芍 15g　白术 12g　茯苓 25g　甘草 6g　夜交藤 30g

每天 1 剂。

1977 年 1 月 21 日五诊：月经应期来潮，现经行第 2 天，前症悉除。自觉心情舒畅，眠纳均佳，仅有面目轻浮，舌脉同前。守前法以善其后。

处方：郁金 12g　香附子 10g　白芍 15g　茯苓 25g　丹参 12g　淮牛膝 15g　夜交藤 30g　川草薢 20g

每天 1 剂。

追踪 2 年余，疗效巩固。

案 2　血虚肝旺，虚火上炎，兼有脾虚

杜某，女，39 岁，已婚，1973 年 1 月 29 日初诊。患者曾足月顺产 2 胎。近年余经前后头项痛，口舌生疮，经后面目虚浮，胃纳差，平素血压偏低，曾患梅尼埃病。月经周期常提前四五天，量中等。末次月经 6 月 24 日。现经水适净，面色较黄，舌质淡红，苔薄白，脉细弱。

辨证：血虚肝旺，虚火上炎，兼有脾虚之征。

治则：滋肾养肝为主，佐以健脾益气。

处方：熟地 15g　生地 15g　女贞子 15g　淮山药 25g　党参 15g　太子参 15g　甘草 6g　生龙骨 30g

3 剂，每天 1 剂冰硼散 1 瓶，蜜调外涂口舌溃烂处。

7 月 27 日二诊：本次月经刚净 2 天，口舌生疮较前减轻，但头痛仍剧，至今未止，舌心红，脉弦细。

治则：滋肾益阴，佐以平肝潜阳。

处方：熟地 15g　生地 15g　黄精 30g　枸杞子 15g　白芍 12g　淮山药 15g　杭菊花 10g　钩藤 15g

4 剂，每天 1 剂。

8 月 10 日三诊：月经将潮，烦躁，口微苦，唇舌各有一溃疡面，巅顶痛稍减，舌苔微黄，脉弦细。

治则：滋肾柔肝养血。

处方：生地 25g　黄精 30g　桑椹 15g　淮山药 20g　白芍 15g　郁金 12g　桑寄生 20g　制首乌 15g

4 剂，每天 1 剂。

10 月 5 日四诊：近 2 个月来，经前服上方加减五六剂，经前后巅顶痛显著减轻，口舌生疮已除，仍守前法。

处方：熟地 20g　黄精 30g　女贞子 15g　白芍 12g　制首乌 25g　天麻 9g　白芷 9g　淮山药 20g　陈皮 5g　生龙骨 30g

4 剂，每天 1 剂。

追踪 5 年无复发。

2. 痛经

案 1　寒凝血瘀

珍妮特，34 岁，已婚，英国人，外语教师。

临床表现：原发性痛经 19 年，每于来经时剧痛 2 小时左右，必须用止痛针药。确诊为子宫内膜异位症，2 年前曾在英国手术治疗，术后痛经稍减，但未痊愈。经量较多，持续时间七八天，夹有血块。平时白带较多而质稀，胃纳欠佳，舌淡暗，脉沉细迟缓。

诊为寒凝血瘀之痛经。治宜温经散寒，活血化瘀，用少腹逐瘀汤加减。

处方：小茴香 10g　桂枝 12g　干姜 5g　五灵脂 10g　蒲黄 9g　当归 12g　川芎 10g　芍药 15g　乌药 15g　苍术 9g　鸡内金 10g　谷芽 30g

每日 1 剂。另服田七痛经胶囊，每日 3 此，每次 3 粒。

服药 7 天后，月经来潮，经量较前减少，持续时间也缩短，腹痛消失，亦无其他不适。她再诊时说，10 多年来月经来潮从未有这次舒适，称赞中药是"魔水"。

案 2　肝肾阴虚，夹有瘀滞

梁某某，32 岁，未婚，音乐工作者。

临床表现：痛经 10 多年，每于经前 10 多天相当于排卵期便疼痛一两天，腹痛难忍，需卧床休息及服止痛药，至月经来潮前又再痛，月经干净后逐渐缓解。经色暗红，夹有小血块，经量不多，大便干结，形体消瘦，烦躁易怒，舌暗红，脉弦细。

诊为肝肾阴虚夹有瘀滞之痛经。治宜滋养肝肾，佐以化瘀。用六味地黄汤、二至丸合失笑散加减。

处方：生地 20g　山萸肉 15g　丹皮 12g　山药 20g　泽泻 15g　女贞子 15g　旱莲草 15g　五灵脂 10g　蒲黄 9g　丹参 15g　穿山甲 12g　乌药 15g

守上方以白芍、香附、青皮、桃仁、鸡血藤等药出入，经过 3 个周期的调治，周期性腹痛已减大半，不需服用止痛片现仍继续调理。

案 3　血瘀气滞（纳氏囊肿、子宫内膜异位症）

谭某某，女，28 岁，已婚，1975 年 6 月 25 日初诊。患者以往无痛经史，从 1973 年婚后不久呈渐进性痛经。疼痛时间以经前至经行中期为甚，腰腹和肛门坠痛难忍。剧痛时呕吐，出冷汗，不能坚持上班。月经周期基本正常。从 1975 年 2 月开始，经量增多，经期延长达 10 多天，血块多，块出痛减。大便溏，有时每日大便 3 次。婚后 2 年余同居未孕。曾在某几间医院检查，均诊为"子宫内膜异位症"，治疗未效。末次月经 6 月 10 日 ~ 24 日。

检查：外阴阴道正常，宫颈有纳氏囊肿，白带较多，子宫体后倾，活动受限，较正常胀大，宫后壁表面可触及几粒花生米或黄豆大的硬实结节，触痛明显，左侧附件增厚，有压痛，右侧附件可触及索状物，压痛。舌淡暗，边有小瘀点，苔薄白。脉弦细数。

西医诊断：子宫内膜异位症。

中医辨证：血瘀气滞之痛经。

治则：活血化瘀，行气止痛。处方失笑散加味。

五灵脂 10g　蒲黄 6g　大蓟 15g　茜根 10g　九香虫 10g　乌药 12g　广木香 6g, 后下　益母草 25g　岗稔根 30g

3 剂，每天 1 剂。

9 月 13 日二诊：近 2 个月经前服上方数剂，痛经稍减。末次经 8 月 30 日 ~ 9 月 9 日，经后仍有血性分泌物，纳差，治依前法加强活血化瘀之力。

处方：田七末 3g, 冲服　五灵脂 10g　蒲黄 6g　九香虫 10g　橘核 15g　干地黄 25g　白芍 20g　甘草 9g

每天 1 剂。

9 月 24 日三诊：服上药 10 余剂后，痛经明显减轻，舌淡略滞，脉弦细。照上方去干地黄、木香，加乌药 12g，川断 15g，首乌 25g，党参 15g，调理气血。

10 月 28 日四诊：末次月经 10 月 24 日，现经行第 5 天，腹痛腰酸大减，经量亦减，无甚血块。舌淡暗少苔，脉弦细略数。拟二方予服。

（1）田七末 3g, 分 2 次冲服　五灵脂 10g　蒲黄 6g　益母草 30g　九香虫 10g　鸡血藤 25g　山楂子 20g　川断 15g　桑寄生 25g　白芍 15g　甘草 9g

上方嘱在经前二三天和经期服，每天 1 剂。

（2）大金不换（草药）20g　九香虫 10g　当归 12g　白芍 15g　甘草 9g　乌药 12g　橘核 15g　广木香 6g, 后下

嘱在平时服，此方以调理气血为主，佐以缓急止痛，使气血畅行，不致瘀阻积痛。

8月7日五诊：患者回当地依上方按月调治半年，诸症渐减，末次月经7月30日来潮，5天即净，经期无腹痛腰坠，经量中等，仅觉口干苦，睡眠欠佳，多梦，舌稍淡暗，少苔，脉弦细数。仍拟二方。

（1）五灵脂10g　蒲黄6g　九香虫12g　香附12g　丹参15g　赤芍12g　淮牛膝15g

拟订上方，目的是除去积瘀，以巩固疗效。

（2）女贞子20g　旱莲草15g　丹参15g　干地黄26g　夜交藤30g　白芍15g　九香虫6g　香附9g

此方平时服。因久用活血化瘀，行气辛燥之品，必伤阴血，致口干苦、失眠多梦。故邪去八九后，用二至丸（女贞子、旱莲草）加味以滋养肝肾，补益阴血。

12月8日六诊：前症悉除，5个月来无痛经，月经期准，量中等，5天净。末次月经11月16日。现仅觉痰略多，色白清稀，舌淡稍暗，脉弦细略滑。

检查：子宫后倾，正常大小，宫后壁未触及明显结节，无触痛，双侧附件略增粗，无压痛。因患者体较肥胖，痰湿稍重，拟芍药甘草汤合二陈汤加味以调理。

处方：白芍20g　甘草6g　当归12g　九香虫10g　香附12g　陈皮6g　法半夏12g　丹参15g　茯苓25g

3剂。追踪2年，疗效巩固，无复发。

3. 闭经

案1　肾气不足，血气虚弱（幼稚型子宫、继发性闭经）

黄某某，28岁，已婚。

证候：继发性闭经2年多，无特殊诱因，闭经后常感头晕，耳鸣，腰膝酸软、神疲倦怠、心悸、夜睡欠佳、夜尿多、性欲下降、阴道干涩，分泌物极少，面色晦暗无华，眼眶黑，舌淡暗，脉细弱。

妇检：第二性征正常，外阴发育尚可，阴道已婚未产式，光滑，可容二指，宫颈细长，幼稚型子宫，双侧附件无异常。

诊断：肾气不足，冲任不充，血气虚弱之闭经。

治则：补肾养血，以益冲任。

处方：菟丝子25g　淫羊藿10g　怀牛膝20g　枸杞子15g　当归15g　川芎10g　熟地20g　香附10g　党参20g

服7剂。药后无大反应，只觉得精神稍好。因考虑其闭经时间已久，乃先用西药己烯雌酚及黄体酮人工周期诱发，以后撤退西药，在上方基础上以益母草、补骨脂、桑寄生、丹参等加减出入，以后月经正常来潮8个月，第9个月时因搞毛发热较重，又再停经2个月，继用上述补肾养血之法而复通，追踪2年多，月经周期正常。

案2　肝肾阴虚足，兼有瘀滞（原发性闭经、子宫内膜结核、甲状腺功能亢进）

覃某某，26岁，未婚。

主诉：年已26岁，从未来过月经，但有周期性下腹胀痛和带下增多等情况。平时自觉有阵发性心跳，睡眠欠佳，容易惊醒，胃纳欠佳。近几天有下腹胀痛感。

过去史：曾有甲状腺功能亢进史，经治疗后好转。身体较消瘦，某医院怀疑为子宫内膜结核，曾用抗结核治疗未效。又曾多次用西药人工周期治疗，月经均未来潮。

检查：第二性征正常，肛检发现子宫比正常为小。舌尖有红点，脉弦细略数。

辨证：肝肾阴不足，兼有瘀滞之原发性闭经。

治则：滋肾安神，佐以化瘀行滞。

处方：干地黄 25g　黄精 30g　淮牛膝 25g　龙眼肉 15g　山楂肉 30g　桃仁 10g　赤芍 12g　青皮 10g　茯苓 25g

3 剂。

二诊（12 月 18 日）：服药后睡眠好转，胃纳增进，心跳减轻，月经周期征兆已过。舌面有红点，脉细略数。

治则：滋养肝肾为主，佐以化瘀散结。

处方：黄精 30g　生地黄 30g　淮牛膝 20g　龙眼肉 15g　麦冬 15g　山楂肉 30g　丹参 15g　白芍 15g　青皮 10g　茯苓 30g　浮水石 30g

6 剂。并嘱每晚睡前服己烯雌酚 1mg，连服 22 天，以期中西药配合，增强疗效。

三诊（12 月 24 日）：服药后精神续见好转，胃纳睡眠均佳，心跳减轻，舌脉如上。

治则：滋养肝肾为主，兼散结化瘀行气。

处方：生地 25g　熟地 20g　黄精 30g　山楂肉 30g　枸杞子 10g　青皮 10g　白芍 15g　桑椹 15g　玄参 15g　夏枯草 15g　浮水石 30g

6 剂。

四诊（1974 年 1 月 7 日）：精神胃纳均好，白带增多，月经未潮。舌红少苔，脉弦细。

治则：滋养肾阴为主，佐以疏肝。

处方：菟丝子 20g　熟地 25g　黄精 30g　枸杞子 15g　淮牛膝 20g　桑椹 15g　白芍 15g　川芎 6g　党参 15g　炙甘草 10g　香附 12g

4 剂。

五诊（1 月 11 日）：精神好，月经未潮，舌有小红紫点，脉弦细略滑（己烯雌酚已服完），有下腹胀痛的月经周期征兆。

治则：补血活血，佐以化瘀通经。

处方：当归 15g　川芎 10g　熟地 20g　生地 25g　赤芍 12g　山楂肉 30g　刘寄奴 15g　红花 10g　桃仁 12g

4 剂。

六诊（1 月 28 日）：周期征兆已过，月经仍未潮。舌暗红，苔薄微黄，脉细弱。

治则：滋肾补肾。

处方：熟地 20g　生地 20g　淮牛膝 20g　淫羊藿 15g　枸杞子 15g　菟丝子 20g　枳实 12g　当归 15g

以后按上述方法，在平时以滋养肾阴为主，佐以温补肾阳，资其化源；至有月经周期征兆期间，则着重活血化瘀通经，因势利导。服药至 5 月，月经开始来潮。追踪至 1975 年 2 月，月经基本按期正常来潮。

案3　脑髓督脉受伤，气血失调

张某某，女，22岁，1976年4月10日初诊。

主诉：8个月前工作时被一铁棒击伤头部，当时晕眩不醒，醒觉后遗头脑胀痛，夜梦多，鼻干，口干而淡，大便干结，3～4天1次，从此月经便不来潮，至今已8个多月。面色较青，舌淡红，苔微黄，脉细弱。

诊断：闭经（脑髓督脉受伤，气血失调）。

治则：活血宁神，佐以镇潜。

处方：当归12g　川芎10g　丹参15g　远志6g　磁石30g　桑椹30g　牛膝25g　枳实12g　熟地25g　白术10g

6剂。

二诊：服药后有少量白带，余症同上。依上法兼佐以温通。

处方：当归15g　川芎10g　淮牛膝20g　肉桂心1.5g　桑椹30g　香附12g　菟丝子25g　白术12g　党参15g

6剂。

三诊：服药后精神好转，白带增多，仍头晕梦多，脉缓弱，舌淡红。仍以活血为主，佐以行气通窍镇潜之品，照前两方以泽兰、钩藤、生地、枳实等加减。服药至5月底，月经于5月25日来潮，持续5天净，量中等，色暗红，经前两天有下腹痛，无明显血块。以后仍继续门诊，月经基本按期来潮，追踪4个月均正常。

（摘自《罗元恺医著选》）

4. 崩漏

案1　脾肾两虚，气血不足

司徒某某，女，19岁，未婚，1977年11月19日住院。

主诉：阴道流血已1个多月，伴眩晕，心悸。

患者一向月经紊乱，14岁初潮，周期一般为28～40天，偶见2～5个月一潮，持续时间7～30天不等，量多，用卫生纸3～10包。1974年4月曾因月经过多住院治疗。

末次月经为1977年5月，停5个月后于10月20日阴道流血，开始时量多如崩，继则或多或少，以后血量渐次减少，色淡红，无瘀块，但淋漓不断，至11月19日住院观察治疗。症见面色黄暗，眼眶暗黑，头晕目眩，心悸失眠，短气纳呆，腰酸无力，下肢时有抽搐，舌淡嫩，苔薄微黄稍干，脉弦细虚数。

实验室检查：红细胞1.24×10^{12}/L，血红蛋白38g/L。

肛门检查：子宫大小正常，活动好，无压痛，双侧附件未扪及包块。

诊断：崩漏（脾肾两虚，兼气血不足）。

治则：补肾健脾，益气养血。

处方：吉林参12g，另炖服　党参30g　制首乌30g　黄芪30g　白术25g　川断15g　鹿角霜20g　棕榈炭12g　阿胶12g，烊服　砂仁8g，后下

每天1剂，再煎，连服5剂后阴道流血减少（因重度贫血，曾输同型血300ml）。以后按第二方去棕榈炭、鹿角霜、首乌，加菟丝子、桑寄生、乌豆衣、五味子等味，终于

1977 年 29 月阴道流血完全停止，精神好转，胃纳增进，眩晕心悸等均改善，依上法再投培脾补肾，益气养血之品以调经。1977 年 12 月 21 日月经复潮，经量中等，6～7 天干净，取得近期较好的疗效。以后继续门诊中药治疗 4 个多月，在观察治疗期间，患者月经周期建立在 8～32 天之间，经量中等（1 包卫生纸左右）。现追踪观察 1 年余，月经一直正常，精神面色均可。

案 2　肾阴未固，阴虚内热

易某某，女，12 岁，1975 年 3 月 2 日初诊。

主诉：近 3 个月来月经过频过多，时间延长。2 月 28 日月经来潮，势如泉涌，昨天曾服凉血止血的中药，药后流血更多（1 天用卫生纸 1 包多并用很多棉花），不能坐立，经色鲜红夹有血块，腹微痛，汗多，疲乏，腰酸，自觉烦热，口干，小便微黄。面色苍白，精神不振。舌淡红略胖，舌尖稍红，苔薄白润，脉细滑略弦。

月经史：11 岁初潮，周期紊乱，经量偏多。近 3 个月来先期量多明显。某某医院诊为青春期功能失调性子宫出血。

诊断：血崩（肾阴未固，阴虚内热型）。

治则：滋养肝肾，固气摄血。

处方：党参 18g　白术 15g　岗稔根 30g　地稔根 30g　制首乌 30g　干地黄 18g　桑寄生 15g　续断 15g　煅牡蛎 24g　甘草 9g　蒲黄炭 9g

2 剂，每日 1 剂。并嘱用艾卷悬灸隐白穴（双）及大敦穴（双），交替选用，每日 2 次，每次 15 分钟。

三诊（3 月 3 日）：患者 3 月 2 日下午和来诊当天上午各服上方 1 剂后，经量已减少大半，精神明显好转，但仍有腹部隐痛，睡后多汗，口干。舌淡红，舌尖稍赤，苔薄白，脉细滑略数。治则仍遵前法，佐以祛瘀止血。

处方：岗稔根 30g　地稔根 30g　党参 18g　黄芪 15g　白术 18g　制首乌 30g　益母草 13g　血余炭 9g　桑寄生 15g

5 剂，每日 1 剂。

服药后月经于 8 日完全干净。以后用滋养肝肾兼以补气，月经期则仍加入岗稔根、地稔根，经量多时则加入蒲黄炭、血余炭、紫珠草等，经过 3 个月的调治，月经已恢复正常，观察 1 年，已无复发。

班秀文

（辨证审慎，用药精专，崇尚肝肾，喜用花类）

【医家简介】

班秀文（1919～），男，壮族，广西隆安县人。从医 60 余年，治学严谨，医德高尚，学验俱丰，对中医经典著作和历代名家学术思想颇有研究。其著述颇丰，其中《六经辨证在妇科的应用》一文以其师古而不泥于古，融会贯通治百病的丰富经验受到国内外中医学者的重视，并被日本东洋出版社摘要出版。为广西中医学院教授、全国名老中医药专家、妇科专家、全国继承老中医药专家学术经验工作指导老师、首届国医大师。

相关著作：《班秀文妇科医论医案选》、《妇科奇难病论治》、《壮乡医话》；主编《中医药基础理论》、《妇科讲义》、《中医妇科发展史》；发表学术论文 50 余篇。

【主要学术思想和主张】

班秀文擅治内、妇、儿科疑难杂病，尤其是月经病和不孕症。临床用药常从脾胃入手，主张辨证审慎，用药精专。对中医妇科造诣尤深，崇尚肝肾之说，喜用花类之品。治疗月经病，重点在肾，兼顾肝脾，注重活血通络以恢复肾之藏泻功能；治疗带下分五色，重点调脾，兼治肝肾，治湿为主，兼以治血，血水两治，效果卓越；治疗不孕症辨证与辨病相结合，调治肝肾，使开合藏泻有度，精子卵子如期相遇，故能精足而子嗣。

【医论医话】

1. 重视治血

妇女以血为本，以血为用，班老在治疗妇科病时，考虑妇女以血为本、阴血难成而易亏、血分易虚易瘀的特点，遣方用药注意既能治血又不伤血。在治血的同时，重在通行，常佐以理气之法。常予活血化瘀法治疗，循因化瘀，灵活变通。总之，班老认为，妇科疾病，尽管有寒、热、虚、实的不同，在治疗的立法遣方上有温、清、补、消等不同，但均以治血为基础。

2. 运用花类药治疗妇科疾病

班秀文教授认为，花类药凝本草之精华，轻灵清化，性味平和，擅长疏理气机，调达气血。临床常用花类药治疗月经病、带下病、妊娠病、产后病等。予素馨花、玫瑰花、红花、月季花、佛手花疏肝理气、养血调经；予鸡冠花、厚朴花、黄饭花、扁豆花、凌霄花芳香化浊、健脾止带芳香化浊、健脾止带；予素馨花、玉兰花、佛手花、合欢花、芍药花和胃宽中、顺气安胎；予玉兰花、厚朴花、田七花、党参、黄花、红花调气和血、运胎下行。

3. 月经病的治疗

总之，对于一个月经病的判断，不仅要看局部，也要注意到整体，除了对月经的期、色、质、量的变化要有细致的了解外，还要考虑病人的全身脉症的情况，尤其是体质的强弱肥瘦黑白，更不应有所忽略。体质强者多呈阳证实证，体质弱者多呈阴证寒证。肥白之体，证多寒化湿化，瘦黑之人，证多热化火化。

摘自《班秀文妇科医论医案选》

4. 月经后期

月经后期临床上有虚有实，虚者多为肾虚、血虚，肾虚则冲任失养，血虚则冲任不下足，血海不能如期满溢。实者有气郁、痰湿和宫寒之分。班老认为，肝藏血而主疏泄，肾为经血之源，肝肾乙癸同源，同居下焦，母子相生。疏肝即可资肾，温肾亦可暖肝。素多忧思抑郁，气失调达，则血行不畅，血海不能如期满溢则经期延后。症见月经后期，经前乳胀，经血色暗或夹瘀块，治宜疏肝温肾，调达冲任，常用方为黑逍遥加仙茅、淫羊藿、肉苁蓉治之。肾阴亏虚，则精不能化血，症见月经后期，量少，色暗质稠，或伴咽干失眠，大便干结，舌红少苔，脉细，治宜滋肾养血，方用归芍地黄汤加艾叶、路路通、红枣、首乌、肉苁蓉治之。苦肾阳亏虚，则冲任不盛，阳虚宫寒，胞宫失于温养，症见月经后期，量少色淡，或经后小腹绵绵作痛，治宜温肾暖宫，方用艾附暖宫汤加仙茅、淫羊藿、菟丝子治之。若素体肥胖，或脾虚痰湿壅滞胞宫胞络，也可致冲任壅实，经血不能如期而行，治宜燥湿化痰，活血调经，方用归芍二陈汤加白芥子、远志、石菖蒲、路路通、红花治之。

5. 月经过少

月经过少指月经周期基本正常，而月经量明显减少，少于20ml，或月经期缩短，不足2天，月经量亦少于正常，连续出现2个月经周期以上者属之。本病首载于晋代王叔和《脉经·卷九》，主要表现为"经水少"，认为其病机为"亡其精液"。本病临床常并发月经后期，甚则可发展为闭经。其病机有虚实之分，与肝、脾、肾三脏功能失常有关。虚则多为肝肾亏损，精血不足，血海不盈，经源不旺；实者多因气滞、血瘀、痰湿阻滞。虚多实少，或虚中夹实者多见。临证应根据病者的临床表现及伴随症状而辨证论治。虚者补之，实者通之、行之。如月经量少，色淡质稀，伴腰膝酸软，头晕耳鸣，性欲淡漠，舌淡，脉沉迟或沉细者，治宜滋养肝肾，养血调经，选用归芍地黄汤去"三泻"，即丹皮、泽泻、茯苓或左归丸加党参、鸡血藤、茺蔚子、淫羊藿、仙茅治之。偏血虚者，症见月经量减少，或点滴即净，色淡，伴小腹隐痛，头晕眼花，心悸失眠，面色萎黄者，宜用圣愈汤加菟丝子、枸杞子、覆盆子、紫石英、茺蔚子、淫羊藿治之。症见月经量少，色暗夹块，伴经前乳房胀痛，少腹、小腹胀痛，放射至腰背，舌尖边瘀点，脉细涩者，为气滞血瘀所致，治宜疏肝行气活血，方用逍遥散或柴胡疏肝散加素馨花、桃仁、红花等治之，气行则血行。偏于血瘀者，症见量少色暗，或淋漓不尽，用桃红四物汤加味或血府逐瘀汤、少腹逐瘀汤治之。若经行量少，色淡，或随带而下，形体肥胖，带多黏滞，舌淡，苔白腻，脉细滑者，为痰湿内停，阻滞胞宫胞脉所致，治宜温宫豁痰，方用四物汤合二陈汤加苍术、白术、白芥子、肉桂、淫羊藿，或归芍二陈汤加鸡血藤、丹参、急性子、艾叶、香附等治之，以化痰燥湿调经。总之，在治疗的全过程，要重视调补肝肾，疏肝行气养血，在平衡阴阳气血的基础上，注意精血并补，先后天并补，则能收到事半功倍之效。

6. 经行吐衄

经行吐衄，多为肝肾阴虚，血热上逆，迫血妄行所致。盖经者血也，血者阴也，冲任二脉主之，冲任皆起于胞中而通于肝肾。肝肾阴血充盛，则冲任调和，胞宫施泻有常，月事以期。若肝肾阴虚，肝木失养，郁久化热生火。经行之际，相火内动，冲脉气逆，火热迫血逆行于上，吐衄由此而作。

（班秀文.班秀文临床经验辑要.中国医药科技出版社.2000）

【常用效方】

○ **方一** 养血调经汤

［组成］鸡血藤20g　丹参15g　当归10g　川芎6g　白芍10g　熟地15g　川断10g　益母草10g　炙甘草6g

［服法］水煎服，每日1剂。

[功效] 补肝肾，养血调经。

[主治] 肝肾不足，血虚所致的月经病症。

[加减运用] 因肾虚为主者，上方加杜仲、桑寄生加强补肾之力；阴虚内热者，上方去川芎之辛温香燥，熟地改为生地，加地骨皮、知母；阴道出血量多者，上方去川芎之辛香行散，加用仙鹤草、血余炭等收敛止血。

[方义分析] 本方由《医学心悟》之益母胜金丹化裁而来。益母胜金丹为肝脾肾并治之方，但偏于补益肝脾。基于肾藏精，经源于肾，肝藏血，精血互化，肝肾同源的理论，并受唐宗海："血证之补法……当补脾者十之三四，当补肾者十之五六"思想的启迪，用鸡血藤补血活血，"丹参一味，功同四物"，活血化瘀之力较为平稳，为虚而瘀者之良药；当归、川芎、白芍、熟地补益肝肾，养血调经；续断补肝肾，行血脉；益母草能化瘀能止血；炙甘草补脾益气，调和诸药。诸药合用，有补肝肾，益阴血，调月经之功效。

○ 方二　滋阴降逆汤

[组成] 生地黄15g　白芍10g　墨旱莲15g　鲜荷叶15g　泽泻10g　牡丹皮10g
茯苓10g　牛膝6g　甘草5g

[服法] 水煎内服，每日1剂，每剂分2～3次服，小儿用量酌减。

[功效] 滋阴清热降逆，凉血止血。

[主治] 妇女经行吐衄或阴虚血热所致的吐血、衄血。

[加减运用] 月经量少加益母草10g，香附6g，理血调经；兼潮热，加地骨皮9g，白薇6g，清血透热；经前乳房胀痛，加夏枯草12g，瓜蒌壳9g，宽胸理气，解郁散结；平素带下赤白，加赤芍、凌霄花各6g，清下焦伏火。

[方义分析] 经行吐血，又称"倒经"。多为肝肾阴虚，血热上逆，迫血妄行所致。盖经者血也，血者阴也，冲任二脉主之。冲任皆起于胞中而通于肝肾。肝肾阴血充盛，则冲任调和，胞宫施泄有常，月事以期。若肝肾阴虚，肝木失养，郁久化热生火。经行之际，相火内动，冲脉气逆，火热迫血逆行于上，吐衄由此而作。治宜滋水降火，引血下行。方中生地黄甘寒，滋阴凉血；白芍酸寒，养血敛阴，柔肝平肝，二药合用，意在酸甘益阴，"壮水之主，以制阳光"；泽泻甘寒淡渗以泄肾中邪火；牡丹皮苦寒清冲任伏火，凉血而无留瘀之弊；茯苓甘淡，健脾渗湿而通肾交心；鲜荷叶芳香轻清，清热凉血而善行上焦气分；墨旱莲质润汁黑，养阴益肾，凉血止血而偏于下焦血分，与牡丹皮合用共奏滋阴清热，凉血止血之功；牛膝补肝肾而引血热下行；甘草解毒泻火调和诸药。全方以甘寒为主，养阴清热，苦降下行，滋而不腻，泄不伤阴，止中有化，实为治疗肝肾阴虚，血热上逆而致吐血衄血之良方。

（班秀文．班秀文临床经验辑要．中国医药科技出版社．2000）

○ 方三　六味地黄汤

[组成] 熟地黄、淮山药、山茱萸、茯苓、丹皮、泽泻。

[功效] 滋补肾阴。

[主治] 原治小儿肾虚囟开不合等症。泛治肝肾阴虚诸症。班老用治妇科疑难杂症。

[方解] 三补三泻，补中有泻，寓泻于补，补而不滞，被后世医家誉为"直补真阴之圣药"。

[卢慧玲．班秀文运用六味地黄汤治疗妇科病的经验．新中医．1994，(1)：6-9]

【精选案例】

1. 月经不调

（1）月经后期（养血调经汤）

案 肝肾不足，冲任失养

张某，女，28 岁，1993 年 8 月 18 日初诊。1 年来月经延后 10 余天，甚或 3 个月一行。经量偏少，色淡无块，5 天干净。平素带下一般，偶有腰酸、失眠。纳便一般，舌淡红，苔薄白，脉细。

处方：鸡血藤 20g 丹参 15g 当归身 10g 川芎 10g 熟地 15g 续断 10g 茺蔚子 10g 夜交藤 20g 炙甘草 6g

每日 1 剂，水煎服。守上方加减服用 10 余剂后，经行规则，随访半年，月事正常。

[按] 月经后期，有虚有实。本例病程 1 年余，月经推后，甚或 3 个月一行，经量偏少，色淡，舌淡红，苔薄白，脉细。证属肝肾不足，冲任失养，治拟补肾养血调经，故用养血调经汤加味治疗。用鸡血藤补血活血；丹参活血化瘀；当归、川芎、白芍、熟地补益肝肾，养血调经；续断补肝肾，行血脉；益母草能化瘀止血；炙甘草补脾益气，调和诸药，诸药合用，有补肝肾，益阴血调月经之功效。

月经后期发病有虚有实。虚者有血虚和肾虚，血虚则冲任不足，血海不能如期满溢，常用经验方养血调经汤加减，加党参、炙黄芪等补气健脾之品，使气能生血，血旺则经源充足。血属于阴，血虚则阴亏，补血之时要适当加入养阴之品。实者有气郁、痰湿和血寒。气郁者常用逍遥散加素馨花、佛手花等轻清疏解之品，以疏肝气，解郁滞；痰湿阻滞，则冲任壅实，经血不能如期而行，治以燥湿化痰、活血调经。

（2）月经过少（养血调经汤）

案 肝肾亏虚

汤某，女，24 岁，已婚。

初诊：1993 年 7 月 30 日。月经量少 1 年余，带下量多 2 个月。1 年多来月经量少，色暗红，无块，3~4 天干净，月经时或延后 7~8 天；经前腰痛，小腹疼痛，时有乳房胀痛。昨日经行，量少，色暗红，下肢酸软，冷汗出。平素带下多，色黄质稀，臭味，纳可，嗜睡，大便软，2~3 天一行。妇检宫颈Ⅱ度糜烂。舌淡红，苔薄白，脉细。

诊断：月经过少；带下病。

辨证：肝肾亏虚证。

治则：温补肝肾，调经止带。

处方：当归 10g 川芎 6g 赤芍 10g 熟地 15g 鸡血藤 20g 益母草 10g 续断 10g 艾叶 10g 红花 6g 急性子 20g 炙甘草 6g

每日 1 剂，水煎服，连服 4 剂。

二诊（8 月 11 日）：药后经量较前增多，6 天干净。现带下量多，质稀如水，胃脘不适，纳可，大便尚调，舌淡红，苔薄白，脉细。仍守前法，兼顾健脾祛湿。

处方：当归10g　川芎6g　白芍10g　土茯苓20g　白术10g　泽泻10g　艾叶10g　淫羊藿15g　益母草15g　红枣10g

每日1剂，水煎服，连服3剂。

三诊（8月18日）：药已，带下仍多，质清稀，微臭，阴部稍痒困倦乏力，舌淡红，苔薄白，脉细。以疏肝健脾补肾法。

处方：柴胡6g　当归10g　白芍10g　茯苓10g　白术10g　黄精15g　艾叶10g　党参15g　薄荷5g，后下　炙甘草6g

每日1剂，水煎服，连服3剂。

四诊（8月26日）：带下仍多，外阴瘙痒，昨天用硝酸银治疗后，阴道有黄水流出，舌淡红，苔薄白，脉细。转用健脾益气、升阳除湿法，用完带汤加味。

处方：苍术10g　白术10g　陈皮5g　党参15g　车前子10g　生薏苡仁15g　柴胡6g　白芍10g　怀山药15g　荆芥5g，后下　益母草10g　续断10g　甘草6g

每日1剂，水煎服，连服3剂。

五诊（8月31日）：药已，带下量减，色微黄，舌淡红，苔薄白，脉细经期已至，转用疏肝健脾、活血调经法。

处方：柴胡6g　当归10g　赤芍10g　茯苓10g　怀山药15g　薄荷6g，后下　益母草15g　玫瑰花10g　牛膝10g　丹皮10g　甘草6g

每日1剂，水煎服，连服3剂。

六诊（9月3日）：药已，8月31日经行，量明显增多，色暗红，无血块，伴乳胀，现未净，舌淡红，苔薄白，脉细。正值经期，以养血调经法。

处方：当归10g　川芎6g　白芍10g　熟地15g　鸡血藤20g　丹参15g　续断10g　益母草10g　炙甘草6g

每日1剂，水煎服，连服4剂。

七诊（9月22日）：本次经行5天干净，近日腰胀，困倦嗜睡，溺多，带下量一般，色微黄，舌淡红，苔薄白，脉细。仍以温补肝肾法巩固疗效。

处方：当归10g　川芎6g　白芍10g　熟地15g　补骨脂10g　杜仲10g　巴戟天10g　狗脊10g　桑寄生15g　北细辛3g，后下　炙甘草6g

每日1剂，水煎服，连服3剂。

[按] 肝肾亏损，阳气不足，影响精血生化，以致冲任不足，血海不能如期满溢故月经量少，经行延后；腰为肾之外府，肝主筋，肝肾不足，故腰痛，下肢酸软，肝气不足，疏泄失司，肝经气滞，故经前乳房、小腹疼痛；阳虚阴盛，带脉失约，任脉不固，故带下量多，湿郁日久，则色黄而臭。治以温补肝肾，调经止带用自拟方养血调经汤加艾叶温肾养肝，赤芍、红花、急性子活血通经。月经干净之后出现带下量多，质稀如水，困倦乏力，阴痒等症，为脾虚湿盛之证，加以健脾除湿法。施治原则以补肾调肝为主，兼健脾以止带，并以后天促先天，使肾气足，肝气旺，经水充盈。

月经过少有虚有实，虚者有气血虚，血海不充；有肝肾亏，精血不足。经源于肾，故虚证者要顾及治肾，以益经源。实证者多见血瘀和痰湿，痰和瘀又可以互相影响，使病情加甚。

2. 经行前后诸症

（1）经行吐衄

案1 阴血不足、虚火上炎

马某，女，20岁，1983年9月22日初诊。13岁月经初潮即经行错后，常3～6个月一行，但每月均有周期性鼻衄，量少色红，持续3～6天自止。曾经五官科检查排除鼻部疾患。现为鼻衄第3天，每天出血3～4次，每次1～2滴，色鲜红。伴头晕腰酸，夜难入寐，形体消瘦，舌尖红，苔薄白，脉弦细数。

处方：生地黄15g　白芍10g　墨旱莲15g　鲜荷叶15g　泽泻10g　牡丹皮10g　茯苓10g　牛膝6g　甘草5g　麦冬10g　山药15g

水煎服3剂。药已鼻衄止，经水行。守方出入，每月连续煎服6剂，共调理3个月，经行正常，鼻衄消失，随访疗效巩固。

[**按**] 患者鼻衄，量少色红，伴头晕腰酸，夜难入寐，形体消瘦，舌尖红，苔薄白，脉弦细数，证属阴血不足、虚火上炎，治宜滋阴降逆、凉血止血之法。用滋阴降逆汤滋水降火，引血下行。生地黄甘寒，滋阴凉血；白芍酸寒，养血敛阴，柔肝平肝，二药合用，意在酸甘益阴，"壮水之主，以制阳光"；泽泻甘寒淡渗以泄肾中邪火；牡丹皮苦寒清冲任伏火，凉血而无留瘀之弊；茯苓甘淡，健脾渗湿而通肾交心；鲜荷叶芳香轻清，清热凉血而善行上焦气分；墨旱莲质润汁黑，养阴益肾，凉血止血而偏于下焦血分，与牡丹皮合用共奏滋阴清热、凉血止血之功；牛膝补肝肾而引血热下行；甘草解毒泻火、调和诸药。全方以甘寒为主，滋阴清热，苦降下行，滋而不腻，泄不伤阴，止中有化，实为治疗肝肾阴虚、血热上逆而致吐血衄血之良方。

案2 阴虚火旺，气逆灼肺

肖某，女，30岁，已婚，1992年7月9日初诊。经行衄血17年。13岁月经初潮，自初潮开始于经前1天或经行时鼻衄，血色鲜红，一次量约2～5ml，压迫鼻部能止血。经行尚规则，量多，约用3～4包卫生纸，经色鲜红，有血块，持续8～10天干净。末次月经6月29日～7月7日，鼻衄4次。今晨又出现鼻衄，量较多，用棉球压迫后血止。现觉小腹隐痛，带下量少，色白，纳食、睡眠、二便正常，平素常心烦，身痒，舌淡红，苔薄白，脉细。

诊断：经行吐衄，肺肾阴虚。

治则：滋阴润肺，引血下行。

处方：生地15g　麦冬10g　沙参10g　枸杞子10g　山药15g　泽泻6g　茯苓10g　丹皮6g　白茅根15g　旱莲草15g　女贞子10g

每日1剂，水煎服，连服4剂。

二诊（7月13日）：药后已无鼻衄，现无不适，舌红，苔薄白，脉沉细。仍从前法，加平肝泄火。

处方：当归 6g　　赤芍 10g　　玄参 15g　　麦冬 10g　　生地 15g　　牛膝 10g　　白蒺藜 10g　　夏枯草 10g　　甘草 6g

每日 1 剂，水煎服，连服 7 剂。

8 月 24 日三诊：每次月经前服初诊方 7 剂，连服 3 个月，鼻衄症愈未复发。

［**按**］患者经色鲜红，平素常心烦，身痒，舌淡红，苔薄白，脉细，考虑其素体阴虚，经行之时相火较旺，冲气旺盛，气火上逆，灼肺伤络，络损血溢，以致衄血。阴虚生热，热扰血海，乘经行之际，迫血下行，故月经量多。治以生地养阴清热；枸杞子滋肾润肺；山药滋肾补脾；沙参、麦冬润肺养阴；女贞子、旱莲草补肝肾养阴血；更用泽泻、茯苓、丹皮即六味地黄丸中"三泻"以泻肾浊，泻肝火，渗脾湿，使补而不腻；白茅根清热凉血止血。二诊鼻衄已止，仍从前法，以当归养血调经，赤芍清热凉血，玄参、麦冬、生地即增液汤，在此用之以滋阴清热，牛膝引血下行。肾阴虚则水不涵木，使肝阳上亢，肝火上逆，故用白蒺藜、夏枯草平肝泄火。如此连续调治 3 个月，使肺肾阴复，阴能制阳，火无由生，故经行衄血向愈。

（班秀文. 班秀文临床经验辑要. 中国医药科技出版社. 2000）

（2）长期经行错后

案　肾气不足，冲任气虚

正某，女，25 岁，已婚，1987 年 9 月 13 日初诊。14 岁月经初潮，一向前后不定，量多少不一。自 19 岁之后，则经行开始错后 7～12 天，量少，色淡，平时腰脊胀坠，肢体困倦，经行第 1～2 天少腹、小腹胀痛，腰胀加剧。经中西药（药名不详）治疗，效果不满意。去年国庆节结婚，婚后双方共同生活，性要求一般。但经行仍然错后，2～3 月一行，甚或必用求偶素、黄体酮进行周期治疗，经水始行，量少，色暗黑而质淡，夹小紫块，平时少量带下，畏寒喜热，胃纳一般，二便正常。末次月经是 7 月 24 日～8 月 2 日（用周期疗法），迄今已逾期 20 多天，仍未来潮。脉象虚细，舌苔薄白，舌质淡嫩。

医院妇科检查：子宫前位，正常大小，硬度、活动度正常，两侧附件压痛，未触及包块，宫颈炎Ⅰ度，白带不多。根据脉症及医院妇检分析，证属先天不足，冲任气虚引起的月经错后。以温经补血之法论治，仿《金匮要略》胶艾汤加味。

处方：鸡血藤 20g　　潞党参 15g　　当归身 12g　　川芎 6g　　大熟地 15g　　阿胶珠烊化,10g　益母草 12g　　延胡索 10g　　艾叶 6g　　炙甘草 10g

每天清水煎服 1 剂，连服 3 剂。

9 月 17 日二诊：上方服后，除胃脘略感不适之外，余无不舒。脉象虚细，舌质淡。仍守上方出入，酌加重肾药。

处方：当归身 15g　　杭白芍 10g　　白茯苓 10g　　炒白术 10g　　黄精 15g　　淫羊藿 15g　　巴戟天 10g　　潞党参 15g　　艾叶 6g　　大枣 10g　　琐阳 10g

每天清水煎服 1 剂，连服 5 剂。

9 月 24 日三诊：药已，昨日经行，经色转淡，量较上月多，腹胀痛明显减轻，脉象细缓，舌苔薄白，舌质淡舒，用温肾养血之法，助其经行，仿益母圣金丹加味。

处方：大熟地 15g　　当归身 12g　　杭白芍 6g　　川芎 6g　　丹参 15g　　茺蔚子 12g　　炒白术

10g　醋炒香附6g　川杜仲15g　川续断10g　巴戟天10g

每天清水煎服1剂，连服3剂。

9月30日四诊：昨日经行已净，无不适。舌脉如三诊。转用养肾为主之法，以达到从根论治而巩固疗效。

处方：菟丝子20g　当归身10g　杭白芍6g　枸杞子10g　潞党参15g　炒白术10g　覆盆子10g　茺蔚子10g　熟地黄15g　巴戟天6g　炙甘草6g

每天清水煎服1剂，连服3～6剂。

10月26日五诊：本次经行于25日开始，色量一般，除经前乳房胀疼之外，余无不适。脉象细缓，舌苔薄白，舌尖红。以养血疏解之法论治。

处方：北柴胡6g　当归身10g　杭白芍6g　白茯苓6g　炒白术6g　桑寄生15g　川杜仲15g　枸杞子10g　大红枣10g　薄荷叶后下，3g

每天清水煎服1剂，连服3剂。

12月17日六诊：经水逾期20余天未行，小腹隐隐而痛，腰酸困，嗜睡，纳差。脉象细滑，舌苔如平。经医院作小便凝集试验结果为阳性，诊为早孕。以温养脾肾，顺气安胎之法，治病安胎并重论治。

处方：菟丝子20g　潞党参20g　川杜仲15g　桑寄生15g　何首乌15g　淮山药15g　杭白芍6g　炒白术6g　佛手花6g　砂仁壳2g

每天清水煎服1剂，连服3剂。

［按］《内经》有云："肾气盛，天癸至，任脉通，太冲脉盛，月事以时下。"今患者长期经行错后，甚或闭而不行，显系肾气不足，冲任气虚所致的病变，故从一至四诊所运用的方药，虽然略有增减，但始终以温养肝肾之法论治，以期使肾气充沛，冲任脉通盛，则经行自能正常。五诊时，月经周期已对，但考虑到经前乳房胀痛，乳为肝，胃之所属，是冲脉之所系，故用加味逍遥散养血疏解为治。七诊时，为早孕常见之候。本法随证转，药随症用之旨，故继续使用温养脾肾，以培元固本之外，并酌用顺气安胎之品，从而达到治病安胎并重的目的。

（3）经期口腔溃疡

案　胃阴不足，虚火上炎

梁某，女，38岁，已婚，1985年6月5日初诊。月经周期正常，色量一般，但月经将要来潮前3～4日口腔和舌边尖溃烂，大小不一，大者如黄豆，小者如绿豆，有轻微辣痛之感，直至经净后3～5日后自行愈合。经中西药治疗，效果不满意。现经行第3天，口舌溃烂。平时性情急躁，夜寐欠佳，寐则多梦，大便干结，2～3日1次，小便一般。脉象弦细而略数，舌苔薄白，舌质边尖红，有溃疡面如黄豆大。证属胃阴不足，虚火上炎之变，以滋养胃阴，佐以清降解毒之法治之。仿沙参麦冬汤加减。

处方：北沙参12g　麦冬10g　玉竹10g　天花粉6g　冬桑叶6g　金银花6g　野菊花10g　嫩芦根15g　生甘草6g

每天清水煎服1剂，连服3剂。

6月10日二诊：经行已净2天，大便正常，但舌上溃疡未愈。脉象弦细，舌苔薄白，舌质淡红，舌面溃疡口未愈合。根据脉症，仍守上方去桑叶，加白茅根 12g，石斛 9g，淮牛膝 6g 治之。每天清水煎服 1 剂，连服 3 剂。

7月6日三诊：现经行第 2 天，色量一般，但经前 3～4 日口舌开始溃烂，有灼痛之感，脉象弦细而略数，舌苔薄白，舌尖红，舌边有溃疡二处，如黄豆大，下腭左侧有溃疡一处，如玉米大。根据脾开窍口，满舌属胃之说，初诊时以滋养胃阴，佐以清热解毒之法治之，药本对症，何以不收效？病反有加重之趋势？细而推敲，病由经将行而起，其溃烂直接与月经有关，治经必治血，治血不忘肝，改用滋养胃阴，清润肝火之法为治。

处方：北沙参 12g　麦冬 9g　天花粉 6g　玉竹 9g　南丹皮 10g　白蒺藜 10g　夏枯草 10g　忍冬藤 12g　生地黄 15g　杭白芍 10g

每天清水煎服 1 剂，连服 3 剂。鲜冬青叶，取适量清水煎，乘温衔漱。每天 2～3 次，每次 10～20 分钟。

7月26日四诊：现为月经将要来潮之时，大便干结，每 2～3 日解 1 次。要求未病先治。脉象细缓，舌苔正常。拟养阴解毒为治，以增液汤加味。

处方：玄参 15g　生地黄 15g　麦冬 12g　野菊花 10g　南丹皮 6g　生甘草 6g

每天清水煎服 1 剂，连服 3 剂。除以上方煎水内服之外，并用鲜冬青叶水煎衔漱，每日 2～3 次，每次 10～20 分钟。

8月6日五诊：上方服后，大便通畅，每天 1 次，本次经行于 8 月 1 日开始，现已基本干净，经前经中口舌无溃烂，脉舌如常，拟清余邪，防其复发。

处方：鲜冬青叶、鲜旱莲草，各取适量，清水煎，乘温漱口。每天 2～3 次，每次 10～20 分钟。

1 年后追访，患者在每月经前 1 周自用鲜冬叶煎水衔漱，连续 3～5 天，坚持半年。现已停药半年，经行正常，口舌不溃烂。

[按] 肝藏血而主疏泄，内寄相火，为冲脉之所系，经将行之时，由于相火内动，如阴津不足，则有虚火上炎之患。本例经前有周期性的口舌溃烂。本脾开窍于口，满舌属胃之说，单从滋养胃阴论治，忽略了相火内动，风火相煽，横逆中州，导致胃火上逆的一面，故疗效不满意。从三诊起，在滋养胃阴的基础上，加用南丹皮、白蒺藜、夏枯草、杭白芍等凉血泻火，平肝柔肝之品，并用苦寒微涩之鲜冬青叶煎水局部衔漱，以拔毒祛腐，生新埋口，内外并治，标本兼顾，面面俱到，故药到病除。最后仍以鲜冬青叶和微酸寒之旱莲草煎水漱口以善其后，故疗效巩固，病不再发。

（4）经行抽搐

案　气血不足，虚风内动

凌某，女，25 岁，已婚，1981 年 10 月 30 日初诊。15 岁月经初潮，婚前月经周期、色、量正常。1950 年 12 月结婚，婚后经行超前，量多，色淡，质稀。自今年 5 月开始，每逢月经来潮，即头晕目眩，心胸痞闷，气息浅短，汗出淋漓，唇面发青，四肢抽搐，剧时昏倒。每次均用镇静剂始能缓解。现头晕，目眩，耳鸣，疲惫，大便溏薄，小便少。脉弦细，舌苔薄白，舌尖红而夹瘀黑点。

证属：气血不足，筋脉失养，虚风内动之行经抽搐。以益气养血为主，佐以熄风之法治之。

处方：炙北芪 15g　潞党参 15g　淮山药 15g　当归身 12g　川芎 5g　熟地黄 15g　益母草 10g　白蒺藜 10g　北荆芥 5g　炙甘草 5g

每日水煎温服 1 剂。

［按］本例是阴血亏于下，虚阳浮越于上，筋脉失于濡养，故晕眩而抽搐，治之以参、芪益气，归、芎、地养血为主，以治其本，又辅以白蒺藜、荆芥平肝祛风以治其标，标本并治，连续服 18 剂，疗效显著。半年后随访，病不再发。

（5）经行吊阴痛

案　肝气抑结，气逆里急

李某，女，36 岁，已婚，1980 年 9 月 16 日初诊。3 年来经行前后不定，量多少不一，经色暗红而夹紫块，经行不畅，月经将要来潮胸胁苦满，乳房及少腹、小腹胀疼，经中吊阴痛，虽经治疗，效果不满意。每次月经将要来潮，依然乳房及少、小腹胀疼，经中吊阴痛加剧。现经行第 3 天，从阴道内掣痛牵至乳头上，阵发性发作，精神倦怠，夜难入寐，寐则多梦，胃纳一般，大、小便正常，舌苔薄白，舌质淡红，脉象弦细。经过医院妇产科妇检，无异常发现。根据脉症，乃属肝气郁结，肝失疏泄，气机不畅，冲脉不正常主持血海而气逆里急的病变。拟用疏肝理气，活血化瘀之法为治。

处方：北柴胡 6g　杭白芍 15g　赤芍药 10g　枳壳 10g　川芎 10g　酒炒香附 6g　延胡索 10g　川楝子 6g　台乌药 10g　炙甘草 5g

每天清水煎服 1 剂，连服 3 剂。

9 月 20 日二诊：药后吊阴痛大减，余无特殊。再守上方，连服 3 剂，以巩固疗效。

（6）经前遗尿

案　脾肾虚弱，封藏不固

许某，女，32 岁，已婚，1986 年 3 月 2 日初诊。半年来经行错后，量少，色淡质稀，经前 3～4 天遗尿，白天 2～3 次，量不多，睡中遗尿次数不清，但醒来内裤已湿，经行之后则遗尿自止。平时带下绵绵，质稀或如米泔，腰脊酸软，甚或胀坠，四肢倦怠，纳食不香，大便溏薄，小便清长，曾自服乌鸡白凤丸、补中益气丸、附桂八味丸等，效果不显著。脉象虚细，舌苔薄白，舌质淡嫩。证属脾肾虚弱，运化制水失常，封藏不固之变。治宜温肾健脾，益气固摄之法。

处方：熟附子 10g，先煎　炙北芪 20g　炒白术 10g　潞党参 12g　菟丝子 15g　炒淮山药 10g　当归身 10g　鹿角霜 20g　益智仁 10g　芡实 9g　炙甘草 6g

在经前 1 周清水煎服，每天 1 剂，连服 6 剂。在服上方的同时，嘱每天自用艾条温和灸足三里、复溜、隐白 1～2 次，以助药力。

3 月 22 日二诊：本次月经于 15 日来潮，20 日干净，色量较上次为佳，但仍错后 1 周，经前 3～4 天白天不遗尿，但睡中仍遗尿。脉象细缓，舌苔薄白，苦质淡红。药已对症，仍守上方加桑螵蛸 6g，覆盆子 10g。每天清水煎服 1 剂，连服 6 剂。并嘱继续用艾条温和灸足三里、复溜、隐白 3 个穴位。

4月25日三诊：本次经行于20日来潮，24日干净，色量正常，经前已无遗尿。脉象缓和，舌苔正常。症已收效，旋即停药。但仍嘱每天用艾条温和灸足三里、阴陵泉、关元、三阴交，以巩固疗效。

（班秀文．妇科奇难病论治．广西科学技术出版社．1989）

3. 崩漏

案　肾阴不足（六味地黄汤）

郭某某，女，22岁，1991年8月30日初诊。阴道流血22天。10岁月经初潮，常有月经先期，或半月一行，经量多，色鲜红，6～10天干净。本月8日开始阴道流血，初量少，1周后量增多，色鲜红，无血块，经用雌、孕激素及中药治疗，效果不著。现流血量仍多，伴头晕，腰酸，夜难入寐，寐则梦多。望其形瘦唇红，舌尖红、苔薄白，脉细略数。此为肾阴不足之证，治宜滋阴益肾，清热止血，以六味地黄汤加味。

处方：熟地黄、淮山药各15g　山茱萸、茯苓、丹皮、泽泻各6g　当归、白芍、海螵蛸各10g　藕节30g　仙鹤草20g

4剂，日1剂，水煎内服。

9月7日二诊：阴道流血量渐少，腰痛诸症亦减轻，舌尖红、苔薄黄，脉细略数。药中病机，原方再进3剂。药已血止症瘥，继予固本复旧，以肾为主，脾肾并治，用六味地黄汤与异功散交替服用，进药20余剂，观察3个月，病未再发。

[按] 患者素体肾虚阴亏，形瘦体弱，阴虚则火动于中，冲任不固而崩中漏下。以六味地黄汤滋阴益肾，加当归补血活血，补中有行；白芍滋阴敛血，养肝和营；藕节甘涩性平，是"消瘀血，止血妄行之药也"；海螵蛸能止血能化瘀，使血止而不留瘀积之患；仙鹤草收敛止血。药后肾阴得复，虚火渐平，无扰冲任，故出血可止。对崩漏疗效的巩固问题，历来有治脾治肾之分，班老偏重于治肾，主张以肾为主，脾肾并治，使肾充本固，则经候如期。

[卢慧玲．班秀文运用六味地黄汤治疗妇科病的经验．新中医．1994，（1）：6-9]

4. 痛经

案　阳虚痛经

黄某，女，26岁，已婚，1987年8月2日初诊。平素体弱多病，头晕头痛，心悸怔忡，四肢不温，小腹寒冷。结婚2年，双方共同生活，迄今不孕。15岁月经初潮，一向错后，量少，色淡，质稀，经中及经后少腹、小腹绵绵而痛，得按得温则舒，经将行，眼胞、下肢轻度浮肿，平时带下量多，色白，质稀如水，大便溏薄。脉象虚细无力，舌苔薄白，舌质淡嫩，面色㿠白。

证属：脾肾阳虚，胞宫失于温煦的病变。治宜温肾健脾，益气养血，温养胞宫，调摄冲任为法。

处方：制附子10g，先煎　党参15g　炒白术9g　北黄芪15g　归身9g　白芍6g　艾叶6g　肉桂3g，后下　巴戟天6g　炙甘草6g

每天清水煎服1剂，连服3剂。

8月10日二诊：上方服后，带下量较少，大便成条。昨日月经来潮，色泽淡红，量一般，舌苔薄白，舌质淡，脉虚细。正值经行之中，拟温肾暖宫以调经。

处方：当归身12g　川芎6g　杭白芍6g　熟地黄15g　北黄芪15g　吴茱萸3g　川续断9g　艾叶6g　香附6g　炙甘草6g

每天清水煎1剂，连服6剂。

8月20日三诊：本次经行，6天干净，经后少腹、小腹不疼，但小腹仍冷感，精神不振，四肢困倦。脉象虚缓，舌苔薄白，舌质淡。拟温经助阳，补血暖宫之法以善后，仿《金匮要略》温经汤加味。

处方：当归身10g　杭白芍6g　川芎6g　吴茱萸3g　肉桂3g，后下　潞党参15g　北黄芪15g　阿胶珠9g，烊化　制半夏6g　南丹皮5g　麦冬6g　艾叶6g　生姜6g　炙甘草6g　紫石英20g

每天清水煎服1剂，连服6剂。

[按] 痛经是妇科常见疾病之一，其临床特征是经行前后或经中少腹、小腹疼痛，腰俞酸疼胀堕，甚则疼痛剧烈，肢冷汗出，唇面发青，以致晕厥。其病机有虚实之分。实者多由于七情过极，气滞血瘀，或痰湿壅滞胞宫，影响冲任脉的通行，因而导致"不通则痛"之变，其治疗之法，当以通利止痛为着眼，从而达到"通则不痛"的目的。虚者多由气血不足，或肝肾阴虚，以致冲任胞宫失养而导致"不充而痛"、"失养而痛"的病变。本例患者禀赋不足，阳气虚弱，冲任胞宫失于温煦而引起的虚性痛，故治疗的全过程，通过温养助阳益气之法，气血充盈，阳气振兴，冲任通盛，胞宫得养，自无经后疼痛绵绵之患。

针灸有疏通经络，宣导气血的作用，如在内服药期间，并配合温和灸命门、肾俞、关元、归来、中极、水道、足三里、三阴交等穴位，则其疗效更为迅速。

5. 闭经

案　痰湿壅阻胞宫（肥女闭经）

黄某，女，20岁，大学生，1987年7月10日初诊。13岁月经初潮，一向错后10～20天，量多，色淡红，质稀。自17岁之后，经行错后更长，往往2～3个月一行，量少，色淡质稀。18岁之后，2年多来，月经闭止不行，必须用求偶素、黄体酮周期治疗，月经始行，否则闭止不通。现月经已半年不来潮，胸脘痞闷，纳食不香，时欲呕恶，痰多色白，全身困倦，四肢乏力，带下量多，色白，质稠如米泔，形体日益肥胖（由50kg增到60kg）。脉象缓滑，舌苔白而厚腻，舌质淡嫩。证属痰湿壅阻胞宫，冲任不利，胞脉不通的病变。治宜燥湿祛痰，从本论治。仿苍附导痰丸加味。

处方：苍术10g　制香附9g　制半夏9g　白茯苓12g　制南星9g　炒枳壳6g　广陈皮6g　益母草12g　路路通10g　炙甘草5g　生姜6g

每天清水煎服1剂，连服6剂。

7月18日二诊：胸脘痞病闷减轻，带下量较少。但经水仍未来潮。脉象濡滑，舌苔白腻，舌质淡嫩。证属痰湿黏腻，暂时难化，胞脉不通，故月经不来。仍守上方，再服6剂，每天1剂，分2次温服，

7月25日三诊：经水未行，少腹、小腹及乳房胀坠疼痛，腰酸膝软，似为月经将行

之兆。脉象濡滑，舌苔薄白，舌质淡嫩。拟用温经通行之法，促其来潮。

处方：制附子10g，先煎　苍术6g　制香附6g　当归身12g　川芎9g　赤芍9g　肉桂3g，后下　益母草1g　川厚朴9g　枳实6g　淮牛膝6g

每天清水煎服1剂，连服6剂。

8月2日四诊：上方服到第5剂之后，7月30日月经开始来潮，量一般，色泽暗淡。脉象虚缓，舌苔薄白，舌质淡嫩。拟益气养血，以助经行。

处方：当归身12g　川芎9g　杭白芍6g　熟地黄10g　潞党参15g　炙北芪15g　益母草1g　路路通9g　王不留行9g

每天清水煎服1剂，连服3剂。

8月15日五诊：本次经行，持续5天干净。现腰俞酸困，带下量多，色白，质如米泔，纳食不香，大便溏薄，每天1~2次。脉象虚缓，舌苔薄白，舌质淡嫩。治宜温肾助阳，燥湿祛痰之法。

处方：白茯苓15g　炒白术12g　肉桂3g，后下　当归身9g　杭白芍9g　艾叶6g　香附6g　巴戟天10g　补骨脂10g　炙甘草6g

每天清水煎服1剂，连服6剂。

9月15日六诊：半个月不服药。9月6日月经来潮，量一般，色泽暗红，持续5天干净。现除疲惫乏力，肢体软困之外，余无所苦。舌苔薄白，舌质淡，脉象虚缓。仍用温肾健脾，益气养血之法，以善其后。

处方：制附子9g，先煎　潞党参15g　炒白术9g　杭白芍6g　白茯苓6g　巴戟天9g　炙北芪15g　艾叶6g　炙甘草6g

每天清水煎服1剂，连服6剂。

[按]　闭经的原因，一般有虚实的不同。实者多由七情所伤，气滞血瘀，寒邪凝结，痰湿壅阻，胞脉不通，血不得下，虚者多是肝肾阴亏，精血来源不足，或气血虚弱，血海空虚，无血可下。本例患者，乃肥胖之体，多湿多痰，痰湿壅阻下焦，胞脉不利，冲任失调而导致经闭不行的病变。痰湿乃黏腻重浊之阴邪，非温化不能为功。肾主水，脾主湿，痰之本在肾而源于脾，痰湿的治疗，必须着眼于脾、肾二家，故治疗全过程，或燥湿祛痰，或温通调经，或温肾健脾，或益气养血，均以达到温化通行为目的。药能对症，疗效如现。

（班秀文．妇科奇难病论治．广西科学技术出版社．1989）

何子淮

（调冲，解郁，因证处方）

【医家简介】

何子淮（1920~1997），男，汉族，浙江省杭州市人。曾任浙江省杭州市中医院中医妇科主任医师，主任，中华全国中药学会妇科分会常务理事兼华东片副主任，杭州市政协委员。出身中医世家，祖父何九香为江南钱氏女科第十九世医钱宝灿亲授弟子，父亲何稚香继承之。何氏更得朱小南亲临教诲，承前继后，祖孙三代形成了独具风格的何氏女科。1993 被评为浙江省名老中医。

相关著作：后人整理有《何子淮女科经验集》、《各家女科述评》。发表医学论文 30 余篇，收录于《当代名医临证精华》。

【主要学术思想和主张】

从医 50 余年，宗张仲景辨证论治体系，治女科更得益于陈良甫、张景岳、傅青主诸家学术，重视整体观念，突出脏腑经络辨证，并以调整奇经作为调治妇科病的重要手段。强调妇人以血为本，以肝为先天，治血病重调气机，治杂病重视理肝、脾、肾。诊断注重望问兼参闻切，用药多灵活变化，师古法而不泥古方。特别是对月经病，崩漏及妊娠病主症有独到的见解和疗法。总结出治疗妇科病的"调冲八法"、"调肝八法"、"解郁三法"等。

【临证经验】

1. 调冲八法

①疏肝理气法；②清肝凉血法；③温里散寒法；④化湿调冲法；⑤活血化瘀法（活血化瘀为中医治则中攻法之一，何老临诊中以血竭为主，配合其他活血化瘀药治疗血热瘀阻型妇科疾患，收效较佳）；⑥益气调冲法；⑦补养充源法；⑧平肝滋肾法。妇科调冲八法，乃何老临诊经验之概括，笔者临诊每多效验。然而临床症状复杂多变，左右纵横，须当慎察，随证治之。

2. 调肝八法及解郁法

（1）调肝八法：

肝气郁结：何老临床调治以八月札、乌拉草、香附、郁金、合欢皮、橘叶、乌药、路路通、川芎、柴胡、玫瑰花、绿梅花等最为常用。何老在临床上特别注意扶正解郁法则的应用，如对素体阴虚而兼肝郁患者，采用养阴解郁法；对气阴不足之肝郁者，处以益气健脾解郁剂；而对肾气不足之肝郁者，又拟以益肾解郁之方，避免了理气解郁之品辛香升散的流弊，在临床上增强了疗效。

肝郁夹湿：何老常用香附、大腹皮、枳壳、砂仁、苍术、白术、生山楂、赤小豆、茯苓皮、生姜皮、姜半夏、扁豆花、泽泻、石菖蒲、郁金等。此等病证，所见之症状多以湿滞痰阻为主，不仅以健脾化湿为治，还应加入二三味理气行滞之品，疗效更为显著。

气郁食滞：何老常用仙半夏、北秫米、橘皮、橘络、郁金、绿梅花、玫瑰花、茯苓、鸡内金、平地木、太子参、石斛、山楂炭、石菖蒲等。

肝经湿火：何老常用龙胆泻肝汤，可另加黄柏、黄连、制大黄、赤芍、败酱草、乌药、制没药等也可随症加入。

寒凝肝经：何老常用小茴香、淡吴萸、肉桂、艾叶、荔枝核、橘核、乌药等。以温散为原则，处方力避阴寒滋腻之品，而且在症状缓解后也只宜养血温通，佐以活络为治。

阴虚肝旺：何老宗《内经》"肝苦急，急食甘以缓之"之意，常取枸杞子、炙甘草、生白芍、酸枣仁、生地、首乌、百合、麦冬、当归、白蒺藜、淮小麦、红枣等随症选用。

血虚风动：何老常用生地、熟地、白芍、萸肉、枸杞子、蒺藜、丹皮、阿胶、钩藤、甘菊花、生牡蛎、龟板、鳖甲等。

·肝厥：主以镇肝清疏、豁痰开郁。何老常用珍珠粉（或珍珠母代）、灵磁石、郁金、石菖蒲、合欢皮、生白芍、女贞子、天竺黄、淡竹沥、朱灯心等。

（2）解郁三法：

育阴解郁：何老常用生地、枸杞子、生白芍、地骨皮、麦冬、合欢皮、北沙参、玉竹、八月札、川楝子、绿梅花、淮小麦等，随症选用，临床每获佳效。

扶脾解郁：何老常用太子参、焦白术、麦冬、朱茯苓、八月札、平地木、扁豆花、毕澄茄、仙半夏、玫瑰花、橘皮、橘络等，随症选用。

益肾解郁：何老常用熟地、石楠叶、淫羊藿、菟丝子、鹿角片、当归、白芍等。解郁则用清芳流动之品，以疏发肝气，药用八月札、路路通、小青皮、生麦芽等。

（摘自《妇科名医何子淮学术经验专辑》）

【常用效方】

调冲十法

○ **方一　疏理调冲法**

［方药］八月札、乌辣草、青皮、川芎、生麦芽、婆罗子、合欢皮、郁金、路路通、香附、当归。

［主治］经行尚正常，经前5～7天（严重者1天或半月），胸肋间胀满，乳胀作痛，乳头痒痛，或有结块，经转缓解（亦有经后硬块仍不消散的）。本证多见于西医学的经前紧张症、乳房小叶增生，个别患者服避孕药产生的不适反应等。

［加减］经前乳胀时间长，加羊乳、老鹤草；口干，胸闷，酌加蒲公英、忍冬藤；乳胀块硬不消，可选加昆布、海藻、浙贝母、皂角刺、夏枯草、王不留行、炙山甲；乳头作痛明显，酌加橘叶、佛手片等。

经前始有乳胀不舒即服药，连服5～10剂，根据病情可间断服药2、3个月。

○ **方二　理气调冲法**

［方药］乌药、香附、广木香、枳壳、川芎、大腹皮、白蔻花、虎杖、鸡血藤、丹参、川楝子、月季花、玳玳花、陈香橼等，酌情选用。

［主治］经前下腹胀痛，胀甚于痛，经来不畅。

［加减］下腹胀甚，经来量多，去川芎、虎杖，加藕节炭、益母炭。

○ **方三　平肝调冲法**

［方药］生白芍、枸杞子、炒玉竹、决明子、白蒺藜、生地、首乌、桑叶、藁本等。

［主治］经前头痛，夜寐不安，口干，烦操易怒，月经时多时少，经期超前。舌红，脉弦。多见于围绝经期综合征。

［加减］木郁火炽，血热气逆，损伤阳络，引起例经，应以平肝降火、引血下行，去藁本、白蒺藜，酌加牛膝、丹皮、白茅根、夏枯草、槐米。

○ **方四　凉血调冲法**

［方药］桑叶、地骨皮、丹皮、生荷叶、槐米、玄参、生地、紫草根、生白芍、旱莲草、竹茹、炒玉竹等。

［主治］月经超前，量多色鲜，质稠夹块，伴头晕口干，烦闷易怒，大便干结。舌红，苔微黄腻燥，脉弦数或洪。多见于初潮期和多产后失调而致的月经过多或月经先期。

○ **方五　温理调冲法**

［方药］附子、肉桂、干姜、艾叶、淡吴萸、延胡索、香附、广木香、炒当归、炒川芎。

［主治］经前小腹骤痛，经行量少难下，色如黑豆汁，手足不温，痛剧冷汗自流；或泛呕便泄，面色㿠白，唇青紫。苔薄白，脉沉紧。本症多见于经期受寒、淋雨涉水而致的痛经。

［加减］形体壮实、疼痛剧烈者，加用制川草乌，广木香改用红木香；个别患者经行量多，色褐黑，艾叶改用艾炭，干姜改炮姜。为防止服药呕吐，可先在口内滴数点生酱油然后服药。

○ **方六　化湿调冲法**

［方药］生山楂、薏苡仁、姜半夏、茯苓、陈皮、平地木、泽泻、泽兰、苍术、大腹皮、生姜皮。

［主治］月经愆期，量少色不鲜，形体肥胖，胸闷肢倦懒言，晨起有痰，带多色黄。舌苔薄腻，脉象弦滑。本症多见于内分泌失调所致的月经稀少，闭经及无排卵型月经，患者多肥胖不孕。

［加减］痰稠咯不畅，加用浮海石、天竺黄；带多酌加扁豆花、白槿皮、川草薢、鸡冠花；水走皮间，肢体浮肿者，加椒目、官桂。

○ **方七　益气调冲法**

［方药］炒党参、炙黄芪、炙甘草、升麻炭、焦冬术、炒白芍、远志炭、松花炭、鹿衔草、肉果炭、赤石脂、补骨脂等。

［主治］经行先后不定，经量或多或少，色淡，淋漓拖日难净，甚至断后3、5天复见少许，或量多如崩。面色不华，气短自汗，下腹作坠，胃纳不振。舌淡脉细软。

［加减］量多似崩，可加用独参汤，益气摄血。

○ **方八　补养调冲法**

［方药］巴戟天、甜苁蓉、淫羊藿、菟丝子、紫河车、石楠叶、熟地、补骨脂、枸杞子、当归、白芍、黄精、炙甘草等。

［主治］禀赋不足，气血亏损，形体瘦弱，面色少华，少气懒言，头晕腰酸，倦怠无力，月经稀少，腹无痛胀。舌胖大，脉虚细、重按无力。多见于西医学卵巢功能不足或暴崩，多产、产后出血过多引起的贫血，脑垂体后叶功能减退症等。

○ **方九　化瘀调冲法**

［方药］血竭化癥汤加减。痛经为主，用失笑散、制没药、当归、川芎、广木香、

制香附、赤白芍、血竭、五灵脂、艾叶等。

[主治] 经来腹痛，量时少时多，淋漓不断，色紫暗夹块，块下痛缓，舌边紫暗，脉沉弦或弦涩。多见于崩漏、痛经之有瘀阻者，如膜样月经、子宫内膜异位症、"功血"等。

崩漏为主，用血竭、制大黄、大蓟、小蓟、血余炭、马齿苋、杜木花、藕节等。

◇ 方十　清邪调冲法

[方药] 根据临床情况，选用清邪药物。

感冒风寒，月经量少，宜温散疏解调冲，用桂枝、荆芥、羌活、川朴、川芎、苏叶、生姜、通草等。

感冒偏热者，月经量多，以清热解毒调冲，用银花炭、桑叶、甘菊炭、淡苏炭、丹皮、连翘、竹茹、荷叶炭等。

伴胃肠炎吐泻，宜和胃化滞调冲，用藿香、佩兰、保和丸、广木香、白芍、蔻仁、川朴、甘草等。

伴尿路感染，又宜清利调冲，用蒲公英、车前草、川柏、瞿麦、泽泻、泽兰、凤尾草、通天草、淡竹叶、通草、甘草等。

[主治] 经期感染，或畏寒身热，或心泛呕吐、腹泻，或腰酸腹胀、尿频急刺痛，月经或少或多。

（摘自《何子淮女科经验集》）

【精选案例】

1. 调冲十法案

（1）疏理调冲法

案　经前乳肿

程某某，女，31岁，工人。经前10天，两乳胀痛，且有硬块，经行胀减，块仍不消；经来时准，色泽正常，量少腹痛，左侧为显。病起年余，患者平素情怀抑郁，经前烦躁易怒，夜寐不宁。舌红脉弦。治宜疏肝理气，解郁调冲。

处方：八月札、娑罗子、丝瓜络、浙贝、芎芍丸_{包煎}各9g　橘叶15g　橘络4.5g　昆布、海藻、老鹤草各12g　路路通7个

10剂，经前半月起服药。药后乳块消失，乳胀时间缩减，仅3、4天。续服疏理药物，症状全消。

（2）理气调冲法

案　经行腹痛

赵某某，26岁，工人。月经初潮15岁，素来准确，但经量少腹胀，近因情志抑郁，经来量少难下，腹胀更甚。脉弦涩。治宜理气调冲，鼓舞来潮。

处方：乌药、香附、当归、川芎、泽兰、大腹皮、香橼各9g　丹参、活血龙各15g　广木香、月季花各4.5g　白蔻花2.4g

服3剂，经行流畅，腹胀除。

（3）平肝调冲法

案　经前失眠

王某某，46岁，工人。大产3胎，人流1次，既往月经正常，近年来经前失眠，口干头痛，心烦易怒，血压偏高（21.3～24.0/11.7～12.8kPa，经后降为正常），月经量多色红。舌质红，脉弦数。治宜育阴平肝调冲。

处方：生白芍、生地、桑叶、钩藤、旱莲草、夏枯草各15g　白蒺藜、合欢皮、藁本各9g　炒玉竹、夜交藤各30g

经前服7剂。

二诊：药后头痛减，寐稍宁，经来量仍多。上方去夏枯草、钩藤，加丹皮9g，炒槐米15g，生白芍改炒白芍30g。7剂。

三诊：诸症皆消，月经量减，精神爽奕。嘱下月来潮前服初诊方，继续调理。

（4）凉血调冲法

案　月经先期甚崩

唐某某，43岁，工人。胎产过次，近来月经逐月超前，量多如崩，色鲜。口干，寐不安。舌红，脉弦数。适值经行第2天。治宜凉血调冲，引血归经。

处方：桑叶、旱莲草各15g　炒白芍、藕节炭、仙鹤草各30g　生地炭24g　地骨皮12g　丹皮9g

3剂。

二诊：经量渐减，4天清净。但舌质仍红，脉弦细。炉烟虽熄，灰中有火，继投养阴滋水清热之品，以求巩固。嘱经净后10天，再改服凉血养阴方药，如槐米、丹皮、生荷叶、地骨皮、生白芍、生地、青蒿等。下届月经准时来潮。

（5）温理调冲法

案　寒凝痛经

鲍某某，19岁，未婚，职工。月经初潮15岁，经期规则，经行下腹胀痛，但不影响日常生活。2年前适值行经，淋雨受寒，当天经水骤停，腹痛较甚，以后逐月加重。近几个月来，经行痛剧，上吐下泻，时伴晕厥。本届经行第1天，痛厥又作。面色苍白，手足厥冷，额头冷汗滚流，言语支吾不清，经量极少。舌淡白，脉弦紧。治宜温经散寒，行血调冲。

处方：附子、淡吴萸、艾叶、干姜、炙甘草各4.5g　肉桂3g　红花、制没药、延胡索各9g　炒当归12g　川芎15g

2剂。

二诊：痛缓血块下，量转多。嘱下月来潮前，即服上方。连服3个月，痛经未见复发。

（6）化湿调冲法

案　经行痰壅腹胀

刘某某，24岁，学生。初潮17岁，经来量不多。近年来形体渐胖，体重增加，月经2～3个月一行，色淡黄，量少，下腹胀满。痰稠黏不易咯出，经胸透无肺部疾患。苔腻脉滑，痰湿壅阻，胞络闭塞。治宜燥湿利水，化痰调冲。

处方：生山楂、薏苡仁、杜赤豆各30g　泽泻、泽兰、大腹皮、川芎、小胡麻各9g　官桂、椒目各3g　青陈皮、生姜皮各4.5g

（7）益气调冲法

案　经期先后不定兼阴挺

王某某，40岁，工人。胎产多次，元气虚陷，平日小腹重坠，且有脱肛。经期先后不定，量多拖日，经中西药物怡疗，经量有所减少，但仍拖延10余日。倦怠无力，面色少华，纳不香，大便溏，劳累时经来转多，阴挺下坠明显。经妇科检查无息肉、肌瘤发现。脉细，舌胖有齿痕。治宜益气调冲，摄血归经。

处方：炙黄芪24g　炒党参、炒白芍、焦冬术、补骨脂各15g　升麻炭、肉果炭、赤石脂各9g　仙鹤草30g　远志炭4.5g　炙甘草6g

（8）补养调冲法

案　月经后期

陈某某，34岁，工人。3年前月经逐月延期，量少色淡，2天即净。大便溏薄，服营养之品，便次增多，消瘦易倦。病起于4年前产后饮食不节，损伤脾胃。苔薄舌胖，脉沉细。

证属：元阳已虚，脾胃生化无源。先拟健脾和胃，以充化源。

处方：炒党参、焦冬术、茯苓各15g　炒扁豆、炒谷芽、炒麦芽各12g　淮山药24g　砂仁3g　陈皮4.5g　炙甘草6g　红枣7枚

5剂。

二诊：便转干，纳转香。原法续进5剂。

三诊：月经准期来潮，量仍不多，原方加养血品辅助。经过3个月调理，胃肠功能恢复，体重增加，月经量尚少，再投补养调冲。

处方：巴戟天、补骨脂各9g　菟丝子30g　淫羊藿15g　党参、当归、炒白芍、炒白术各12g　炙甘草5g

经过半年治疗，诸症痊愈，形体转健。

（9）化瘀调冲法

案　气滞血瘀痛经（慢性盆腔炎、子宫内膜异位症）

颜某某，33岁，工人。经行小腹剧痛，经量增多已7、8年，妇科检查诊断为慢性盆腔炎、子宫内膜异位症。经前下腹先感胀痛，经期痛甚，持续2~3天，需注射杜冷丁方能缓解，经量多，色紫暗伴血块。苔薄，舌红边有紫点，脉弦数。适值行经前夕，收入住院观察。先拟化瘀行滞。

处方：血竭末吞，1.5g　制大黄炭6g　制没药、赤芍、白芍各9g　延胡索、当归各12g　蒲公英30g　广木香、艾叶、月季花、生甘草各4.5g

5剂。

二诊：经水来潮，上方去月季花加炒川芎4.5g。续服4剂。

三诊：经痛明显减轻，量亦减少，净后出院，带回清热解郁，佐以扶正药调理。

次月经行，再住院观察治疗，原方服 6 剂，仅有轻微痛感，经量正常，净后出院，调理善后。停药半年，随访痛经未复发，月经正常。

（10）清邪调冲法

案 血热挟瘀型痛经

陶某某，17 岁，学生。经转已 20 余日，量时多时少，色鲜红伴血块，无腹痛，腰酸便秘。舌红，脉细弦。

证属：血热夹瘀。治宜清热凉血，佐以化瘀生新。

处方：炒白芍、桑叶、墨旱莲、血见愁各 15g 藕节炭、仙鹤草各 30g 生地炭 24g 茜草炭、小蓟炭、丹皮炭各 9g

4 剂。

二诊：经量未减，小腹隐痛。苔脉如前。改方重用血竭化瘀生新，配合清热解郁为治。

血竭末 4.5g 赤白芍、莲房、小蓟炭、地榆炭、制大黄炭、贯仲炭各 9g 马齿苋、仙鹤草各 30g 生甘草 6g

5 剂。

三诊：血块阵下，经量随减而净，腰酸倦怠无力，再配合扶正，佐以清热解郁药调理，以资巩固。

（摘自《何子淮女科经验集》）

2. 月经不调

案 脾肾两虚

鲁某某，女，24 岁，工人。

初诊（1981 年 9 月 4 日）：经水初潮尚正常，过劳后几年来经水愆期而量少，平日大便溏烂，食后腹胀，面色不华，脉虚，舌胖、齿痕明显。因劳则伤肾，脾肾两虚，先从脾肾论治，促进生化，充填血海。

炒党参 15g 焦白术 15g 怀山药 24g 茯苓 12g 炒扁豆 12g 补骨脂 12g 川断 12g 淫羊藿 12g 炒白芍 12g 红枣 7 枚 炙甘草 5g

7 剂。

二诊（9 月 12 日）：前投促进生化，填充血海，脾能称职，胃纳转香，大便成形，经水准期，于 9 月 10 日来潮，量多，病有起色，际此经转，补养调理月事。

炒党参 12g 焦白术 12g 怀山药 20g 炒白芍 12g 炒扁豆 12g 川断 12g 补骨脂 12g 淫羊藿 12g 藕节 15g 仙鹤草 15g 炙甘草 5g

5 剂。

三诊（10 月 8 日）：前法已效，胃纳转香，大便正常。现舌胖苔薄、脉细稍滑。经期将届，前法掺以温阳活血之品。

炒党参 12g 焦白术 12g 怀山药 20g 炒白芍 12g 炒当归 12g 补骨脂 12g 淫羊藿 12g 巴戟天、川断各 12g 附子 3g 丹参 12g 红枣 7 枚 炙甘草 5g

7剂。药后月经按时来潮，色量正常。

3. 经行腹痛

案 寒湿阻胞宫

周某某，女，21岁，未婚，15岁月经初潮。1982年3月12日初诊。患者每于经期下腹剧痛，面色苍白，大汗淋漓，四肢厥冷，呕吐频频。平素生冷不忌，前日因临经入水游泳。经量少，腹痛剧烈，晕厥不省人事，脉沉涩，舌淡红，苔白。证属寒湿阻于胞宫，治拟回阳救逆，温通气血。先服温胞汤30ml。

处方：制川乌、制草乌、炙艾叶、生甘草、炒小茴香各5g 干姜、淡吴萸各6g 益母草、香附、延胡索各10g 当归15g 川芎9g 肉桂3g

服2剂，腹痛缓解，经量增多，伴有紫血块，脉沉细，舌淡红，苔薄。拟养血温经之品调之。并嘱下届月经来潮前先服温胞汤，先后调治3个月，经行腹痛明显减轻。

[按] 患者平日嗜食生冷，经行入水，风冷客于胞络冲任，血海凝滞，不通则痛。治用大辛大热之品，破阴寒，振阳气。温胞汤系何老家传验方，有温经散寒，活血通经之功，目前已配制成饮剂，服用方便，疗效显著。

4. 临经头痛

案 阴血亏虚，风阳上扰清窍

沈某某，女，34岁，已婚，育1胎，人工流产2次。

1985年5月14日初诊：月经超前，量多有块，色泽鲜红，病起有年，每于临经前夕，巅顶疼痛难忍，甚则欲以头部撞击墙壁以为舒。曾服止痛片，头痛如故。痛时呕恶，夜寐少宁。平日性情躁烦，面赤，口舌干燥，鼻衄时见，大便不畅，脉弦细舌红。证系阴血亏虚，风阳上扰清窍。治拟养阴血，潜肝阳。

生地20g 何首乌、谷精草、生白芍、枸杞子各15g 川芎3g 密蒙花、白蒺藜、藁本各10g 紫贝齿、槐米各12g 甘草5g

服2剂，经量减少，头痛缓解，睡眠已宁，惟感头晕肢倦，宗前法以滋养肝肾为主。次月月经准时来潮，色量正常，头痛轻微，仍按原法调理巩固之。

（摘自《各家女科评述·何子淮》）

5. 经闭

（1）气血虚弱

案 脾肾气弱，生化无源

何某某，女，17岁，学生。

初诊：室女月事15岁初潮，量少色淡，常为一二月或三四月一至，经后少腹时感疼痛。近时来，经闭已达半年，小腹并无胀痛。患者面色不华，四肢倦怠，时有头晕腰酸，纳食无味，大便时溏。舌淡苔白，脉来细软。素体脾肾气弱，生化无源，渐至血盛无以充盈，经闭不下。治宜先从健脾益肾着手，以济生归脾丸方意加减。

处方：炒党参15g 炒白芍12g 焦白术、淮山药、炒扁豆、平地木、川断、淫羊藿、当归、茯苓各9g 橘皮、橘络、炙甘草各6g 远志3g

7剂。

二诊：药后胃纳转香，大便正常，腰酸减轻，精神转佳，少腹略有胀感，似有来潮之势，再以养血调经。

熟地炭、党参、淮山药、川断、狗脊各12g　淫羊藿、当归各9g　川芎6g　路路通7只　炙甘草5g

7剂。

三诊：服药后月经已行，色、量正常，腹胀顿除。为巩固疗效，嘱平日服黑归脾丸，每日30g，分2次吞。

（2）痰脂阻隔

案　痰湿痹阻

王某某，女，30岁，工人。

初诊：体形日胖，体重骤增，经闭4个月未行，胃纳正常，大便尚调，喉间痰滞不爽，肢体倦怠。苔薄白，脉细缓。

证属：痰湿痹阻，先拟化痰渗湿，逐邪出腑。

处方：苍术、姜半夏、大腹皮、六一散包煎，各9g　生山楂30g　绵茵陈15g　梗通草、化橘红、青皮各4.5g　泽兰6g

二诊：上方前后服月余，痰湿渐去，体重也减，喉间已少痰滞。改用扶脾养血。

炒党参、炒白芍各12g　姜半夏、茯苓、淮山药、大腹皮各9g　平地木、冬瓜皮各15g　化橘红、生甘草各6g　生山楂30g

三诊：上方加减服20余剂，经水未下，改拟补肾活血调冲。

鹿角片、小胡麻各9g　淫羊藿、熟地、川断、枸杞子各12g　香附、川芎各9g　生山楂30g　泽兰、生草各6g

上药服10剂，经水来潮，色淡量少，精神尚觉疲乏。复以健脾补肾养血剂巩固。

炒党参、茯苓、狗脊、泽兰各9g　胡麻、熟地各12g　当归、川芎、泽兰各9g　生山楂、菟丝子各30g　月季花、炙甘草各6g

6. 崩漏

（1）血热沸溢

案　阴虚火旺，血海失宁，暑热相加

陈某某，女，49岁，已婚。患者素有崩漏病史，曾行诊断性刮宫，为功能性子宫出血，病情有一度稳定。近年旧恙复作，经来量多如崩，常见二三个月淋漓不止，脸色潮红。苔薄舌红，脉来弦细带数。

证属：阴虚火旺，血海失宁。值此炎夏之际，暑热相加，血海更为沸腾，经来量多色鲜，此《内经》所谓"天暑地热，则经水沸溢"是也。急宜清源遏流，宁静血海。

处方：仿清海丸法出入急进。

桑叶、墨旱莲、玄参炭各15g　白芍、藕节炭各30g　丹皮炭、槐米炭各18g　竹茹9g　甘菊炭6g

服5剂。

二诊：消源遏流，大剂而进，血海得宁，经量显著减少。下届月经期近，仍需清熄余焰，原法伸展。

桑叶、炒白芍、墨旱莲各15g　枸杞子、槐米各12g　玄参炭、知母、地骨皮、丹皮、竹茹各9g　甘菊炭6g

三诊：崩漏先后调治4个周期，经来量减，日程亦短。值此经后，血去阴伤，心肝亏损，心悸乱梦，烦躁不寐。治宜养心敛肝，佐以固守善后。

生白芍、辰麦冬、枸杞子、辰茯苓、党参、黄芪各9g　墨旱莲12g　炙甘草6g　红枣15g　淮小麦30g

（2）中虚堤决

案　脾虚气弱，血不循经

冯某某，女，40岁，已婚，工人。因宫颈糜烂，曾行电灼手术。经来量多，淋漓不尽，或多或少，时止时下，已历2年，久治无效，气血日耗，面色憔悴，精神萎靡，头晕懒言，四肢乏力，纳少寐劣。苔薄脉细。

证属：脾虚气弱，血不循经，先拟益气摄血。病已久远，能否速效，当待观察。

处方：炙黄芪、焦冬术、鹿衔草、小蓟炭各15g　炒白芍、淮小麦、煅牡蛎各30g　丹皮炭、升麻炭、乌梅炭各9g　狗脊炭12g　炙甘草4.5g

二诊：经行6日，量仍甚多，血未归经，血海难固。再拟益气固涩、摄血塞流。

炙黄芪、松花炭、小蓟炭、升麻炭、肉果炭各9g　鹿衔草、墨旱莲、血见愁、炒白芍、焦白术各15g　藕节炭30g

三诊：二进益气摄血塞流之剂，精神振作，大便转干，经水似有循经之势。仍以原意扩充。

炒党参、淮山药各12g　炙黄芪、肉果炭、小蓟炭各9g　焦白术18g　红枣15g　仙鹤草、淮小麦各30g

四诊：经量日渐减少，今已清净。病发二阳，心脾亏损。出血持续2年，失血者损气，虽血海已守，但阳气多耗。仍宜益气固守。

炙黄芪、升麻炭、松花炭、乌梅炭、禹余粮各9g　淮山药、墨旱莲12g　炒白芍、红枣各15g

（3）胞络瘀滞

案　瘀热蕴滞下元（子宫内膜增生症）

姚某某，女，37岁，已婚，工人。生产2胎，又行人工流产2次，以后渐见经来量多，夹块作痛。曾用丙酸睾丸酮、维生素K、安络血和凉血止血、益气摄血等中西药物治疗，可取一时效果，停药后仍复原样，常拖延10余日以上，有时净后带下夹红。妇科病理切片诊断为子宫内膜增生症（不规则成熟）。本届经第2天，量多，块大色紫暗，下腹按痛。舌边紫暗，脉弦涩。

证属：瘀热蕴滞下元，治宜活血化瘀，荡涤胞络。

处方：以自拟血竭化癥汤加减。

血竭4.5g　制大黄炭、延胡索、继木花、血余炭、赤芍、白芍、失笑散各9g　丹参

15g　当归炭 24g　藕节 30g

二诊：药后块下更多，腹痛时或减缓，仍以化瘀生新续进。

血竭、制大黄炭、小蓟、地榆各 9g　当归炭、炒白芍各 15g　仙鹤草、藕节 30g　炙甘草 6g

三诊：服药块下仍多，今已量减似有净状，按之腹不痛，精神也转佳。块下痛除，瘀阻已去，继以养血调冲。

炒当归、焦白术、补骨脂各 15g　炒白芍、狗脊、党参各 12g　炙黄芪 9g　淮山药、川断各 24g　炙甘草 6g

四诊：经期未至，已有来潮之感，慎防量多崩下。再以养血调冲观察，上方去参、芪、术、淮山药、补骨脂，加丹参、仙鹤草各 15g，艾炭 2.4g。

五诊：服药 2 天，经来量不甚多，未见块下，色鲜红，无腹痛。仍以益气养血调经巩固。

党参、炙黄芪、焦白术、墨旱莲各 15g　炒白芍、侧柏叶各 24g　炒丹皮 9g　炙甘草 6g

7. 崩漏后常见诸症

（1）心悸

案　劳顿气耗，心神不宁

钱某某，女，17 岁，学生。月经初潮 14 岁，经行素来量多色淡，净后带下。平日纳谷不香，形体消瘦。近 2 个月参加体力劳动，经来量多如崩，10 天未减，伴心悸恍惚，面色苍白。少女经水不调，失于调理，加以劳顿气耗，经下如崩，精神不振，心悸恍惚，面色不华。苔淡，脉细沉。治宜调补气血，佐以安神宁心。

处方：党参、黄芪、焦白术、莲子肉、龙眼肉、炒白芍各 12g　炒当归 9g　橘络、炙甘草、远志各 6g　淮小麦、龙齿各 15g　红枣 10 枚

7 剂。

二诊：资生血源，养心通脉，药后心悸恍惚好转，睡眠安宁，精神聚复，舌脉转华，再投补肾益气，以求其本。

熟地炭、党参、炙黄芪、焦白术、黄精各 15g　炙甘草 5g　炒枣仁、茯神木各 12g　陈皮 3g　红枣 10 枚

三诊：服 10 剂后月经又复来潮，量较一前减少，防蹈复辙，再拟益气固摄，引血入经。

炙黄芪 24g　焦白术、熟地炭、党参各 12g　仙鹤草 30g　鹿衔草、藕节各 15g　远志、炙甘草 5g

四诊：服 5 剂，月经 7 天净，精神自复，纳眠均安，病无大虑，给予归脾丸 250g 分服。

（2）自汗

案　阴虚且卫阳少固

吴某某，女，36 岁，工人。平素体质虚羸，倦怠少力，入夜盗汗。今春行人工流产

术，恶露淋漓 2 个月余，时断时见。1 周前复见血下如崩，2 天后转少，漏下色淡如水。动则自汗淋漓，头晕心摇，眠不安宁。脉细。

证属：阴虚且卫阳少固。际此漏崩之后，气血双亏，拟养心安神，益气固表。

处方：党参、炒白芍各 12g　炙黄芪、焦白术各 24g　防风、泽泻、远志、鹿衔草、五味子各 6g　淮小麦 30g　青龙齿 15g　附片 3g

5 剂。

二诊：前方有效，仍守原意，原方去防风、泽泻，加炒枣仁 12g，炙甘草 5g，以补心固液。7 剂。

三诊：心神安定，营卫协调，汗液自敛，但偶有心慌。再拟滋阴血，宁心神，佐以益气，防经来过多。

生熟地炭、炒枣仁、枸杞子、茯神、炙黄芪、焦白术各 12g　炒白芍、淮小麦各 15g　炙甘草 5g　红枣 10 枚

7 剂。

四诊：月经来潮，量如常，诸症减，可以益气调冲善后。

炙黄芪、炒白芍、狗脊各 12g　炒党参、炒白术、仙鹤草、鹿衔草、藕节各 15g　远志、炙甘草各 5g

服 5 剂而愈。

（3）眩晕

案　周某某，女，30 岁，农民。生产过次，气血失和，月经不调，经来量多如崩，延拖时久，净后带下如水，伴头晕、眼黑作旋、手足发冷、神志淡漠、懒言倦怠。脉来沉细，舌唇淡白。治宜促生化、补气血。

处方：边条参 15g，另煎冲入　炙黄芪 24g　焦白术、淮山药、丹参、龙眼肉各 15g　炒扁豆、枸杞子、茯苓各 12g　炙甘草 6g　红枣 30g

3 剂。

二诊：脾得健运，生化有源，气血新生，精神转振，诸症悉减。再拟调补气血，滋养肝肾。

党参 30g　炙黄芪 24g　玉竹、枸杞子各 15g　炒白芍、焦白术、首乌、狗脊、桑椹子各 12g　远志 6g　炙甘草 5g

7 剂。

三诊：眩晕消失，胃纳睡眠均恢复正常，守原意加减巩固之。

党参、炙黄芪、枸杞子、炒白芍、首乌、焦白术、阿胶珠、生地各 12g　女贞子 9g　炙鳖甲 15g　珍珠母 30g　炙甘草 5g

7 剂。

（4）腰酸浮肿

案　肾虚气弱

贾某某，女，38 岁，工人。生产 2 胎，人工流产 2 次。操劳过甚，月经逐月量多；近月因睡眠不宁，过饮红糖冲黄酒，经来如崩，服参三七等血止，而有腰坠作痛，面色

眈白而浮肿。此因烦劳无度，辛温不忌，导致血海沸溢而崩血；崩后肾虚气弱，腰酸坠痛；气化不利，浮肿伴见；气血双虚，舌胖脉细。治宜益气补肾。

处方：党参、菟丝子各30g　炙黄芪24g　炙甘草5g　淮山药、鹿衔草各15g　川断、阿胶珠、生地炭、熟地炭、炒白芍、狗脊各12g

5剂。

二诊：调补气血，滋肾养肝，浮肿渐退，腰部酸坠好转。再守前意伸展。

党参、炙黄芪、焦白术各15g　升麻9g　狗脊、熟地炭、炒杜仲、川断、桑寄生、枸杞子各12g　炙甘草5g

7剂。次月来潮经量减，净后腰痛未现，原法调理巩固。

（5）阴中痛

案　血虚胞络受损，气虚下坠

孙某某，女，40岁。近5年来经行量多，净后阴中痛坠，先后长达1周。妇科检查无器质性病变，亦未见炎症病灶。

证属：失血过甚，胞络受损，气虚下坠，当补中益气，温煦胞络。

处方：党参30g　炙黄芪、焦白术各15g　狗脊、川断、炙刺猬皮、炒白芍、熟地各12g　升麻、炙甘草各5g

5剂。

二诊：胞络得养，阴痛自除。原方加当归30g以温通血脉，并嘱下届经后原方服5剂以巩固。

（摘自《何子淮女科经验集》）

王子瑜

（重视肝肾，巧用六味、四逆、四物，治痛经多囊）

【医家简介】

王子瑜（1921～）男，汉族，江苏省滨海县人，北京中医药大学东直门医院教授、主任医师。先后师从江苏省滨海县徐子磐、苏州王慎轩名老中医。青年时在家乡行医，建国初任江苏滨海樊集联合诊所主任。1957年毕业于南京中医学院师资班，后到北京东直门医院工作，历任妇科主任、教研室主任。巧用六味、四逆、四物等古方，擅治妇女痛经病（子宫内膜异位症）、围绝经期综合征、盆腔炎、不孕症等。

相关著作：《王子瑜妇科临证经验集》、《当代名医临证精华》。论文：《更年期综合征证治》、《痛经治验》等20余篇。

【主要学术思想和主张】

结合女性生理、病理特点，融古贯今，提出重视肝肾，兼顾于脾。强调辨证论治为中医之本，逐步形成了既全面又有个人特色的用药特点。总结提出"肾气充盛是月经产生的基本条件。肾为先天之本，元气之根，主藏精气，是生长发育、生殖之根本"。提出"肝肾不足、冲任受损为月经失调的根本原因"。重视调肝，继承叶氏"治用、治体、治阴阳"方法，因肝具有"体阴而用阳"的生理特点而提出"体、用并重"："治用"即调理肝的功能，因"气有余便是火"而重疏其肝气；"治体"即调补肝血、肝阴的亏损，因肾水能滋生肝木之体，故滋肾养肝与养血柔肝是治体的常用方法。

【医论医话】

1. 治肝必须体、用并重

王老认为：治肝时必须体、用并重。阳明为水谷之海，主津液的来源，土润则木荣。故治用、治体之外，必须兼及阳明。所谓治用，即是调理肝的功能，疏其肝气，因为"气有余便是火"。临证中肝用不仅有太过，也有不及，由于肝为刚脏，所以肝用之变，一般亦多指实证而言，如遇头晕头痛、口苦吐酸、目赤耳聋等症，属肝经实热、肝火上扰、功能亢进的病变，可用泻肝清热法。因肝胆相为表里，泻肝即是泻胆通腑，使邪热从胆下泻。又如七情过极，暴怒伤肝，气逆动火，胸胁胀痛，烦热目赤，鼻出血等症，治用清肝泻火之外，常配以牡丹皮、栀子、黄芩等泻胆火而凉血，从而使肝胆之火，经通腑气而有出路。当肝胆之火衰其大半时，即时转用治体之法，使肝阴得养，余火自平。所谓治体，是指调补肝血和肝阴的亏损，因肾水能滋生肝木之体，故滋肾养肝与养血柔肝是治体的常用方法。如肝肾阴虚，肝木失养，导致肝气横逆或肝火上炎，可见头晕目眩，目赤耳聋等。肝肾亏损，冲任失养，可致月经不调、闭经、崩漏、不孕等证。另气血津液来源于脾胃水谷之津微，临床遇有脾虚不能健运，肝脏藏血不足，冲任血少，而致月经后期、月经过少、闭经、不孕等。或因脾虚血少，不能濡养肝木，而致肝气郁结者，治又应疏肝扶脾。

（摘自《中医妇科名家经验心悟王子瑜学术介绍》）

2. 临床巧用四逆散

四逆散虽主治少阴"四逆"，但王老认为临床运用四逆散时并不一定非具有四逆之证，因本方证的特点是因为阳为阴郁，不得宣达所致，因此，寒热之证的有无，取决于阳郁的程度，并与阳郁时间的长短、用药的寒热、体质的差异等因素的影响有关，因此不宜把寒热的有无看成是四逆散的必备之证。四逆散疏肝理气和胃，透达阳郁，主治肝胃（脾）气滞，阳郁不得宣达，气机升降失常之手足轻微厥冷、咳嗽心悸、小便不利、腹痛泻利等症，运用范围极广。只要具有肝胃（脾）气滞证候，无论内、外、妇、儿各科疾病，用本方化裁主治，均有良好疗效。

（摘自《王子瑜妇科临证经验集》）

【常用效方】

○ 方一　血瘀型崩漏

[处方] 炒当归10g　川芎10g　生蒲黄、炒蒲黄各10g　五灵脂10g　炒丹参15g　海螵蛸15g　花蕊石15g　大黄炭10g　益母草15g　三七粉1.5g

[用法] 水煎法。每日1剂，分2次服，吞服。

[主治] 崩漏，血瘀证。

[方解] 方中当归、川芎、蒲黄、五灵脂、丹参活血祛瘀；海螵蛸、花蕊石、三七粉化瘀止血；大黄炭有凉血祛瘀止血之功；益母草祛瘀生新，并有收缩子宫止血之效。

方二 肝经郁热型崩漏

[处方] 柴胡 10g　白芍 15g　茯苓 15g　白术 12g　丹皮 10g　山栀 10g　丹参 15g　槐花 15g　侧柏叶 10g　小蓟 12g　茜草炭 15g

[用法] 水煎法。每日 1 剂，分 2 次服。

[主治] 崩漏，肝经郁热证。

[方解] 方中柴胡疏肝解郁；白芍养血柔肝；茯苓、白术健脾；丹皮、山栀清热凉血；丹参养血和血；槐花、侧柏叶、小蓟凉血止血；茜草炭凉血祛瘀止血。

方三 阴虚血热型崩漏

[处方] 生地 20g　玄参 15g　麦冬 10g　阿胶 10g　白芍 15g　旱莲草 20g　女贞子 10g　龟板胶 10g　炒槐花 15g　山萸肉 10g　地骨皮 10g

[用法] 水煎法。阿胶烊化。每日 1 剂，分 2 次服。

[方解] 方中生地、玄参、麦冬、白芍滋阴养血，壮水制火；地骨皮清虚热；阿胶养血止血；旱莲草、女贞子为二至丸，用以补肾滋阴，旱莲草可凉血止血；龟板胶用以养血止血；炒槐花凉血止血；山萸肉补肝肾，调冲任，酸以收涩固冲。

方四 血热型崩漏

[处方] 炒黄柏 10g　生地榆 15g　生地 20g　白芍 15g　犀角粉 6g　丹皮 10g　茜草炭 12g　炒槐花 15g　侧柏叶 10g　山萸肉 10g　小蓟 12g

[用法] 水煎法。每日 1 剂，分 2 次服。犀角粉冲服。

[方解] 方中黄柏、地榆、生地、丹皮、犀角清热凉血；白芍养阴；茜草炭、侧柏叶、小蓟、炒槐花止血；山萸肉补肾固冲。全方功能清热凉血，固冲止血。

方五 气虚型崩漏

[处方] 人参粉 10g　炙黄芪 30g　白术 15g　炙甘草 6g　鹿角胶 10g　山萸肉 10g　炙升麻 6g　鹿衔草 15g　陈棕炭 15g

[用法] 水煎法。每日 1 剂，分 2 次服。人参可吞服。

[方解] 方中人参、黄芪、白术、炙甘草补中益气；升麻升提举陷，以助益气摄血；鹿角胶、山萸肉补肾益精固冲；鹿衔草、陈棕炭止血固涩。共奏补气益肾，固冲止血之功。

（摘自《中国当代名医秘验方精粹》）

方六 气滞血瘀型痛经

[处方] 肉桂 6g　沉香粉 3g，分冲（或广木香 10g）　五灵脂 10g　醋延胡索 10g　琥珀末 3g，分冲　生蒲黄 10g，包煎

[用服法] 加冷水，7 剂，水煎服。月经前 3 ~ 5 天开始服用，连服 7 剂为宜。凡虚性痛经，气血虚弱，经期小腹隐痛喜按者不宜服。

[主治] 痛经。症见经期少腹胀痛，量少，色暗有血块者，舌质暗，脉沉弦。

方七 寒凝血滞型痛经

[处方] 干姜 10g　肉桂 10g　制川乌 6g　琥珀末 3g，分冲　吴茱萸 6g　细辛 3g

[用服法] 10 剂，水煎服。经期 3 天开始服用，连服 10 剂，对平时带多色黄、气

秒、湿热内蕴痛经不宜服用。

[主治] 痛经。症见经期小腹冷痛剧烈、呕吐、肢冷汗出、经色暗、有血块、苔白腻、脉沉迟。

○ **方八　肾亏肝旺型经期头痛**

[处方] 生地15g　枸杞子15g　桑椹子15g　茺蔚子15g　白芍12g　稽豆衣15g　潼蒺藜10g　川芎6g　菊花10g　苦丁茶10g　钩藤10g　紫贝齿30g，先煎　绿茶1撮

[用服法] 7剂，水煎服。月经前3天开始服用，连服7剂为宜。

[主治] 经期头痛，症见经期巅顶头痛剧烈，伴心烦急躁，腰骶酸痛等肾亏肝旺者。

○ **方九　肝气郁滞型经前乳胀**

[处方] 醋柴胡10g　炒白芍15g　当归10g　制香附10g　玫瑰花10g　橘桔叶、橘核各10g　茯苓15g

[用服法] 7~10剂，水煎服。经前7~10天开始服用，服至经来胀痛消失为1个疗程，连服3个月经周期。

[主治] 经前乳胀。

（摘自《王子瑜妇科临证经验集》）

【精选案例】

1. 月经不调

（1）月经后期过多

案　肝郁化热，冲任不固

李某，女，31岁，工人，已婚。

初诊（1990年9月11日）：月经量多，后期而至5个月。既往月经尚规律，今年病前因家人病故，情绪抑郁，月经期推后20多天来潮，量较前增多，带经9天方净。近3次月经来潮前心烦易怒，胁胀乳痛，口干苦，夜寐多梦，末次月经于前天来潮，量多，伴血块，顺腿下流，面色苍白，苔薄黄，脉细弦数。

诊断：月经后期。证属肝郁化热，迫血妄行，冲任不固。治拟疏肝清热凉血，固涩冲任，拟丹栀逍遥散加减。

处方：生地黄20g　柴胡10g　白芍15g　丹皮10g　焦山栀10g　山药15g　海螵蛸15g　炒蒲黄10g，包煎　地榆炭15g　益母草15g　三七粉3g，冲服

7剂，水煎，日1剂。嘱畅情志，忌辛辣。

二诊（9月18日）：服前方后，经量渐少，带经7天净，舌暗淡，苔薄黄，脉虚弦。

药用：生地黄20g　柴胡10g　焦山栀10g　当归10g　白芍10g　丹皮10g　阿胶10g，烊化　党参15g　黄精15g　山药15g　三七粉3g，冲服

7剂，水煎服，日1剂。

三诊（10月18日）：月经仍未来潮，现两胁乳房胀痛，舌红，苔薄黄，脉弦。以丹栀逍遥散为主加减。

生地黄20g　柴胡10g　焦山栀10g　当归10g　白芍15g　丹皮10g　阿胶10g，烊化

橘叶、橘核各10g　山药15g　三七粉3g，冲服

经调治3个月，月经已基本恢复正常。

[**按**] 本例病因情志抑郁，肝气不疏，气机阻滞以致月经后期。郁而化热，热迫血行，故用丹皮、栀子、生地凉血清肝；柴胡、白芍养血疏肝解郁，因方中当归辛甘温故不用，加炒蒲黄、地榆炭、益母草、三七粉化瘀止血。经后气血虚弱加加党参、当归身、黄精益气养血扶脾，以补肝之体，经前加疏肝之橘叶、橘核等，治疗3个月，月经周期准而愈。

（摘自《王子瑜妇科临证经验集》）

2. 经行前后诸症

（1）行经情志异常

案　肝郁气滞

周某，女，25岁，工人，1990年8月24日初诊。经前神志失常2年。

初诊：17岁初潮，于1988年开始，每值经前神志失常，精神紊乱，烦躁易怒，谩骂殴打，不由自主。经行先期，量多色鲜红，经期时间7～8天之久。末次月经8月6日。平时头晕纳差，神疲肢软，夜寐不安。曾于某精神病院诊治多次，其效不显，舌红苔黄腻，脉象细数。乃系心火内炽，郁痰内阻。治宜养阴清热，涤痰宁心。

处方：生地黄30g　百合15g　胆南星6g　天竺黄10g　礞石15g　白芍15g　炒枣仁15g　合欢皮10g　莲子心6g　淮小麦30g　甘草6g　大枣3枚　茯苓15g

12剂，水煎服，日1剂。嘱其忌辛辣。

二诊（9月6日）：月经于9月3日来潮，此次行经上述症状顿减，仅觉头晕心烦，胸闷不舒，口苦咽干，小便短赤，舌红苔薄，脉细。此乃阴津未充，虚火未平复之象。仍宗前方继服20余剂。诸症悉除，至今未发。

[**按**] "女子七岁，肾气盛，齿更发长，二七而天癸至，任脉通，太冲脉盛，月事以时下。"该患者年近17岁月经方始初潮，显为先天肾气不足。又月经先期而至，经期延长，且量多色红，舌红脉细数，可见肾阴亏虚，虚火旺盛，迫血妄行；虚火内炽，炼液为痰，痰火扰心，心神失守，故见神志失常，精神错乱，烦躁谩骂，夜寐不安，苔黄腻。此证治疗较为棘手，单纯养阴清热，则有碍痰之患；单纯祛痰宁心，则有伤阴之虞，这可能是多方治疗效果不显之缘由。本案以百合地黄汤合甘麦大枣汤为主，并加之以逐痰宁心安神之品，以滋阴清热，涤痰宁心，药服12剂，症状顿减，续服20余剂而获痊愈。

（2）经行吐泻

案　脾肾两虚

郭某，女，33岁，已婚，1993年11月19日初诊。经行呕吐、腹泻3个月。

初诊：8月13日初孕行人工流产术，术中、术后正常。术后起每经行时呕吐剧烈，饮水即吐，无伤食史。呕吐约持续3～4天，每次均因尿酮体（＋＋＋），在外院补液治疗，苦不堪言。经后呕吐自行停止，平时如常人，纳卧可。以往月经4/32～33天，量、色、质正常，末次月经1993年10月27日。2个月前曾行胃镜检查，提示"浅表性胃

炎"。查一般情况好，面色润泽，胃脘部无压痛，肝脾未及。舌质红、苔薄黄，脉细弦。诊其为经行呕吐。证属肝胃不和，治宜养肝和胃，降逆止呕。

处方：当归10g　白芍15g　太子参15g　茯苓15g　法半夏10g　炒黄芩10g　陈皮10g　绿萼梅10g　苏罗子10g　砂仁6g

12剂，水煎服。

二诊（12月3日）：月经逾期7天未转，食冷后胃脘不舒、泛酸，腹胀。舌暗红，苔薄，脉细弦。正值经前，治以疏肝和胃，佐以活血调经。

处方：柴胡10g　当归10g　白芍15g　炒枳壳10g　法半夏10g　制香附10g　生蒲黄10g　五灵脂10g　苏罗子10g　茯苓15g　益母草15g　生姜6g　煅瓦楞子15g

6剂。

三诊（12月17日）：月经于12月4日来潮，带经5天，仅呕吐1次，但腹泻5~6次，质稀，饭后尤甚，泻前腹痛。追问病史，以往经行亦有腹泻，日7~8次。平时大便偏稀，日1~2次。目前无不适，舌脉同前。故修正诊断为经行吐泻。证属肝脾不和。治以疏肝理脾，痛泻要方加减。

处方：陈皮10g　白芍15g　炒防风10g　炒白术15g　当归10g　熟地黄15g　砂仁6g　柴胡10g　香附10g　茯苓15g　山药15g　川断15g

12剂。

四诊（1994年1月25日）：月经于12月31日来潮，无呕吐，食欲增，痛泻日5次。舌暗红，苔薄白，脉细弦。前方出入。

炒当归10g　白芍15g　炒白术15g　香附10g　陈皮10g　茯苓15g　乌药10g　炒小茴香10g　五灵脂10g　炒防风10g　炒枳壳10g　砂仁6g　益母草15g

12剂。患者未再诊，半年后随访，述行经无呕吐、无腹泻，一切正常。

[按] 月经前后诸症种类很多，以某一症状为主者，即可独立成病。累及脏器，以肝、脾、肾为主，尤以肝脏为多见。经行呕吐者临床较为少见。该患者素有脾虚经行泄泻，加之人工流产术后，损伤气血，血虚肝旺；经期血海空虚，肝血更虚，冲脉之气上逆，胃失和降而致呕吐。木旺进而又乘脾土，脾之运化失司，则经行泄泻。治疗上以治肝为主，经后养血柔肝理脾，经前疏肝理脾，佐以活血理气降逆。本案虽无"瘀血"表现，但用失笑散配乌药、枳壳、香附等药，意在保持经血通畅，使上逆之气随经血而下。呕逆不用旋覆、代赭之类，而上逆之气自平，此其妙也。

（3）经行腹痛伴吐泻

案　寒凝血瘀

赵某，女，24岁，2006年4月7日初诊。经行腹痛伴吐泻14年。

初诊：11岁月经初潮后即经行第1天小腹疼痛，现疼痛时间延长至4~5天，难忍，伴小腹发凉且胀，经前起上吐下泻，不能进食水，月经周期、量正常，经血夹有血块，块下痛减。近2个月为纯血块下。曾口服中药汤剂，初效显，后无效。舌淡红苔薄，脉细弦。

诊断：寒凝血瘀，气血运行不畅，冲任阻滞，不通则痛，故经行腹痛难忍，腹凉，经血夹有血块；寒邪客于胃肠，影响胃肠功能，加之冲任阻滞，经期冲脉之气夹胃气上逆，胃失和降，故而经行吐泻。治宜温经散寒，活血化瘀，佐以降逆止呕，方拟少腹逐瘀汤加减。

处方：当归10g　官桂10g　吴茱萸6g　干姜3g　小茴香10g　生蒲黄包煎,10g　五灵脂10g　木香10g　法半夏10g　乌药10g　制香附10g　延胡索10g　制没药10g

二诊：服药7剂，经行腹痛减轻，时间缩短。经后补气养血，温经散寒，经前温经散寒，活血化瘀，经期兼以降逆止呕，方药略有增减，连服21剂时，诸症明显减轻，即使不服药，腹痛、呕吐亦较轻，予妇科痛经丸6g，日2次，以调理善后。

[按] 少腹逐瘀汤具有活血化瘀，温经止痛的作用。方中官桂、干姜、小茴香温经散寒；当归、没药、失笑散活血化瘀；延胡索行气止痛；再加吴茱萸、木香、乌药加强温经行气止痛的作用；配半夏降逆止呕。诸药配伍，共奏温经散寒，活血化瘀，行气止痛，降逆止呕之功效。本案病情虽较复杂，但辨证均为寒凝血瘀所致，故以温经散寒，活血化瘀法治疗效显。值得注意的是：处方用药要照顾妇女月经周期气血盈虚变化特点，经前重在行；经后重在补；经期冲气上逆犯胃，配伍降逆止呕之品。

（4）经行鼻衄

案　肝肾阴虚，虚火上逆

吴某，女，21岁，未婚，1988年6月12日初诊。经行鼻衄半年。

初诊：患者经行鼻衄已半年，头晕目眩，神疲乏力，少腹隐痛，经血量少，鼻衄，口干，大便干结，现为经前。舌质红，苔薄黄，脉细数。此系肝肾阴虚，虚火上逆。治宜滋补肝肾，兼以凉血摄血，方拟六味地黄丸加减。

处方：生地黄、熟地黄各15g　山茱萸10g　山药15g　丹皮10g　茯苓15g　茜草根12g　阿胶10g　川牛膝10g　茅根15g　小蓟10g　荷叶6g　水牛角片15g　川大黄3g

6剂。忌辛辣。

二诊（6月19日）：鼻衄减少，经量增多，舌脉如前。经后给予六味地黄丸早晚各1丸以调经。连服3个月后而愈。

[按] 本案症舌脉合参，为肝肾阴虚，虚火上逆而致。患者素体阴虚，经行阴血下注冲任，阴虚益甚，虚火内炽，灼伤肺络，故血上逆而为衄；阴血亏虚，则经血量少。处方中除用滋补肝肾，凉血止血药物外，尤妙在牛膝、大黄二味，前者"走而能补"，既可补益肝肾，更能导热引血下行以止上溢之血；后者泄热通便，引热自大便而出。

（5）经行头痛

案　肾虚肝郁（经前期综合征）

徐某，女，29岁，2006年3月20日初诊。经行头痛4年。

初诊：近4年，每经行1~2天头痛甚，无恶心呕吐。经前乳房胀，经期情绪低落，经行小腹坠，腹痛不明显，经血有血块，量中，色暗红。月经干净1周后常有阴道少量出血，持续3~4天。末次月经2006年3月2日，带经5天。曾有2次药物流产史。察舌暗红，苔薄黄，脉弦。诊其为肾虚肝郁经行头痛（经前期综合征）。肾藏精，肝藏血。肾虚肝郁，精血不足，髓海不充，经期阴血下注胞宫，脑海阴血更加不足，不荣则痛，而致经行头痛；另阴虚肝旺，肝阳上亢，亦可导致头痛，故见经行头痛甚、经血有血块、经前乳房胀、经期情绪低落等。肾虚肝郁之证候。治宜滋补肝肾，疏肝解郁，方拟四物汤合二至丸加减。

处方：醋柴胡 10g　当归 10g　生地黄、熟地黄各 15g　白芍 15g　枸杞子 15g　旱莲草 20g　女贞子 15g　制首乌 15g　丹皮 10g　沙苑子 15g　莲子肉 15g　川断 15g

水煎服，日 1 剂。

二诊：上方出入，经前加平肝活血之品，服药 14 剂，经行头痛已明显减轻；经后以四物汤合六味地黄丸加减，滋补精血，连服 21 剂，经行头痛消失。

[按] 患者虽无腰酸等肾虚症状，但医者根据肾主脑生髓的生理功能，以及流产 2 次的病史和妇女"血常不足，气常有余"的特点，辨证为肾虚肝郁，处以四物汤合二至丸加减。处方中柴胡醋制，去其疏散升阳之力，留其疏肝之功。全方补益肝肾精血为主，疏肝行血为次。依据月经前后胞宫气血盈虚变化，而分别处方遣药，经前攻补兼施，经后滋补精血。

3. 崩漏

案 1　肝郁脾虚，兼有瘀滞

刘某，女，27 岁，1992 年 5 月 8 日初诊。月经淋漓不净 2 个月。

初诊：患者 11 岁初潮，月经规律，7/30 天。1992 年 3 月因家事着急，而月经 1 个月不净，经外院予中药治疗，10 余剂后血止。曾 B 超检查：提示子宫后方有 3cm×2cm×10cm 囊性肿物。现又阴道出血已 9 天，至今量中不减，经色红，夹血块，伴腰背酸痛，性情急躁易怒，乏力头晕，纳差，小便频。舌淡暗，苔薄白，脉弦滑。

辨证：崩漏。证属肝郁脾虚，冲任不固，兼有瘀滞。治以疏肝解郁，益气养阴，佐以化瘀止血。方拟四逆散、二至丸合方加减。

处方：柴胡 10g　枳壳 10g　白芍 15g　旱莲草 15g　女贞子 15g　黄精 15g　太子参 15g　茜草炭 10g　海螵蛸 15g　蚤休 15g　贯众炭 15g　三七粉 3g

3 剂，水煎服。嘱忌辛辣，畅情志。

二诊（5 月 11 日）：药后阴道出血止，仍觉腰背酸痛，头晕心烦急躁，舌苔薄白，脉弦滑。经后以调补冲任，滋水涵木为主。

处方：生地共、熟地黄各 15g　山药 15g　枸杞子 15g　旱莲草 15g　女贞子 15g　白芍 15g　山茱萸 10g　桑寄生 15g　太子参 15g　酸枣仁 15g

6 剂，水煎服。忌辛辣。

三诊（5 月 18 日）：诸症减轻，近日赤带量多，舌红苔薄白，脉细弦滑。证属肝郁脾虚，湿热下注，治以疏肝健脾，清热利湿，方选四逆散加减。

处方：柴胡 10g　枳实 10g　赤芍、白芍各 10g　茯苓 15g　山药 15g　芡实 15g　当归 10g　丹皮 10g　栀子 10g　椿根皮 15g　黄柏 10g　车前子 10g

6 剂，水煎服。忌辛辣。

四诊（5 月 25 日）：赤带已瘥，内诊除左附件增厚、轻压痛外，其他未见异常。惟觉五心烦热，小腿酸困，视物不清。舌淡尖红，苔薄白，脉细弦。证属出血日久，肝肾受损，治以调补肝肾，方选六味地黄汤加味以善其后。

处方：山茱萸 10g　山药 15g　茯苓 15g　当归 10g　白芍 15g　川断 15g　熟地黄 15g　菟丝子 15g　茺蔚子 15g　丹皮 10g

水煎服，日 1 剂。经 3 个月后随访，月经已调，诸症显减趋愈。

[按] 大凡血证，均与气虚不摄血、血热迫血妄行、血瘀新血不守有关。若为情志所伤，肝郁气滞，瘀阻于内，新血不得归经，经血非时而下者，临床常伴见急躁易怒、经血暗红夹有血块，舌暗，脉弦等，则可选用四逆散，通因通用而能治愈。另外，妇女的月经周期是一个从冲任血海空虚至逐渐满盈而溢的过程，周而复始。所以在治疗月经病时特别注重根据月经周期的不同阶段调整用药。如经期或经后，血海空虚，应配合调补肝肾，养血柔肝之品，使肝阴得养，肝气得疏，同时将枳实易枳壳，赤芍易白芍，以免伤正。

案 2　肝肾阴虚，冲任不固（青春期功能失调性子宫出血）

陈某，女，16 岁，学生，1986 年 3 月 12 日初诊。月经量多，经期延长年余。

初诊：14 岁初潮，月经周期后延 30～60 天 1 次，每次月经量多，色红，行经 8～10 天，已有 1 年余。经某医院诊为"青春期功能失调性子宫出血"，经多方治疗效果不佳。诊时经水来潮已半月未止，形体消瘦，面色淡白，腰膝酸软，头晕耳鸣，舌质红，苔薄黄，脉细无力。此乃肝肾阴虚，冲任不固，封藏失司所致崩漏。治宜滋补肝肾，固冲止血。方拟六味地黄丸加减。

处方：生地黄、熟地黄各 15g　山茱萸 10g　山药 15g　茯苓 15g　旱莲草 20g　女贞子 15g　阿胶 10g　仙鹤草 15g　炒槐花 15g　重楼 10g

日 1 剂，水煎服，连服 7 剂。

经血已止，精神好转。惟疲乏无力，舌淡红，苔薄，脉细无力。续用此方去重楼，加党参 15g 补脾益气，调理善后，诸症悉平，经追访 2 年余，经行正常。

[按]《素问·六节藏象论》曰："肾者主蛰，封藏之本。"患者年少禀赋不足，肝肾阴虚，冲任不固，血海失守，阴血泛滥则崩漏不止。故方以滋补肝肾，固冲止血之剂收效。此乃"治病必求于本"也。

4. 闭经

案 1　肝气郁滞，损及心脾

吴某，女，28 岁，未婚，1987 年 10 月 31 日初诊。闭经半年。

初诊：自诉月经开始为后错，继则闭经半年未潮。由于患者从异地新分配工作，思念家乡，遂致心情抑郁，胸闷太息，纳少，夜寐不安，小腹胀痛，苔薄黄，脉细弦。此为思虑过度，肝气郁滞，损及心脾，血海无以充盈，故而闭经。治宜疏肝解郁，调和心脾，佐以理气活血调经。方拟逍遥散加减。

处方：柴胡 10g　当归 10g　赤芍、白芍各 10g　茯苓 15g　白术 15g　红花 10g　桃仁 10g　月季花 10g　茺蔚子 15g　川牛膝 10g　合欢皮 10g　制香附 10g

7 剂，水煎服，日 1 剂。嘱其畅情志。若月经来潮，待经净后复诊。

二诊：上方服 7 剂，月经来潮，量多伴有血块，胸闷好转，食欲亦振。舌脉如前。

效不更方，原方加减。闭经得愈。

[按] 本例系肝失疏泄导致闭经，治疗以逍遥散疏肝养血，配伍桃仁、红花、赤芍、川牛膝、茺蔚子、赤芍、香附等理气活血，化瘀通经；月季花、合欢皮疏肝解郁，调和心脾。如此，郁解气畅血行，故月经来潮，闭经得愈。

案2　肺肾阴虚，兼有瘀滞

苏某，女，21岁，未婚，1994年3月21日初诊。月经不行半年，伴时有鼻衄。

初诊：患者以往月经规律，14岁初潮，6～7/28～30天，量色质正常。末次月经1993年8月28日，无明显诱因已闭经5个月。闭经后时鼻衄，量多，色红，有小血块，未治疗。现鼻衄每周约3～4次，无周期性，手足心热，寝食二便调。查：一般情况好，形体较瘦；乳房发育正常，面部散在痤疮，舌质红，苔薄黄，脉细弦。请五官科会诊：左侧鼻黏膜充血，质地较脆弱，余诊其为闭经；鼻衄。

证属：肺肾阴虚，兼有瘀滞。治以滋阴养血，活血通经，引血下行，方拟桃红四物汤加减。

处方：生地黄、熟地黄各15g　赤芍、白芍各10g　当归10g　女贞子15g　茺蔚子10g　丹皮10g　桃仁10g　红花10g　泽兰10g　刘寄奴15g　茜草根12g　川牛膝10g

6剂，水煎服。嘱其忌辛辣饮食。

二诊（3月28日）：药后于3月26日月经来潮，但量少，色暗红，质稠，小腹疼痛，便干。本周鼻衄仅有1次，量少。舌偏红，苔薄白，脉细弦。正值经期，治以养血调经，因势利导，四物汤合二至丸加味。

处方：当归10g　生地黄、熟地黄各15g　白芍各10g　川芎10g　旱莲草15g　女贞子15g　桃仁10g　香附10g　益母草15g　川断15g　川楝子10g

6剂。以后平时以四物汤合二至丸加味治疗，以滋阴养血清热为主，经前期加活血调经、引血下行之品，自4月4日起，鼻衄未再发生，月经能自行来潮，周期从17天，22天，到29天一行。半年后随访，月经尚规律，鼻衄未作。

[按] 闭经分虚实两端，虚者血海空虚，无血可下；实者邪阻脉道，经血不得下行。本患者属瘦人多火，灼伤阴液，阴虚火旺，虚火上炎，灼伤鼻络而鼻衄；阴血不足，冲任血海不充，又热灼血凝，虚实夹杂，则经闭不行。故用四物汤养阴血为主；二至丸滋补肝肾以治其本；生地黄、丹皮、赤芍清热凉血；桃仁、川牛膝等活血调经，引血下行，不专治鼻衄而鼻衄止，也有"病在上，取之于下"之意，一箭双雕。

案3　肝血肾精不足，血不养心

张某，女，33岁，已婚，1991年11月20日初诊。闭经1年余。

初诊：患者于1990年7月8日因出差外地，突闻家人病重，惊袭之下，情绪极度不安，适值经期，经水1日即净。从此以后，月经停闭不潮，伴头晕心烦易怒，夜寐不安，彻夜不眠，纳谷不香，口干苦，食欲不振，神疲肢软，反应迟钝，记忆力逐渐减退，大便干结，2～3日一行。舌红苔薄，脉虚细数。

证属：肝血肾精不足，以致血不养心。治以滋肾养肝，宁心安神。

处方：生地黄、熟地黄各15g　当归10g　山茱萸10g　茺蔚子15g　柏子仁10g　炒枣

仁15g 丹参15g 阿胶烊化，10g 茯苓15g 百合15g 夜交藤15g 合欢皮10g 月季花10g

日1剂，水煎服。嘱其畅情志。

二诊（12月20日）：上方连服10余剂，月经未至，仍感心烦，少寐，口苦便结，舌红少津，脉细数。服滋养肝。服药后虽有小益，君相火旺，再以育阴降火，交通心肾法继服。

处方：黄连3g 阿胶烊化，10g 柏子仁10g 丹参15g 红花10g 茯苓15g 川牛膝10g 生龙齿20g 玄参15g 麦冬10g 远志6g

日1剂，水煎服。

三诊（1992年1月8日）：上药只服3剂，月经于12月27日来潮，但量极少，见红即止，睡眠好转，头晕头痛亦轻，精神转佳，苔薄脉细。宗前方去黄连，加淮小麦30g，甘草6g，大枣3枚，继服15剂。以后门诊随访，月经渐趋正常，28～30日一行，量较前增多，5天经净。

[按] 经云："月事不来者，胞脉闭也。"今患者闭经年余，症见头晕心烦。健忘少寐，神疲肢软等症，乃为虚候。缘于正值经行，突然惊恐，惊则气乱，气乱则血亦乱，恐则肾伤精却，伤久不复，失于调治，肾水不足，心火偏亢，水火失于既济，因而失眠头晕，健忘神疲等症悉作；胞脉不通，故月事不来也。治初投滋肾宁心，安神之剂，以益精血之源，欲使源盛流畅。复诊时，观其经仍未至，心烦失眠如故，脉细舌红少津，实为肾精亏虚，心肝火旺，水火未能既济，故用黄连苦寒以直折其火；以阿胶育阴滋血；以川牛膝为使引火下行。俾坎离相济，心肾相交，并佐以镇心安神调经之剂，药后收效甚捷，3剂而神安经通。

5. 痛经

案1 瘀血阻滞冲任胞宫（子宫腺肌病）

裴某，女，43岁，2005年9月30日初诊。患者经行腹痛3个月。无明显发病诱因。

初诊：经行腹痛3个月，经量多，大血块，8天净，经行第2天腹痛甚，腰坠胀，恶心，口干，纳可，二便调。末次月经2005年9月1日。未系统治疗。舌暗红，苔薄黄，诊脉弦。妇科检查：宫体平位，略大，质地中，后壁2～3个结节。B超提示：子宫腺肌病（3.2cm×2.8cm中强度光团）。诊其为痛经（子宫腺肌病），证属血瘀。此为瘀血阻滞冲任胞宫，气血运行不畅，不通则痛，故而经行腹痛，经血夹有大血块等血瘀之证候。治宜经前活血化瘀，行气止痛，方拟乌丹丸加减。

处方：丹参20g 赤芍、白芍各10g 熟地黄15g 石见穿15g 延胡索粉冲，3g 血竭粉冲，3g 制乳香、制没药各10g 荔枝核15g 制香附10g 益母草15g 当归10g

7剂，水煎服，日1剂。汤剂后服用乌丹丸6g，日2次，共4瓶。

二诊：非经期以活血化瘀，软坚散结之乌丹丸加减治疗；经前予上方活血化瘀，行气止痛，标本兼治，服药3剂；经期、经后活血补虚，补益冲任气血，祛瘀生新。连服42剂，经行腹痛已不明显。随访3个月，病情稳定。

[按] 乌丹丸具有活血化瘀，软坚散结的作用。方中丹参、赤芍、莪术、水蛭等活

血化瘀消癥；桂枝温通血脉；经前加延胡索、血竭、荔枝核、制乳香、制没药等活血化瘀，行气止痛。再根据月经周期的不同时期，或攻，或攻补兼施，使气血畅行，通而不痛。

案2 肝郁气滞血瘀

周某，女，19岁，学生，未婚，1989年9月9日初诊。经期腹痛3年。

初诊：患者经期腹痛已3年，周期尚可，经行量不多，夹有血块，经前2天少腹胀痛，胸闷乳胀，精神抑郁，纳少，经行第1~2天胀痛难忍，甚则肢冷呕吐，每当经量增多，块下则痛减。舌暗苔白，脉弦涩。

证属：肝郁气滞血瘀，不通则痛。刻下适值经前，治拟疏肝解郁，理气活血止痛。

处方：柴胡10g 赤芍、白芍各10g 当归10g 生蒲黄包煎,10g 五灵脂10g 红花10g 延胡索10g 桃仁10g 乌药10g

7剂，水煎服，日1剂。嘱其畅情志。

二诊（9月16日）：今值经前，腹部胀痛已减轻，舌脉如前。仍宗前方加小茴香10g，7剂，水煎服。如此调理3个周期，痛经痊愈。

[按] 此例痛经为气滞血瘀所致，在临床上比较多见，采用逍遥散合失笑散加理气活血，化瘀止痛之品治疗，多能获得良效。一般3个月为1疗程，平时可服丸药如逍遥丸、女金丹，以养血疏肝为主，经前参以活血之品。

案3 气滞血瘀（蜕膜样）

刘某，女，27岁，已婚，工人，1990年1月5日初诊。经行腹痛3年余。

初诊：经行腹痛3年余，结婚2年，夫妇同居，未避孕，男方精液常规检查在正常范围内，但迄今未孕。平时经期紊乱，经前心烦易怒，乳房胁肋胀痛，痛甚连及腋窝，曾在外院治疗半年未效。就诊时正值月经来潮，经色紫暗，开始量少，伴有小血块，小腹胀痛剧烈，拒按，排出烂肉样血块以后腹痛显减。舌质暗，有瘀斑，脉弦涩。经妇科检查盆腔未发现异常。西医：蜕膜样痛经；原发性不孕症。中医诊其为痛经；不孕症。证属气滞血瘀。治宜行气活血，化瘀止痛，方拟膈下逐瘀汤加减。

处方：当归10g 川芎10g 赤芍10g 桃仁10g 红花10g 枳壳15g 延胡索10g 五灵脂10g 制香附10g 乌药10g 血竭粉吞,3g 橘叶、橘核各15g 肉桂6g 生蒲黄包煎,10g 三棱10g 莪术10g

6剂。忌辛辣。配合自制方"香桂胡珀丸"（沉香、肉桂、延胡索、琥珀），每次6g，日2次。

二诊（1月15日）：服上方2剂后，月经量增多，并下烂肉样血块，腹痛显减，舌质暗，有瘀斑，脉虚弦。再宗前方去桃仁、红花、三棱、莪术、血竭，又服3剂，经净腹痛止。嘱患者下次月经来潮前3天起服第一方6剂，经治半年，经调痛经治愈而受孕。

[按] 蜕膜样痛经多属气滞血瘀实证，瘀血阻于胞宫影响受孕，经检查多数患者无排卵。本人治疗采取经期活血化瘀止痛，促使内膜脱落，经后尤其月经中期侧重调补肝肾，帮助排卵受孕。服药方法：在经前3~5天开始服药，一般在经行2~3天阴道排出

蜕膜样血块后止痛效果好。只要辨证正确，用药确当适时，每每收到满意的效果。

（摘自《当代名老中医典型医案集》）

丁启后
（谙药性，擅妇科，求盛通）

【医家简介】

丁启后（1923～2005），男，贵州瓮安人。贵阳中医学院教授，国家首批名老中医药专家继承对象。出身中医药世家，曾跟师王聘贤，尽得其传。对中医妇科、中药学尤为见长，造诣精深。曾任贵阳中医学院医疗系中药教研室主任，药学系副主任，贵州省中医药学会常务理事暨贵阳市分会理事，贵州省第六届人大代表，第七、八届人大常委。

相关著作：《贵州中草药》、《医林拔萃》。撰写论文《不孕症治疗浅谈》。参编、编审多种《中药学》教材，整理出版王聘贤遗稿《伤寒论自序考评》、《伤寒论三阴考略》。其女儿及学生整理其验案、验方论文多篇。

【主要学术思想和主张】

丁启后临床诊疗经验丰富、深谙药性药理，尤擅妇科，讲求脏腑气血，奇经八脉之盛、通。以"滋养肝肾，固护阴血"为调经、种子、安胎的基本法则，提出固护阴血六法：养血滋阴法、养血益气法、滋阴清热法、滋阴补肾法、滋阴潜阳法、柔肝疏肝法。同意"妇人多郁症"观点，提出解郁化滞五法：解郁活血化瘀法、解郁理脾和胃法、解郁泄热清肝法、解郁化瘀温经法、解郁行滞化痰法。对不孕症，强调不能单纯从寒、热、虚、实治疗，必重视活血祛瘀，"瘀去血畅，孕育可望"、"久不孕，必治瘀"。善用古方、虫药。

【常用效方】

○ 方一 固冲汤

[组成] 白术、生黄芪、茜草、煅龙骨、煅牡蛎、山萸肉、生杭芍、海螵蛸、棕炭、五倍子。

[主治] 月经期量异常疾病。

[方解] 张锡纯用该方治妇女血崩。全方具有较好的益气固冲，收敛止血的功效。丁老认为该方具有补而不腻（白术配黄芪），温而不燥（黄芪的甘温有茜草、白芍之抑制），涩而不滞（大量的收敛止血药里配茜草行血化瘀），肝肾同补（山萸肉补肝肾，白芍养血柔肝），脾肾相益（黄芪、白术配山萸肉）的特点。此特点决定了该方不仅治疗崩漏，对寒热虚实所致的其他月经病血证，只要加减得当，临床止血效果尚佳。

[加减] 如月经先期、经量增多、经期延长、经多或淋漓不尽，经色淡而质清稀，伴头晕神疲，纳呆食少，舌胖淡苔白，脉细乏力。属气虚不摄，用固冲汤加荆芥炭、赤石脂、党参、升麻、艾叶炭等。

如月经先期、经量增多、经期延长或淋漓不尽，经色淡暗而质稀薄，挟小血块，伴带多而清冷，腰膝酸软，小腹冷痛，舌淡苔润滑，脉沉迟。属阳气不足，冲任不固，用固冲汤选加鹿角霜、炮姜炭、灶心土、紫石英、艾叶炭、补骨脂等温阳暖宫，固涩止血。

如经多暴崩如注或淋漓不尽，经色深红，质稠黏，有血块，伴口干咽燥，尿黄便结，舌红苔黄，脉滑数，属实热崩漏，可用固冲汤。加山栀、黄柏、地榆、赤芍、玉竹、侧柏炭等清热泻火、凉血止血药。

如月经先期、经期延长或经来淋漓不净，伴五心烦热，潮热盗汗，口干不多饮，舌红少苔，脉细数属阴虚血热，热扰冲任而致，宜固冲汤选加生地、旱莲草、地骨皮、阿胶、青蒿、丹皮、玉竹等滋阴清热、凉血止血药。若血热经多不止，丁老喜加玉竹，他曰：玉竹滋阴清热效好，配黄芪，一阴一刚，黄芪助气旺而摄血，玉竹滋阴而清热。

如见经来淋漓不断，色暗有块，经行腹痛，块下痛减，伴胸胁胀刺痛，舌暗红有瘀点，脉沉涩。属瘀阻胞脉，血不归经而致。用固冲汤去棕炭、五倍子，选加郁金、赤芍、延胡索、花蕊石、血余炭、蒲黄炭、贯众炭、三七等活血行气、化瘀止血药。

（丁丽仙．丁启后教授灵活应用古方治疗妇科病经验选释．贵阳中医学院学报，2009）

○ **方二**　**益气固冲止血方**

[组成]　党参15g　山药15g　山茱萸12g　熟地黄15g　玉竹15g　地榆炭10g　茜草6g　仙鹤草20g　女贞子15g　旱莲草15g　海螵蛸15g　阿胶珠15g　川断15g　麦冬12g　白芍15g　生龙骨30g　生牡蛎30g　荆芥炭10g

[服法]　5剂，水煎服，日1剂。

[主治]　月经期量异常疾病。

（丁丽仙．丁启后教授妇科典型病案析．贵阳中医学院学报，2011）

【精选案例】

1. 月经不调

（1）经少、乳泣（催乳素偏高）

案　气血虚郁，胞脉瘀滞

李某，33岁，已婚。因月经减少5年，泌乳半年，于1992年7月17日初诊。自述5年前足月平产，因宫缩不良，产后大流血，未哺乳。产后4个月月经复潮，经量较既往明显减少，1~2天干净、色淡暗红，周期30天左右。未系统治疗，间或服当归丸调经中成药，经量不增。平素神倦肢软，头晕气短，心烦梦多，口干不多饮，带下较少。半年前开始乳胀明显，常可挤出少许乳汁，胀甚可有乳汁自溢，乳汁淡黄清稀，月经减至点滴状，不用纸垫，1天可净。2个月前某医学院查"催乳素偏高"（化验单丢失，数据不详）。就诊时面部黄褐斑明显，上述症状存在。舌淡暗红有裂纹，脉细沉无力。末次月经1992年6月22日。辨证属气血虚弱，气机不畅，胞脉瘀滞之经少、乳泣证。拟益气养血，理气活血，通利胞脉法治疗。

处方：黄芪15g　丹参15g　当归12g　大枣10个　橘核12g　泽兰12g　柏子仁12g　刘寄奴12g　桃仁12g　鸡内金12g　虎杖12g　红花12g　怀牛膝12g　月季花12g

服药 3 天感乳胀减轻，5 天无乳汁挤出。上方去丹参、大枣，加青皮 12g，夏枯草 12g，路路通 12g。服药半月后，已无乳汁分泌。7 月 24 日月经来潮 1 天余，量仍少，上述症状减轻，带下增多。上方去虎杖、夏枯草、青皮、鸡内金、路路通，加淫羊藿 12g，仙茅 12g，枸杞子 12g，鸡血藤 15g。月经 8 月 27 日来潮，量增多，用纸半包多，色暗红，5 天净。上方略出入，调治 3 周。3 个月后随访，月经正常，一直无乳汁分泌。

[按] 乳泣首见于《妇人大全良方》："未产而乳自出，谓之乳泣。"患者因产后失血过多，气血大伤，胞脉空虚，无血可下，至经来量少；又因气虚摄纳无权，加之气血久虚，使气血郁滞，胞脉阻塞，冲任失和，阴血不循常道，而化乳汁自溢。此例虽未闭经，但少至点滴，亦近乎闭经，并现泌乳，类似西医之闭经泌乳综合征。丁老治疗该症主要有两点，一是乳泣未止前，以补益气血，疏理气机，通利胞脉为主治疗，使冲任调和，阴血能循常道，乳汁制止；乳泣止后，在补益气血，通利胞脉之同时。抓住"肾主月事"的关键，加用仙茅、淫羊藿、枸杞子等以滋养肝肾，补肾壮阳，使气血畅旺，太冲脉盛，血海满溢，月事复常。

[丁丽仙. 丁启后妇科疑难病验案举隅. 中医杂志，1994，35（9）：530－531]

（2）月经量少（人流术后）

案　肝肾阴虚，肝血不足

李某，女，29 岁，因月经渐进性减少 1 年，加重 3 个月于 1992 年 2 月 20 日初诊。自述结婚 4 年，3 年前足月顺产 1 胎，近 2 年内人流共 3 次，1 年前第 1 次人流术后月经量开始减少，为渐进性，故未引起重视。5 个月前第 2 次人流，末次人流后月经 30 天复潮，经量明显减少，为术前一半，3 天净，色暗红，以后月经如期而至，量仍少。面部起黄褐斑，常感腰酸疲乏，夜间烦热，带少色黄，小便黄少，舌体瘦红，苔少，脉细数无力。

诊为：肝肾阴虚，肝血不足，月经过少。此患者在 4 年内孕 4 产 1，人流 3，为多孕之妇，屡次人流，致阴血大伤，肾精亏虚，冲任失养，血海不能满溢，致月经过少的肝肾阴虚，肝血不足之证。

治法：滋阴养血，调理冲任。予左归丸合调肝汤。

处方：熟地 12g　山萸肉 12g　山药 15g　枸杞子 12g　白芍 15g　菟丝子 12g　当归 12g　龟板胶 12g，烊化　丹参 15g　茯苓 12g　地骨皮 12g　川牛膝 9g　山楂 12g　甘草 6g

10 剂，2 日 1 剂，水煎内服，每次 200ml，每日 3 次。

二诊（3 月 13 日）：7 天前月经来潮，4 天净，量无变化，头晕心烦等症有所减轻。上方不变，续服 2 个月。

三诊（5 月 15 日）：月经近 2 次来潮量增加，8 天前月经来潮，恢复为术前状态，精神好转，余症轻。给服成药"左归丸"调理 1 个月，后复诊见其面部色素斑变淡明显，月经如期来潮，经量正常，体重增加。

辨证思路：患者在 4 年内孕 4 产 1，人流 3 次，为多孕之妇，屡次人流，致阴血大伤，肾精亏虚，冲任失养，血海不能满溢，致月经渐进性减少。丁老用滋补肝肾，调理冲任的方药获效，月经增多后用"左归丸"滋阴补肾，益精养血，调理善后。人流属于中医妇科"堕胎"范畴，正如《妇科玉尺·小产》曰："半产者，则犹之采折新粟，碎其肤壳，损其皮膜，然后取得其实；以其胎脏伤损，……总以补血生肌养脏，生新祛瘀为主。"古人早就认识到：堕胎可以损伤肾气，损伤气血，损伤冲任胞宫，提出了"补血生肌养脏"的治法。方中熟地、山药、山萸肉、枸杞子、白芍、菟丝子、当归、龟板胶滋阴养血，填补肾精；丹参活血；地骨皮清热；山楂醒脾开胃；川牛膝引药下行；甘草调和诸药。全方有滋阴养血，调补冲任之功。本病辨证治疗的关键是滋养阴血，调理冲任。

（3）月经过多（原发性血小板减少）

案　气虚不摄，冲任不固

杨某某，女，25岁，未婚，护士，因月经量多8年，阴道流血10天不止，于2004年12月3日初诊。

初诊：述初潮14岁，月经正常来渐3年，8年前开始月经来潮逐渐量多，28～30天一至，7天内可干净，到医院检查多次诊为"功血"，对症处理治疗，病情时好时坏。3年前开始，月经来潮量增多明显，可持续10多天，每次用纸数包。多次住院，给予大量雌激素及其他止血药治疗，血止后出院，下次月经来潮时又复发，常血红蛋白70g/L左右。8个月前到某省级中医院就诊，诊断为"原发性血小板减少症"，血小板最低时仅22×10^9/L。给予"中药及升血小板药治疗"，月经量仍多，但周期基本正常，26～30天一至。就诊时月经来潮10天未净，最多时白天用卫生巾大半包，夜间用"尿不湿"3张，色淡红，无血块，无腹痛，面色㿠白，口唇爪甲黏膜苍白，神疲乏力，头晕欲扑，口干，舌淡苔薄白，脉细数无力。诊为：气血亏虚，月经过多（原发性血小板减少）。此为月经量多，耗伤气血，气虚不摄血，冲任不固而导致经血更多。血多耗伤阴精，血虚不能上荣而致面色㿠白，口唇爪甲苍白，神疲乏力，头晕欲扑的气阴血亏，冲任不固证候。

治法：益气固崩止血。固冲汤加减。

处方：炙黄芪30g　白术15g　山药15g　阿胶珠15g　鹿角霜15g　旱莲草15g　仙鹤草15g　血余炭15g　陈棕炭15g　茜草10g　生龙骨、生牡蛎各30g　海螵蛸15g　熟地15g　益母草15g

5剂，每日1剂，水煎服，每日3次，每次200ml。

二诊（12月9日）：服药2天后流血明显减少，4天血止，头晕神疲等症稍有好转。方去血余炭，加续断15g，续服4剂，服法同前。

三诊（12月14日）：流血已尽1周。予当归补血汤合归脾汤加减，益气养血，调理冲任。

处方：炙黄芪30g　当归10g　白术15g　山药15g　阿胶珠15g　鹿角霜15g　女贞子15g　枸杞子15g　熟地15g　山萸肉15g　杜仲15g　旱莲草15g　砂仁10g，后下

上方服至经来，改服初诊方。

四诊（1月5日）：述月经12月22日来潮，经量已减少1/3，8天净，头晕神软乏力好转，仍有口干。第2方服至经来，改服第1方。服法同前。

五诊（2月6日）：述月经量已减少一半，用纸不足2包，余症明显好转，（查血小板 $10 \times 10^9/L$）。续按上法服药3个月。

3个月后随访月经正常。

辨证思路：患者本是"原发性血小板减少"致月经量多，这叫他病致经病。就诊前一直按"功血"治疗，属误治。血小板减少属中医学"里血证"，发病原因多为脾虚气弱，阴虚火旺。如明代《证治准绳·妇科·调经门》所曰："经水过多，为虚热，为气虚不能摄血"。清代《傅青主女科·调经》认为本病为血虚而不归经所致。方中重用黄芪益气固冲摄血；白术、山药助黄芪补气；阿胶、旱莲草、熟地滋阴养血止血；生龙牡、海螵蛸、仙鹤草、血余炭、陈棕炭收敛固冲止血；鹿角霜温补肝肾；益母草、茜草活血止血，使止血不留瘀滞。全方益气养血，滋补肝肾，固冲止血。本病辨证的关键是气虚不摄血。患者明确诊断是"血小板减少"导致的月经量增多，在辨证论治的基础上，应针对血小板减少症选用有特效的升血小板方药治疗。丁老按"急则治其标，缓则治其本"的原则，月经期"益气固冲，塞流止血"，月经后"益气养血，调理冲任"，用"当归补血汤"合"归脾汤"加减（重用黄芪），是丁老多年治疗血小板减少症的专用方药，常获良效。丁老在止血药里喜用"鹿角霜"温阳止血，补益剂中重用"黄芪"益气摄纳，众多补益药中善用"砂仁"醒脾，补而不腻。

2. 经行前后诸症

（1）经行衄血（代偿性月经）

案 阴虚内热，灼伤血络

徐某某，女，19岁，未婚，学生，因经期鼻衄2个月于1997年11月15日初诊。自述14岁初潮，月经尚正常，量中等，色红，5天净，经行鼻衄在3年前发生过2次，后服中药好转。平素常现口干心烦，大便干结。近2个月经行又现衄血，出血量不多。经期口干心烦加重，尿黄便秘，鼻衄后经血量减少，末次月经10月15号。舌红瘦，苔薄黄，脉细数。

诊为：阴虚内热，经行衄血（代偿性月经）。此患者素体阴虚，虚火妄动，经行时冲气旺盛，冲气挟虚火上逆，灼伤血络而致衄血，口干心烦，尿黄便秘均为阴虚内热证。

治法：滋阴清热，引血下行。沙参麦冬汤主之。

处方：北沙参15g 麦冬12g 生地15g 白芍15g 地骨皮12g 青蒿12g 丹皮12g 茜草12g 茯苓12g 当归12g 白茅根15g 牛膝10g

5剂，水煎内服，每次200ml，每日3次。

二诊（11月28日）：月经11月20号来潮，4天净，无鼻衄，上方续服10剂。

三诊（12月25日）：月经12月16日来潮，无衄血，余症好转，嘱忌辛辣之品。

辨证思路：经行衄血又有"倒经"、"逆经"之古称，属于中医学"代偿性月经"范畴。代偿性月经发病机制尚不清楚，可能与血中雌激素量减低所致，亦有人认为通过血液移植的异位内膜受激素影响发生周期性剥离出血而致。丁老曰：经行衄血一病虽西医原因不明，但中医对该病的病因病机清楚，以肺肾阴虚多见，为中医中药治疗的优势性疾病之一，用滋阴清热，引血下行法治疗，常获效迅速。患者素体阴虚，虚火妄动，经行时冲气旺盛，冲气挟虚火上逆，灼伤血络而致衄血。如《沈氏女科辑要笺正》云："倒经一证，亦曰逆经，乃有升无降，倒行逆施，多由阴虚于下，阳反上冲"。方中沙参、麦冬、生地、白芍滋阴润燥，清养肺阴；地骨皮、青蒿、丹皮清虚热；白茅根清热生津，凉血止血；茜草助茅根凉血止血；牛膝引药下行。全方滋阴润燥，清热止血。本病辨证的关键是阴虚血热，治疗以滋阴清热，引血下行为其大法。

3. 闭经

案　痰湿瘀阻

唐某某，26岁，未婚。因闭经3年于1992年9月12日初诊。自述月经初潮15岁，经来按期而至，5天净、量中等、色暗红有块，每至经前乳胀心烦、神疲便溏，经后自消。3年前因受气后，自此经量明显减少，后出现闭经。经闭后拒作内分泌及其他特殊检查。见在我处就诊前病历记录，多以一般疏肝理气、活血通经中药治疗。就诊时，其形体较胖，皮肤干燥，心烦易怒，神疲嗜睡，带下不多。舌胖暗、苔白微腻，脉细。肛查：子宫后位，稍小于正常，附件无特殊。辨证属气血瘀结、痰湿阻络之经闭证。拟逐瘀通络，化痰除湿，温肾助阳法治疗。

处方：水蛭9g　当归12g　黄芪15g　三棱12g　莪术12g　桃仁12g　鸡内金12g　柏子仁12g　知母9g　红花12g　胆南星12g　法半夏9g　陈皮9g　淫羊藿12g　仙茅12g　穿山甲6g　土鳖虫15g

服药2周后，带增多，乳胀明显。10月30日来诊，述月经10月23日来潮，6天净，量中等，色暗红有小血块，经期小腹疼痛可忍受。拟四物汤和二陈汤加益母草、淫羊藿、香附等调治1个月，此后经行正常。

[按] 本例久滞久瘀已成痼疾，瘀滞日久痰湿不化，阻于胞脉，又痰湿久遏必伤肾阳，有碍"肾主月事"，故致经闭数年。丁老遂用张锡纯的理冲丸加穿山甲、土鳖虫破结逐瘀通络；加胆南星、法半夏等化痰除湿；加淫羊藿、仙茅等补肾壮阳又温化痰湿。全方共济，祛瘀结、化痰湿、旺肾阳，使长达3年之经闭，服药6周治愈。

[丁丽仙．丁启后妇科疑难病验案举隅．中医杂志，1994，35（9）：530－531]

4. 崩漏

（1）围绝经期功血

案　肾气虚衰，气血不足

陈某某，女，45岁，已婚，因阴道流血3个月不净，于2004年11月13日初诊。

初诊：述1年前开始月经周期不准，经期先后10天不定，但经量不多，7天干净，因考虑进入更年期，未服药治疗，平时用安全套避孕。3个月前月经来潮后一直未净，量时多（似平常经量）时少（呈点滴状），间或干净3～5天后又流血。在外院诊为"功血"，劝其诊刮。不予接受。用过西药止血消炎类药物（具体用药不详），服用过宫血宁、乌鸡白凤丸等，效不佳。就诊时神疲乏力，心烦少寐，饮食尚可，无腹痛，无热，阴道流血量不多，经色淡而清稀，每日用纸2～3张。舌胖淡，苔薄黄。脉沉缓无力。妇查：外阴阴道血染，宫颈光滑，子宫后位，大小正常，无压痛，附件（－）。查血红蛋白85g/L。

诊为：肾气虚衰，气血不足，崩漏。患者45岁，肾气渐衰，天癸将竭，此经乱无期，淋漓不净，流血量多，为肾气虚衰，气血不足，冲任不固之证候。

治法：益气固冲止血。自拟益气固冲止血方。

处方：党参15g　山药15g　山萸肉12g　熟地15g　玉竹15g　地榆炭10g　茜草6g　仙鹤草20g　女贞子15g　旱莲草15g　海螵蛸15g　阿胶15g　川断15g　麦冬12g　白芍15g　生龙骨30g　生牡蛎30g　荆芥炭10g

5剂，水煎内服，每日1剂，每日3次，每次200ml。

二诊（11月25日）：服药后血止1周，因经济困难要求服中成药，嘱服归脾丸，至经来前改用初诊止血方，按此方法调整3个周期。

三诊（2005年2月30日）：精神好转，月经周期基本恢复正常，30~35天左右一至，6~7天干净，用纸2包，Hb 10.5g。

辨证思路："功血"属中医妇科"崩漏"范畴，为妇科常见病，是指由调节生殖的神经内分泌机制失常引起的异常子宫出血。围绝经期血多是因卵巢功能逐渐衰退，无排卵而致。中医学认为肾虚不固，气虚不摄是围绝经期功血发病的主要机制。此患者45岁，肾气渐衰，天癸将竭，冲任虚损，经血不能制约，致经乱无期，量多淋漓不净。方中党参、山药益气；山萸肉、熟地、阿胶、麦冬、川断滋阴养血，补肝肾；女贞子、旱莲草滋养肝肾止血；生龙骨、生牡蛎、海螵蛸、仙鹤草、荆芥炭收敛固冲止血。全方益气滋阴养血，固冲收敛止血。丁老治疗本病特点是应用了辨证论治与辨病用药相结合：①经期"补肾固冲止血"——塞流固本；②血止以后，顺其卵巢功能已衰退的自然规律，不是以促排卵为治疗的主要目的，而是以缩短月经期，减少经量，补益经来淋漓不净，经量多所致的气血损伤，即是以后天补先天。故用归脾丸益气养血，调理善后而获效。

（2）青春期功血

案　肾气不足，气血两伤

杨某某，女，15岁，学生，因月经周期紊乱，经行淋漓不尽于1993年8月29日初诊。

述13岁初潮，经行后周期紊乱，流血时间长，10~60天不等，曾因流血2个月不止，到某妇幼保健院诊为"功血"，住院用人工周期治疗，药停后症状复发。就诊时又流半月多，量中等，色暗红，伴神疲腰酸，头晕心悸，口干欲饮，无腰腹疼痛。舌淡尖红，苔薄少津，脉细无力。

诊为：肾气不足，气血两伤，崩漏（青春期功血）。此患者15岁，肾气未充，冲任不固，经血失于制约，故经乱无期，淋漓不净，神疲腰酸，头晕心悸，口干欲饮，均为肾气不足，气血两伤之证。

治法：益气养血，固冲止血。固冲汤加减。

处方：黄芪15g　山萸肉12g　熟地12g　白术12g　旱莲草15g　阿胶珠12g　山药15g　茜草12g　海螵蛸12g　龙骨、牡蛎各12g　鹿角霜12g

5剂，水煎内服，每次200ml，每日3次。嘱其注意营养。

二诊（9月3日）：服药5剂后，血止已1天，上方不变，续服5剂。

三诊（9月10日）：阴道无流血，精神好转。上方去茜草、海螵蛸、鹿角霜，加巴戟天12g，仙茅12g，枸杞子12g，当归12g，温肾助阳调经，服至经来。

四诊（10月29日）：经行对月，8天净，量稍多。

辨证思路：青春期功血多为无排卵性功血，临床以周期、经期严重紊乱，经量严重失调为特征，属中医学"崩漏"范畴。刘河间曰："妇人童幼天癸未行之间，皆属少阴，天癸既行，皆以厥阴论之，天癸已绝，乃属太阴也。"患者15岁，属肾气未充，冲任不固，经血失于制约，故经乱无期，淋漓不净，其辨证的关键是肾虚不固。结合西医诊断，患者为青春期无排卵性功血，其发病的本质是卵巢功能不完全成熟到成熟的过渡时期，排卵功能障碍，没有建立正常的排卵周期。方中黄芪、白术、山药补益脾气；熟地、山萸肉、阿胶珠滋阴养血；旱莲草、海螵蛸、龙骨、牡蛎固冲止血；鹿角霜温补肝肾；茜草使止血不留瘀滞。全方益气养血，固冲止血。丁老对该病的治疗顺应了青春期卵巢这一阶段的特征，故血止后以调周期，促排卵为主要的治疗目标，结合辨病，补肾助阳类药具有很好的促排卵功能。丁老在益气养血基础上重用巴戟天、仙茅、枸杞子、菟丝子等补肾助阳药以助排卵，调周期，治疗的目的是促卵泡的发育成熟，建立正常的排卵周期，这就是辨证论治与辨病用药相结合治疗功血的应用。

［丁丽仙．丁启后教授妇科典型病案析．贵阳中医学院学报，2011，33（1）：6－12］

5. 痛经（宫外孕术后）

案　肝肾亏损，气滞血瘀

黄某某，女，29岁，已婚，干部，经行腹痛半年，于1993年2月9日初诊。患者14岁月经初潮，未有痛经史。半年前行宫外孕术后，渐觉食减神差，中脘不适，经期及经尽后小腹绵绵作痛，喜揉喜按，经量少，色暗有块，腰酸腿软。来诊时面色苍白不华，舌淡紫，苔薄白，脉细弱。末次月经1993年2月7日。

诊断：痛经，辨证属气血亏虚，肝肾亏损，气滞血瘀，治以益气养血，补养肝肾，理气活血法，方投圣愈汤、柴胡疏肝散合方加减。

黄芪15g　党参12g　当归12g　川芎9g　生地12g　白芍15g　北柴胡9g　香附12g　木通9g　红花12g　枸杞子12g　续断12g　杜仲15g

水煎服，日服1剂，每日3次。服方6剂后，精神好转，因与家人生气，感中脘胁胀，腰酸胀，舌淡苔白，脉细。其病机属肝郁脾虚，肝肾阴亏。

二诊：改投柴芍一贯煎加减，以滋肾养肝，疏肝理气，活血调经。

方药：北柴胡9g　党参15g　麦冬9g　白芍15g　当归12g　生地12g　川楝子9g　泽兰12g　香附12g　丹皮9g　茯苓12g　红花12g　益母草15g

服方5剂，月经已来潮，量少，色暗有块，经期经后小腹疼痛大减，舌淡苔白，脉细。药已获效，精气渐复。

三诊：断以补气养血，疏肝理气，活血调经为法，投补血汤，柴胡疏肝散合方加减。

黄芪 15g　当归 12g　北柴胡 9g　川芎 9g　香附 12g　白术 12g　赤芍 12g　丹皮 9g　延胡索 9g　红花 12g　乌药 9g　泽兰 12g　鸡血藤 12g

服方 5 剂，效果明显，精神尚佳，面色红润，小腹疼痛消失，舌淡红、苔白，脉已较前有力。宜滋养肝肾，理气调经，调其善后，方以柴芍地黄汤加减。

北柴胡 9g　白芍 15g　熟地 12g　丹皮 9g　茯苓 12g　泽泻 12g　山药 15g　香附 12g　山萸肉 12g　续断 12g　杜仲 12g　青皮 12g　薏苡仁 15g

服方 5 剂后，随访 3 个月，月经来潮量已增多，4 日净，色红无块，未再出现小腹疼痛。

[按]《诸病源候论》说："妇人月水来腹痛者，由劳伤气血，以致体虚，受风冷之气，客于胞络，损伤冲任之脉。"本例因虚（气血亏虚，肝肾亏损）致滞（血运迟滞），由滞而生痛。故采取"补而兼通"的治疗方法。投圣愈汤补气养血，使气血充盛，运行流畅，胞脉得养，月事以时下，痛无所生。又以柴胡疏肝散加减，以疏肝理气，使肝气平和，气机调畅，血脉流通，通则不痛。方中再配以枸杞子、续继、杜仲、木通、红花等药，以补肾活血通经，使肾气旺盛，冲任充盛，月事自调，痛无以生。二诊、三诊均悉随上述之理，用药紧扣病机，均取良效。四诊痛经将愈，投柴芍地黄汤加减，以滋肾养肝，使阴阳调和，达到养血调经的目的。

本案治疗，贯穿了补而兼通的治疗方法，更体现了丁氏养血必调气，调经必疏肝，要使血海满盈，必滋水扶脾保胃的学术思想。

（摘自《中医妇科专家丁启后》）

蔡小荪
（倡教育，精辨证，因证处方）

【医家简介】

蔡小荪（1923～ ），男，上海人。家学渊源，小香公之孙，香荪公哲嗣，上海蔡氏女科第七代传人。曾任上海广慈医院、仁济医院、国际妇婴保健院中医顾问，上海市第一人民医院中医妇科主任医师。全国继承首批名老中医，上海市名中医，全国老中医学术经验工作班指导老师。曾载入英国剑桥《国际医学名人大辞典》。

相关著作主编《经病手册》、《中国中医秘方大全》、《中华名中医治病囊秘·蔡小荪卷》、《蔡小荪谈妇科病》；参编《中医妇科验方选》；编审《蔡氏妇科经验选集》、《中国百年百名中医临床家·蔡小荪》。1994 年主要负责起草完成《中华人民共和国中医药行业标准》中医病证诊断疗效标准（妇产科部）并任编审委员。

【主要学术思想和主张】

针对女子血宜多而气宜少，血易耗而气易结的生理特点，创立了一整套按周期节律调治妇科病的学说和方法。治疗月经病，主张"气以通为顺，血以调为补"的"通调"观。强调调理冲任，以通为用，以调为主，养血为先，理气为要。善治崩漏、闭经、不孕等症。闭则不尚攻伐，崩则不专止涩，不孕则先调经后助孕。具体用药，治崩漏"求因为主、止血为辅"。治痛经"求因为主、止痛为辅"。治不孕，行经期使月经通畅，按时而下；经净后以中药促排卵，中期则常温肾助阳。借鉴西医学各种检验，以助诊断。力主辨证与辨病相结合。用药宜醇正，以精、简、廉、验为特色。于药量"斤斤计较"，继承了蔡氏女科"九加一、蔡一帖"之称。

【临证经验】

1. 调经宜先治气

人得气血以生，男女一也，"气主煦之，血主濡之"，气为阳，血为阴，无阳则阴无以生，无阴则阳无以化，故气血冲和，百病不生。而妇人得阴气最多，阴者血也，女子血旺则阴盛而阳自足，元气恒充，血盛而经自调，胎孕易成。然女子之血，经行而损，产育易亏，更因崩漏带下诸病，由是大耗。若经期胎产稍不调护，则血病矣。如血虚发热则为虚劳；血涸火炎则为干咳；血与气搏则为腹痛；败血结块则为癥瘕。血为水，流溢四肢，则为血分。血与水并，浮胀肌肉则为虚肿；秽液与血相兼而下，则为赤白带；猝然暴下则为崩中；淋漓不断则为漏下，由是阴血更亏。乃撅厥所由。必气先受病，而后血亦受之，盖气为血帅，血随之而运行；血为气守，气得之而静谧。气升则血逆，气结则血凝，气热则血散，气寒则血停，气虚则血脱，气迫则血乱。妇人多郁善怒，血易耗而气易结，古谓女子血宜多而气宜少，故东垣治病，调气为主，"凡治杂病，先调其气，次疗诸疾，无损胃气，是其要也。若血受病，亦先调气，谓气不调则血不行"（《东垣十书》）。东垣制大补血汤，以黄芪为君，当归为佐，其意可见矣。故治血必先调气，调经宜先治气，气以通为顺，血以调为补，顺阴阳之序，适四气之和，喜怒不乖其度，寒暄不拂其宜，饮食不过其则，反是则病矣。

……

2. 调经肝为先

肝为风木之脏，以气为用，体阴而用阳，经曰：肝能生血气。以阴血皆藏受于肝，肝血有余，则下注血海，下行胞中，凡周身之血，总观血海为治乱，血海不扰，则周身之血无不随之而安，血海宁静，则冲任通调，经血以时下，全赖肝木之气以疏泄之。而谷气入胃，变化而赤，其水谷之化生营血者，亦全赖肝之清阳升旋疏泄。故肝木之气，冲和条达，不致遏郁，则血脉得畅，若肝郁为火，则血不和；火盛为怒，则血横决，崩漏、错经、胎漏、吐血诸症作焉；若血不养肝，肝之清阳之气不能上升于胃，胃失疏泄，水谷之气不能化生，则为经少、经闭、不育；若肝木肆虐，气机阻遏，则为经痛、胁痛、泄痢、呕逆，木克土也；若肝木亢烈，肝不藏魂，则为经候头痛、失寐、神昏、意乱。故肝失疏泄，木气肆虐，结于脏腑经络，则经水于是乎不调矣。书曰：肝为女子先天，若肝气冲和，则血脉疏畅，故调经肝为先，疏肝经自调。

……

3. 治血先治脾

血生于心火，而下藏于肝，气生于肾水，而上主于肺。心火肾水，皆禀先天，其间输运上下者，脾也。而人之初胎，以先天生后天，人之既育，以后天生先天，故水滋火生，脏腑濡养，全赖乎脾。

食气入胃，脾经化汁，上奉于心，变化为赤，是之谓血。若脾不润养，脾气不布，则胃不能化谷气，以奉心化血，故谓冲脉血海隶属阳明也。经云：脾统血。脾胃精气充盛，则冲脉盛，血海盈，月事以时下，血运流畅而不悖。脾阳虚则不能统血，脾阴虚则不能滋生血脉。由是调经治血者，必治脾为先。若脾胃虚弱，气血化生乏源，则经少经闭；脾虚不能统血则崩中、淋漓、胎漏下红。补养脾胃，则气血自生自运，脏腑得以润泽而经候如常，脾旺自能生血而经自行矣，故治血先治脾。

（摘自《蔡氏妇科经验选集》）

4. 月经四期生理特点和调治妇科疾病的思路

根据《内经》、《伤寒论》理论，在反复阐明人体生理、病理变化与年、月、昼夜阴阳气交规律密切相关的基础上，认为肾气、天癸、冲任作为生殖轴内环境处于平衡状态，这种平衡状态应与大自然的阴阳相对应，才能"天人相应"、"阴阳和合"。强调不论采取针灸或方药治病，均应顺乎时序更替的变化。提出了月经周期的四期生理特点和调治妇科疾病的思路。

认为经以肾气为主导，受天癸调节，又在肝藏血调血、脾统血化血、心主血、肺布血的协同作用下，冲任气血相资，胞宫出现虚而盛而满而溢而虚的月经周期，并随着阴阳消长、气血盈亏而出现月经期、经后期、经间期、经前期。

月经期（经水来潮至经净）：胞宫气血由满而溢泻渐至空虚，肾气天癸相对减弱，凡经期、经量、经色及经味异常均可在此期调治，常用疏调、通下、固摄诸法。

经后期（经净至排卵前）：胞宫气血由虚至盈，肾气渐复渐盛，是阴长阳消之时，此期是调经、种子、消癥的基础阶段。

经间期（排卵期，即下次月经前14天左右）：此期肾气充盛，是阴阳转化、阴极生阳、阳气发动、阴精施泄的种子时期，又称氤氲期或"的候"，若交接合时有受孕可能，治疗以促使阴阳转化为宗旨。

经前期（排卵后到经潮前）：此期肾气实而均衡，阳盛阴长，气血充盛，治疗以维持肾气均衡为原则，此时，又是调治月经前后诸疾及经期诸疾的关键时期。

在具体治疗过程中，将四期生理和妇科诸疾的病理特点有机结合，制定出不同的周期调治法，并创立一系列自拟方剂。如治疗子宫内膜异位症之"化瘀散结周期调治法"，即经前一周及经期，痛经型用化瘀止痛之"内异Ⅰ方"加减治疗，崩漏型用化瘀调摄之"内异Ⅱ方"加减治疗，经后至经前期均用化瘀散结之"内异Ⅲ方"加减治疗，取得较好临床疗效。

（黄素英. 中国百年百名中医临床家·蔡小荪. 中国中医药出版社，2002）

【常用效方】

1. 据法定方

○ **方一　育阴固冲汤（阳崩）**

［组方］生地12g　炙龟板9g　煅牡蛎30g　丹皮炭9g　旱莲草20g　白芍12g　黑芥穗9g　潞党参12g　生蒲黄15g，包煎

［功能］育肾滋阴，清热止崩。

[主治] 阳崩，量多色鲜无块，或淋漓日久，颧红潮热，咽干口燥，腰酸头晕。舌质红少苔，脉细数或细弦。

[加减] 阴虚肝旺，心烦易怒加柴胡炭 4.5g，条芩炭 4.5g，焦山栀 4.5g；肝肾阴虚，精血亏损加陈阿胶 9g，炙龟板 9g，山萸肉 9g；兼有湿热加黄柏炭 9g，鸡冠花 9g，贯仲炭 9g；腰酸眩晕加杜仲 9g，枸杞子 9g，桑椹子 9g，海螵蛸 9g；心烦少寐加夜交藤 12g，五味子 6g。

[方义] 生地、龟板益肾滋阴，凉血清热；白芍、生牡蛎酸收固涩，收敛下焦相火；丹皮、蒲黄清热凉血，祛瘀生新，以防热盛煎熬，血稠成瘀；旱莲草补益肝肾，滋阴止血，配党参益气培元，此所谓"常泄者虑其气脱"；血虚易生风，风胜热更炽，配黑芥穗宣散肝经之气，又祛血中之风，祛风即能止血。

○ 方二　化瘀止崩方（阳崩）

[组方] 当归 9g　生地 9g　白芍 9g　制香附 9g　生蒲黄 30g, 包煎　花蕊石 15g　熟大黄炭 9g　三七末 2g, 吞服　震灵丹 12g, 包煎

[功能] 活血调经，化瘀止痛。

[主治] 阳崩，量多色暗红，质黏稠夹有瘀块，小腹疼痛，瘀块下则痛减，或出血淋漓不绝。舌质红或紫暗，或有瘀斑，脉弦而沉，或涩。

[加减] 肝旺热盛加柴胡炭 4.5g，焦山栀 4.5g，焦知母 6g，焦黄柏 6g；兼有气滞加川楝子 9g，乌药 6g；兼有湿热加败酱草 12g，蚕砂 12g（包煎）；兼有寒凝加小茴香 3g，桂心 3g；兼气虚加潞党参 12g，仙鹤草 30g；兼阴虚加旱莲草 12g，炙龟板 9g；兼阳虚加鹿角霜 9g，淡附块 9g。

[方义] 方中生地、当归、白芍、香附清热养营，理气调经；丹参、三七、蒲黄、震灵丹活血祛瘀生新，寓攻于补。熟大黄炭能入血分，除血中伏热，凉血化瘀止血；花蕊石行瘀止血，《本草从新》谓"专入肝经血分，下死胎胞衣"，对于子宫内膜增生过长的功能性子宫出血颇有效验。本方侧重于清热化瘀，通过养阴、凉血、理气、行瘀，使瘀滞能化，蕴热得清，络脉通畅，血能归经，阴阳平复，冲任乃固。

○ 方三　温阳止血方（阴崩）

[组方] 潞党参 12g　生黄芪 20g　炒当归 9g　熟附片 9g　牛角腮 9g　生地炭 20g　炮姜炭 3g　白芍 12g　煅牡蛎 30g　仙鹤草 30g　阿胶珠 9g, 蒲黄炒

[功能] 补肾健脾，温阳止血。

[主治] 阴崩，量多色淡或色暗黑，质稀薄，经期延长，面色㿠白，头晕气短，乏力畏寒，大便不实。舌淡苔薄，质淡或边有齿痕，脉细软或虚。

[加减] 脾肾虚寒，泄泻不止加伏龙肝（或赤石脂）9g（包煎），禹余粮 9g；虚寒腹痛加艾叶 3g，吴茱萸 3g；肾虚溲频加覆盆子 9g，海螵蛸 9g；阳虚形寒加黄芪 9g，鹿角霜 9g；眩晕耳鸣加沙苑子 9g，山萸肉 9g。

[方义] 本方由四物汤、当归补血汤复方化裁组成。方去川芎，缘该药走而不守，有动血之弊。阳虚崩漏大多为久崩久漏所致，始则血虚，气亦随亏，久而阳虚，多用血滋阴剂无效。有形之血不能速生，无形之气所当急固，故以参、芪益气固脱；熟附

片、炮姜炭温阳以助益气摄血之力；当归为血中之气药，具有养血而无留瘀之弊；牛角腮苦温，能止血化瘀，仙鹤草止血补虚，两者佐以当归，相得益彰；生地与炮姜同用，可互制偏胜，而炮姜存性，又能增强止血之功；经量过多，质稀色淡。为气血两亏，阳虚无瘀之证，用牡蛎、白芍敛阴固涩，与温阳之剂互为制约；蒲黄化瘀止血，配阿胶血肉有情之品养血止崩，其效益显。

○ 方四　六郁舒解方（闭经）

[组方] 川芎4.5g　当归9g　制香附9g　枳实4.5g　郁金9g　红花4.5g　生山楂9g　瞿麦9g

[功能] 疏气解郁，活血调经。

[主治] 七情郁结，经水不通，纳少嗳气，脘腹胀闷。脉弦略滑，苔薄黄腻。

[加减] 气滞腹痛加川楝子9g，乌药6g；喉间痰滞加白芥子3g，莱菔子9g；湿郁小便不利加卷柏9g，童子益母草9g；食滞胀满加焦六曲9g，谷芽12g，麦芽12g；热结便秘加生大黄9g，全瓜蒌12g。

[方义]《济阴纲目》谓："人有隐情曲意，难以舒其表，则气郁而不畅，不畅则心气不开，脾气不化，水谷日少，不能变化气血，以入二阳之血海，血海无余，所以不月也。"痰火湿食气血六郁，尤以气为百病之长。方中香附疏达调经，以开气郁；当归、川芎柔肝养血，以解血郁；枳实、郁金顺气化痰，以祛痰郁；山楂健运化食，兼能祛痰散积，以消食郁；瞿麦利水化湿，兼能活血通经，以除湿郁，利水以清热，兼泄火郁；红花养血活血，以佐当归、川芎活血调经。本方侧重理气、活血、化滞，使气行则水行，水行则血行。再配以心理疏导，使之情舒意畅，郁开气行，而月候自调，诸病自瘥矣。

○ 方五　导痰顺气方（闭经）

[组方] 川芎4.5g　当归9g　制香附9g　川牛膝9g　石菖蒲4.5g　制胆星4.5g　白芥子3g　法半夏4.5g　枳壳4.5g　白茯苓12g　焦白术9g　青皮4.5g　陈皮4.5g

[功能] 化痰导滞，行血通经。

[主治] 积痰下流胞门，闭塞不行，或肥人脂满，痰涎壅盛，月事不行。

[加减] 气郁胸闷加广木香3g，瓜蒌皮9g；血郁腹疼加延胡索9g，丹参9g；血虚眩晕加柏子仁9g，枸杞子9g，鸡血藤9g；纳谷不馨加谷芽12g，麦芽12g，焦六曲9g；肝郁乳胀加柴胡4.5g，广郁金9g，穿山甲9g；面热升火加炒知母6g，炒黄柏6g，生牡蛎30g；烦躁易怒加淮小麦15g，川芎4.5g，生甘草4.5g。

[方义] 朱丹溪云："经不行者，非无血也，为痰所凝而不行也。"庞安常云："善治痰者不治痰，而治气，气顺则一身津液亦随气而顺矣。"《证治准绳》谓："治痰宜先补脾，脾复健运之常而痰自化矣。"方中白术燥痰湿而补脾元；枳壳泄痞闷而消积滞；二陈为治痰要药，化痰理气，运脾和胃，加胆星、菖蒲祛痰宣壅，开窍通闭；加白芥子辛散利气，温通豁痰，兼搜皮里膜外之痰湿；用当归、川芎养血活血，润燥而不腻；加香附理气调经；加牛膝引血下行，通利冲任。使气行水行血亦行，痰饮既去，经脉已通，气血流畅，月事以下。

○ 方六　滋肝补益方（闭经）

[组方] 生地12g　熟地12g　当归9g　白芍9g　制首乌9g　女贞子9g　制黄精12g　红花4.5g　茺蔚子9g　柏子仁9g　潞党参12g

[功能] 柔肝养血，调补冲任。

[主治] 营血不足，冲任亏损而经闭不通，眩晕心悸，烦热神疲，体弱瘦羸，面色无华，脉细或虚。

[加减] 血不养肝，头目胀痛加枸杞子9g，稽豆衣9g，夜明砂9g（包煎）；心悸少寐去首乌，加合欢花9g，朱茯神9g，夜交藤12g；烦热盗汗加地骨皮9g，炙鳖甲9g，酸枣仁9g；血虚指麻加秦艽6g，鸡血藤12g。

[方义] 血藏受于肝，肝为血海，冲任之系。刘完素谓："肝伤则血涸，脾胃相传，大脱其血，目眩心烦，故月事不来。"方中以四物汤去香燥之川芎，柔肝养营，活血调经；加女贞子、首乌滋补肝肾，益精强阴，以精能化血，首乌养血益精之功较显，相传明世宗服用以首乌为主的七宝美须丹，而连生皇子，遂首乌倍受青睐，女贞子甘平，少阴之精，隆冬不凋，其色青黑，益肝补肾，强阴乌发，李时珍称为"上品妙药"；加黄精、潞党参补益脾气，振兴中州，以资化源，而益气生血；加柏子仁养心安神，使心气下通；再配红花、茺蔚子养血活血，补益冲任。全方能益上荣下，养心滋肝，补气益精，养血调经。五脏既濡，血海得充，而经能应期矣。

○ 方七　龟鹿培元方（闭经）

[组方] 熟地12g　当归9g　龟板9g　鹿角霜9g　肉苁蓉9g　巴戟肉9g　人参3g　白茯苓12g　红花4.5g

[功能] 育肾培元，温补冲任。

[主治] 肾气不足，冲任虚损而致闭经，腰脊酸楚，心悸恍惚。脉沉微细。

[加减] 小腹冷痛加淡吴萸3g，煨木香3g，紫石英9g；面目浮肿加胡芦巴9g，生黄芪9g，炒白术9g；五更泄泻去肉苁蓉，加补骨脂9g，淡附块9g；小便不禁加煨益智仁4.5g，潼蒺藜9g；眩晕心悸加柏子仁9g，珍珠母15g，潞党参12g；腰酸似折加杜仲9g，狗脊9g，石楠叶9g；纳谷不馨加青皮4.5g，陈皮4.5g，玫瑰花2g；痰涎壅滞加法半夏6g，制胆星4.5g，白芥子3g。

[方义] 张景岳认为，经病多起心肺肝脾四脏，及其甚也则四脏相移，必归脾肾，所以治疗闭经"必计所归而专固其本"。叶天士谓："下焦阴阳宜潜宜固，填实精气以固其下。"方中龟板为介虫之长，阴物之至灵，鹿角乃阴中之阳，遇夏至即解，禀纯阳之性，两者皆血肉有情之品，味最纯厚，峻补精血，所谓"补之以其类也"。李时珍谓："龟鹿皆灵而寿，龟首常藏向腹，能通任脉，故取其甲以补心、补肾、补血，以养阴也。鹿首常返向尾，能通督脉，故取其角以补命、补精、补气，以养阳也。"人参大补元气，以资中州生化之源；熟地、肉苁蓉、巴戟肉皆入肾经血分，滋养精髓，以补下元水火，水足则能以济火，火旺则土强健运；茯苓健脾益肾、渗湿泄热，以平调水火；加当归、红花养血活血，通调冲任。全方为血气阴阳交补之剂，使肾气得充，精气和调，冲任得养，血海渐盈而经期可复。

○ **方八** 　清肝下血方（滋乳闭经综合征）

[组方] 当归 9g　生地 9g　白芍 9g　川牛膝 9g　生大黄 4.5g　玄明粉 4.5g，冲　川郁金 9g　石菖蒲 4.5g　生麦芽 30g　穿山甲 9g　鸡血藤 12g

[功能] 泄热回乳，活血通经。

[主治] 滋乳闭经综合征，经闭不行或经行涩少，乳汁自溢或挤之可出，头晕烦躁，便艰口干，或体型渐胖。脉略弦，苔薄腻。

[加减] 肝肾阴虚去玄明粉，加女贞子 9g，炙龟板 9g，制首乌 9g；脾肾阳虚去大黄、玄明粉，加紫石英 12g，淫羊藿 9g，鹿角霜 9g；兼有痰滞加白芥子 3g，法半夏 6g，制胆星 4.5g；兼肝郁头痛加白蒺藜 9g，生石决 15g，池菊花 6g；兼血瘀腹疼加莪术 9g，红花 4.5g，延胡索 9g；兼气虚疲惫加潞党参 12g，炙黄芪 12g；兼血虚眩晕去玄明粉、大黄，加枸杞子 9g，稽豆衣 9g，龙眼肉 9g。

[方义] 本方以张子和玉烛散加减化裁，玉烛散是以四物汤合调胃承气汤加减而成，养血泻火，清胞络结热。方中去川芎香燥上窜之弊，加牛膝活血下行、通利下焦；穿山甲散血中之滞，通经络之闭；鸡血藤气清而香，补血和血，宣通经络。川郁金顺气开郁，活血调经；菖蒲能辛散肝而香疏脾，通脑髓而利九窍，除痰浊而宁心神；麦芽健脾下气，回乳消胀，具有调节泌乳素分泌的作用。全方养血活血，通脑利窍，顺气舒络，退乳行经。

○ **方九** 　滋源开流方（多囊卵巢综合征）

[组方] 全当归 9g　制黄精 12g　淫羊藿 12g　巴戟肉 9g　石菖蒲 4.5g　朱远志 4.5g　茯苓 12g　怀牛膝 9g　红花 4.5g　潞党参 9g　穿山甲 9g

[功能] 益肾补心，化痰调经。

[主治] 多囊卵巢综合征，精血不足，痰阻胞络而闭经，或月经稀少等。

[加减] 兼阳虚便溏，畏冷肢清去黄精，加补骨脂 9g，仙茅 9g，或淡附块 9g；兼阴虚便艰、掌热盗汗去淫羊藿，加生地 12g，炙鳖甲 9g，桑椹子 9g；兼血虚眩晕，四肢不仁加枸杞子 9g，龙眼肉 9g，鸡血藤 12g；痰盛形肥加制胆星 4.5g，法半夏 4.5g，白芥子 3g；肝郁乳胀去党参，加柴胡 4.5g，皂角刺 12g，路路通 9g；肝火炽盛，便艰烦热去党参、淫羊藿、巴戟肉，加酒大黄 9g，炒丹皮 6g，焦知母 6g，焦黄柏 6g；带下黏稠加椿根皮 12g，焦车前子 12g（包煎），卷柏 9g。

[方义] 明·李梴谓："大凡经水不通，肥人多气弱有湿痰，瘦人多血怯有火。"方用淫羊藿、巴戟肉温肾益精，滋补血海；党参、黄精健脾滋肾，益气补血；远志、茯苓、菖蒲祛痰开窍，养心益脑，远志能通肾气于心，茯苓能交心气于肾，菖蒲补五脏、通九窍、治痰浊壅闭；当归、牛膝、红花养血活血，化瘀调经；穿山甲行散走窜，祛痰瘀积结，通经脉凝滞。全方补脾肾、益精血、交心肾、化痰浊、暖胞宫、祛瘀凝、调冲任、通脉络。攻补兼施，标本同治，本源既滋，经隧得通，血流已畅，月事自调。

○ **方十** 　清肝调经方（见第 253 页月经先期）

○ **方十一** 　强精还春方（产后崩）

[组方] 熟地 12g　当归 9g　白芍 9g　枸杞子 9g　肉苁蓉 9g　制首乌 9g　鹿角霜 9g

炙黄芪12g　核桃肉9g　紫河车9g　炮山甲9g

[功能] 益肾强精，滋补冲任。

[主治] 产期出血过多，继发闭经，形体羸瘦，畏寒肢清，腰酸神倦，心悸健忘，眩晕纳少，性欲低下，毛发易落，脉细无力等。

[加减] 气虚甚加潞党参12g，制黄精9g；肾阳虚衰加淡附块9g，淫羊藿12g，仙茅9g；眩晕少寐加煅龙骨15g，煅牡蛎15g，龙眼肉9g，朱茯神9g；纳谷不馨加陈皮4.5g，玫瑰花2g。

[方义] 经曰："形不足者温之以气，精不足者补之以味。"方用四物去川芎之辛燥，以滋血养营，行血调经；鹿角、紫河车、炮山甲皆血肉有情之品，味最纯厚，紫河车为生人造命之本，用之以补先天，鹿角能通督入肾经血分，以益髓固精，炮山甲走窜行散，无所不达，且能载峻补之剂，直达病所；枸杞子、制首乌、核桃仁补五脏之阴血，益精健脑；黄芪补气疗虚，以资后天，使之阳生阴长。本方重在通补肾督，以培本元，功专滋养精血，以充血海。

方十二　滋水泻木方（经行头痛）

[组方] 生地12g　山茱萸9g　生石决明15g，先煎　滁菊花6g　银僵蚕9g　白蒺藜9g　怀牛膝9g　泽泻9g　龙胆草4.5g　生麦芽30g

[功能] 滋阴潜阳，平肝泻火。

[主治] 经行头痛如劈，烦躁易怒，目胀口苦，脉弦，舌红。

[加减] 血虚眩晕加枸杞子9g，女贞子9g；痛偏两侧加天麻9g，钩藤9g（后下），黄芩4.5g；痛偏巅顶，头皮麻木加全蝎4.5g，藁本6g，羚羊粉0.5g（吞服）；痛偏前额，眉痛目胀加密蒙花9g，白芷3g，蔓荆子9g；痛偏后枕，项背掣痛加羌活3g，独活3g，葛根9g，赤芍9g；痛时昏重，呕恶痰涎去山萸、生地，加法半夏6g，天麻9g，苍术6g，制胆星4.5g；痛时畏风，头冷欲裹，去生地、龙胆草，加当归9g，吴茱萸3g，细辛1g，鹿角片9g，或肉桂2g；经行烦躁欲狂，神志恍惚加白金丸9g（吞服），朱远志4.5g，煅龙骨30g，煅牡蛎30g；经行涩少。加桃仁9g，丹参9g，茺蔚子9g；夜不安寐加夜交藤12g，合欢花9g，朱茯神9g；口苦便秘加当归龙荟丸9g（吞服），决明子9g 等。

[方义] 经曰："头痛巅疾，下虚上实。"清·吴云峰谓："肝阴久耗，内风日旋，厥阳无一息之宁，痛掣之势已极，惟纯甘壮水，熄风和阳，俾刚亢之威，一时顿息也。"方用生地、山茱萸滋水育阴，养血治风，所谓"痛久则为头风"，"治风必先养血"；滁菊花秋生，得金水之精，能制火而平木；僵蚕清化轻浮，能上走头面，祛风散痰，为治头风要药；石决明平肝清热，镇摄浮越之阳；白蒺藜疏泄肝郁，以祛风淫火郁；牛膝补肾固下，活血祛风，所谓"上实者下折之"、"治风必先活血，活血即能散风"；龙胆草、泽泻清泄火郁邪热，龙胆泻肝经实火，泽泻泄肾经相火，使升腾之火从下而泄；麦芽消中州陈积之气，和中化痰而消滞，所谓"气匀则风顺。"全方滋水而利水，养血而活血，清上而镇下，祛风以泄热。待头痛诸恙缓解后，当宜归芍地黄汤之类养血柔肝以治本。

○ **方十三　抑木扶土方（经前或临经大便溏泄）**

［组方］炒白术 9g　杭白芍 9g　怀山药 9g　焦薏苡仁 12g　桔梗 3g　防风 3g　青皮 4.5g　陈皮 4.5g　白茯苓 12g　吴茱萸 3g　潞党参 9g

［功能］健脾抑肝，化湿止泻。

［主治］经前或临经大便溏泄，脘腹胀满，面浮肢肿，神疲乏力。脉濡，苔淡薄。

［加减］五更泄泻加补骨脂 9g，煨肉果 6g，炮姜炭 2g；面浮肢肿加生黄芪 12g，生甘草 3g，桂枝 3g；经前乳胀加柴胡 4.5g，鹿角片 9g，黄芪 9g；头痛眩晕加枸杞子 9g，潼蒺藜 9g，白蒺藜 9g，蔓荆子 9g；小腹胀痛加煨木香 3g，大腹皮 9g，官桂 3g；泛恶纳差加焦山楂 12g，鸡金炭 6g，谷芽 15g，麦芽 15g。

［方义］方以痛泻要方合参苓白术散加减化裁。《内经》云："湿胜则濡泄。"又云："治湿不利小便，非其治也。"泄因于湿，湿本脾虚，虚而不培，湿淫转甚，方中白术、怀山药、党参、茯苓培补中州，益气扶土，健运而止泻；虚则木贼侮之，白芍酸敛柔肝，缓急止痛；防风散肝疏脾，祛风胜湿，为理脾引经要药；经曰："清气在下，则生飧泄"，桔梗、防风升清，且载药上引，使脾气散精，水精四布；青皮、陈皮理气燥湿而醒脾；薏苡仁健脾化湿而降浊；积虚者必夹寒，脾虚者必补火，少火生气，火为土母，故加吴茱萸温脾散寒，敛肝固肾，使肝木条达，脾旺健运，泄泻自止。

○ **方十四　泄火降逆方（经行鼻衄齿衄）**

［组方］当归 9g　生地 9g　白芍 9g　山栀 4.5g　炒丹皮 6g　炒子芩 4.5g　怀牛膝 9g　山茶花 9g　白茅根 30g　煅赭石 15g

［功能］清肝泄火，养血顺经。

［主治］经行鼻衄齿衄，头晕心烦，口苦溲赤，月经参前。脉略弦数，苔薄舌红。

［加减］衄血量多加旱莲草 9g，藕节炭 12g，茜草 9g；头痛眩晕，加山羊角 12g，蔓荆子 9g，滁菊花 6g；烦躁易怒加磁石 15g（先煎），朱茯神 9g，石菖蒲 1.5g；大便燥结加大黄 9g，决明子 9g；乳房胀痛加广郁金 9g，路路通 9g，王不留行 9g，夏枯草 9g；小腹胀痛加川楝子 9g，制香附 9g。

［方义］蔡氏先辈认为："经行吐衄，总由乎火，外为六淫之变化，内为五志之燉腾，气血升降错乱，阴阳为之相悖。"朱丹溪云："凡血越上窍，皆阳盛阴虚，有升无降，俱宜补阴抑阳，火清气降而血自归经。"方用当归、白芍、生地养血滋阴，柔肝缓急；黄芩、丹皮、山栀降气逆升腾之火，泄肝经龙雷之亢，所谓"气降则火平，血宁而顺经"，代赭石平肝镇逆，凉血止血；山茶花、白茅根以佐清热泄肝，凉血止衄之功；怀牛膝引血下行，所谓"高者抑之"、"逆者平之"、"刚者柔之"、"热者清之"，此乃组方原意。

（摘自《蔡氏妇科经验选集》）

2. 月经失调

○ **方一　清肝调经方（月经先期）**

［组成］当归 9g　大生地 12g　地骨皮 9g　丹皮 9g　柴胡 4.5g　制香附 9g　白芍 9g　条芩 9g　泽泻 9g　白术 9g

[功能] 疏肝清热，滋阴养血。

[主治] 月经先期，或经前淋漓，乳胀，郁闷不欢。脉细弦，舌质偏红。

[加减] 阴虚烦热，柴胡改银柴胡，加炙龟板9g，炒知母6g，炒黄柏6g；肝郁头痛去柴胡，加白蒺藜9g，生石决明15g，怀牛膝9g；经期延长加煅牡蛎30g，旱莲草15g；脘腹胀痛加广木香3g，青皮、陈皮各4.5g，川楝子9g；先期量多加白薇9g，旱莲草15g，侧柏叶9g，生地榆12g；先期腹痛加延胡索12g，川楝子9g，青皮、陈皮各4.5g；后期量多去肉桂、牛膝，加炮姜炭3g，牛角腮9g，海螵蛸12g；后期腹痛加小茴香3g，木香3g，艾叶3g；腰脊酸楚加狗脊12g，川断12g，桑寄生12g；经前乳胀加逍遥丸9g，川楝子10g，川郁金9g；血虚眩晕加女贞子9g，枸杞子9g，白蒺藜9g；大便溏泻加白术9g，补骨脂9g，煨诃子6g。

[方解] 方中柴胡、黄芩、丹皮疏肝清热为主，苦寒入内，下通血室，以清冲任蕴热；当归、白芍柔肝养血为佐，以敛肝木阳刚之气；香附为理气调经之圣药，气调则血和；泽泻清泄下焦之火，火熄则血宁；生地、地骨皮滋阴凉血，清其骨热则肾气自清，使热去而阴不伤，水盛而火自平；配白术、茯苓培本资源，扶土则断木，以护胃气。全方正本清源，气顺血安，而经自调矣。

○ 方二　温宫调经方（月经后期）

[组成] 炒当归10g　生地黄、熟地黄各10g　川芎10g　白芍10g　桂枝3g　淡吴萸2.5g　鹿角霜10g　怀牛膝10g　香附10g　熟女贞10g　艾叶5g

[功能] 温宫逐寒，调理冲任。

[主治] 月经后期，经来量少，色淡或暗黑，畏冷肢清，或经来腹冷痛。舌淡苔薄，脉细。

[加减] 小腹胀痛加乌药；腰酸加川断、杜仲。

○ 方三　化脂调经方（见第254页闭经）

○ 方四　加味八珍汤（月经先后不定期）

[组成] 炒当归10g　生地黄、熟地黄各10g　川芎6g　白芍10g　炒潞党12g　炒白术10g　云茯苓12g　炙甘草3g　制香附10g　益母草10g　大枣7枚

[功能] 养血益气，调理冲任。

[主治] 月经先后不定期。

○ 方五　益气养阴汤（月经先期量多）

[组成] 炒潞党12g　炒白术10g　炒当归10g　大生地10g　丹参6g　白芍10g　炙龟板10g　熟女贞10g　旱莲草12g　仙鹤草10g

[功能] 益气养阴，调理冲任。

[主治] 气阴不足，月经先期量多；或气虚不摄，阴虚火旺，口干喜饮，疲惫乏力，舌淡红苔少，脉细略数。

[加减] 腹胀甚加制香附；腰酸加杜仲、川断。

3. 闭经

○ 方一　化脂调经方（闭经/月经失调）

[组成] 全当归10g　川芎6g　苍术5g　制香附20g　云茯苓12g　制南星6g　焦枳壳

5g　白芥子3g　青皮、陈皮各5g　生山楂15g

[功能] 理气消痰，化脂调经。

[主治] 因痰湿阻滞而引起的月经失调，或经量减少，甚至闭经。体形逐渐肥胖，喉间多痰，肢体倦怠，带下黏稠，胸闷脘胀，或不孕者。苔多白腻，或薄腻，脉弦滑，或濡，或缓。

[加减] 痰涎多而欲呕者可加姜半夏；经前头晕如蒙，或语无伦次，或情绪异常者加菖蒲、郁金；大便不通者枳壳易枳实，或加全瓜蒌；经闭不行者可加牛膝、泽兰叶；痰湿壅滞、络道阻塞者可加皂角刺、路路通、山甲片、王不留行等，随症酌用。

[方解] 本方为佛手散加苍莎导痰汤加减而成。当归、川芎为血中之气药，辛香行血调经；苍术健脾燥湿；香附为气中之血药，助归、芎以利气调经；茯苓和中健脾渗湿，治腹中痰湿；南星燥湿化痰，散结攻积；枳壳理气化痰消积；白芥子温中利气豁痰；青陈皮疏肝破气，燥湿化痰；生山楂破气消积，化痰行瘀。

○ **方二　育肾通络方**（经后期＝卵泡期）

[组成] 云茯苓12g　生地黄、熟地黄各10g　路路通10g　公丁香2.5g　紫石英12g　淫羊藿12g　制黄精12g　怀牛膝10g

[功用] 月经后期，促进排卵。

[加减] 排卵功能不好，加麦冬12g，细辛1g；形体肥胖，脂膜壅滞，加白芥子3g，制胆星6g，焦枳壳5g；疲惫乏力，气虚者，加炒潞党12g，生黄芪10g。

○ **方三　育肾培元方**（经中期＝排卵期）

[组成] 云茯苓12g　生地黄、熟地黄各10g　仙茅10g　淫羊藿12g　鹿角霜10g　川断12g　狗脊12g　制黄精12g　紫石英15g　胡芦巴10g　石楠叶10g

[功能] 月经中期，促进黄体形成。

○ **方四　四物调冲汤**（经行期＝破卵期）

[组成] 炒当归10g　川芎6g　白芍10g　生地10g　制香附10g　丹参10g　柴胡5g　怀牛膝10g

[功能] 经行期，调理冲任。

4. 痛经

○ **方一　温经止痛方**

[组成] 当归10g　大生地10g　川芎6g　白芍10g　制香附10g　小茴香3g　淡吴萸2.5g　桂枝3g　延胡索12g　煨姜2片　艾叶3g

[功能] 温宫逐寒，调经止痛。

[主治] 经来偏少，小腹冷痛、畏寒肢清、大便欠实，腹部喜按喜暖者大都在经期受寒引起，如淋雨涉水或过饮生冷。苔薄白，脉细弦或紧。

[加减] 腹胀者加乌药；无畏寒肢清者桂枝易肉桂；背冷者加鹿角霜；腹泻者煨姜易炮姜；脘宇胀满者香附易木香；经量偏少者加牛膝、红花，或桃仁、丹参等择用。

[方解] 本方以四物汤为主，加温宫调经、理气止痛剂。桂枝、煨姜辛温通散；吴茱萸温中散寒；艾叶温中逐寒，调经止痛；香附理气调经止痛；小茴香祛寒理气止痛；

延胡索活血散瘀，理气止痛。四物养血调经，生地虽然滋阴养血，但全方大多温燥理气，配白芍敛阴以为约制。

○方二　化瘀定痛方

［组成］炒当归10g　丹参12g　川牛膝10g　制香附10g　川芎6g　赤芍10g　制没药6g　延胡索12g　生蒲黄12g　五灵脂10g　血竭3g

［功能］活血化瘀，调经止痛。

［主治］由瘀滞引起经行腹痛，翻滚不安，甚至痛剧拒按，不能忍受，以致晕厥；或经量不畅或过多，有下瘀块后腹痛稍减者，也有经量愈多愈痛者。本症多见于子宫内膜异位症，因宿瘀内结，积久不化。苔薄微腻，边有紫斑，脉沉弦或紧。

［加减］经量过少、排出困难者可加红花、三棱；腹痛胀甚者加乳香、苏木；痛甚呕吐者加淡吴茱萸；痛甚畏冷肢清者加桂枝；每次经行伴有发热者，可加丹皮，与赤芍配合同用；口干者加天花粉；便秘者加生大黄。

［方解］本方以四物汤加减。当归、川芎辛香走散，养血调经止痛；赤芍清瘀活血止痛；丹参祛瘀生新；川牛膝引血下行，逐瘀破结；香附理气调经止痛；延胡索、没药活血散瘀，理气止痛；生蒲黄、五灵脂通利血脉，行瘀止痛；血竭散瘀生新，活血止痛。

○方三　清瘀止痛方

［组成］炒当归14g　大生地10g　川芎6g　赤芍10g　丹皮10g　怀牛膝10g　败酱草30g　大血藤24g　桂枝3g　川楝子10g　延胡索12g

［功能］清热化瘀，调经止痛。

［主治］经行色紫暗，少腹胀痛或刺痛，甚则拒按。或兼有腰酸。平素带下色黄，气秽，少腹隐痛或刺痛或掣痛。本症大都因瘀热内蕴，并有湿热。经行期间，腹痛较甚，多见于盆腔炎等症。苔黄腻，质偏红紫，脉弦略数，或细弦。

［加减］如经量不畅可加丹参、红花；发热者加柴胡、连翘；大便不畅者加全瓜蒌；便秘腹胀者加大黄；胸闷者可加广郁金；湿热甚且舌苔厚腻者加生薏苡仁，可增量至30g。

［方解］本方为四物汤加味。白芍易赤芍，配丹皮以凉血化瘀热；怀牛膝引血下行，引诸药下达病所；败酱草、大血藤清热解毒，破瘀活血，排脓止痛；川楝子、延胡索除湿热，活血散瘀，理气止痛；桂枝温宣散，通络祛瘀，配合当归、川芎辛香走窜，以制约凉性药物，以杜寒凝瘀滞之弊，而更增清瘀调经止痛之效。

○方四　逐瘀化膜方

［组成］当归尾10g　川芎6g　土牛膝10g　桂枝3g　赤芍10g　延胡索12g　花蕊石15g　制香附10g　制没药10g　失笑散12g

［功能］活血祛瘀，化膜定痛。

［主治］主要用于膜样痛经。在经行期间，子宫内膜成管形或三角形，在未排出之前小腹剧痛，不亚于子宫内膜异位症，一般膜块排出后痛势即减。苔薄微腻，或边偏紫，脉弦或紧，或涩。

［加减］如兼气虚少力者可加党参、白术；有气滞腹胀者加乌药，胀痛较甚者增乳

香；腹冷者可加艾叶；经量尚畅者，当归尾可易全当归，以养血调经；经血极不畅者可增三棱；如下膜仍如块状而不碎者，可增益母草。以上诸药可酌情增减。

[方解] 本方为四物汤加减。用归尾、赤芍以化瘀调经，存川芎以辛散通调；去地黄，增土牛膝以下行逐瘀；花蕊石化瘀下膜；桂枝辛温通散以助行血作用；桃仁活血化瘀；失笑散活血化瘀定痛；制香附为气中血药，理气调经止痛，以助血行；延胡索、制没药化瘀止痛。务使瘀化膜碎，经血畅行，腹痛自然轻减或消失。

5. 崩漏

○ 方一　养阴止崩方

[组成] 龟板 10g　生地 12g　煅牡蛎 30g　旱莲草 20g　生地榆 12g　白芍 12g　丹皮炭 10g　丹参 6g　地骨皮 10g　生藕节 34g　阿胶 20g

[功能] 养阴补血，调固止崩。

[主治] 青春期或更年期功能性子宫出血之属于阴虚血热者，谓崩漏。多见出血不止，或量多如注，色鲜红或紫，面赤升火，口干或苦，心烦低热，便干溲赤。舌质偏红，甚或光绛，脉细略数。

[加减] 如出血过多，生地可炒炭并加量至 30g；疲惫少力者加党参或太子参；烦渴加石斛、麦冬、玄参；便秘加麻仁；腰酸加杜仲、川断。

[方解] 本方以养阴止血为首要。以龟板、生地为主，滋阴养血；白芍敛阴止血；牡蛎滋阴潜阳，固涩止血；地骨皮凉血泻火；旱莲草、地榆补肾阴，凉血止血；丹皮凉血散瘀，炒炭能止血；藕节祛瘀止血；阿胶养血止崩；丹参祛瘀生新，配合前药以杜留瘀之弊。阴虚常致血热，血得热则行，故以滋阴养营为主，佐清热凉血，调固兼备。

○ 方二　化瘀定崩方

[组成] 当归 10g　生地 10g　丹参 10g　白芍 10g　香附 10g　生蒲黄包煎, 30g　花蕊石 20g　熟大黄炭 10g　三七末吞, 2g　震灵丹包煎, 12g

[功能] 活血调经，化瘀止崩。

[主治] 崩漏由瘀血导致，或由子宫肌瘤、子宫内膜异位症等引起经量过多。血色暗紫质稠，下瘀块较大。有小腹疼痛，甚或便秘，或出血淋漓不绝，舌暗红或紫，边有瘀斑，脉沉弦。

[加减] 如出血过多而兼气虚者，可酌加党参、黄芪；腹痛甚者，加醋炒延胡索；大便溏薄者，去熟大黄炭加炮姜炭；胸闷不畅者加广郁金。

[方解] 本方以四物汤加减，养血调经。去川芎易丹参，取其祛瘀生新而无辛香走散之弊；香附理气调经，以助化瘀；生蒲黄、花蕊石化瘀止血；熟大黄炭凉血泻火，祛瘀止血；三七化瘀定痛止血；震灵丹化瘀定痛，镇摄止血。血崩而因瘀导致者，非单纯固涩止血所能奏效，甚至适得其反，愈止愈多，腹痛更甚。瘀血不去，新血不生，血不归经，则出血不止，非寓攻于止不为效。

○ 方三　益气升提方

[组成] 党参 15g　生黄芪 20g　炒白术 10g　炒当归 10g　大熟地 10g　砂仁 3g　白芍 12g　升麻 5g　柴胡 5g　仙鹤草 20g　旱莲草 20g

[功能]　益气升提，调摄冲任。

[主治]　崩漏不止，色红或淡，气短少力，腰腿沉软，气随血亏，虚而下陷。苔薄或淡，质淡或嫩红，脉虚或缓，或细。

[加减]　如出血过甚，气虚更亏者，可增加参、芪用量，每味至30g；腰酸者加杜仲、川断；大便溏薄者加炮姜炭；脘腹作胀者加木香；血仍不止者加阿胶。

[方解]　本方由补中益气汤加减组成。方中以参、芪、术为主，益气补中；佐当归以养血理血；熟地滋肾养阴补血，以制当归之辛温，但本性腻滞，故配砂仁之辛香行气调中，以解熟地之稠黏；白芍配当归以养血敛阴，调经止血；仙鹤草、旱莲草补虚止血；升麻、柴胡为升提要药，佐参、芪、术以益气升提，摄血止崩。

◯ 方四　加味两地方

[组成]　玄参10g　大生地10g　麦冬10g　地骨皮10g　白芍20g　女贞子10g　旱莲草20g　仙鹤草20g　陈阿胶10g

[功能]　滋阴清热，养血止漏。

[主治]　少女经漏，长期不止。一般淋漓10余日，甚至二三个月不等。血色鲜红或偏紫，或淡红。有时面赤升火，口干唇燥，或伴有低热，便坚间日，或感头晕，俯仰目暗，疲惫少力。舌质偏红，脉细或细数。

[加减]　气虚明显者增党参、黄芪；腰酸者加杜仲、川断，狗脊择用；眩晕者加枸杞子；口干唇燥者加川石斛；大便干结者加麻仁、全瓜蒌。

[方解]　本方从傅青主两地汤加味。傅方原用于经行先期而量少者，有增液、清热、养血作用。本方为两地汤加二至丸法，再增仙鹤草。缘久漏阴血津液均致亏损，取玄参补肾滋阴降火；配麦冬养胃生津，强阴益精；大生地补肾滋阴，养血止漏；地骨皮入肾，凉血泻火；白芍柔肝，养血敛阴，止崩漏；女贞子补肝肾，养阴清热；旱莲草补肾养阴止血；阿胶入肾，滋阴养血，止崩漏。少女肾气始盛，久漏必致耗血伤肾，故以补肾为先。

6. 经行吐衄

◯ 方一　止衄顺经方

[组成]　当归10g　大生地10g　白芍10g　怀牛膝10g　茜草10g　南沙参、北沙参各10g　条芩10g　丹皮10g　黑芥穗10g　山茶花10g　泽泻10g

[功能]　引血下行，止衄顺经。

[主治]　每届经期，鼻衄吐血（为代偿性出血，亦名倒经），而经量减少，并伴有面赤咽干、心烦易怒、便结溲红等症。本症大都由心阴不足、肝火上逆、肺胃郁热等所致。舌质红或光绛，或苔黄而干，脉弦数或细数。

[加减]　经量过少可加丹参；吐血较甚者加旱莲草；鼻衄甚者加茅根肉；热甚者加黄连；口渴者加川石斛；溲赤不畅者加车前子；大便不畅者加全瓜蒌；便秘腹胀者加生大黄。

[方解]　本方以顺经汤加味组成。取四物汤去川芎辛香上窜之弊，用以养血调经；牛膝引血下行；泽泻以泻火；南北沙参清肺胃之火兼养阴；茜草凉血止吐血，并祛瘀生

新，下血调经；条芩清肺胃泻火；丹皮凉血活血散瘀，治吐衄；山茶花凉血散瘀，亦止吐衄；黑芥穗清热散瘀，炒黑止吐衄。本方主要清热泻火，止血行瘀，引血下行，不妄事止涩，否则经行不下而反致上逆。

（黄素英．中国百年百名中医临床家·蔡小荪．中国中医药出版社，2002）

【精选案例】

1. 经行前后诸症

（1）经行头痛

案 肝阴不足，虚阳上扰

俞某，35岁，未婚，1991年4月10日初诊。上次月经3月17日。每经前1天头痛，逐日加重，痛甚如裂，待经净渐止。常用西药止痛，稍得片刻缓解，由来2年许。西医各种检查均未见异常。又将届期，头痛偏于两侧，眩晕少寐，烦躁易怒，口干且苦，纳少脘闷，大便间日，乳房作胀。苔薄舌边尖殷红，脉细略弦。乃营阴不足，肝失柔养，虚阳上扰。治宜滋水涵木，平肝潜阳。

处方：生地9g 丹参9g 怀牛膝9g 炒当归9g 柴胡5g 白芍9g 淮小麦30g 白蒺藜9g 云茯苓12g 生石决先煎，30g 生甘草3g

5剂。

4月17日二诊：此次月经4月14日，药后头痛略减，未服西药止痛片，烦躁口苦失眠亦见好转。经行准期，量畅色暗红，小腹微胀，腰脊酸楚，便艰纳差。脉弦略数，苔薄微黄质红。再宗前法，柔肝平木，养血调经。

处方：炒当归9g 白芍9g 生石决先煎，30g 怀牛膝9g 白蒺藜9g 女贞子9g 全瓜蒌打，12g 枸杞子9g 双钩藤后下，9g 杜仲9g 狗脊9g

5剂。

5月7日三诊：此次经前头痛轻微，乳胀、烦躁亦减，苔薄质红。再拟育肾平肝，和调气血。

处方：生地9g 当归9g 白芍9g 滁菊5g 生石决先煎，30g 白蒺藜9g 怀牛膝9g 广郁金9g 条芩4.5g 泽泻9g 淮小麦30g 生甘草3g

7剂。

[按] 药后头痛、乳胀、烦躁等症轻微发作，待5月11日经行即瘥，后改服杞菊地黄丸滋水涵木治本。再次经行，头痛等症已基本消除。《内经》曰："头痛巅极，下虚上实。"清代吴云峰谓："肝阴久耗，内风日旋，厥阳无一息之宁也。"方用生地、女贞子滋水育阴，养血治风，所谓"痛久则为头风"，"治风必先养血"，滁菊花秋生，得金水之精，能制火而平木；石决明平肝清热，镇摄浮越之阳；白蒺藜疏泄肝郁；牛膝补肾固下，活血祛风，所谓"上实者下折之"，"治风必先活血，活血即能散风"。全方滋水而利水，养血而活血，清上而镇下，祛风以泄热。

（2）经行乳胀

案 肝郁气滞，络脉受阻

王某，34岁，已婚，1996年4月8日初诊。末次月经4月6日。经期尚准，量中色鲜，每行前乳房胀痛，小腹不适，烦躁易怒，口苦纳少，便艰，3日一解，婚后4年未孕。妇检正常，基础体温双相不典型。子宫输卵管碘油造影示：右侧输卵管伞端黏连不通，左侧通而欠畅。脉弦少力，舌边尖红。此乃肝郁气滞，络脉受阻。姑先养血理气，疏肝通络。

处方：全当归9g　白芍9g　制香附9g　广郁金9g　路路通9g　王不留行9g　白蒺藜9g　穿山甲9g　皂角刺9g　青皮、陈皮各6g　柴胡4.5g

5剂。

5月6日二诊：末次月经5月3日，经行准期，乳胀头痛均减，小腹酸胀。舌红少苔，脉略弦。再以养血柔肝，理气通络。

处方：全当归9g　白芍9g　制香附9g　广地龙9g　广郁金9g　路路通9g　王不留行9g　青皮、陈皮各4.5g　穿山甲9g　乌药4.5g

5剂。

[按] 三诊转经，量畅期准，乳胀、头痛、烦躁、腹痛等恙均除。随后基础体温续上升26天未降，脉滑数，尿HCG阳性，诸疾告愈，身已怀麟。古人谓"胀由乎气"，肝郁气滞，气血不畅，经脉壅滞，而见经前乳胀、胸闷胀痛；气郁化火，上攻头目，而见头痛眩晕，口苦烦躁。临床上常可选用逍遥散加味来治疗此症。方中当归、白芍养血柔肝，敛阴以平肝；白术、云茯苓健脾渗湿，培土以抑木；柴胡、郁金疏肝散热，理气解郁，使木得条达；青皮、陈皮通经络瘀滞，消厥阴气结；路路通、广地龙活血通络，以消乳胀痛，调和气血。方义理血搜络，散热解郁，疏肝和中，诸胀自消。

(3) 经行泄泻

案　肝失疏泄，脾虚湿阻

顾某，37岁，已婚，1992年6月18日初诊。末次月经6月15日，月经先期周许，量多色淡，质稀无块，行前大便溏泻如水，1日数次，临圊腹痛，泄后痛减，乳房胀痛，眩晕纳呆。苔薄腻，脉虚。证属肝失疏泄，脾虚湿阻，肝脾失治，冲任失司。拟疏肝健脾，化湿调经。

处方：党参12g　炒当归9g　炒白芍9g　柴胡4.5g　防风9g　焦白术9g　烧木香3g　青皮、陈皮各4.5g　淡吴萸3g　焦薏苡仁12g　云茯苓12g　焦楂炭12g

5剂。

7月16日二诊：末次月经7月11日，经行准期，量中色淡，大便溏泻显减，日2次，乳胀未作，苔薄，脉缓。再拟健脾和中，调理冲任。

处方：炒白术9g　白芍9g　炒当归9g　柴胡4.5g　防风9g　淮山药9g　青皮、陈皮各4.5g　焦薏苡仁12g　云茯苓12g　白扁豆9g

5剂。

[按] 药后大便已实，再次转经，泄泻、乳胀均除，经量亦减，纳谷稍增。惟小腹隐痛，腰酸乏力，改用健脾丸。以后两次门诊随访，再未出现经前泄泻、乳胀、腹疼等现象。月经正常。《内经》云："湿盛则濡泄。"又云："治湿不利小便，非其治也。"泄因于湿，湿本脾虚，虚而不培，湿淫转甚。故常选用痛泻要方合参苓白术散加减化裁治

疗此症，方中白术、淮山药、党参、云茯苓培补中州，益气扶土，健运而止泻；土虚则木贼乘之，白芍酸敛柔肝，缓急止痛；防风疏肝脾，祛风胜湿，为理脾引经要药；青皮、陈皮理气燥湿而醒脾；薏苡仁健脾化湿而降浊；积虚者必夹痰，脾虚者必补火，少火生气，火为土母，故加淡吴茱萸温脾散寒，敛肝固肾，使肝木条达，脾旺健运，泄泻自止。

（4）经行吐衄

案1 热蕴脾胃，肺火上逆

李某，32岁，1997年5月18日初诊。平素嗜辛辣厚味，自以为能活血舒筋，不期年来经虽尚准，但量少色紫，而多吐衄。频服止血通经药，收效不显，抑或反甚。皆因辛温积久，热蕴脾胃，肺火上逆，致现倒经之象。兹又值经期，苔薄黄腻边尖偏红，脉弦微数。法当顺经下引，效否待证。

处方：炒当归9g　大生地9g　赤芍9g　怀牛膝9g　茜草根12g　丹皮9g　南沙参、北沙参各9g　条芩10g　黑芥穗9g　山茶花9g　茅根肉30g

3剂。

5月21日二诊：5月19日经行，药后经行，期尚准，量稍畅，吐衄均除。苔薄质偏红，脉微弦。症势显健，再拟调经泻火。

处方：炒当归9g　大生地9g　赤芍、白芍各9g　怀牛膝9g　茜草根12g　丹皮9g　丹参9g　泽泻9g　泽兰叶9g

3剂。

[按] 本例患者嗜辛辣厚味及酒，皆阳烈燥热之物，日久脾胃蕴热，肺火上逆，热伤阳络，血随气升，而致经行吐衄。逆行之血妄行，故经血量少而紫。虽频服止血通经药，效不显。方用傅青主顺经汤加减。生地、赤芍、丹皮、茜草根、茅根肉、黑芥穗凉血止血；当归养血和血，以调其经；南北沙参清肺热，补肺阴；山茶花清热止衄。四物汤去川芎，因川芎为血中之气药，香燥升散，其性走窜，凡经行吐衄及其他出血之症均忌川芎。主张用黄芩，如属肝火旺者用条芩，肺火旺者用枯芩，今因药房难求枯芩，故本案方中仍用条芩以降肺火，更加怀牛膝，苦泄下降，引血下行，以降上炎之火。服药翌日，经血下行，吐衄亦除，但舌质偏红。症势显瘥，再宗前法出入，再次行经，吐衄之症已愈。

2. 痛经

案1 寒凝痛滞

腾某，女，27岁，未婚，1976年12月30日初诊。患者18岁初潮，月经周期32天，约5天左右净，自1972年参加工作后，开始有痛经，初起可用针刺缓解，以后逐渐加重，1973年起每次需用可待因及杜冷丁，并必须休息2天，不能工作。月经来第1天极少，暗红，第2天有2cm×1cm大小之膜样物排出后，疼痛才减轻，平时带较多，色黄不痒，以往无特殊疾患。妇科检查：外阴发育正常，处女膜完整，肛查子宫前屈，正常大小，活动好，左附件（－），右侧宫旁颈体交界处有结节状增厚，如黄豆大小结节突起2个，轻度压痛，右侧卵巢约1.5cm大小，活动。经期尚准，每经行腹部剧痛，喜暖喜按，甚且呕吐，肢清，里急感，大便不实，下血块及膜后痛较缓，脉细，苔白，寒凝痛滞，拟予温通。

处方：炒当归9g　川芎9g　川牛膝9g　赤芍9g　桂心2.1g　制香附9g　延胡索9g　苏木9g　淡吴茱萸2.4g　煨姜2片　熟附子9g　制乳香、制没药各4.5g　失笑散15g

经前4天左右，即开始连服7剂。经净后服四物益母丸1周，每日0.9g，兹后由患者根据上法，断续处方治疗。

1977年5月19日二诊：经期4月23日，药后腹痛有所好转，已停用杜冷丁，由于过去腹痛剧烈，顾虑复发，仍自服可待因1片，腹冷显减，呕吐亦瘥，脉细，苔薄质红，从前法出入。

处方：炒当归9g　川芎9g　川牛膝9g　赤芍9g　桂心2.1g　煨姜2片　延胡索9g　苏木9g　制香附9g　桃仁泥9g　艾叶2.4g　失笑散包煎，15g

7剂。

6月10日三诊：经期5月27日，此次经行第1天未痛，呕吐亦除，第2天痛势较前显减，下块及膜见少，脉细舌赤，再从前法进退。

处方：炒当归9g　赤芍9g　川芎9g　川牛膝9g　延胡索9g　桂心2.1g　苏木9g　制香附9g　淡吴茱萸2.4g　制乳香、制没药各4.5g　红花4.5g　失笑散包煎，15g

7剂。经后仍服四物益母丸14天，每日9g。

7月12日四诊：经期7月2日，经行后期，尚畅，块少有膜，腹微痛极轻，症势显减，近有腰酸，掌心热，脉微弦，苔薄质红，边有齿痕，肝肾不足，再拟调理，以资巩固。

处方：炒当归9g　怀牛膝9g　大生地9g　赤芍9g　熟女贞4.5g　川续断肉9g　狗脊9g　云茯苓12g　泽泻9g　丹皮9g

4剂。药后继服四物益母丸10天，每日9g。

7月29日五诊：经期将届，纳差，余无所苦，脉微弦，苔薄，拟理气调经，化瘀止痛。

炒当归9g　川芎9g　川牛膝9g　淡吴茱萸2.4g　赤芍9g　延胡索9g　制香附9g　制没药4.5g　川桂枝0.9g　真血竭1.8g　失笑散包煎，15g

5剂。

[按] 经痛已5年，痛势逐月转剧，必须卧床休息，第2年起即每月需用杜冷丁及可待因。本症属瘀滞夹寒，故腹痛喜按喜暖，苔白，据一般规律，喜按属虚，拒按属实，上述喜按是有寒之故，不作虚痛论。因下块及膜后腹痛即缓，是为瘀滞现象，不通则痛，应予温宫逐寒，活血化瘀，加重失笑散剂量，药后痛势逐减。四诊有肝肾阴虚现象，故暂拟养阴泻火并补肝肾，以后仍用四物益母丸巩固之。五诊根据妇检仍有结节，故方中增血竭以散瘀消结、桂枝以温经通络祛瘀。由于该病员住在郊区及工作关系，来院不便，故每次治疗均未值经期，只能预先处方备用，虽然症状显著好转，已停用杜冷丁及可待因，并不须休息，可照常工作，患者主观上，认为已经治愈，可以勿药，但据妇科检查结节犹未全消，且治疗过程中，不够密切配合，故效果尚欠满意。

案2 外感寒热

虞某，26岁，女，未婚，1977年7月5日初诊。18岁癸水初潮，第2次经转即每行腹痛，甚且晕厥，下瘀块后较舒，临前2天腰酸乏力，1975年左侧卵巢囊肿扭转曾行手术，右少腹时感吊痛，昨又值期（周期29天）量少不畅，近且外感寒热急诊后方退，余邪未清，腹部剧痛，又致晕厥，纳呆泛恶，心悸便溏，脉细数，苔薄白质微红，寒凝瘀滞，法当温通。

处方：炒当归9g　丹参9g　赤芍9g　制香附9g　淡吴茱萸2.4g　木香4.5g　小茴香3g　延胡索9g　五灵脂9g　制没药4.5g　炮姜2.4g

3剂。

7月26日二诊：发热渐退，略有低热，经期将届，脉弦，苔属薄白，预为温通。

处方：炒当归9g　川芎9g　赤芍9g　制香附9g　延胡索9g　川牛膝9g　红花4.5g　制没药4.5g　丹皮9g　淡吴茱萸2.4g　失笑散_{包煎},12g

6剂。

8月1日三诊：今经行准期，量适中，腹痛较前轻减，略胀，腰酸，脉弦，苔薄，拟理气调治。

处方：炒当归9g　白芍9g　丹参9g　川芎6g　制香附9g　川楝子9g　延胡索9g　川续断肉9g　狗脊9g　川牛膝9g　失笑散_{包煎},2g

3剂。

8月23日四诊：上次经痛见减，量不多无块，又将届期，大便不畅，脉细，苔薄质红，边有齿痕，再为通调。

处方：炒当归9g　川芎9g　赤芍9g　丹参9g　制香附9g　延胡索9g　川牛膝9g　红花9g　桃仁泥9g　失笑散_{包煎},12g

5剂。

8月30日五诊：经水将临，略有腰酸，近有胃痛，大便色深，脉细，苔薄白，质红，仍宗前法出入，嘱验大便隐血，如阳性则暂停服。

处方：炒当归9g　川芎9g　赤芍9g　川牛膝9g　制香附9g　乌药9g　制没药3g　丹参9g　延胡索9g　川续断肉12g　失笑散_{包煎},12g

4剂。

9月24日六诊：上月药后翌日经临，量较畅，下块色深且多，腹痛显减，兹感脘疼，通气较舒，脉细，苔薄白，又将临期，再当兼顾。

处方：炒当归9g　川芎9g　川牛膝9g　赤芍9g　制香附9g　乌药9g　木香3g　延胡索9g　制没药4.5g　鸡血藤12g　失笑散_{包煎},12g

4剂。

9月29日七诊：调治以来，痛经月见好转，昨又临期，腹痛完全消失，纳食如常，便溏次多显见轻减，临前腰酸乏力、右腹吊痛均除，上月量畅，下块色紫，今犹未下，略感腰酸，脉细弦，苔薄质红，方虽应手，未许根治，再从原议，以冀全效。

处方：炒当归9g　川芎9g　川牛膝9g　赤芍9g　制香附9g　木香4.5g　淡吴茱萸

2.4g　延胡索9g　川续断肉12g　狗脊12g　失笑散包煎，12g

2剂。另八珍丸90g，分10日服。

[按] 患原发性痛经已8年，初潮较迟，1975年2月，右侧卵巢囊肿扭转手术切除，并伴有肠粘连、肠炎、胃窦炎等症。体质虚羸，在所难免；经来瘀滞，排出困难，疼痛剧烈。体力不支，每致晕厥。加以脾阳不振，肠胃失健，平素易泻。经来辄溏，纳差泛恶，腰酸乏力，中气不足，诸症毕现，经期虽准，通运受阻，体虚症实，两者间杂，鉴于病员每次来诊，均在经期前后，主要矛盾属实滞经痛，脾虚有寒，当予温通经脉。初诊因隔宵寒热达38.5℃，急诊后方退，余邪未清，故于祛痰理气温中止痛方中，避川芎而用丹参；缘川芎下行血海，当时发热虽退未尽，恐引热入里，药后有所好转，复诊又值发热渐退已甫3天，略有低热是为体虚不足，营卫不和。经期将届，预为温通，拟四物汤去地黄，增牛膝、红花下行通经，延胡索、没药、失笑散化瘀止痛，香附理气调经，吴茱萸温中止吐泻，丹皮助赤芍清热行血，因便溏见减，此次未用炮姜，经痛见轻，量不多无块，四诊又临经前，大便不通，宗前法增桃仁泥，以资通调，并润肠。五诊经犹未至，兼发胃痛，大便色深，恐有胃出血之变，故嘱注意大便，有隐血即暂停上药，诊后第2天即经转量畅，下块色深且多，腹痛显减，当从原法处理，调治后第3次经行，腹痛已完全消失，原每行纳差，泛恶，及临前腰酸乏力，右腹吊痛均除，便溏次多亦显瘥改善。宗前议另处八珍丸常服以巩固之。8年痛经基本治愈，惟体质尚未恢复，仍当继续调理，以杜反复。

3. 崩漏

案1　血虚肝旺，湿热下注

严某，40岁，女，已婚，1977年9月8日初诊。曾育2胎，经行过多如注。妇科检查有慢性附件炎、宫颈糜烂Ⅱ度，屡经中西法治疗未效。致眩晕不能看书工作，据云自1968年产后贫血迄今，血红蛋白85g/L。过去曾接触X射线及磷与毒气多年。经期尚准（末次经期8月28日），量多如注，次日下血块，第3天起淋漓约1周始止，临前烦躁，兹净后疲怠行方歇，带多黄臭，口气较重，脉微弦，苔白略厚边赤，血虚肝旺，湿热下注，姑先利湿泻火后再议补。

处方：云茯苓12g　姜半夏4.5g　炒白术9g　黄芩9g　泽泻9g　生薏苡仁30g　椿根皮12g　白槿花12g　白蒺藜9g　白芷3g　黑山栀9g

4剂。

9月12日二诊：药后口气显瘥，舌苔亦淡，带多黄臭大减，症见好转，惟平素夜间溲频，受凉即易腹泻，脾肾不足由此可见，脉细微弦，苔薄白边红，宗前法参缩尿。

处方：云茯苓12g　炒白术9g　黄芩9g　生薏苡仁12g　泽泻9g　覆盆子9g　椿根皮12g　白蒺藜9g　熟女贞9g　海螵蛸9g

3剂。

9月15日三诊：带下续减，色白极少无臭，夜间溲频亦瘥，原每夜4次，现夜寐欠安，满腹隐痛，由来已久，受寒即发，日来又作，脉微弦，苔薄白微腻尖光赤，再拟兼理肝肾佐温中。

处方：云茯苓 12g 大生地 9g 枸杞子 15g 炒淮山药 9g 熟女贞 9g 泽泻 9g 覆盆子 9g 益智仁 4.5g 生薏苡仁 12g 淡吴茱萸 2.4g 木香 3g

5 剂。

9 月 20 日四诊：精神显振，体力亦增，带下不多，近劳累少寐，昨夜半送客车站，不免受凉，腹又隐痛，脉细，苔腻边尖赤，经水将临，当温中调经。

处方：炒当归 9g 丹参 9g 赤芍、白芍各 9g 木香 4.5g 小茴香 3g 熟女贞 9g 云茯苓 12g 朱远志 4.5g 夜交藤 12g 姜半夏 4.5g 生蒲黄包煎，9g

3 剂。

9 月 23 日五诊：过去变换工作或环境，经即先期，兹行超前 1 周，今甫 3 天（最近经期 8 月 28 日、9 月 20 日）原过多如注，此次大减，血块亦少且小，第 1 天色微黑，旋红，脉细，苔白边红，情况显见好转，仍宗前法进退。

处方：炒党参 9g 炒白术 9g 炒当归 9g 丹参 9g 熟女贞子 9g 旱莲草 9g 制香附 9g 云茯苓 12g 姜半夏 4.5g 远志 4.5g 陈皮 4.5g

2 剂。

9 月 26 日六诊：经今净，量及血块显著减少，原经净疲惫似大病后，目前已无此感觉，寐欠安，看书即作，脉尚少力。苔薄微黄边略红，诸症虽建，体虚未复，再予和养。

处方：太子参 9g 炒党参 9g 炒当归 9g 熟女贞子 9g 旱莲草 9g 白芍 9g 制黄精 12g 枸杞子 15g 云茯苓 12g 朱远志 4.5g 夜交藤 15g

7 剂。

10 月 5 日七诊：经净辄头晕此次未作，夜寐已安，精神较振，并感有力，白带亦少，2 年前挫伤腰部，近劳累后又痛，脉略虚，苔薄白腻质红，原法加减。

处方：炒党参 12g 炒白术 9g 云茯苓 12g 姜半夏 9g 焦薏苡仁 15g 远志 4.5g 夜交藤 12g 枸杞子 12g 熟女贞子 9g 陈皮 4.5g 健腰丸 9g

5 剂。

10 月 10 日八诊：以往俯身洗涤过久，腰部即不能直起，昨晨大量洗衣，但觉微酸俯仰自如，惟接待宾朋，劳神逾常，致夜寐多梦，脉细苔薄边尖赤，宿恙俱息，拟宁神益肾以资巩固。

处方：云茯苓 12g 大熟地 9g 川续断肉 12g 狗脊 12g 桑寄生 9g 远志 4.5g 磁石先煎，30g 北五味子 2.1g 麦冬 9g 熟女贞子 9g 旱莲草 9g

5 剂。

案2 气血两亏，冲任失调

黄某，女，31 岁，未婚，1977 年 2 月 25 日初诊。经每先期（月经周期 3 月 8 日，3 月 22）兹行过多如注，屡注各种止血剂未效，迄已二旬，色淡质稀，眩晕乏力，面色萎黄，有肾炎史，妇科肛检无异常，近自服益母膏，脉细，苔薄边光略红，气血两亏，冲任失调，拟益气养血调固为治。

处方：炒党参 15g 炙黄芪 9g 炒当归 9g 白芍 9g 生地炭 30g 炮姜炭 4.5g 熟附

子 9g　炒蒲黄 9g　仙鹤草 30g　陈棕炭 9g　阿胶珠 烊冲, 9g

3 剂。

2 月 28 日二诊：药后次日下午经量即少，第 2 日净，症势显减，惟仍有呕吐，昨起轻可，脉细重按微弱，苔薄边尖淡红，再拟益气养血，以固冲任。

处方：炒党参 15g　炙黄芪 9g　炒当归 9g　白芍 9g　熟女贞子 9g　旱莲草 15g　仙鹤草 15g　炒白术 9g　木香 3g　陈皮 4.5g　阿胶珠 烊冲, 9g

3 剂。

3 月 4 日三诊：气血大亏，体虚未复，腰酸乏力，面黄少华，脉细略数，苔淡薄，再拟益气养营。

处方：炒党参 15g　炙黄芪 15g　炒当归 9g　白芍 9g　熟女贞子 9g　旱莲草 15g　川续断肉 9g　狗脊 9g　大枣 30g　陈阿胶 烊冲, 9g

5 剂。

3 月 11 日四诊：头晕较减，面黄少华，血常规有所好转，脉细，苔淡薄，再宗前法出入。

处方：炒党参 15g　炙黄芪 15g　炒当归 9g　白芍 9g　熟女贞子 9g　旱莲草 9g　大生地 9g　川续断肉 12g　狗脊 12g　制黄精 1.2g　陈阿胶 烊冲, 9g

5 剂。

案 3　心肾不足，兼有宿瘀

李某，47 岁。经行淋漓 46 天，色鲜红无块，小便黄而少。原有"风心"，胸闷气短，唇赤偏紫，颧赤，腰腿酸软，疲惫少力。舌质红，边青紫，脉细软有间歇。证属心阴不足，肾气虚衰，兼有宿瘀。拟先养阴益肾，调固冲任。

处方：炒党参 12g　紫丹参 10g　杭白芍 12g　大生地 12g　炙龟板 10g　煅牡蛎 30g　川续断 12g　桑寄生 12g　生蒲黄包煎, 15g　仙鹤草 30g　地榆炭 12g　丹皮炭 10g

患者月经过多，继而淋漓，逾 1 月半不止，妇科诊断为功能性子宫出血。住院治疗，屡用丙睾等，许久未效。患者显见气血两耗，肾阴不足，心脾失治，冲任欠固，绵延日久，益见虚损。原拟考虑刮宫，后蔡师在会诊中认为鉴于上述症状，主要是肾阴不足，气血两亏，拟补气养阴，益肾调固。张介宾曰："阳邪之至，害必归阴，五脏之伤，穷必及肾，治则必计其所归而专固其本。"治以龟板、生地滋阴潜阳；牡蛎固涩敛阴；丹皮、地榆、仙鹤草清热止血；丹参、生蒲黄祛瘀生新；川断、桑寄生、白芍补益肝肾，并助止血之功；党参佐以扶正。此所谓"常泄者虑其气脱"。药后当天出血明显减少，次日即完全停止，4 天后出院。

（黄素英. 中国百年百名中医临床家·蔡小荪. 中国中医药出版社，2002）

4. 闭经

案 1　先天肾虚，冲任不足，精血不充

刘右，女子二七，天癸即至，而年甫 19，月事未临，面黄羸瘦，眩晕心悸，夜寐易惊，盗汗涔涔，纳食无味，大便艰秘。脉细微弦。经曰："天癸未及责之冲任。"冲任者属肾隶于阳明，肾虚阴亏，阳明不旺则无以化生精血，不能盈丽血海，太冲不盛，经由何来？治当养营益阴，调补冲任。

大熟地 12g　全当归 9g　枸杞子 9g　天冬 9g　麦冬 9g　山萸肉 9g　肥玉竹 9g　怀牛膝 9g　核桃肉 9g　怀山药 9g　朱茯神 9g　大枣 5 枚

[按] 赵养葵谓："天者，天一之真，癸者，壬癸之水，月事者，水之精，……所以调经必须滋水为主。"肾为先天之本，天癸赖以滋养，肾虚津亏则天癸枯竭，月经闭止。刘右一案属原发闭经，辨证为先天肾虚，冲任不足，精血不充。小香公言："天癸未及，责之冲任。"指出冲任失盈，当责之肾与阳明。故方以熟地、枸杞子、山萸肉滋阴补肾，益精生血；天冬、麦冬皆禀少阴水精之气，滋水润燥，补肺清金，金水相生，以金水为生化之源；怀山药、玉竹、大枣补益阳明，养营健运，以助中州；核桃仁以通命门，利三焦，温胞宫，养气血；朱茯神宁心定志，以使心气下通胞脉；当归、怀牛膝养血活血，全方重在滋水育肾，补脾养营，以培补本元而充盈奇经，则经血自调矣。补肾调经，血海满溢。

（摘自《蔡氏妇科经验选集》）

案 2　肝郁气滞，损伤心脾，血枯经闭（女性生殖器结核）

王某，30 岁，已婚。闭经 2 年，伴潮热骨蒸，结婚 4 年未孕。3 年前开始月经紊乱，周期 20～40 天，经量减少。继而出现头晕神倦，郁闷善怒，月经停闭，间有白带，经外院诊断为"女性生殖器结核"，经抗痨治疗未效。现经人介绍来我院就诊。精神欠佳，面红升火，午后低热，烦躁易怒，头晕耳鸣，纳食不佳，大便时溏，舌红而瘦小，无苔，脉虚数略弦。妇检：阴道壁呈枯萎现象，子宫萎缩，乳房萎缩。

证属：肝郁气滞，损伤心脾，血枯经闭。

治则：先予养阴清热，柔肝解郁为治，继用调理脾胃，滋养肝肾，拟加减青蒿鳖甲汤。

处方：青蒿 9g　丹皮 9g　杭白菊 9g　麦冬 9g　地骨皮 9g　郁金 9g　柴胡 9g　制首乌 9g　鳖甲 9g　茯苓 12g

6 剂。药后潮热大减，烦躁稍安，睡眠较好，脉细而数，苔剥，再拟养阴清热。上方加入山萸肉 9g，干地黄 12g。1 个月后精神见振，食欲大增，乳房及阴部萎缩现象有所改善，脉细苔薄，再拟滋补肝肾。河车大造丸 90g，分 10 天服。连服 2 个月，乳房萎缩全消失，阴道分泌物正常。脉细苔薄，再拟滋养肝肾，佐以行气和血之品。

药物：熟地 9g　枸杞子 12g　山萸肉 9g　菟丝子 9g　香附 9g　郁金 9g　三棱 9g　莪术 9g　泽兰叶 15g

10 剂，服药后自觉小腹微胀痛，阴道有淡红分泌物排出，量少，脉细弦苔薄，再拟前方去萸肉，加川芎 6g，白芍 9g，5 剂。经净后服河车大造丸。次日月经又转，量稍多，色鲜红，小腹微有胀痛，继服上方半年余，月经完全正常，身体恢复健康。

案 3　肝胃郁热，结于胞络（高泌乳素血症）

章某，32 岁，已婚，1993 年 4 月 18 日初诊。经闭年许，人工周期治疗则经至，停药复作，兹又阻半年，心悸烦躁，头痛口干，两乳作胀，乳汁自溢，便坚溲赤。外院化验，PRL 增高，西医诊断为高泌乳素血症。苔薄质红，脉细弦。此乃肝胃郁热，结于胞络。治拟清热泻火，活血调经。

处方：全当归9g　大生地9g　白芍9g　大川芎6g　生大黄后下，6g　玄明粉冲服，4.5g　怀牛膝9g　广郁金9g　鸡血藤12g　生麦芽30g

7剂。

4月26日二诊：药后头痛烦躁轻减，溢乳亦少，阴道分泌物增多。苔薄，脉细弦。效不更方，再投原方7剂。

5月2日三诊：经已通，量中色鲜，溢乳、头痛已除。获效甚速，随访数次，溢乳已愈，经亦调，复查PRL 2次，均已降为正常。

（摘自《中国百年百名中医临床家·蔡小荪》）

徐志华

（倡教育，精辨证，因证创方）

【医家简介】

徐志华（1925～），男。祖父徐竹岩，江南世传名医，以善疗妇科血证闻名；父亲徐焕章继承世传，擅治妇科经、带病。徐志华13岁随父学习中医，先后从事中医妇科60余年。为全国著名中医妇科专家，安徽中医妇科三大学术流派之一的安徽庐江县徐氏中医妇科第四代传人。历任安徽中医学院妇科教研室主任、妇科主任，安徽中医学院第一附属医院妇科教授、主任医师，为安徽中医学院妇科学科奠基人，安徽省名老中医。

相关著作：《中国百年百名中医临床家·徐志华》、《妇科验方选按》、《中医妇科》等10余部，1987年参与研制的《妇科专家徐志华电脑诊疗软件系统》畅销于国内，并运销日本等地，饮誉海内外。先后发表论文30余篇。

【主要学术思想和主张】

徐志华自幼精研歧黄之术，尤为崇尚《景岳全书》、《医宗金鉴》、《傅青主女科》等名家著述。长期从事妇科教学、临床第一线工作，传承实践历代妇科名家医术，中医理论精通，临床经验广博，对妇科经、带、胎、产病诊疗均有独特见解，验案验方丰富，一方一案或二案，注释按语精到。重视冲任气血的意义，强调气滞血瘀证兼杂之多见。善用古方，并加减而形成新方。如补益的加味八珍汤（48首）；活血化瘀的加味桃红四物汤（5大类）；更自创经验方，如带下病的苓药芡苡汤；痛经的痛经松方；经前期紧张综合征的疏经散方等。

【临证经验】

1. 治功血

青春期的女子肾气未够充盛，天癸初至而不稳定，胞宫功能发育亦来成熟；更年期的妇女，肾气渐衰，任脉虚，太冲脉衰少，胞宫功能亦衰退。因而两者都易导致女子冲任不固，月经失调。另外感受热邪。影响冲任，或热邪入血，以致血内蕴热，热伤冲任，迫血妄行，也可致经量多，经期延长。……临床上往往根据辨证分期治疗。月经中期，固摄冲任，治其本。此期为两次月经的间隔时期，机体在冲任二脉的调节作用下，通过天癸、脏腑、气血作用于子宫而积蓄经血。……。

2. 痛经虚实

痛经的主要症状是个"痛"字，因此辨痛的虚实是重要环节。痛经首先重点应从痛的程度来衡量，即一般疼痛不甚，虽影响工作和学习，但能坚持的属轻度，多为虚证；不能坚持工作和学习，须卧床休息，甚至呕哕晕厥的属重度，多为实证。在临床上，痛经以实证为多见，实证中又以气滞血瘀型多见。即所谓"不通则痛"。自拟痛经松方就是为了治疗气滞血瘀型的痛经所设，是理气活血、化瘀止痛的基本方。治疗痛经不仅要重视辨证分型，而且掌握服药时间和疗程、疗效有密切联系。

3. 痛经通调法

妇女以血为本，以气为用，但血赖气生，又赖气行。所以胞腑气血失调是本病的主要病机。故通调冲任，气血为本病的治疗原则。此即"通则不痛"的原理。临床上，根据痛经的分类，把通调法分为温、补、攻、清四大法则，如寒者温而调之，热者清而调之，虚者补而调之，实者攻而调之，四法之中以调气血为主。痛经的治则虽以通调冲任气血为主，但急则治其标，缓则治其本。在月经期应着重调血止痛以治其标，平时应辨证求因以治其本。而痛经在临床上，实证多，虚证少，处方用药又宜兼顾标本虚实。

（徐经冈. 徐志华老中医治疗痛经经验. 安徽中医临床杂志）

4. 气血

妇人气血，上应太阴，下应海潮，所累者不外气血，气病之中，以瘀滞者多见，并多夹杂寒、热、虚、实，务需详察。调经之法，概而为三：先期、量多、崩漏者多血热；后期、量少、闭经者多瘀滞；愆期、淋漓不净及盆腔炎者多瘀热。对于常法不效者，必须结合西医辨病，不可延迟病情，害人害己。

5. 血瘀

因气血郁滞所致的血瘀证，广泛存在于妇产科疾病的各个阶段。妇科疾病，观其症状，不外血、块、痛、带四大主症，究其现代病理改变，不外是受累组织的增生、破损、炎症及局部血流郁滞等改变，所谓"气血郁滞，积而成瘀"。这种瘀血，既是疾病导致的结果，又是致病的因素，如此因果相干，使得许多妇科疾病迁延难愈，甚至成为顽症痼疾。故而活血化瘀法，为妇科调理气血法则中的重要组成部分。

（摘自《中国百年百名中医临床家·徐志华》）

【常用效方】

1. 月经不调

（1）月经先期

○ 方一 先期饮

［组成］当归10g 白芍10g 生地10g 川芎5g 黄芩10g 黄连5g 知母10g 黄柏10g 丹皮10g 山栀10g 地榆10g

［功用］清热凉血调经。

［主治］血热所致月经先期，量多，色鲜红，质黏稠。

［方解］血为经之物质基础，气为经之运行动力，气有余则为郁、为热。郁者疏之

不达，热者泄之过极。今经血先期而至，且量多，鲜红，黏稠，当为血热。热迫血行，血去阴伤，故治当清热凉血止血为主。先期饮为《医宗金鉴》芩连四物汤（当归、生地、白芍、川芎、黄芩、黄连）加味而成。原方意在和血养血，凉血养阴。徐氏加用知母、黄柏养阴清热；黄芩、地榆清肝泻火，防血妄行；黄连、山栀清心除烦；丹皮凉血化瘀，防热甚灼津成瘀之弊。虽有实热，但意在和血养血，凉血养阴而不伤正，取"水盛火自平"之意，清热除烦有"静能生水"之旨。热清血宁，则经水自调。如经水偏多，丹皮、山栀、地榆、黄柏炒之，去川芎；口干咽燥，加天花以清热生津，经行不畅加丹参以养血活血，大便干结加大黄以泻火通便。

○ 方二　二丹柴芩归芍方

[组成] 柴胡5g　黄芩10g　白芍10g　丹皮10g　当归10g　川芎6g　炒白术10g　茯苓10g　泽泻10g　丹参10g

[功用] 疏肝和脾，凉血调经。

[主治] 郁热所致月经先期，量时多时少，色紫红，质黏稠。

[方解] 本方为《金匮》当归芍药散加味而成。原方为调和肝脾之经典方剂，方中当归、白芍、川芎和血养血，配柴胡以疏肝养肝，黄芩、白术、泽泻健脾利湿，使风木不闭塞于地中，黄芩清肝热，丹皮、丹参凉血养血化瘀。徐老认为，诸脏之中，肝气最易郁结。肝为刚脏，体阴用阳；肝气郁滞，肝阴必有不足。故疏肝只能治标，且柴胡不宜超过5g，柔肝才为治本，尤是经病更如此。柔肝之中，柴胡、白芍两者用量之比在1：2以上。今月经先期而至，已有郁热，如纯用凉血，又恐不利郁滞疏解，况且滞瘀相随，血热灼津，更易致瘀。故徐老认为必用二丹，一为入肝肾凉血活血，一为化瘀凉血而养血。使全方更具凉血调经之意。此为上工治病之虑矣。如经量偏多，去川芎，丹皮、黄芩炒之，加红蚤休；心烦胁满去白术加山栀；口干喜饮加天花粉。

○ 方三　清经汤

[组成] 北沙参10g　麦冬10g　黄精10g　玉竹10g　炒生地10g　炒白芍10g　女贞子10g　旱莲草10g　丹皮10g　山栀10g　当归10g

[功用] 养阴清热调经。

[主治] 虚热所致月经先期，量少，色鲜红，质黏稠。

[方解] 本方为生脉饮（《内外伤辨惑论》）、丹栀逍遥散（《内科撮要》）、二至丸（《医方集解》）三方合用加减而成。三方中去五味子之酸涩、甘草之壅滞，以防助热留滞；白术之温燥、茯苓之渗利，以防耗损阴液。加黄精、玉竹、丹皮、山栀。方中沙参、麦冬、黄精、玉竹补肺胃之阴，清肺胃之燥；生地、白芍炒之滋肾阴而不腻，补肝血而敛收浮游之火；女贞子、旱莲草加强填精之力，使五脏之火得以平泄；丹皮、山栀凉血化瘀除烦以清心火；一味当归，补血而不滞，温行而不燥烈，可谓补中有行之妙。如虚热甚加鳖甲、知母滋阴清热而兼化瘀；虚烦不寐加炒枣仁、生龙牡以养心安神；头晕耳鸣重用白芍；经行不畅加丹参以养血凉血调经。

○ 方四　双补汤

[组成] 党参10g　山药10g　茯苓10g　莲子肉10g　芡实10g　补骨脂5g　肉苁蓉

10g　山萸肉 10g　五味子 5g　菟丝子 10g　覆盆子 100g　巴戟天 10g

[功用] 健脾益肾，固冲调经。

[主治] 气虚所致月经先期，量或多或少，色淡或淡暗，质稀薄。

[方解] 中气不足，则先期，色清、质稀。元阳不足，则先期量少，色淡暗、质稀。肾为诸阳之根，"五脏之阳，非此不能发"。故脾肾阳虚，重在益肾，而肾又为封藏之脏，水火之宅，阳虚者必兼阴亦不足。如纯专健脾，则肾虚不煦，脾阳难振。如专温肾，则肾精不填，孤阳难生。故必予脾肾双补为要。双补汤双补脾肾，方中党参、茯苓益气健脾，配以山药，健脾补虚之力更强；肉苁蓉、补骨脂、菟丝子温补肾阳，质润而不燥；莲子、芡实、山萸肉、五味子、覆盆子滋肾敛阴，全方重在润补肾阴而振脾阳，敛阴益肾而扶肾阳。方中补骨脂辛温，五味子酸涩，恐有伤阴涩滞之弊，故用量少于他药一半。徐老虑此症为耗血之疾，组方用药处处不忘"女子阴常不足"之训，以甘润温补为主，而收益肾健脾之效。如量多加炙黄芪、升麻炭；经期延长加血余炭；小腹空坠加炒枳壳；难眠多梦加炒枣仁；腰膝酸冷加杜仲。

（2）月经后期

○ **方一　艾附暖宫丸**

[组成] 炒艾叶 3g　香附 10g　当归 10g　白芍 10g　熟地 15g　川芎 5g　黄芪 10g　吴茱萸 3g　肉桂 3g　川断 10g

[功用] 扶阳祛寒调经。

[主治] 阳虚里寒所致月经延后，量少色淡，质稀无块。

[方解] 本方用于阳气不足，阴寒内盛，气血生化不足，运行无力，经行后期。方中艾叶、香附辛香气雄，擅长温血海而暖胞宫；四物汤养血活血，补益冲任；黄芪补气助运；吴茱萸、官桂温阳祛寒；川断补肾通经。全方补气温阳与滋阴养营相须为用，具有阳生阴长，互生互化之义。尤以艾附为君，辛通香窜，领诸药煦育胞宫，使阳振阴消，氤氲不息，则虚冷之病自可消弥。本方意在扶阳抑阴，温宫养血。其方较温经汤为缓，补力温和，宜于久服。若经血量少者，加用鸡血藤、红花养血调经，子宫发育欠佳者，加用紫河车、巴戟天、茺蔚子，益肾填精，促进子宫发育。

○ **方二　琥珀散**

[组成] 当归 10g　熟地 15g　白芍 10g　肉桂 3g　丹皮 10g　三棱 10g　莪术 10g　延胡索 10g　乌药 10g　刘寄奴 10g

[功用] 温经散寒调经。

[主治] 实寒所致经期延长，量少有块，小腹冷痛。

[方解] 所用琥珀散由《本事方》琥珀散去菊花、蒲黄，加延胡索、乌药而成。徐老认为本证虽属寒凝血瘀，但由于气血互根互用的关系，瘀血内阻必致气行不畅，气机阻滞又加重血瘀，故在温经散寒的同时，不忘调理气机。加用延胡索、乌药，不仅能调气行血，且能行气止痛。方中肉桂温经散寒，通脉调经；当归、熟地、白芍养血活血调经；莪术、三棱、丹皮、刘寄奴活血祛瘀。全方重在温通，共奏温经散、活血调经之功。若腹痛剧烈者，加制乳没行瘀止痛；寒瘀明显，后期量少者，加桃仁、红花化瘀调

经；经量多者，加川断补肾固冲止血；腰骶酸痛者，加淮牛膝补肾强腰。

◇ 方三　过期饮

[组成] 当归10g　白芍10g　川芎5g　生地15g　红花10g　桃仁10g　香附10g　肉桂3g　莪术10g　丹参10g　益母草10g

[功用] 活血化瘀，理气调经。

[主治] 瘀血阻滞所致月经后期限、量少、色紫红有块，不腹胀痛。

[方解] 本方为桃红四物汤加味而成。经期延后，量少色紫，小腹胀痛，多为瘀滞。主要活血化瘀为治。徐老用桃红四物为活血调经的基本方，加用术、丹参、益母草加强其活血化瘀的功效。瘀滞而成，多为气滞寒凝，故方中用香附理气行滞，使气行血行；肉桂温经散寒通脉，使寒瘀得化，冲任气血通畅，经来有时。肉桂温经，寒象不明显可除去；后期限量少，加鸡血藤养血活血通络；若以气滞为主，小腹胀痛为主，或兼胸胁胀痛，可加用台乌、枳壳；若痛胜于胀，以寒凝为主，可加用小茴香；痛经明显加制乳没。

◇ 方四　芎归苍附六君汤

[组成] 川芎5g　当归10g　炒苍术10g　香附10g　党参10g　白术10g　茯苓10g　制半夏10g　陈皮5g　甘草5g

[功用] 燥湿化痰，活血调经。

[主治] 痰湿壅滞所致经期延后，量少色淡，质黏稠，形盛多痰。

[方解] 脾主运化水湿，脾虚失运，水湿内停，聚而成痰，故有"脾为生痰之源"之说。方中党参、白术、茯苓、炙甘草补脾益气；陈皮行脾和中；半夏燥湿化痰；苍术燥湿健脾。痰湿内盛，滞于冲任，气血运行不畅，导致月经后期，故用香附疏肝理气；当归、川芎养血和血，诸药配合能健脾益气，燥湿化痰，养血调经。中气健运，痰湿无以滋生，气血归于正化，则冲任通盛，月经依时而下。白带多者，加樗白皮清热燥湿，固涩止带；经量减少者，加鸡血藤、丹参养血活血通经；纳差脘闷者，加山楂、砂仁；浮肿者，去甘草加鹿角胶；多囊卵巢者，选加皂制、三棱、莪术。

◇ 方五　养血八珍汤

[组成] 黄芪10g　山药10g　枸杞子10g　何首乌10g　当归10g　甘草10g　白芍10g　川芎10g　熟地10g　白术10g　茯苓10g　党参10g

[功效] 补血养营，益气调经。

[主治] 血虚所致月经错后，量少，色淡质稀，小腹空痛，面色萎黄。

[方解] 徐老根据"气为血帅，血为气母"的理论，用补气养血的代表方八珍汤加味治疗血虚经迟。方中四君子加黄芪、山药以资生化之源，使气生血长，且能推动血之运行；四物补营养血，加枸杞子、何首乌滋养肝肾，填精益血，取精血相生，肝肾同源之法。使血海充盈，经血如期而下，若心悸失眠者，加何首乌、柏子仁养血安神；脾虚血少者，加鸡内金、砂仁；经量少者，加鸡血藤、红花。

（3）月经过多

◇ 方一　圣愈胶艾汤

[组成] 炙黄芪12g　党参10g　白芍10g　生地10g　当归10g　阿胶10g　炒艾叶3g

升麻炭 5g　炮姜炭 3g　炒荆芥 5g　炙甘草 3g

［功用］益气养血，固摄冲任。

［主治］因气虚所致月经量多，色淡红，质稀薄。

［方解］本方由《医宗金鉴》之胶艾四物汤合圣愈汤去川芎加味而成。胶艾四物旨在养血止血，圣愈汤旨在双补气血。均为治疗气虚月经过多之剂。然徐老认为，经来量多、色淡红、质稀薄，虽由气虚不摄所致，但究之病机亦有血虚不归经之由，故治宜佐以升提摄血。方中加升麻气轻味薄升提固摄，炒炭止血，配以炒芥穗、炮姜炭，则温经止血药专力强。且全方益气摄血以治标，养血载气以求本，标本兼施，两相兼顾，乃徐老用药之全虑矣。如量多不止加煅牡蛎；心慌心悸加炒枣仁；小腹隐痛加蒲黄炭。

方二　固经汤

［组成］炒地榆 10g　旱莲草 10g　仙鹤草 10g　紫珠草 10g　拳参 10g　大蓟、小蓟各 10g　丹皮 10g　红茜草 10g　炒蒲黄 10g　生地 10g　白芍 10g　当归 10g

［功用］清热凉血止血。

［主治］血热所致月经量多，色深红，质黏稠夹小血块。

［方解］经来量多，色深红，质黏稠，夹小血块，当为血热内盛营血未亏。徐氏治此，以止血而不固涩，清热而不苦泄为组方原则。方中地榆味苦微寒，能清血热，性沉入下焦善止血，炒之意在去其苦燥，而强其止血之力；旱莲草酸寒入肝，凉血止血，甘寒汁黑，能益肾阴，两药合用，清热凉血止血，而无泄火伤阴之弊，是为徐老所必用为君，仙鹤草寒凉清营止血，槐花苦凉炒之善治血崩，紫珠草、拳参、大蓟、小蓟苦甘寒凉，清热凉血止血，此五味可谓清热力专，直遏其势。丹皮活血行瘀止血，性寒，"所通者血脉中热结"（《本经疏证》）。红茜草苦寒，凉血止血行血；蒲黄甘平行血，消瘀止血。三药合用，以防苦寒药滞流之弊。上药合用，其力凉血止血，且降中有止，止中有行，寓行于止，各司其守，共助君药以为臣。本症起因于血热，血去阴伤，热泄伤津，终致阴血受损。故方中用生地养血生津，凉血止血，白芍苦酸微寒，柔肝敛阴以为佐；当归性温，调经止血，润燥滑肠，与白芍、生地共伍，可补血养血而除烦，与蒲公英、丹皮同用，可理气行滞，和血止痛。且在大队寒凉药中，一味当归为使，性温能散，味甘能缓，体润能补，"皆令阴气流通，不使元阳致害"，"为血家必用之药"（《本草经百种录》）。"专人肝以助血海"（《药品化义》），引诸药以入冲任，可谓惟妙惟肖，以奏全方共达清热凉血，调经止血之效。大便秘结加大黄，心烦加山栀，量多不止加三七粉。

（4）月经过少

四二五合方

［组成］当归 10g　白芍 10g　川芎 5g　熟地 15g　仙茅 5g　淫羊藿 5g　枸杞子 10g　菟丝子 10g　五味子 5g　覆盆子 10g　车前子 10g　怀牛膝 10g

［功用］养血益阴，补肾生精。

［主治］因肾虚所致月经过少伴腰酸膝软，头晕耳鸣，脉沉迟者。

[方解] 本方用五子衍宗丸补肾气，其中菟丝子苦平补肾，益精髓；覆盆子甘酸微温，固肾涩精；枸杞子酸甘化阴，能补肾阴；五味子入五脏大补五脏之气，因其入肾故补肾之力更强；车前子性寒有下降利窍之功，能泄肾浊补肾阴而生精液；配合仙茅、淫羊藿补肾壮阳；五子和二仙合用的目的是既补肾阳又补肾阴，与四物汤合方以加强养血益阴之效，再加牛膝能补肾通经。本方的功能不在于通，而在于补，肾气通，肾精足，经水有源，则月经自复。

（5）经期延长

○ **方一　桃红二丹四物汤**

[组成] 桃仁6g　红花6g　丹皮6g　丹参9g　当归9g　赤芍9g　川芎5g　生地12g　炒蒲黄9g，另包　益母草9g　血余炭9g

[功用] 活血化瘀止血。

[主治] 行经期延长，量少色紫暗、质黏稠。

[方解] 本方以桃红四物汤加味而成。四物汤为调经和血之祖方，加之桃红功以活血化瘀。月经乃妇人之生理，经血乃离经之血，离经之血俱为瘀血。今量少紫暗、黏稠，更当断为瘀滞无疑，如纯以温化，恐有温助血行或助瘀化热之弊，或纯以固涩，又必有留滞助邪之虑，徐氏治以活血化瘀，拟药寒温并行，丹皮、益母草凉血祛瘀，丹参降而行血，蒲黄、血余化瘀调经，炒炭后祛瘀止血。全方意在通瘀，瘀去新生，气血流畅，出血自止。如下腹痛加延胡索；腰酸痛加川牛膝；淋漓不止加红蚤休。

○ **方二　二丹解毒四物汤**

[组成] 炒丹皮10g　丹参10g　黄芩炭10g　盐炒黄柏10g　黄连5g　当归炭10g　炒白芍10g　炒生地10g　川芎5g

[功用] 清热解毒燥湿，化瘀止血。

[主治] 湿热所致经期延长，量多或少，色红或暗红，质黏腻。

[方解] 徐老认为，经行迟滞不净，多为瘀滞。其因或热、或瘀、或湿。今量或多或少，色红或暗红，质黏腻者，当为热与湿互结，蕴结于内，致使经血瘀滞不畅，至期不净。治当清热燥湿，化瘀止血。方用二丹解毒四物汤。其中芩连四物汤清热和血，黄柏盐炒入肾，清热燥湿而能坚阴，山栀清热除烦，丹皮、丹参凉血化瘀通络，热清、瘀通、血调则经自如候。徐老临诊辨治，如量多色红者，当为热重于湿，方中条芩、丹皮、当归炒之应用，意在去其辛燥，取其止血。如量少、色暗红，质黏腻，苔黄腻者，当为湿重于热，方中生地、白芍炒之应用，去其滋腻，取其养阴和血之功。如淋漓不净，去川芎加大蓟、小蓟各10g；小腹疼痛加炒蒲黄10g。

2. 经期前后诸症

○ **方一　联珠饮（经行浮肿）**

[组成] 当归10g　白芍10g　熟地10g　川芎5g　白术10g　茯苓10g　泽泻10g　桂枝10g　黄芪10g　猪苓10g　甘草5g

[功用] 调经健脾利湿。

[主治] 脾虚而引起的经期浮肿。

[方解] 本方由四物汤合苓桂术甘汤加黄芪、泽泻、猪苓而成。《济阴纲目》引《妇人大全良方》云："经水不通，而化为水，流走四肢，悉皆肿满，亦名血分，其证与水证相类，实非水也。"可见本症与经血不调有关。因而徐老用四物汤调经，取方中当归、熟地补血；白芍养血柔肝；川芎行血中之气；茯苓、猪苓、泽泻健脾渗湿；黄芪、白术、甘草培中健脾；桂枝温阳化气，共奏养血调经、健脾除湿之功效。若兼气滞血瘀，月经量少者加泽兰、益母草、川楝子；兼见肾阳不足加淫羊藿、仙茅；湿重带下量多者加车前子、薏苡仁。

○ **方二　疏经散（经行乳胀）**

[组成] 佛手6g　香橼皮6g　柴胡6g　白芍10g　绿萼梅5g　刺蒺藜6g　木贼草10g　木蝴蝶3g　无花果10g　玫瑰花5g　甘草6g　青皮6g

[功用] 疏肝理气。

[主治] 肝郁气滞引起的经前乳房胀痛或胸胁胀满等症。

[方解] 柴胡、木贼草、白芍、甘草平肝和中；玫瑰花、绿萼梅、香橼皮、佛手疏气滞、解肝郁，畅中散逆；木蝴蝶、无花果疏肝和脾，养阴润燥；刺蒺藜平肝散风，行瘀破滞；青皮泄肝行气，破积消坚，全方具有疏肝解郁，理气行滞的功能。如乳房痛甚加娑罗子、路路通；乳中有结块去甘草加昆布、海藻。

○ **方三　加减四物汤（经行吐衄）**

[组成] 当归10g　白芍10g　生地10g　龙胆草5g　黄芩10g　丹皮10g　山栀10g　郁金10g　川楝子10g　大蓟、小蓟各10g　贯众10g　川牛膝10g

[功用] 清热平肝，凉血止血。

[主治] 肝经火郁、冲气上逆引起的经行吐衄。

[方解] 方以龙胆泻肝汤合四物汤化裁而成。肝主藏血而司血海，冲为血海，又属肝经所主，肝经火郁，冲气逆上，故取龙胆泻肝汤中的主药龙胆草、黄芩、山栀清肝泻火，配合丹皮、生地清热凉血；当归、白芍养血柔肝；郁金、川楝子疏肝理气；大蓟、小蓟、贯众凉血止血；牛膝引血下行。全方泻中有补，疏中有养，具有苦燥泻火而不伤阴之特点。若行经不畅者加桃仁、益母草等活血化瘀。

○ **方四　头痛逐瘀汤（经行头痛）**

[组成] 当归10g　川芎10g　白芍10g　红花10g　桃仁10g　丹参10g　炙没药10g　僵蚕10g　延胡索10g　蔓荆子10g　刺蒺藜10g　菊花10g

[功用] 活血化瘀，祛风止痛。

[主治] 瘀血阻滞所致的经行头痛、月经不调等症。

[方解] 方中桃仁、红花、丹参、炙没药、川芎、延胡索活血通经、祛瘀止痛，专为瘀血而设；当归、白芍养血和营；僵蚕祛风通络；刺蒺藜、蔓荆子、菊花平肝祛风，清利头目；又蔓荆子、菊花轻清上浮，可载桃仁、红花等活血药上行，直达病所。本方重点突出，重在化瘀通络，意在达到通则不痛的目的。若头剧痛者加全蝎、炮山甲。

○ **方五　清上选奇汤（经行头痛）**

[组成] 蔓荆子10g　防风10g　羌活10g　白芷10g　黄芩10g　藁本10g　菊花10g

僵蚕 10g　刺蒺藜 10g　当归 10g　白芍 10g　川芎 10g

[功用] 清热平肝，祛风止痛。

[主治] 肝阳上扰而引起的经行头痛、头晕、目胀耳鸣等症。

[方解] 方中蔓荆子、菊花、刺蒺藜平肝清热；黄芩清泄肝火；防风、羌活、白芷、藁本疏风散结止痛；僵蚕祛风通络；当归、白芍、川芎养血活血调经。全方清热平肝，养血调经并行，标本兼顾。故药后不仅头痛可止，而且月经也可自调。若肝火盛者加山栀、丹皮；兼有肝肾阴虚者加枸杞子、女贞子。

方六　热入血室方（经行寒热）

[组成] 柴胡 10g　黄芩 10g　法半夏 10g　党参 12g　炙甘草 6g　生姜 3 片　大枣 3 枚　当归 10g　白芍 10g　川芎 5g　生地 10g　山栀 10g

[功用] 清热透邪，和解肝胆，凉血化瘀。

[主治] 经行寒热，神志异常，胸胁胀满。

[方解] 方中小柴胡汤和解少阳；加四物凉血化瘀，逐陷如血室之热；一味山栀，泻肝胆郁火，疗胸胁胀满。全方共奏和解肝胆、清热透邪、凉血化瘀之功。

方七　调经安眠汤（经行难眠）

[组成] 当归 10g　赤芍、白芍各 10g　太子参 10g　麦冬 10g　紫贝齿 10g　远志 5g　炒枣仁 10g　夜交藤 6g　生龙齿 10g，先煎　合欢皮 10g　茯神 10g　半夏 10g　炙甘草 3g

[功用] 调经养血，宁心安神。

[主治] 经行失眠。

[方解] 当归、二芍活血养血调经；枣仁、远志、合欢皮、夜交藤补益心气，宁心安神；麦冬滋阴；紫贝齿、生龙齿、茯神重镇安神；太子参、半夏、炙甘草健脾补生化之源。全方养血调经，宁心安神。

3. 痛经

方一　痛经松方

[组成] 当归、丹皮、白芍、延胡索、香附、乌药、郁金、莪术、红花、川芎、白芥子、徐长卿、制乳香、制没药。

方二　温胞饮

[组成] 当归 10g　赤芍 10g　川芎 6g　生蒲黄包煎，10g　延胡索 10g　莪术 10g　炒苍术、炒白术各 10g　肉桂 3g　白芥子 10g　制香附 10g　干姜 6g　茯苓 10g

[功用] 温经散寒，化瘀利湿。

[主治] 因寒湿凝滞所致经行腹痛，得热痛减，畏寒，苔白腻，脉沉紧者。

[方解] 方中当归、川芎、赤芍养血活血，散瘀除痛，赤芍性散而泻，善治血瘀疼痛；炒苍、白术均健脾燥湿，苍术芳香苦温兼升阳散郁；茯苓味甘益脾，能助脾运化水湿，而达到健脾利湿作用；蒲黄生用性滑有活血化瘀，凉血利尿之用；延胡索配香附均行气活血，香附主入气分，但行气之中兼行气中血滞，为气中血药；延胡索主入血分，但行血之中兼行血中气滞，为血中气药，镇痛有良效；莪术行气破血，化瘀止痛，配白芥子辛散温通，更助莪术搜剔积滞之力，使瘀滞得消，通则不痛；肉桂、干姜均温中逐

寒，宣通血脉，干姜偏入脾经气分，回阳通脉，兼通心阳，肉桂偏入肾经血分，抑肝扶脾，兼交心肾。全方共奏温经散寒，化瘀止痛之效，如腰酸加川断以补肾强腰。

（摘自《中国百年百名中医临床家·徐志华》）

4. 闭经

方一 清经散（见于第 269 页月经先期）

方二 加味十全大补汤

[组成] 党参 10g　白术 10g　茯苓 10g　当归 10g　白芍 10g　川芎 5g　熟地 10g　甘草 5g　黄芪 10g　肉桂 3g　香附 10g　茺蔚子 10g

[功用] 气血双补。

[主治] 气血两亏，冲任失养以致形体消瘦，面色无华，月经量少，闭经等。

[方解] 方由四君子汤和四物汤两方相结合，加黄芪、肉桂、香附、茺蔚子组成。方中黄芪配四君子益气健脾；四物汤养血；肉桂温阳和营；香附、茺蔚子理气和血。全方补气生血养营，以益生发之气，精充血足，任通冲盛，则经行如常。

方三 桃红四物二陈汤

[组成] 桃仁 10g　红花 10g　当归 10g　白芍 10g　川芎 5g　生地 10g　制半夏 10g　茯苓 10g　陈皮 10g　甘草 5g

[功用] 活血调经，燥湿化痰。

[主治] 痰湿瘀阻胞宫而引起的闭经、不孕症。

[方解] 方以四物汤合二陈汤中桃仁、红花而成。肥胖妇女，躯脂满溢，脂痰相结，壅塞胞宫，占住血海，冲任阻塞不通，故徐老以二陈汤健脾燥湿化痰；桃红四物汤养血活血通经。若痰湿重者加苍术、南星；腹胀痛者加枳壳、香附、延胡索；白带多者加车前子、薏苡仁、樗白皮；肾虚者加菟丝子、川断。

方四 补肾养冲汤

[组成] 熟地 10g　山药 10g　枸杞子 10g　菟丝子 10g　覆盆子 10g　关沙苑子 10g　仙茅 5g　淫羊藿 5g　补骨脂 5g　肉苁蓉 10g　巴戟天 10g　锁阳 10g　茺蔚子 10g

[功用] 温补肾阳。

[主治] 肾阳不足，子宫虚寒引起的闭经、不孕症。

[方解] 本方专为胞宫虚寒而设，徐老将关沙苑子、仙茅、淫羊藿、补骨脂、肉苁蓉、巴戟天、锁阳等诸多温肾壮阳药集于一方，补肾兴阳，力祛阴寒，以熟地、山药、枸杞子、菟丝子、覆盆子填补肾精，以资化育之源，即"扶阳以配阴"之意；茺蔚子意在静中求动，活血调经。若肾阳虚甚者，加鹿角胶；兼气虚者，加黄芪、党参。

方五 通经散

[组成] 当归 10g　赤芍 10g　川芎 5g　红花 10g　桃仁 10g　炮山甲 10g　乌药 10g　刘寄奴 10g　川牛膝 10g　肉桂 3g　三棱 10g　莪术 10g　丹参 12g

[功用] 理气活血，逐瘀通经。

[主治] 因气滞血瘀所致月经后期、量少、闭经等。

[方解] 本方由桃红四物汤加减而成。专治气滞血瘀所致闭经，及瘀血积聚而成癥

痕等症。方中桃仁、红花、丹参、川芎、当归、赤药活血通经；刘寄奴、三棱、莪术、穿山甲、川牛膝破血祛瘀消癥散结；乌药调气疏肝；肉桂温经散寒活血。以上诸药共呈活血祛瘀、调经的功效。有热象去肉桂，加丹皮，久瘀加土鳖虫。

5. 崩漏

○ **方一　清化固经汤**

[组成] 生地15g　白芍10g　丹皮10g　生卷柏10g　紫草10g　红茜草10g　红蚤休10g　地榆10g　炒蒲黄10g　黄芩10g　黄柏10g　益母草10g

[功用] 清热养阴，化瘀凉血。

[主治] 血热崩中。

[方解] 方中丹皮、黄柏、卷柏、茜草、紫珠草、红蚤休凉血止血；生地、白芍养血止血；炒蒲黄化瘀止血；益母草缩宫止血。全方共奏清热化瘀，凉血止血，以达固守堤防，修复冲任损伤之寓意。

○ **方二　逐瘀止崩汤**

[组成] 当归10g　川芎5g　制没药5g　五灵脂10g　炒艾叶3g　丹皮10g　龙骨15g　牡蛎15g　海螵蛸10g　三七粉3g　阿胶10g　炒蒲黄10g

[功用] 逐瘀止血。

[主治] 血瘀崩漏，月经过多。

[方解] 当归、川芎名佛手散，调经和血；丹皮、丹参、没药、五灵脂活血逐瘀镇痛；胶、艾止血温经；龙骨、牡蛎、海螵蛸止血固涩；三七、蒲黄既能止血，又能消瘀。合为逐瘀止血镇痛之剂。

○ **方三　固冲汤**

[组成] 党参10g　黄芪15g　炒白术10g　煅龙骨、煅牡蛎各20g，先煎　山萸肉10g　海螵蛸10g，先煎　红茜草10g　炒荆芥10g　炒地榆10g　樗白皮10g　白芍10g

[功用] 补脾摄血，益气调经。

[主治] 脾虚气陷，崩中漏下。

[方解] 方中党参、黄芪、白术补气培元，固中摄血；白芍、山萸肉补肝肾益冲任；茜草、荆芥、地榆、樗白皮育阴收涩固冲敛血；龙骨、牡蛎峻补督脉，摄纳元气，安五脏，益心神，有涩血养益之功，无留邪伤正之弊；海螵蛸一药，收涩活血兼备，涩血而不致瘀。共奏健脾益气，固冲止血之功。全方配伍较严谨，药力集中。

（摘自《中国百年百名中医临床家·徐志华》）

【精选案例】

1. 月经不调

（1）月经先期

案1　冲盛血热（有排卵型功能失调性子宫出血）

高某，女，16岁，学生，未婚，1995年11月26日初诊。近半年月经两旬1至，或1个月两潮。经量多，色红，质黏稠，夹小血块。西医拟诊：有排卵型功能失调性子宫出血（黄体功能不全）。服用安宫黄体酮能使经期后延，但停药复发。其母谓其虚，补以羊、牛肉汤及桂圆等补品后，反致口干脘闷不思饮食。刻下经来第 2 日，量多，色深红，胸脘烦闷。舌质红，苔黄，脉滑数有力。脉症合参，证属冲盛血热，治拟清热凉血。方用先期饮去川芎，加丹参。

当归 10g　白芍 10g　生地 10g　黄芩 10g　黄连 5g　知母 10g　黄柏 10g　丹皮 10g　山栀 10g　地榆 10g　丹参 10g

5 剂。

二诊（11 月 30 日）：药后 3 天血净，黄苔已淡，胸次渐宽。惟感口干咽燥，倦怠乏力。血泄热去，气血受损。当补益气血，兼清余热。芩连四物汤（《医宗金鉴》）加黄精 10g，炒枣仁 10g，乌梅 10g，太子参 10g，10 剂。

三诊（12 月 24 日）：昨晚月经来潮，周期 28 天，量较前减少，色红，质适中，周期已臻正常，诸症悉为减轻，精神体力均趋恢复。惟舌质仍红，脉滑微有数意。继服先期饮 3 剂。经净服用八珍汤加黄精 10g，丹皮 10g，枣仁 10g，乌梅 10g 以巩固之。

　[按]　徐老辨证实火主要是：①经水偏多；②质黏稠，色鲜红；③体无虚象。有火当清，然妇人以血为本，以血为用，如经血过多，亦致阴火内生，因此清火只可治之以暂，且不可损阴液。先期饮清而不燥，行而不猛，清中有行，寓清于和之中。徐老用此方，多在经前、经期，经后则专和血养血，使阴血盛而阴阳平衡。不治火而治火。火去血静，经多正常。

案 2　肝郁血热（慢性附件炎）

沈某，女，40 岁，已婚，1996 年 4 月 28 日初诊。人流与上环术后 3 个月，月经来潮 4 次，周期 4~5/18~21 天，量时多时少，色紫红，质黏稠。心烦易怒，小腹隐痛，牵扯阴中。现月经周期第 15 天（末次月经 4 月 13 日），感小腹灼热，阴中不适，胸脘满闷，乳房微胀，似经将至之兆。盆腔透视：环位正常。妇科检查：双侧附件增厚，质软，压痛（+）。西医诊断：慢性附件炎。舌质淡红，苔薄黄，脉滑微弦。证属肝郁血热，冲任不调。治拟疏肝解郁，清热凉血。方用柴芩二丹归芍散去白术加川楝子、黄柏。

柴胡 5g　黄芩 10g　白芍 10g　丹皮 10g　当归 10g　茯苓 10g　泽泻 10g　丹参 10g　川楝子 10g　黄柏 10g

7 剂。

二诊（5 月 6 日）：月经今日来潮，诸症减轻，舌脉同前，原方 5 剂。

三诊（5 月 23 日）：本次月经 5 月 9 日来潮，今日干净。周期 26 天，量中等，色红，质中，腹痛乳胀轻微，情绪仍易怫逆，舌质淡红，苔薄黄，脉滑微有弦数。时值经后，议拟柔肝养血，凉血调经为主。

处方：柴芩二丹归芍散去泽泻、黄芩、川芎，加制首乌 10g，山栀 6g，炒枣仁 10g，10 剂。宗此旨调理 2 个月经周期而愈。

　[按]　此类月经先期，因郁火而致，徐老辨此经验是：量时多时少，色紫红或紫暗，质黏稠密或夹血条，经前胁满乳胀或吊阴痛，多有情志波动史。其病机：有郁尚未成瘀，故小腹满而无刺痛，血中有热尚未妄行，故行经期多正常，经量略偏多或有时偏

少。治则应以开郁凉血为主。选药忌用辛燥、苦寒之品，务在疏达肝郁……。

案3　虚热内扰（左侧异位妊娠行左侧附件切除术/功能失调性子宫出血）

朱某，女，29岁，已婚，1997年5月16日初诊。近3个月月经提前妄行已5次，甚则十六七日一行。量少，色鲜红，质黏稠。头晕耳鸣，夜寐不实，潮热盗汗，五心烦热，体渐瘦弱。末次月经5月13日，周期19天，自测基础体温呈不典型双相，3个月前因左侧异位妊娠行左侧附件切除术，妇科检查未见异常，西医诊断：功能失调性子宫出血。现经行第3天，量少不爽，舌干咽燥，颧红唇赤，虚烦不宁。舌质红少苔脉细数。证属阴虚内热，血海不宁。治拟养阴清热，凉血调经。方用清经汤去旱莲草加丹参。

北沙参12g　麦冬10g　黄精10g　玉竹10g　炒生地10g　炒白芍10g　女贞子10g　丹皮10g　山栀10g　当归10g　丹参10g

3剂。

二诊（5月8日）：月经已净，仍觉内热起伏，午后为甚，烦热少眠。近2日大便偏干，2日一行。舌脉同前。本体阴虚，又兼经水频下，血去频仍，不能归精于肾，肾水不足，不能上济于心，故而诸症未减。继守原法进减。

北沙参12g　麦冬10g　玉竹10g　黄精10g　生地黄、熟地黄各10g　炒白芍10g　炒枣仁10g　生首乌10g　当归10g　制鳖甲12g，先煎

10剂。

三诊（6月7日）：虚热已退，夜寐能安，情绪稳定，大便自调，舌红已减，薄苔已生。现月经周期第26天尚未来潮，已趋于正常，嘱服用归脾丸以补益心脾。并拟原方加丹参10g，5剂，嘱经至服用。

四诊（6月18日）：月经于6月9日来潮，周期28天，量中，色红，调畅，5天净。现月经第9天，上月自测基础体温，已呈典型双相。嘱继服归脾丸以善后。

[按]　月经先期而至属热者，何以分虚实？……辨此症除一般虚证表现外，常需掌握二点：一为舌红少苔而无瘀点瘀斑；二为经量黏稠鲜红。徐老宗傅氏壮水制阳之旨，拟用清经汤，意在填补肾水，补血生精，双使五脏之阴，得此而能滋。……徐老治疗虚热，常重用白芍、鳖甲、枣仁之属。

案4　气虚失摄［更年期功能失调性子宫出血（无排卵型）］

季某，女，51岁，已婚，1994年7月18日初诊。月经紊乱8个月，先期而至，量偏多，色淡暗，质稀薄，腰酸耳鸣，倦怠嗜睡。西医诊断：更年期功能失调性子宫出血（无排卵型）。现经早18天一潮，行已8天未净。量偏多不止，腰膝酸冷，小腹空坠，面目虚浮，倦怠不已。舌质淡胖，边有齿痕，苔白滑，脉沉细无力。证属肾气虚弱，中州不健，统血无力。治拟益肾健脾，固冲调经。方用双补汤去茯苓加川断肉10g，鹿角胶10g（烊）。

党参10g　山药10g　鹿角胶10g，烊化　川断肉10g　莲子肉10g　芡实10g　补骨脂10g　肉苁蓉10g　山萸肉10g　五味子10g　菟丝子10g　覆盆子10g　巴戟天10g

二诊（7月23日）：药进5剂经止，腰酸腹坠已愈。惟感疲惫，带下量多，色白质

稀，绵绵不断。舌脉同前。原法拟方，双补汤去肉苁蓉、巴戟天加炒白术、炒芥穗。

　　党参15g　山药20g　茯苓10g　莲子肉12g　芡实10g　补骨脂10g　山萸肉20g　五味子10g　菟丝子10g　覆盆子10g　炒苍术、炒白术各10g　炒芥穗10g

　　7剂。

　　三诊（8月7日）：昨日月经来潮，周期已后延至26天，属正常。经量中，色淡红，质适中。小腹隐隐作坠，头晕乏力心悸。继拟脾肾双调。

　　处方：双补汤加炒枣仁10g，10剂。药后嘱服肾气丸、归脾丸善后。1年后见其询及经事，喜曰：药后经事复常三潮后断绝，至今已10个月余，身心无恙。

　　[按] ……徐老辨治此症，得在综观月经，症状及舌脉而定之。其要点是：经色淡，或淡暗，经质稀薄，甚则稀薄如水；舌质淡胖苔薄白，脉细弱无力。治疗重在敛阴为主，温阳、益气寓于其中，巽用升举、温燥之属。选药喜用甘淡酸涩之类。如山药、莲子、芡实三药联用，双补脾肾，被视为要药。经期、经后均相适宜；补骨脂、菟丝子、巴戟天温补肝脾肾，亦为徐老所常用……。

　　（2）月经后期

案1　阳虚内寒（子宫发育欠佳）

　　刘某，女，19岁，学生，未婚，1993年7月10日初诊。月经延后2年。16岁月经初潮，2～3/60～70天，有时需肌内注射黄体酮。末次月经1993年5月20日，经来量少，色淡质稀。妇科检查发现，子宫发育欠佳。舌淡，苔薄，脉细弱。此为先天不足，肾气虚衰，胞脉虚寒，经迟而下。治宜温肾扶阳调经。处方用艾附暖宫丸，加淫羊藿、茺蔚子、紫河车。

　　炒艾叶3g　香附10g　当归10g　白芍10g　熟地15g　川芎5g　黄芪10g　吴茱萸3g　肉桂3g　川断10g　淫羊藿10g　茺蔚子10g　紫河车10g

　　二诊（7月18日）：服药7剂后，月经来潮，量中，色转红，质中，舌淡红，脉细弦。原方加鸡血藤10g，5剂。经后继进艾附暖宫丸。

　　三诊（2月30日）：宗原法治疗2个月，月经周期30～32天，量色正常。

　　[按] ……徐老治疗月经病，注重周期用药，对于此证平时用艾附暖宫丸，扶阳抑阴，经期更用调经八珍汤加鸡血藤、红花养血调经。若为肾气未充，子宫发育不良，可选用二丹四物汤和补肾养冲汤加减。经后服用补肾八珍，调补三阴……。

案2　实寒（子宫内膜异位症）

　　程某，女，29岁，已婚，1989年10月9日初诊。经期延后年余。1988年7月中孕引产后，月经期推后，38～40天一行，量如常，色暗有块，腹疼痛，块下痛减，畏寒肢冷，腰痛如折。舌暗，脉沉紧。末次月经1989年10月1日。西医诊为子宫内膜异位症，中医辨为寒凝胞脉，血行迟滞之实寒证。治宜温经散寒，活血调经。

　　处方：琥珀散加淮牛膝、桃仁、川芎。

　　当归10g　熟地15g　白芍10g　肉桂3g　丹皮10g　三棱10g　莪术10g　延胡索10g　乌药10g　刘寄奴10g　淮牛膝10g　桃仁10g

　　连服20剂。

二诊（11 月 3 日）：服上方后，月经按期来潮，量色正常，腹痛明显减轻，畏寒消失，舌如前，脉弦滑。嘱继续治疗 1 个月以巩固疗效。

[按]……徐老认为内异症之离经之血即为瘀血，痛经也是血瘀的主要表现，若伴有后期量少，即可用本方加减治疗。徐老使用本方多加川芎，认为川芎为血中之气药，"上至巅顶，下至血海"，活血止痛，与方中化瘀之品配合。可有效缓解经期腹痛。对方中三棱、莪术的运用，徐老也有独到之处，他认为这两味药正如张锡纯所说的为化瘀之要药，无论有形之实或无形之滞，均能迎刃而解，其药性比香附还要平和，用于妇科尤佳。

案 3　血瘀

胡某，女，35 岁，工人，已婚，1993 年 6 月 6 日初诊。经期延后 4 年。近 4 年月经错后，40～45 天一行，量少色暗有块，小腹冷痛，舌淡苔薄白，脉迟缓。末次月经 5 月 20 日。证属血寒气滞，瘀血内阻，治宜温经活血，理气消瘀。方用过期饮加鸡血藤。

当归 10g　白芍 10g　川芎 5g　生地 15g　红花 10g　桃仁 10g　香附 10g　肉桂 3g　莪术 10g　丹参 10g　益母草 10g　鸡血藤 10g

14 剂。

二诊（6 月 25 日）：药后经行，量增多，仍有黑色血块，小腹隐痛，原方加刘寄奴 10g，乌药 10g。继进 5 剂。

三诊（9 月 2 日）：过期饮加减服用 3 个月，月经周期正常，量中，血色渐红，轻微腹痛，余无不适，乃属气血已调，瘀结已去。

[按]……徐老认为瘀滞越重，痛经越明显。舌见瘀斑、瘀点，多这久瘀，朱砂样红点往往表明有新瘀，可供辨证参考。徐老以为妇女以血为本，几经带胎产诸病，不论寒热虚实，最后均导致气血瘀结，故瘀血阻滞为妇科最常见的发病机制。对于采用补虚之法难以奏效，病情长久者，可使用本方治疗。瘀滞严重者，可适当加用土鳖虫、穿山甲、苏木。

案 4　痰湿经迟（多囊卵巢综合征）

严某，女，33 岁，已婚，1994 年 7 月 15 日初诊。经期延后 10 余年。患者自月经初潮起，月经 5/40～60 天，量逐渐减少，色淡。末次月经 1994 年 6 月 27 日。结婚多年未孕，形体肥胖，多毛，B 超提示：双侧卵巢均增大。西医诊为多囊卵巢综合征。中医辨证为痰湿内阻，血运不畅。治宜燥湿化痰，活血调经。方用芎归苍附六君汤加皂刺、莪术。

川芎 5g　当归 10g　炒苍术 10g　香附 10g　党参 10g　白术 10g　茯苓 10g　制半夏 10g　陈皮 5g　炙甘草 5g　皂刺 10g　莪术 10g

10 剂。

二诊（8 月 2 日）：服上方后，月经 37 天来潮，量略增加，色淡质稀，更用二丹四物汤加益母草 20g。5 剂。经后继服原方 10 剂。

三诊（10 月 7 日）：宗上法治疗 3 个月，月经恢复正常。

[按] 芎归苍附六君汤是徐老的经验方，其方补虚去实，标本同治，融健脾化痰、调气活血为一体，用于痰湿型月经后期。徐老认为痰湿内盛，滞于冲任，气血运行不

畅，血海不能按时满溢，导致经期延后。其辨证要点：①经期延后，经血时常混杂黏液；②平素带下量多；③形体肥胖；④舌淡胖，苔白腻，脉滑利。此证型可见肥胖伴不孕、内分泌失调、多囊卵巢综合征等。

案5　血虚经迟

陈某，女，29岁，已婚，1989年7月2日初诊。人流术后月经延后4个月。1989年3月2日，因孕40天，行人工流产术，术后月经推后，40～45日一潮。伴腰酸乏力，末次月经1989年5月30日。舌淡，脉细弱。人流术后，气血未复，血海不能按时满盈，以致月经后期。治宜益气养血调经。方用养血八珍汤加淮牛膝、桑寄生。

黄芪10g　山药10g　枸杞子10g　何首乌10g　当归10g　甘草5g　白芍10g　川芎5g　熟地10g　白术10g　茯苓10g　党参10g　淮牛膝10g　桑寄生10g

5剂。

二诊（7月7日）：服药后月经来潮，量偏少，无明显腰酸，舌淡红，脉细弦。更用二丹四物汤加鸡血藤20g，红花10g。5剂。经后继服养血八珍汤5剂调治。

三诊（10月3日）：按上法调治2个月，月经周期30～32天，量色正常，悉症皆除。

[按]……月经后期量少时，徐老常加用鸡血藤、红花养血活血，两药补而不滞，行中有养，可有效增加血量。

（3）月经先后无定期

案1　气乱血乱

孟某，女，30岁，已婚，1976年3月20日初诊。经期先后无定期5年。月经183～5/20～45天，末次月经1976年2月25日，量少色紫红有块，下腹痛，腰酸楚，经前心烦易激动，经后逐渐消失。舌质淡红，苔薄白，脉弦。证属肝郁气血阻滞。治宜疏肝解郁，和血调经。方用益母胜金丹加柴胡。

益母草10g　白术10g　香附10g　丹参10g　当归10g　白芍10g　川芎5g　生地15g　柴胡5g

二诊（4月1日）：服药7剂后情绪改善，小腹微微胀痛，舌脉如前。为月经将至。原方加泽兰10g，延胡索10g，5剂。

三诊（4月11日）：4月9日月经来潮，量较以往增多，腹痛稍减，经后继服益母胜金丹加柴胡。案上法治疗2个月，月经3～5/30～35天，量色质基本正常。

案2　三阴不足

孙某，女，19岁，学生，未婚，1987年10月7日初诊。月经先后不定2年。月经17岁初潮，7/15～50天，末次月经1987年9月30日。量少色淡，无腹痛。舌淡苔薄，脉细弱。肛检：子宫小于正常。西医诊为子宫发育欠佳。中医诊为月经先后无定期，属肾虚型。治宜补肾益气，养血调经。方用补肾八珍汤加紫河车、巴戟天、茺蔚子。

关沙苑子10g　山药10g　菟丝子10g　枸杞子10g　党参10g　白术10g　茯苓10g　当归10g　白芍10g　川芎5g　熟地15g　甘草10g　紫河车10g　巴戟天10g　茺蔚子10g

二诊（10月20日）：服药7剂后，白带量增多，脉象有力。原方继进10剂。

三诊（11 月 3 日）：月经来潮，量较前增多，色淡红，舌脉如前。改服二丹四物汤加红花 10g，5 剂。经后继服补肾八珍汤。按上法服药 2 个月后，月经期量色基本正常。

案 3　生化失期

胡某，女，20 岁，未婚，1988 年 3 月 7 日初诊。经行先后不定 4 年。$16\dfrac{5}{20\sim45}$天，色淡质稀，面色㿠白，带下量多，伴腰酸，舌淡，脉细弱。末次月经 2 月 28 日。证属脾肾亏虚，冲任气血失调。治宜健脾益肾，养血调经。方用调经八珍汤加枸杞子、川断、樗白皮。

丹参 10g　丹皮 10g　香附 10g　茺蔚子 10g　党参 10g　白术 10g　茯苓 10g　甘草 5g　当归 10g　白芍 10g　川芎 5g　熟地 10g　枸杞子 10g　川断 10g　樗白皮 10g

二诊（4 月 15 日）：服药 14 剂后，带下量减少，月经 35 天来潮，色红质中，现将净。舌淡红，脉细滑。继服调经八珍汤加减，每月 14 剂。治疗 2 个周期后月经周期渐趋正常。

案 4　气血瘀滞

王某，女，32 岁，已婚，1974 年 3 月 5 日初诊。经期先后无定 10 余年。月经周期：$17\dfrac{3\sim5}{20\sim40}$，末次月经 1974 年 3 月 4 日，量少色紫红有块，下腹胀痛，腰骶酸楚。经期反应较重，头晕痛，目眩，疲乏嗜卧，周身关节游走性酸痛，经后缓解。曾用雌激素加孕激素人工周期治疗 3 个月，病情好转。但停药后又复发，且消化道反应重。舌质淡红苔薄白，脉象弦缓。证属气血瘀滞，冲任失调。治宜理气和血，调经安冲。方用二丹四物汤。

丹参 12g　丹皮 10g　当归 10g　白芍 10g　川芎 5g　生地 12g　玫瑰花 6g　月季花 6g　茺蔚子 10g　延胡索 10g　淮牛膝 10g　郁金 10g　香附 10g

5 剂。经期连服 3 个月为 1 疗程。

二诊（6 月 8 日）：服药后病情好转，经期反应减轻在，月经周期：3～5/25～35天，渐趋正常。仍宗原法，处方：①二丹四物汤，5 剂，经期服，以和血调经；②补肾养冲汤，5 剂，经后服，以温肾壮阳。

随访 1 年后，怀孕足月分娩 1 男婴。

（4）月经过多

案 1　脾虚气陷

汪某，女，43 岁，已婚，1976 年 4 月 19 日初诊。经来量多 4 年余，周期 5～7/32～36 天，末次月经 4 月 17 日。量多，色淡、质稀无块。西医拟诊：子宫肥大症。经用丙酸睾丸酮、安络血、乳酸钙等治疗不效。现量多不止，头晕乏力，小腹空坠，面黄肢浮。生育史 1－0－3－1（末次人流＋输卵管结扎已 8 年）。舌质淡边齿痕，苔薄白，脉濡细。证属气虚失摄，血失所统，治以益气摄血，养血固冲。处方拟用圣愈胶艾汤去甘草加煅龙骨、煅牡蛎。

炙黄芪 20g　党参 15g　白芍 10g　当归炭 10g　生地炭 10g　阿胶珠 15g　煅龙骨、煅

牡蛎各 30g，先煎　炒艾叶 3g　升麻炭 3g　炮姜炭 3g　炒荆芥 5g

5 剂。

二诊（4 月 23 日）：服药后 2 天，经量明显减少，今晨经净。感头晕心慌，少寐多梦，倦怠乏力，纳食正常，二便自调，舌脉同前。经后血海空虚，治当气血双补。

处方：八珍汤加炙黄芪 10g，炒枣仁 10g，制首乌 10g，制香附 10g，生姜 3 片。10 剂。并嘱每晚服食莲红汤一盏（莲子、红枣、龙眼肉、赤豆等量煨汤，红糖少许），连服 1 个月。

三诊（5 月 26 日）：本次月经 5 月 20 日来潮，周期 33 天，自取原方 5 剂服用，经量减少已趋正常，5 天净。现经净 1 天，精神爽和，眠安纳香。投以补中益气丸、归脾丸，早晚分服而收功。

案 2　气火偏旺（排卵型功血）

沈某，女，27 岁，已婚，1997 年 12 月 21 日初诊。近 1 年月经量多，周期趋短。经色鲜红，质黏稠，夹血块，自测基础体温呈双相，但高温相波动不稳，持续 8～9 天即下降。婚后服用避孕药 3 年避孕。近 1 年停药未孕。妇科检查无异常。西医诊断：有排卵型功血（黄体功能不全）。今日月经来潮，量多夹块，口苦咽干，心慌怔忡，难眠多梦，腰膝酸软。舌质红，苔黄，脉滑微数。血热内盛，冲任不固，治拟清热凉血固冲止血。处方用固经汤加生龙骨、生牡蛎。

炒地榆 10g　旱莲草 10g　仙鹤草 10g　紫珠草 10g　拳参 10g　大蓟、小蓟各 10g　炒丹皮 10g　红茜草 10g　炒蒲黄 10g　生地 10g　白芍 10g　当归 10g　生龙骨、生牡蛎各 20g，先煎

二诊（12 月 27 日）：服药 5 剂后经量减少，今日已净。心慌寐少，腰酸乏力。舌质淡红苔薄黄，脉细滑。心血不足，肝肾受累，治拟调补三阴。

处方：生地、熟地各 10g　白芍 10g　山药 10g　山萸肉 10g　菟丝子 10g　杜仲 10g　炒枣仁 10g　沙参 12g　当归 10g　炒白术 10g　茯苓 10g　黄柏 6g

7 剂。

三诊（1998 年 1 月 14 日）：今日月经来潮，周期 25 日。量较前减少，色鲜红，无血块，舌质淡红，苔薄白，脉滑。效不更方，原法拟方。固经汤 3 剂。嘱经后服用丸药调理。上午服用左归丸，下午服用归脾丸。如此调理 2 个月经周期后，月经正常，基础体温典型双相。停药半年后妊娠。

（5）月经过少

案 1　营血亏少

张某，女，30 岁，未婚，1986 年 10 月 3 日初诊。月经量少 2 年。患者 2 年前外伤一次，失血较多，其后月经周期后延，月经量亦明显减少，仅 1 天净，伴头晕眼花，纳谷不香，心烦少寐，神疲乏力，末次月经 10 月 2 日。舌质淡红，脉细。证属营血不足，血海亏虚，治宜益气补血调经，处方拟用养血八珍汤。

黄芪 10g　山药 10g　枸杞子 10g　制首乌 10g　当归 10g　白芍 10g　川芎 5g　熟地 10g　白术 10g　茯苓 10g　党参 10g　甘草 5g

二诊（11 月 5 日）：服药 15 剂后月经于 11 月 2 日按时来潮。经量不多，血色转红，然夜寐仍差，嘱原方加合欢皮 10g，夜交藤 10g，15 剂。

三诊（12 月 8 日）：月经于 12 月 2 日再潮，量较前增多，3 天净，胃纳可，夜眠佳，嘱再服 15 剂。随访半年基本正常。

案 2　肾气不充

刘某，女，42 岁，已婚，1983 年 5 月 10 日初诊。月经过少 5 年。患者既往月经规则，4/30 天，量中，病起于 5 年前人工流产，其后月经周期尚规则，月经量明显减少，甚至 1 天即净，色暗红，伴腰膝酸软，头晕耳鸣，夜尿频多，妇检：无阳性发现。舌淡，脉沉迟，证属肾气不足，精血不充，治宜补肾养血调经，处方拟用四二五合方。

当归 10g　白芍 10g　川芎 5g　熟地 10g　仙茅 5g　淫羊藿 5g　枸杞子 10g　菟丝子 10g　五味子 5g　覆盆子 10g　车前子 10g　怀牛膝 10g

10 剂。

二诊（6 月 30 日）：末次月经 6 月 8 日。服上方后，腰酸减轻，偶有耳鸣，夜尿不多，现正值经前，原方再服 10 剂。

三诊（7 月 15 日）：月经如期来潮，量较前增多，约 3 天净，诸症均减，再服 10 剂，经后再服六味地黄丸调理巩固。

案 3　气滞血瘀

刘某，女，28 岁，已婚，1987 年 3 月 12 日初诊。月经过少 3 个月。既往月经规则，4/30 天，量中等，末次月经 2 月 20 日，3 月前因情志抑郁，生气而致月经过少，颜色紫黑，夹有血块，少腹作胀，疼痛拒按。血块下，腹痛减，舌紫暗、苔薄，脉弦涩，证属气滞血瘀，阻滞血海。经期将至。

治法：理气活血，化瘀调经。处方拟用通经汤。

当归 10g　白芍 10g　川芎 5g　丹参 10g　红花 10g　桃仁 10g　川牛膝 10g　香附 10g　郁金 10g　三棱 10g　莪术 10g　泽兰 10g　刘寄奴 10g　益母草 10g

5 剂。

二诊（3 月 30 日）：药后月经如期来潮，经量增多，初系紫黑血块，后转鲜红，腹痛减轻，经行 3 天而止，嘱下次经前再服上方 5 剂。

三诊（4 月 28 日）：服上方后，月经量已正常，约 4 天净，经色红，无血块，舌脉如常，嘱注意情志调节随访半年，月经正常 3/30 天。

（6）经期延长

案 1　血瘀

王某，女，35 岁，已婚，1996 年 12 月 3 日初诊。经潮淋漓不净近半年，周期 8 ～ 13/28 ～ 30 天，末次月经 1996 年 11 月 24 日，至今 9 天未净。量时多时少，色紫暗。曾用四环素、诺氟沙星、益母草膏等无效。头晕目眩，心悸乏力，腰酸腹坠。生育史：1 - 0 - 2 - 1（末次自然流产后清宫±上环 6 个月）。舌质淡红，脉浮缓，此因胎元自堕，复加刀圭所伤，冲任受损。环为异物，置于胞宫，胞脉阻滞，虚实夹杂。然瘀滞不去，血不循经，外溢而血愈虚，瘀愈甚。故当活血化瘀以除标急。方用桃红二丹四物汤加川断肉。

桃仁 10g　红花 10g　炒丹皮 6g　丹参 9g　当归 6g　赤芍 9g　川芎 5g　生地 12g　炒蒲黄 9g，另包　益母草 9g　血余炭 9g　川断肉 9g

5 剂。

二诊（12 月 5 日）：诉服药 2 剂后，流血量增加，色紫暗夹小血块，头晕心悸眠少多梦。此乃瘀滞已通，瘀随血去。佐以乌梅肉 9g，炮姜炭 3g 加入剩余 3 剂中以温经固摄。

三诊（12 月 9 日）：继服 3 剂后，阴道流血止。舌质淡，苔薄白，头晕心悸乏力，眠差纳少，大便干燥。治法调补三阴。八珍汤加山药 12g，枸杞子 9g，菟丝子 9g，无花果 9g，5 剂。佐服归脾丸。

案 2　湿热

丁某，女，32 岁，已婚，1980 年 5 月 30 日初诊。近 2 年来，月经紊乱，周期趋前，经期延长。周期 12～14/24 天，末次月经 5 月 18 日，现经行 12 天未净。量先多后少，色红质黏腻。口苦口腻，胸闷烦躁、骨节酸痛，小腹隐痛。小便短赤，大便滞下。生育史：1－0－2－1（末次人流＋上环 1978 年）。舌质暗红，苔黄腻，脉濡滑数。证属湿热内蕴，血不循经，治以清热燥湿，化瘀止血。方用二丹解毒四物汤加大蓟、小蓟。

炒丹皮 10g　丹参 10g　黄连 5g　黄芩炭 10g　炒黄柏 15g　炒山栀 10g　当归 10g　炒赤芍 10g　炒生地 15g　川芎 5g　大蓟、小蓟各 10g

3 剂。

二诊（6 月 3 日）：服药 2 剂血止。现经净 2 天，带下黄腻秽腥，小腹隐痛，不思饮食。溲黄，便溏。妇科检查：左侧附件增厚，右侧附件增粗、质韧，压痛（＋）。拟诊：慢性附件炎。舌质暗红，苔黄微腻，脉滑数。治拟清热利湿止带。方用止带方（《世补斋·不谢方》加薏苡仁。

猪苓、茯苓各 10g　丹皮 10g　山栀 10g　泽泻 10g　赤芍 10g　牛膝 10g　车前子 10g　茵陈 10g　黄柏 10g　薏苡仁 20g

10 剂。并嘱下次经前 3 天开始再服二丹解毒四物汤 5 剂。

三诊（7 月 2 日）：本次月经 6 月 26 日来潮，周期 27 天，遵嘱服用二丹解毒四物汤 5 剂，经行爽畅，6 天干净，诸症均减，仍觉小腹隐痛，带下色黄，继拟原法调治 3 个月经周期而愈。

2. 经行前后诸症

（1）经行浮肿

案　肝郁气滞，脾虚湿聚

陈某，女，36 岁，已婚，1978 年 4 月 13 日初诊。每次月经前面目及下肢浮肿，业已 2 年。月经周期 3～5/25～40 天，经量中等，色紫红有块。经前及经期伴有乳胀心烦，脘腹胀痛，倦怠纳少，大便不实，小便短少，平时白带多。舌质淡，苔白腻，脉细弦。此为肝郁气滞，脾虚湿聚。

治法：疏肝解郁，健脾利湿。方用联珠饮加减。

当归 10g　白芍 10g　川芎 5g　柴胡 10g　枳壳 10g　香附 10g　猪苓、茯苓各 10g　炒白术 10g　泽泻 10g　山药 10g　炒车前子 10g　黄芪 10g　桂枝 10g　益母草 10g

15 剂。

二诊（5 月 5 日）：上方服 15 剂，月经于 4 月 29 日来潮，来潮时只见轻微浮肿，乳胀、腹痛亦轻，惟感倦怠纳差，现经净 1 天，白带颇多，遂以完带汤出入，益气健脾除湿。

处方：党参 15g　山药 15g　炒白术 15g　焦苍术 10g　陈皮 10g　白芍 10g　炒车前子 10g　柴胡 9g　炒荆芥 10g　茯苓 10g　陈皮 10g　甘草 5g

三诊（5 月 16 日）：药进 10 剂，白带减少，食欲转旺，嘱原方再进 5 剂。之后月经正常，肿无反复。

（2）经行发热

案　血虚肝郁，阴虚内热

甘某，女，28 岁，已婚，1982 年 3 月 6 日初诊。1 年前自然流产 1 胎，当时流血颇多，嗣后经期先后不准，经量少，色红，经汛前必发热，乳房以及胸胁胀痛，头晕耳鸣，唇红口干。诊时汛事将届，舌红苔黄，脉弦。此为血虚肝郁，阴虚内热。

治法：养血疏肝，滋阴清热。方用蒿芩地丹四物汤加减。

青蒿 10g　丹皮 10g　地骨皮 10g　柴胡 10g　川楝子 10g　当归 10g　白芍 10g　生地 10g　麦冬 10g　枸杞子 10g　合欢皮 10g

10 剂。

二诊（3 月 20 日）：上方服 5 剂时月经来潮，只是行经第 1 天发热。乳胀、头晕、耳鸣、口干诸症亦减，经量增多，行经 5 天净，嘱平时服逍遥丸、杞菊地黄丸调治。

1 年后患者因他病来诊，经访得知，自上次治疗后经行发热症状未见发作。

（3）经行乳胀

案　肾气不足，肝郁气滞

李某，女，29 岁，已婚，1980 年 11 月 18 日初诊。经前乳房胀痛 4 年。结婚 4 年，婚后月经 3~5/35~45 天，经量偏少，色紫红无块，末次月经 10 月 15 日。每次经前乳房胀痛，且有肿块，表面光滑，推之可移，西医诊断为"乳腺增生"。平时腰酸肢软，带下连绵，迄今亦未孕育。脉细弦。此为肾气不足，肝郁气滞。

治法：疏肝解郁，佐以填补肾精。方用疏经散合五子衍宗丸加减。

处方：柴胡 6g　白芍 10g　绿萼梅 5g　刺蒺藜 6g　木蝴蝶 3g　无花果 10g　青皮 6g　路路通 6g　菟丝子 10g　枸杞子 10g　覆盆子 10g　车前子 10g

二诊（11 月 29 日）：服上方 5 剂，月经来潮，行经 5 天净，量不多，色转红，乳胀减轻，脉细弦。经后宜补，兼疏肝理气。方用五子衍宗丸加味。

菟丝子 10g　枸杞子 10g　覆盆子 10g　五味子 5g　车前子 10g　淫羊藿 10g　仙茅 10g　鹿角片 10g　路路通 6g　青皮 6g　芡实 10g　山药 10g

5 剂。按上法经前及经期以疏经散为主，经后以五子衍宗丸为随症加减，交替使用，治疗 4 个月，经行乳房胀痛及肿块消失，1981 年 11 月怀孕。

（4）经行吐衄

案 肝郁化火，迫血上溢

顾某，女，38岁，已婚，1982年4月6日初诊。既往月经正常，1年前因伉俪失和，精神一直忧郁，以致月经1～2/22天，经量减少，色紫红有血块，经行时咯血。经前胸闷胁胀，口苦，性情烦躁，少腹胀痛。脉弦数。此为肝气郁结，久而化火，迫血上溢。

治法：疏肝清热，引血归经。方用加减四物汤加减。

当归10g　白芍10g　生地15g　龙胆草5g　丹皮10g　山栀10g　黄芩10g　郁金10g　川楝子10g　柴胡10g　大蓟、小蓟各10g　丹参10g　桃仁10g　川牛膝10g

二诊（4月28日）：上方连服10剂时经转，经水畅行，未见咯血，经前胸闷烦躁等症明显减轻，刻已经净，症见头晕耳鸣，腰酸，白带多。治予养血柔肝，益肾健脾。方用四物汤合六味地黄汤化裁。

当归10g　白芍10g　生地10g　丹皮10g　山萸肉10g　枸杞子10g　山药10g　茯苓15g　杜仲10g　菟丝子10g　薏苡仁20g　芡实15g

7剂。并嘱平时常服逍遥丸。

观察半年，月经周期准，经期咯血未作。

（5）经行头痛

案 阴虚阳亢，风阳上扰

倪某，女，49岁，已婚，1986年10月13日初诊。自1年前行人工流产手术后，每次经前即感头痛，月经净后头痛缓解。平时常有头晕耳鸣，心烦。月经7/23～25天，末次月经10月1日，量少色红，经期腰酸明显，苔薄舌红，脉弦细。此为阴虚阳亢，风阳上扰。

治法：养阴清热，平肝祛风。方用清上选奇汤加减。

当归10g　白芍10g　生地10g　枸杞子10g　玄参10g　蔓荆子10g　防风10g　白芷10g　藁本10g　桑叶10g　菊花10g　刺蒺藜10g　黄芩10g

二诊（11月3日）：服上方12剂后，月经来潮，经行头痛症较轻，经量增加，经后头晕耳鸣，腰酸乏力，脉细。治以滋肾平肝潜阳。方用杞菊地黄汤加减。

生地、熟地各10g　丹皮10g　枸杞子10g　杭菊10g　山萸肉10g　茯苓10g　山药10g　女贞子10g　白芍10g　白蒺藜10g　天麻10g

三诊（11月11日）：服7剂。头晕耳鸣等症明显好转，因服水煎剂不便，故嘱患者平时服杞菊地黄丸，每值经前1周服首诊方，每日1剂，至经净后停服，调治3个月经周期，诸症悉除。1年后随访，病未复发。

（6）经行头晕

案6 肝郁脾虚，痰蒙上窍

李某，女，35岁，已婚，1992年9月17日初诊。经前头晕3年。患者于3年前因行经期与他人发生口角，后每月经前头晕，胸闷胀满。本次适值经前，头晕，胸闷胁胀，脘腹胀满，纳呆呕恶，末次月经1992年8月23日。舌淡，苔薄白，脉细弦。

证属：肝郁脾虚，痰湿内生，上扰于头。方用半夏白术天麻汤。

天麻10g　姜半夏10g　白术10g　神曲10g　麦芽10g　泽泻10g　党参10g　茯苓10g　黄柏10g　陈皮10g　干姜10g　生姜3片

5剂，每日1剂，水煎服。

二诊（9月24日）：月经昨日来潮，头晕减轻，仍觉脘腹胀满，纳呆呕恶。舌淡红，苔薄白，脉细滑微弦。继守原方再进7剂。以后每临经前，守原方服7剂，共调治3个月，随访2年未复发。

（7）经行寒热

案　外邪内侵，热入血室

秦某，女，28岁，已婚，1990年10月20日初诊。患者3日前，因经行第2天淋雨受凉，即高热、畏寒，体温40℃左右，神昏谵语，口渴欲饮，月经量少，色暗，少腹疼痛拒按，舌红苔黄，脉数有力。

证属：外邪内侵，热入血室。方用热入血室方。

柴胡10g　黄芩10g　法半夏10g　党参12g　炙甘草6g　生姜3片　大枣3枚　当归10g　杭芍10g　川芎5g　生地10g　山栀10g

每日1剂。服2剂后，排出黑色瘀块，腹痛消失，神清而愈。

（8）经行难眠

案　肝肾阴亏，火扰心神

张某，女，32岁，已婚，1984年6月5日初诊。经来烦躁难眠半年。现经来2日烦躁，夜寐困难，口渴多饮，腰膝酸软，胸胁作胀，善太息，经量偏少，色红无块。舌红少苔，脉细数。

证属：肝肾阴亏，火扰心神。方用调经安眠汤。

当归10g　赤芍、白芍各10g　太子参10g　麦冬10g　紫贝齿10g　远志5g　炒枣仁10g　夜交藤6g　生龙齿10g，先煎　合欢皮10g　茯神10g　半夏10g　炙甘草3g

水煎服，服4剂。

二诊（6月10日）：药后经净，烦躁减轻，已能入眠。为巩固疗效，下次经期再以上方服7剂。随访半年未再复发。

（9）经行怔忡

案9　气阴两虚

吴某，女，38岁，已婚，1978年9月26日初诊。每逢经行，心悸不宁3个月。婚后3年未孕，素体虚弱，常头晕目花，耳鸣心慌，精神不振。月经超前，量少，色淡，常2日即净。现经行第2天，心烦少寐，头晕目眩，伴手足心热，腰酸。舌质红，苔少，脉虚细而数，方用地黄五参汤。

熟地10g　生地10g　太子参10g　党参10g　丹参10g　北沙参10g　炒枣仁6g　远志肉5g　柏子仁6g　麦冬10g　五味子3g　龙眼肉12g　朱茯神10g　炙甘草10g

水煎服，3剂。

二诊（9月29日）：服药后，诸症缓解，继服原方7剂。

三诊（6月30日）：上法调理3个月，痛经消失，腰酸亦除，后怀孕生子。

案2 瘀热痛经

许某，女，30岁，已婚，1973年11月30日初诊。经行腹痛6年。既往月经规则，7/23～25天，经量多，色紫红，有血块，末次月经1973年11月6日。痛经较前加剧，经期下腹绞痛，每从经前开始，持续2～3天，痛剧时面色苍白，四肢不温，经用中西药治疗（具体不详）效果不显。经前低热，乳房胀痛，心中烦热，经后腰酸纳差乏力。西医妇检：宫颈轻糜；宫体后位，较正常稍大，质硬，活动受限；附件：左侧条索状增粗，压痛（＋），右（－）。1年前曾做诊断性刮宫，病检为月经期宫内膜，部分腺体分泌欠佳。诊脉弦细，舌质暗红，苔薄黄，为瘀热内阻，肝郁肾亏。

治法：清热解郁，逐瘀通滞。处方为宣郁通经汤加川楝子散。

当归15g 丹皮15g 白芍15g 柴胡10g 黄芩10g 香附10g 郁金10g 白芥子10g 山栀子10g 延胡索10g 川楝子10g 甘草5g

5剂，经期服用。

二诊（12月10日）：末次月经12月1日，经前1天开始服本方，月经量较前减少，6天净，腹痛显著减轻，持续1天即消失，未服其他药物。经后改用八珍汤加山药、枸杞子、菟丝子、关沙苑调补足三阴，3剂。嘱下次月经来潮前再服宣郁通经汤加川楝子散5剂。

三诊（4月8日）：上述方药调治4个月，痛经完全消失，无腰酸，惟经前乳房胀痛，嘱经前服疏经散5剂。

四诊（5月30日）：经前低热、乳胀均消失，月经规则，5/26～28天。现停经40天，查尿HCG（＋），嘱禁房事，免劳累。

案3 寒湿凝滞

王某，女，26岁，未婚，1975年1月10日初诊。经行腹痛10年伴畏寒。患者月经周期规则$15\frac{5}{28～30}$天，量偏少，色暗有块，末次月经1月10日。每次经行第1天腹痛剧烈，呈冷痛，得热痛减，平时畏寒肢冷，诊脉沉紧，舌淡，苔白腻。

证属：寒湿凝滞，不通则痛，治宜温经散寒、利湿行滞。处方用温胞饮。

当归10g 赤芍10g 川芎6g 生蒲黄包煎，10g 延胡索10g 莪术10g 炒苍术、炒白术各10g 肉桂3g 白芥子10g 制香附10g 干姜6g 茯苓10g

二诊（2月7日）：患者服上方7剂后，痛经减轻。仍冷痛伴畏寒肢冷、胃脘发凉，正值冬季寒气较甚，嘱本次经前原方加重肉桂至6g，吴茱萸10g，以加重温经散寒之功，连服2个疗程共10剂。

三诊（4月6日）：上方连服2个月后，经行腹痛消失，无畏寒肢冷。过食生冷后，小腹轻痛，嘱注意饮食调节。随访1年，未再复发。

4. 闭经

案1 阴虚内热

叶某，女，30岁，已婚，1973年8月24日初诊。闭经8个月。既往月经：$16\frac{3～5}{38}$

天，量中，色紫红。近3年来月经周期退后，2～3个月一潮，经量亦逐渐减少，现有8个月未行。1年前曾在某医院诊刮病检及输卵管碘油造影确诊为结核性盆腔炎，经用异烟肼等抗痨药物和宫腔注射链霉素治疗，效果不显。诊时症见下腹及腰骶部疼痛、胀坠，头晕心悸，潮热盗汗，颧红，手足心热，疲倦乏力，纳少眠差，舌红少苔，脉细数。此为肝肾阴虚，水亏火炽。

治法：滋阴清热。方用清经散加减。

当归10g　白芍10g　丹皮10g　青蒿10g　沙参10g　麦冬10g　女贞子10g　旱莲草10g　玉竹10g　黄精10g　生地10g　甘草5g　冬虫夏草10g

二诊（9月10日）：服药5剂后月经于1973年9月5日来潮，量少，色紫红无块，2天净。舌脉同前，药既应病，守方续进。

三诊（10月28日）：月经于10月10日来潮，量仍少，2天净，继以清经散加冬虫夏草随症化裁，又服38剂，月经基本正常，周期40天左右，经量偏少，行经3天净。停药后观察年余，未见复发。

案2　气血虚弱

徐某，女，29岁，已婚，1990年6月27初诊。闭经2年。15岁月经初潮，周期4～5/30天，经量中等。自述2年前到浙江打工，月经突然闭而不行至今，用黄体酮催经月经亦不来潮，曾用西药周期疗法，停药后复发如故。就诊时面色萎黄，头晕乏力，怕冷，纳少，夜寐梦多，白带少，结婚3年，一直未孕。性激素检查：雌、孕激素偏低，B超提示：子宫偏小。苔薄白，舌淡，脉沉细。此为气血不足，脾肾两虚。

治法：益气健脾，补肾调经。方用加味十全大补汤加减。

当归10g　白芍10g　川芎9g　熟地10g　党参10g　焦白术10g　茯苓10g　黄芪15g　肉桂3g　菟丝子10g　淫羊藿10g　茺蔚子10g　炙甘草5g

二诊（8月1日）：服药25剂时月经于7月20日来潮，经量中等，色淡红，舌淡红，脉弦。仍守原法，更进一筹。

处方：当归10g　白芍10g　熟地10g　党参10g　黄芪10g　焦白术10g　茯苓10g　炙甘草5g　菟丝子10g　枸杞子10g　淫羊藿10g　仙茅10g　山楂15g

三诊（11月12日）：按上方服20剂后，月经按时来潮3次，头晕乏力、怕冷等症基本消失，嘱常服归脾丸，巩固疗效。

3个月后因停经40天再次就诊，查尿妊娠试验阳性，后足月分娩1男婴。

案3　痰湿互郁

宋某，女，21岁，未婚，1982年5月26日初诊。14岁月经初潮，周期先后不定，经量偏多。1年前在一次行经时冒雨涉水，随即高烧3天，之后月经1年只来潮2次，量少，曾采用西药周期治疗，停药后即闭止。诊时症见：闭经已7个月，形体较胖，面肢浮肿，胸闷脘胀，纳食欠佳，腰酸膝软，大便时溏，白带多，质稀。苔白薄，舌胖嫩，脉沉细。此为脾肾两虚，痰湿内阻。

治法：温肾健脾，化痰通经。方用桃红四物二陈汤去熟地、桃仁，加淫羊藿、制香附。

茯苓 15g　法半夏 10g　陈皮 6g　香附 10g　红花 10g　当归 10g　白芍 10g　川芎 6g　淫羊藿 10g　甘草 5g

20 剂。

二诊（6 月 20 日）：药后纳食转旺，浮肿消退，大便正常，白带不多，仍感腰酸膝软，神疲乏力，脉细弦。仍守温肾健脾佐以和血调经：上方加益母草 12g，桂枝 5g，宣通冲任。20 剂。

三诊（7 月 20 日）：守方服 20 剂，月经来潮，经期少腹胀痛，经量中等，色紫暗，5 天净。继以补肾健脾为主，原方去桂枝、红花、益母草，加党参 10g，15 剂。

自此治疗后，月经已能正常来潮。

5. 崩漏

案 1　血热

张某，女，15 岁，学生，未婚，1983 年 8 月 21 日初诊。因经行过多，20 天未净来就诊。初潮 13 岁，月经先期量多。末次月经期为 1983 年 7 月 31 日。经量先少后增多，色鲜红，时有血块，至今未净。前医曾用归脾汤、肾上腺色腺、酚磺乙胺等治疗，力所不及而无效。妇科肛检：未发现明显异常。印象：青春期功能性子宫出血。头晕心烦、心悸。诊脉弦数，舌质淡红、舌尖赤。

证属：热郁冲任，迫血妄行。治宜清热化瘀，凉血止血。方用清化固经汤加大小蓟。

生地 15g　白芍 10g　丹皮 10g　生卷柏 10g　紫珠草 10g　红茜草 10g　红蚤休 10g　地榆 10g　炒蒲黄 10g　黄芩 10g　黄柏 10g　益母草 10g　大蓟、小蓟各 15g

服 5 剂。

二诊（8 月 28）：药后血止，刻下头晕乏力，纳可眠差，二便自调。舌质淡白，苔薄白，脉虚细。气血伤耗，营阴不足，拟调补三阴为旨。方用补肾八珍汤。

菟丝子 10g　枸杞子 10g　关沙苑 10g　山药 10g　党参 10g　白术 10g　云茯神各 10g　当归 10g　白芍 10g　熟地 10g　川芎 6g　炙甘草 6g

10 剂。

三诊（9 月 20 日）：月经昨日来潮，量多，色鲜红，无块。口干心烦。舌淡红，苔薄黄，脉滑数。继拟清化固经汤 5 剂。

继后每于经期服用清化固经汤，平时服用补肾八珍汤，调理半年而愈。

案 2　瘀滞

程某，女，42 岁，已婚，1976 年 2 月 5 日初诊。因阴道流血 20 天来就诊。月经周期：7～30/20～60 天，末次月经 1976 年 1 月 15 日，量先少后多，色紫暗有块，下腹疼痛，腰酸楚，至今 20 天未净。曾用丙酸睾丸素针、酚磺乙胺、中药等治疗无效。足产 3 胎，人流 3 胎，末孕，1973 年人流 + 扎管绝育。头晕面黄，纳差疲乏，四肢酸痛，平时乳房胀痛，白带多质稠。舌质淡红苔薄白，脉象沉弦。

证属：瘀阻胞脉，血室不安。

治法：调经逐瘀止血。方用逐瘀止崩汤。

当归10g　川芎5g　制没药5g　五灵脂10g　炒艾叶3g　丹皮10g　丹参10g　龙骨15g　牡蛎15g　海螵蛸10g　三七粉3g　阿胶10g　炒蒲黄10g

5剂，水煎服。

二诊（2月11日）：服药后月经一度量多，后逐渐停止。现经净第2天，疲乏无力，四肢酸软，带下偏多，色淡黄，质黏稠，小腹胀楚不适。西医妇检拟诊：慢性附件炎。舌质淡红，边罩紫气，苔薄白，脉弦细，拟养血和血，佐利湿止带，方用止带八珍汤。

党参10g　白术10g　茯苓10g　甘草5g　当归10g　白芍10g　川芎5g　生地10g　樗白皮10g　薏苡仁15g　蜀羊泉10g　白花蛇舌草15g

10剂。并嘱自测基础体温（BBT），以察卵巢排卵情况。

三诊（2月25日）：药后带下减少，色淡黄，质稀无异味。精神好转。自测"BBT"单相，舌质淡红，苔薄白，脉细滑，拟调补三阴，方用补肾八珍汤。

关沙苑10g　山药10g　菟丝子10g　枸杞子10g　党参10g　白术10g　茯苓10g　当归10g　白芍10g　川芎5g　熟地15g　甘草5g

如此调理6个月而愈，月经正常，"BBT"恢复双相。

案3　脾虚气陷

张某，女，47岁，已婚，1987年10月8日初诊。阴道不规则出血2个月，持续性出血10天，现量少，色淡，质稀，无腹痛及血块，神疲纳少、气短懒言，面色萎黄少华，二便正常。脉虚细，舌质淡，苔薄白。此乃反复出血后气血两虚之症。拟用温肾补脾、益气摄血之法治之。方用固冲汤化裁。

党参15g　黄芪10g　白术10g　白芍10g　荆芥炭10g　炒地榆10g　红茜草10g　煅龙骨、煅牡蛎各20g，先煎　甘草5g

3剂，每日1剂，水煎服。

二诊（10月11日）：服上药后精神好转，阴道出血已少，每天只需换纸1~2次，脉舌如前，宗上方去荆芥，加海螵蛸10g，鹿角霜10g，再续3剂。

三诊（10月19日）：服第1剂后，阴道出血完全停止，纳增，面色转华，脉细缓，舌质淡红苔薄白，为巩固疗效，仍以八珍汤加山药、枸杞子、巴戟天：当归10g，川芎5g，白芍8g，熟地15g，白术10g，茯苓8g，甘草5g，山药10g，枸杞子10g，巴戟天10g，如此调补半年后痊愈。

（摘自《中国百年百名中医临床家·徐志华》）

柴松岩

（集伤寒理论、中西学说、妇科临证体会于一身）

【医家简介】

柴松岩（1929~），女，辽宁沈阳人。北京中医医院妇科教授，北京同仁堂中医医院特聘专家，国家级名老中医，著名现代中医妇科专家。曾拜师于伤寒大师陈慎悟门下，苦读经典；师从吴阶平、王光超、李家忠、严仁英等名师，研习西医学；更受刘奉

五、祈振华、姚正平等妇科名家影响，重视"天人合一"整体观，于临床中脚踏实地，真积力久，形成"肾之三最"、"二阳治病"、"补肺启肾"等代表学说，创立一套完整、独特的中医妇科学术思想。尤擅治女性闭经、崩漏、痛经、不孕等病。曾于香港行医、赴日本讲学。

相关著作：主审《柴松岩妇科思辨经验录》。

【主要学术思想和主张】

集伤寒理论、中西学说、妇科临证体会于一身，融会贯通，形成"肾之三最"、"二阳治病"、"补肺启肾"等代表学说，创立一套完整、独特的中医妇科学术思想。注重临床思辨，强调天人合一，时病俱进观点，临证灵活变通，疗效显著。尤擅治女性闭经、崩漏、痛经、不孕、癥瘕等病。

【临证经验】

1. 肾之三最

柴松岩认为，肾为先天之本，禀受于父母之精。在胚胎形成之前肾精即已存在，待人出生之后，又得后天水谷之精充养方逐渐成熟，此乃"肾生最先"；人从胚胎发育到出生后的数年中，由于"肾气"未盛，天癸未至，则不生欲念。肾精虽很早就存在于人体中，但具有性征的肾气却要经过比较长的一段时间，在天癸的作用下，鼓动充实的太冲脉，方有月经出现，此乃"肾足最迟"；女子经过经、孕、产、乳阶段，肾气耗损，主导生殖功能的肾气在女子40岁左右逐渐减弱，面部、头发、肌肤均已明显看出肾气不足之征，待50岁左右，肾气已见衰竭，此亦"肾衰最早"。所以这些损伤阴气的功能过去后，五六十岁的女性体内经阴阳平衡的再次调节而处于健康状态。

2. 二阳治病

据《素问阴阳别论》云："二阳之病发心脾，有不得隐曲，女子不月。"胃与大肠乃手足阳明之经，称为"二阳"，二者受纳、传导功能是否正常，直接或间接影响月经与生殖。"隐曲"为便泻之意，不得隐曲是为不得便泄，"不月"则为月事不来。据此理论，柴松岩在诊治各种妇科病时，尤其对闭经、不孕、崩漏等疑难病症，强调审因辨证论治，经常问及患者饮食与大便情况，并参考舌脉之象，判断肠胃之虚实，以发现慢明病亦与月经病变的因果关系，增强用药的针对性。

3. 补肺启肾

从肺而治，补肺以启肾。……老师认为，肺与女性生理密切相关。肺主一身之气，人体内外上下活动都需气来调节。……妇女经之来源、胎之营养及得载、带之固摄、产之顺逆均与肺气有关。……薛立斋云："天地以五行更迭衰旺，而成四时，人以五脏六腑，亦应之而衰旺，……肾水当藉肺金为母，以补其不足。"……可见血之生化与肺气调节息息相关，肺之功能一旦失调，妇女经带胎产诸病应运而生。

（摘自《柴松岩妇科思辨经验录》）

【精选案例】

1. 月经不调（月经先期伴痤疮）

案 肺经热盛，热扰冲任

任某，女，22岁，未婚，2005年8月19日初诊。

主诉：月经先期6年，近3个月伴面部痤疮。

病史与现状：患者16岁月经初潮，既往月经15～23天一行，4～7天净，量中，末次月经2005年8月19日。3个月前面部开始面生痤疮，常感鼻中发热，近日逐渐加重。现阴道出血不多，腹部稍痛，纳可，眠佳，大便干。2005年8月17日女性激素测定：T：150ng/dl。患者自幼喜食辛辣。舌暗红，苔白厚干，脉细滑稍数。

辨证：肺经热盛，热扰冲任，血海不安。

立法：清解血热，调经固冲。

病证分析：患者自月经初潮起，15～23天一行，证属中医学月经先期。患者自幼喜食辛辣生热之品，热邪内盛，热扰冲任，迫血妄行，故见月经周期提前；热性上炎，肺热壅滞，故见面部痤疮色红而痒；阳明热盛，故见大便干；舌暗红，脉细滑稍数为阴亏伏热之象，苔白厚干为阳明热盛之征。

辨证：肺经热盛，热扰冲任，血海不安，治以清热固冲之法。

处方：野菊花15g　桔梗10g　川贝母10g　夏枯草12g　牡丹皮10g　淡竹叶10g　茅根10g　莲子心3g　金银花15g　木蝴蝶3g　郁金6g　槐花5g

7剂。患者目前面部痤疮较重，提示肺经热盛。肺主气，外合皮毛，肺朝百脉，又约制血液运行。肺经有热，在外可表现为痤疮，在内可引起月经失调。首诊方以野菊花为君。野菊花味苦平，入肺、肝经。野菊花清香泄散，善解疗疮肿毒，《本草求真》曰其"凡痈毒疗肿、瘰疬……无不得此得治"、"以辛能散气，苦能散火者是也"，此方主用于清肺经之热。以桔梗、川贝母、竹叶、茅根、莲子心诸药为臣。桔梗既善开提肺气，又排脓疗痈，川贝母泄热开郁散结常用于痈疡初起，二药皆入肺经，共行调理气机之效；经曰："诸痛、疮、疡皆属于火，皆属于心"，故以竹叶、茅根、莲子心共清心火。其中茅根味甘寒，入心经，走血分，用之清热凉血止血，且不过寒，专治血热妄行之各种出血症，并于清解心肺毒热之时，兼调理月经。以夏枯草、牡丹皮、金银花、木蝴蝶、郁金、槐花、益母草诸药合用共为使。夏枯草、郁金清心解郁；牡丹皮归心经，入血分，凉血止血；金银花芳香疏散，善散肺经邪热，热毒疮痈，《本草纲目》曰其"治诸肿毒、痈疽、疥癣、杨梅诸恶疮，散热解毒"；木蝴蝶性味苦寒，入肺、肝二经，有润肺生津，疏肝和胃之功，亦有清热解毒之效，用治湿热毒盛，留滞肌肤而致之痈疽疮肿，瘙痒流水，经久不愈者最宜；槐花清阳明之热，肺与大肠相表里，肺热可下移大肠，清泄阳明之热，可达釜底抽薪之效。纵观全方，概以入肺经、入心肺经药物配伍，共奏清解血热之功。

二诊（8月26日）：末次月经2005年8月19日。面部痤疮原有病位消退，瘙痒缓解，未见新生痤疮。大便干。舌淡红，苔白干，脉细滑。

处方：野菊花15g　桔梗10g　竹叶10g　茅根20g　莲子心3g　夏枯草12g　金银花15g　槐花6g　白头翁10g　青蒿5g　百部10g　牡丹皮10g　木蝴蝶3g

14剂。服首诊方7剂，面部痤疮缓解明显，治疗有效，继依上方上法施治。患者诉近日大便干，提示大肠燥结有热，故在首诊方基础上加用白头翁，辅助方中槐花加强清泄阳明之热；加青蒿，青蒿苦寒以清热，芳香而透散，长于清血分之热，使阴分伏热外透而出；加百部，百部入肺经，润肺下气，借肺与大肠相表里而达润肠之效。

三诊（11月4日）：面部痤疮明显减退，局部无红疮，仅有痤疮暗红色痕迹。9月16日、10月17日2次月经来潮，周期恢复正常，经量较前增多。2005年11月1日复查女性激素 T：65.0ng/dl。舌红，脉细滑。

处方：芦根20g 茅根20g 黄芩10g 牡丹皮1g 赤芍10g 莲子心3g 夏枯草12g 川贝母10g 蒲公英12g 茜草12g 竹叶10g 水牛角12g 三七粉分冲，3g

14剂。初诊、二诊药后，面部痤疮明显消退，2次月经来潮经量增多，周期正常。现患者面部局部尚有些暗红色瘢痕未去，老师认为此时治疗以软坚为主。三诊方药用夏枯草软坚；茜草、三七粉、赤芍化瘀散结。老师经验，三七粉有止血、化瘀、散结、止痛之功，患者有月经先期史，现为经前，此时用三七不仅用其散结之性，亦用其止血之效，以防月经提前。

2. 经行前后诸症　经行腹痛（盆腔炎）

案　湿热内蕴

蔡某，女，30岁，已婚，2008年11月18日初诊。左下腹疼痛半年。

病史与现状：患者孕后因胎膜早破于2008年5月孕14周行引产术，术后27天又因胎盘残留行清宫术。此后至今左下腹持续疼痛。带下不多，无异味，经量较前减少，经前半个月周期性出现畏寒发热，平素纳呆，盗汗，有口臭，大便秘结。现月经每月一行，7天净，量偏少，经期腹痛，能忍，末次月经2008年10月31日，量少，色暗。昨日某院妇科检查：双侧附件增厚，有压痛。血常规检查：正常。B超检查：盆腔未见异常。舌肥淡，苔白腻，脉细弦滑。大腿前侧出现散在红色丘疹，局部痒痛。

辨证：湿热内蕴。

立法：清热凉血，佐疏肝化湿益肾。

病证分析：患者胎膜早破，继而引产，引产后又遇胎盘残留行清宫术，诸多环节皆可致邪热侵袭胞宫胞脉，引发盆腔炎。患者自觉下腹痛，妇科检查双侧附件增厚，有压痛，盆腔炎诊断明确。邪热与余血相搏结，蕴积于胞宫，则见小腹疼痛；病情反复进退，耗伤气血，虚实错杂，缠绵难愈；气血耗伤不足，故致月经量减少；月经前半个月为氤氲期，此时重阴转阳，阴阳交错，伏热遇阳而发，正邪交争，故每遇此时即现发热畏寒；素体脾虚，运化不利，故见纳呆；运化失司，水湿内停，故见舌肥、苔白腻；平素便秘，阳明郁热不得泻，故见口臭；双大腿前侧为足阳明胃经循行，阳明郁热，故见大腿前侧散在红色丘荨，局部痒痛；病情日久，肝气不疏，故见脉弦。辨证为湿热蕴结，治疗以清热凉血之法为主，佐疏肝化湿益肾。

处方：冬瓜皮15g 茯苓15g 合欢皮10g 夏枯草12g 茵陈10g 扁豆10g 月季花6g 桑寄生15g 杜仲10g 续断20g 川芎3g

7剂。方中以茯苓为君，茯苓甘淡渗利，解毒利湿。《本草正义》云其"利湿去热，能入络，搜剔湿热之蕴毒。"以冬瓜皮、夏枯草、茵陈、扁豆为臣。夏枯草清热泻火、散结消肿，冬瓜皮甘凉，利水清热，茵陈、扁豆清热利湿化浊。以桑寄生、杜仲、续断、月季花、合欢皮、川芎共为佐药，补益肝肾，疏肝活血以调经。

二诊（12月9日）：末次月经2008年11月28日。腹痛稍减。经量仍少，色转红。舌嫩淡，脉细滑。

处方：冬瓜皮15g　茯苓皮15g　杜仲10g　泽泻12g　荷叶10g　砂仁6g　龙眼肉12g　当归10g　香附10g　续断15g　川楝子6g　野菊花6g

7剂。首诊药后苔白腻改善，湿热渐解，腹痛减轻，经色较前转红，便秘好转。继依清热利湿，补肾疏肝之法治疗，加用龙眼肉、茯苓皮补心脾、益气血、利水湿。

三诊（2009年2月17日）：药后腹痛基本缓解，两大腿前侧红色丘疹消失。近日妇科检查，双侧附件稍厚，已无明显压痛。

现停药2个月，近1周劳累后症状又有反复，下腹时感疼痛，大便秘结不爽，末次月经2009年1月24日。舌淡，脉细弦。

处方：瓜蒌12g　木香3g　茯苓20g　月季花6g　地骨皮10g　枳壳10g　柴胡3g　百合12g　白芍12g　续断15g　川楝子6g　野菊花6g

7剂。以清热利湿补肾疏肝之法治疗1个月，以患者近日症状判断疗效显著。

现在观点认为，盆腔炎极易复发，难以治愈。二诊后患者因劳累病情反复亦属正常，但三诊辨证与首诊有所不同。首诊时患者有舌肥、苔白腻、脉滑等征象，乃因脾虚湿蕴病机存在。经阶段性治疗，湿热内蕴病机明显改变。此诊患者症在大便秘结，舌淡，脉细弦，提示阳明腑实及肝气郁结病机依然存在。故三诊治以通便泄热、疏肝解郁为法。方中药用瓜蒌、茯苓、枳壳通腹泻热；柴胡、月季花、川楝子疏肝解郁；白芍、续断补肝肾、养阴血；地骨皮、野菊花清解伏热。

3. 崩漏

（1）多囊卵巢综合征致崩漏

案　肾虚血瘀，血海不安

李某，女，27岁，未婚，2003年8月23日初诊。阴道不规则出血8年。

病史与现状：患者年满18岁时尚无月经来潮。8年前经某医院检查，诊断为"先天处女膜闭锁"，行处女膜成形术。手术顺利，术后伤口愈合良好，但以后阴道持续少量出血至今未净。血色紫暗，无周期性增多，无腹痛。2000年曾服雌激素治疗2年，阴道出血有周期性增多，但仍持续未净，现停用激素6个月，阴道出血少量，纳可，眠佳，二便调。既往曾服康尔寿减肥。舌暗红，形体肥胖，体毛重。脉沉细滑。2000年10月17日女性激素测定，FSH：4.4mU/ml，LH：12.6mU/ml，E_2：45.20pg/ml，PRL：10.7ng/ml，T：88.0ng/dl。2000年10月31日B超提示：子宫4.5cm×3.8cm×2.6cm，左卵巢7.1cm×3.2cm×3.8cm，右卵巢5.5cm×1.4cm×3.2cm，内见多个卵泡，最大0.5cm。

辨证：肾虚血瘀，血海不安。

立法：补肾活血安冲。

病证分析：患者原发无月经，经查诊断为先天处女膜闭锁，处女膜成形术后阴道淋漓出血8年，无周期性月经；体毛重，女性激素测定高睾酮，B超检查可见卵巢多囊改变，以上症状、体征，符合多囊卵巢综合征诊断。观其病史，患者先天生殖道崎形，矫正术后阴道不规则出血8年，内分泌检查有异常，表明其先天发育不良，肾之气阴不足；首诊见经血色紫暗，舌暗红，脉沉细滑，提示在肾虚的基础上，尚有血瘀的病理机制存在，血瘀则血不归经，溢于脉外，故见长期阴道不规则出血。辨证为肾虚血瘀。患者已见漏下不止，似当治以固涩止血。然老师指出：该患者有血瘀病证，瘀血不去则新血不得归经，此时单纯收敛止血，反会加重瘀血形成，致出血难止。故暂以补肾治疗基础之上，治以活血化瘀之法。

处方：北沙参20g　车前子10g　茜草10g　月季花6g　益母草10g　夏枯草10g　泽兰10g　女贞子20g　柴胡3g　生牡蛎20g　椿皮10g　百合20g

7剂。方中以女贞子为君补肾养阴；以北沙参、百合、茜草、月季花、益母草、泽兰为臣，北沙参、百合辅助君药，补肺胃之阴以滋肾阴，茜草、月季花、益母草、泽兰多药活血化瘀；佐用柴胡、夏枯草、生牡蛎、椿皮。柴胡、夏枯草理气，气行则血畅，生牡蛎、椿皮固冲，佐治活血化瘀之品以防其过。全方活血化瘀，养阴补肾，攻补兼施。

二诊（8月30日）：阴道出血量多7天。舌绛红，脉细滑。

处方：生牡蛎10g　五味子3g　寒水石10g　白芍10g　乌梅10g　仙鹤草12g　覆盆子20g　椿皮12g　大蓟、小蓟各20g　柴胡3g　墨旱莲12g　棕榈10g

7剂。首诊药后血量增多，量多7天，舌由暗红转至绛红，提示瘀血渐去。此时因出血量多，阴血不足，阴虚生内热，故二诊宜转而治以清热固肾，收敛止血。二诊方以寒水石、柴胡、椿皮、大蓟、小蓟清热固冲止血；生牡蛎、覆盆子、仙鹤草、五味子、乌梅、白芍固涩敛阴；墨旱莲养阴清热。

三诊（9月13日）：患者自觉现阴道出血较前减少2/3。二便调。舌肥红，苔白干，脉沉滑。

处方：生牡蛎30g　川柏5g　墨旱莲15g　白芍12g　寒水石10g　黄芩10g　乌梅6g　玉竹10g　大蓟、小蓟各20g　椿白皮15g　莲子心3g　五味子3g

20剂。二诊药后阴道出血明显减少，三诊效不更方。

四诊（9月20日）：2003年10月11日起有3天血量增多，近3日出血已净。舌肥暗，脉沉细滑。

处方：生牡蛎20g　墨旱莲12g　生地黄12g　莲子心3g　侧柏炭15g　白芍10g　柴胡3g　仙鹤草12g　大腹皮10g　大蓟、小蓟各20g　香附10g　寒水石10g

4剂。

六诊（11月1日）：此间，患者自诉四五诊服药期间阴道出血止。既往从无此好转状态。现大便不爽。舌肥红，脉细滑数。

处方：柴胡5g　北沙参20g　玉竹10g　白芍10g　墨旱莲12g　五味子3g　莲子心3g　黄柏6g　覆盆子15g　女贞子15g　茯苓10g　地骨皮10g

7剂。

七诊（11月8日）：患者相继停经24天，昨日月经来潮。基础体温单相。舌肥红，脉细滑。

处方：北沙参20g　五味子3g　地骨皮10g　柴胡3g　白芍10g　益母草10g　女贞子

12g　牡丹皮 10g　川芎 5g　寒水石 10g　桑寄生 15g

7 剂。

八诊（11 月 15 日）：末次月经 2003 年 11 月 7 日，现基础体温单相，阴道有少量出血。舌肥嫩红，脉细滑。

处方：生牡蛎 30g　地骨皮 10g　莲子心 3g　柴胡 3g　墨旱莲 15g　藕节 30g　生白芍 10g　五味子 5g　椿皮 20g　侧柏炭 20g　黄芩炭 10g　大蓟、小蓟各 20g

7 剂。

九诊（11 月 22 日）：末次月经 2003 年 11 月 7 日，经前基础体温单相，带经 14 天，现血净 2 天。大便稀。舌肥红，脉沉细滑。

处方：北沙参 20g　白芍 12g　五味子 5g　地骨皮 10g　墨旱莲 12g　黄柏 6g　覆盆子 12g　莲子心 3g　生地黄 12g　椿皮 15g　荷叶 10g　藕节 20g

14 剂。

十诊（12 月 20 日）：出血净。二便调。舌肥淡红，脉沉滑。

处方：柴胡 5g　墨旱莲 12g　熟地黄 10g　侧柏炭 12g　白芍 12g　覆盆子 15g　牡丹皮 6g　仙鹤草 10g　椿皮 15g　茅根 20g　大蓟、小蓟各 20g　地骨皮 10g　寒水石 10g　香附 10g

7 剂。

十一诊（2004 年 1 月 3 日）：近半月经血量多，4 天来似月经状。二便调，体重减轻 3kg。舌暗红，苔白干。脉沉细滑稍数。

处方：柴胡 5g　莲子心 3g　侧柏炭 20g　白芍 10g　墨旱莲 15g　茅根 20g　寒水石 10g　仙鹤草 12g　椿皮 15g　黄芩炭 10g　大蓟、小蓟各 20g　益母草 10g

7 剂。

十二诊（2 月 14 日）：末次月经 2004 年 2 月 13 日，量少，经前基础体温单相。近期体重降低 4kg。舌肥红，脉细滑。

处方：生牡蛎 20g　北沙参 30g　玉竹 10g　荷叶 12g　女贞子 20g　桔梗 10g　仙鹤草 12g　白芍 12g　鸡内金 10g　阿胶 12g　莲子心 3g　大蓟、小蓟各 20g

7 剂。

十三诊（3 月 6 日）：近 3、4 天阴道少量出血。舌肥红，脉细滑。

处方：生牡蛎 30g　生地黄 10g　侧柏叶 12g　白芍 12g　墨旱莲 12g　仙鹤草 12g　黄柏 6g　覆盆子 15g　寒水石 10g　茅根 20g　大蓟、小蓟各 20g

7 剂。

十四诊（4 月 3 日）：功能失调性子宫出血，多囊卵巢综合征复诊。近 1 个月出血为间断性，血净 6 天，又有少许出血。基础体温单相。舌肥嫩红，脉细滑。

处方：北沙参 20g　牡丹皮 10g　地骨皮 10g　白芍 10g　墨旱莲 12g　青蒿 6g　荷叶 10g　柴胡 5g　覆盆子 20g　寒水石 10g　大蓟、小蓟各 20g

7 剂。

十五诊（8 月 21 日）：末次月经 2004 年 8 月 21 日，经前基础体温已接近典型双相，经血中量，5天净。舌淡红，脉细滑。

处方：生牡蛎20g　地骨皮10g　莲子心2g　白芍12g　玉竹10g　黄芩10g　柴胡5g　浮小麦20g　大蓟、小蓟各20g　青蒿6g　香附10g

20剂。

（2）子宫内膜增殖症致崩漏

案1　脾肾不足，热扰冲任

靳某，女，42岁，已婚，2003年4月1日初诊。

主诉：阴道不规则出血2个月。

病史与现状：患者既往月经尚规律，30天左右一行，6～7天净，量中。患者婚后有4次流产史。今年2月无诱因阴道不规则出血20天，诊刮病理为"子宫内膜单纯性增生伴非典型增生"，术后阴道出血持续未净，现服妇康片每日8片，丙睾每日1片，已治疗20天，阴道仍有少量出血，无腹痛。患者现已阴道不规则出血连续2个月，纳可，眠佳，二便调。舌肥暗淡，苔黄干，脉细滑。

辨证：脾肾不足，热扰冲任。

立法：健脾补肾，凉血止血。

病证分析：患者阴道不规则出血2个月，曾经诊断性刮宫，病理为"子宫内膜单纯性增生伴非典型增生"，确诊为子宫内膜增殖症，证属中医学崩漏。《素问·上古天真论》云："六七三阳脉衰于上，面始焦，发始白。"患者42岁，有多次流产史，屡伤肾气，又已至"六七"之年，肾气渐衰，封藏失司，冲任不固，乃致崩漏；素体脾虚，中气下陷，统摄无权，血溢脉外，亦致崩漏。舌肥暗淡，脉细滑，亦为脾肾不足之象；苔黄干，提示内有伏热，热伏冲任，迫血妄行，亦致崩漏。辨证为脾肾不足，热扰冲任。

处方：太子参15g　黄芩10g　覆盆子20g　大蓟、小蓟20g　益母草12g　荷叶12g　藕节30g　柴胡5g　生牡蛎30g　仙鹤草15g　玉竹10g　墨旱莲12g　香附10g　金银花15g

7剂。医嘱：禁食羊肉、辛辣刺激性食物。

首诊方治以健脾补肾，凉血止血。方中以太子参为君，健脾益气。太子参味甘，微苦，性微寒，为清补之品，既能益气，又可养阴，用于此证，补而不燥。以覆盆子、墨旱莲、黄芩、大小蓟、藕节为臣。覆盆子甘温补益，酸以收敛，补肾同时又能固涩止血；墨旱莲酸寒凉血止血，甘寒益肾养阴，二者合用于此既补肾又可固涩清热止血；藕节收敛止血，兼能化瘀，止血而无留瘀之弊；黄芩、大蓟、小蓟清血海伏热，凉血止血。以益母草、荷叶、柴胡、生牡蛎、香附、玉竹、金银花共为佐药。益母草祛瘀生新，瘀血不去，新血不生，现代药理研究证明，益母草煎剂对动物子宫有兴奋作用，可促进子宫收缩；生牡蛎益阴潜阳，收敛固涩，辅佐臣药益阴固冲止血；柴胡、金银花、荷叶辅佐臣药清热；玉竹养阴；香附理气血，佐制固涩药以防收敛太过而留邪。全方君、臣、佐众药相互协调，静中有动，补而不燥，共奏健脾补肾，凉血止血之功。

二诊（7月4日）：服药后1周阴道血净。继而自行服妇康片1个疗程，现停药2个月。上次月经2003年5月24日，带经7天，量中，经前基础体温单相。末次月经2003年6月22日，量多，经前基础体温单相，无腹痛，现阴道仍有出血，量中，有血块。大便干。舌肥淡，脉沉细无力。

处方：太子参20g　生牡蛎20g　黄芩20g　枸杞子15g　升麻3g　墨旱莲15g　益母草10g　远志5g　荷叶12g　侧柏炭20g　大蓟、小蓟各20g　鸡内金6g　白术10g　椿皮10g

7剂。患者首诊药后阴道出血止，月经正常来潮2次。现因停用激素及中药治疗2个月，阴道出血又2周，无减少趋势，疾病反复。二诊继依首诊健脾补肾，凉血止血之法调整治疗。二诊方加用升麻，升麻味甘、辛，性微寒，轻浮上行，即升散，又清泄，善升脾胃之阳气。该患者素体不足，致脾虚血失统摄，虚而下陷，冲任不固，不能约制经血，发为崩漏，故此方以升麻加强脾之升阳摄血之力。

三诊（7月15日）：基础体温持续单相。二诊服药后阴道出血量明显减少，无血块。大便干改善。舌肥，脉细滑。

处方：柴胡5g　太子参12g　白芍12g　生牡蛎20g　金银花15g　三七粉3g　荷叶120g　椿皮15g　大蓟、小蓟各20g　黄芪15g　覆盆子15g　阿胶12g　益母草10g　何首乌10g　侧柏炭20g

7剂。二诊药后出血再减少，症状缓解。三诊之时脉细滑已现阴虚之证，乃因长期出血，引发血海亏损，阴血不足所致。首诊、二诊以止血为当务之急，治以健脾补肾，凉血止血，三诊已见出血症状明显改善，治则在延续上法同时，当乘势加强补养阴血之力。三诊方药用白芍、阿胶、何首乌以重养阴血。

四诊（7月25日）：基础体温单相。药后阴道出血已净1周。纳可，二便调。舌肥，脉细滑。

处方：柴胡5g　砂仁5g　黄芩10g　女贞子20g　桑椹子12g　白芍10g　陈皮6g　茯苓12g　茵陈12g　夏枯草12g　川芎5g　覆盆子15g　莲子心3g　椿皮15g

7剂。药后血止，治疗有效。四诊方去止血药，而继续健脾补肾。药用女贞子、桑椹子、白芍养阴血，恐其过于滋腻有碍脾运，佐砂仁、陈皮理气化浊。

五诊（8月15日）：血净已1个月。诉近7日阴道有极少量血性分泌物，基础体温单相。舌肥淡，苔黄干，脉细滑。

处方：柴胡3g　黄芩10g　生牡蛎15g　白芍10g　地骨皮10g　仙鹤草12g　墨旱莲12g　寒水石10g　益母草10g　当归10g　川芎5g　续断12g　香附10g　女贞子15g　牛膝10g

7剂。患者近日阴道再现少量血性分泌物，月经将至。师云：此时治疗不可急于止血，当顺势引血下行。五诊方药用益母草、当归、牛膝、川芎、香附活血理气，恐其出血过多，佐生牡蛎、仙鹤草收敛固涩。

六诊（9月5日）：2003年8月15～22日血量增多，9月2日血净，出血持续12天，经前基础体温单相。纳可，二便调。舌肥，脉细滑。

处方：太子参12g　生牡蛎30g　黄芪10g　黄芩10g　枸杞子15g　生白芍12g　墨旱莲12g　月季花5g　椿白皮20g　覆盆子12g　柴胡5g　白术10g　侧柏炭20g　三七粉3g

7剂。经治，患者于2003年8月15日有月经来潮，无排卵。现月经过后血已净，可行健脾补肾，固冲止血之法，巩固疗效。治疗至此，考虑患者病程已有半年之久，病久成郁，郁久一则木克脾土，加重脾虚，二则郁久化热，热扰冲任，加重出血；三则郁久成瘀，亦致出血加重，故此方以及后续数诊治疗方中，始终贯以柴胡、月季花、梅花行疏肝解郁之效。此后患者再继续治疗6诊，服药近4个月。其间，病情时有反复，阴道出血症状总体呈逐渐好转趋势，有月经来潮，但基础体温仍持续单相，排卵功能未恢复。

十三诊（12月9日）：末次月经2003年11月23～30日，带经8天，量中，经前基础体温有不典型双相。舌肥淡，脉细滑。

处方：柴胡5g　莲子心3g　荷叶12g　百合12g　墨旱莲12g　覆盆子12g　椿皮15g　太子参15g　地骨皮10g　白芍10g　侧柏炭20g

7剂。治疗至此，月经已恢复正常，经前基础体温不典型双相，提示已有排卵。此时治疗以疏肝健脾，补肾清热为法。

十四诊（12月26日）：现基础体温典型上升8天。二便调。舌肥，脉细滑。

处方：太子参12g　生牡蛎20g　仙鹤草10g　远志5g　侧柏炭15g　覆盆子15g　柴胡5g　炙甘草6g　大蓟、小蓟各20g　益母草10g

7剂。月经将至。考虑患者一直有出血史，基础体温提示已排卵，现值经前，治疗以健脾固冲止血为主，药用太子参、生牡蛎、侧柏炭、覆盆子、大蓟、小蓟、仙鹤草；佐化瘀之法，药用益母草，致血止而不留瘀。

十五诊（2004年1月2日）：末次月经2003年12月29日，月经第二天血量增多，伴腰酸腹痛，大便不爽。昨日服药后血量明显减少，腹痛腰酸缓解，现阴道出血不多，经前基础体温近典型双相。舌肥，脉沉细滑。

处方：太子参12g　覆盆子12g　瓜蒌20g　鸡内金10g　茯苓10g　黄芩10g　益母草10g　墨旱莲12g　椿皮10g　仙鹤草12g　合欢皮1g　梅花10g　大蓟、小蓟各20g

7剂。经治疗6个月，患者分别于2003年11月23日、12月29日月经来潮，经期稳定，带经时间正常，经前基础体温双相，排卵功能恢复，疗效判定为痊愈。

案2　热扰冲任，血海不安

马某，女，32岁，已婚，2002年7月16日初诊。间断阴道不规则出血近6年。

病史与现状：患者月经初潮16岁，既往周期规律，30天左右一行，带经6～7天，量多。自诉近5～6年来无诱因月经紊乱，15～35天1次，持续10～20天，经量多。2002年5月10日行诊刮术，病理为子宫内膜腺瘤样增生，后未进行系统治疗。末次月经2002年6月13日，初起2天经量多，以后淋漓出血至今，伴燥热，手足心热，纳可，眠佳，二便调。舌质红，苔薄黄，面色苍白，脉细滑稍数。2002年7月19日女性激素测定，E_2：60.20pg/ml，LH：13.20mU/ml，FSH：7.00mU/ml，T：221.00ng/dl，PRL：3.80ng/ml，P：0.49ng/ml。

辨证：热扰冲任，血海不安。

立法：清热固冲。

病证分析：患者间断阴道不规则出血近6年，诊刮病理为"子宫内膜腺瘤样增生"，西医诊断为子宫内膜增殖症，证属中医学崩漏。《血证论》所言"血与火原本一家"，"血病即火病，泻火即止血"，无非言"人莫不谓，火盛动血也"。本案患者月经周期紊乱，带经日久，伴手足心热，舌红，苔薄黄，脉细滑稍数，种种证候均系热证之象。热可由素体阳盛血热、感受热邪、七情内伤肝郁化热、阴虚生内热等多种途径而致。此案患者既往月经量多，长期慢性失血，呈阴血亏损状态。经曰"阴虚阳搏谓之崩"，是说阴虚而阳盛始发崩中，阳主气主火，阴本涵阳，若阴不足，惟阳独盛，将迫血妄行而成崩中。患病6年，旷日持久，反复发作之出血，更致血虚，气随血脱，故见面色苍白；阴虚生内热，故病人表现为燥热、手足心热；舌红，苔薄黄，脉细滑稍数亦为热盛阴虚之证，故辨证为热扰冲任，血海不安。根据治崩三法——"塞流、澄源、复旧"之原则，目前当先治以清热固冲止血之法"塞流"，急则治其标。

处方：生牡蛎30g　寒水石10g　黄芩10g　茅根30g　莲子心3g　藕节30g　川贝母10g　黄柏10g　益母草10g　牡丹皮10g　柴胡5g　大蓟、小蓟各20g

7剂。首诊方以生牡蛎为君，收敛固涩，固冲止血，软坚散结。藕节、大蓟、小蓟、柴胡共为臣药，藕节收涩止血，兼能化瘀，辅助君药止血而不留邪；大小蓟性凉清热凉血止血，苦泄破血消肿，兼有甘味，《本草备要》有"行而带补"之说，实为祛瘀生新之功；柴胡升提举陷，辅助君药固冲止血。寒水石、黄芩、茅根、莲子心、川贝母、黄柏、益母草、牡丹皮同为佐药；寒水石、黄芩、茅根、莲子心、黄柏、牡丹皮各药辅佐君药清热、泄火、凉血、止血；川贝母入肺经补肺气调理气机，开郁散结，佐制君药，以防收敛固涩太过；益母草利水消肿，减缓内膜增生，活血祛瘀亦不留邪。全方各药固冲止血，亦顾软坚散结，化瘀消肿，多效并举，对改善异常增生之内膜有促进作用。

二诊（7月23日）：服首诊药后2天，阴道出血净，带下色黄，手足心仍感发热。舌淡，脉细滑。2002年7月23日B超检查提示：子宫6.0cm×4.1cm×3.6cm，宫内回声均匀，内膜0.5cm，双附件未见异常。

处方：生牡蛎30g　夏枯草15g　茜草炭12g　莲子心3g　墨旱莲15g　茯苓12g　野菊花12g　柴胡5g　荷叶5g　北沙参30g　川贝母10g　百合12g

30剂，经期停药。首诊药后即血净，并舌红改善，苔黄消失。二诊方继续用生牡蛎收涩固冲，而减少清热止血药的使用，转以"澄源"之法。所谓"澄源"，即正本清源，亦是求因治本。热扰冲任，迫血妄行而致出血为标，然热从何来？长期失血，阴血不足，阴虚生内热，阴虚为本。故该患者出血减缓后，当依辨证加用墨旱莲、北沙参、百合养阴清热，治病求因。

三诊（10月29日）：诉药后体力较前恢复，基础体温单相平稳，上次月经2002年10月8~9日，经量少，末次月经2002年10月28~29日，经量少。舌淡红，苔白干，脉细滑。2002年10月27日B超检查提示：子宫7.4cm×4.2cm×3.2cm，宫内回声匀，内膜厚0.9cm，其间可探及条索状低回声，双附件未见异常。遂开2方。

第一方：见月经停服。

处方：生牡蛎20g　白芍10g　益母草10g　川芎5g　石斛10g　熟地黄10g　阿胶12g　当归10g　茜草炭12g　车前子10g　地骨皮10g　枳壳10g

10 剂。

第二方：月经第 5 天始服。

处方：生牡蛎20g　墨旱莲12g　北沙参20g　玉竹10g　地骨皮10g　生地黄10g　寒水石10g　合欢皮10g　土茯苓20g　女贞子20g　覆盆子12g　三七粉3g

10 剂。药后患者症状有明显改善，未见长时间阴道不规则出血。此时可在"澄源"之时乘势"复旧"，意即考虑血止后恢复健康。患者身处外阜，就诊不便，根据女性月经周期经前、经后不同生理特点，分别开 2 方，嘱患者根据月经不同时期服用。经前方：重养阴血。药用白芍、石斛、熟地黄、阿胶、当归等。考虑患者有子宫内膜腺瘤样增生病史，目前 B 超子宫内膜 0.9cm，内膜偏厚，佐生牡蛎固冲收涩，同时又能软坚散结；益母草、茜草化瘀止血，车前子利水消肿，试图改善异常增生之内膜；枳壳佐制补养阴血之品防其过于滋腻壅滞。经后方：继续养阴，但在养阴药选择上则与经前方不同，侧重选择具清热功效之品，如北沙参、玉竹、生地黄、墨旱莲、女贞子等。加用寒水石、土茯苓清热泻火利湿，三七粉化瘀止血消肿，覆盆子收敛固涩同时补益肝肾。

四诊（8 月 10 日）：患者自诉药后症状明显减轻，月经恢复正常已 2 个月，基础体温均有不典型双相。后遇"非典"时期停药 2 个月，病情有所反复。末次月经 2003 年 8 月 1 日，近 2 天血量增多，纳可，眠佳，二便调。舌淡肥，脉细滑。

处方：生黄芪15g　女贞子15g　阿胶12g　白术10g　生牡蛎20g　夏枯草12g　黄柏6g　覆盆子15g　山药15g　柴胡5g　合欢皮10g　茯苓10g　桑寄生20g　白芍12g　枸杞子15g　三七粉5g

30 剂。一二三诊依法治疗后月经恢复正常，排卵功能恢复。虽停药后病情反复，但阴虚内热状况基本改善，舌红、苔黄、脉数、燥热、手足心热等症状消失。四诊时虽仍表现为出血，但舌由淡红见肥象，此时病理机制已与患者初诊之阴虚内热，热扰冲任，迫血妄行有较大不同。目前出血应考虑脾气不足，血失统摄，无以约制经血而成。脾虚成因有二，一则服用补养阴血药日久，滋腻碍胃，伤及脾气；二则病程日久，肝气不疏，木克脾土，而致脾虚。治疗当转而健脾益气为主。回诊方以黄芪为君，甘温纯阳补中益气，以白术、山药、茯苓为臣，辅助君药健脾益气。

（3）功能失调性子宫出血

案　白某，女，14 岁，2004 年 12 月 14 日初诊。阴道不规则出血近 10 个月。

病史与现状：患者 11 岁月经初潮，21～30 天一行，14 天净，量中。自 2004 年 2 月起无诱因阴道出血至今，有周期性增多，现阴道出血量多，无腹痛，口渴，眠佳，二便调。平素喜食羊肉。舌红，苔白干，脉细滑稍数。2004 年 7 月 14 日 B 超检查：子宫 3.9cm×2.4cm×4.7cm，内膜 0.7cm，左卵巢 3.8cm×2.2cm，右卵巢 2.8cm×1.3cm，内见成熟卵泡 2.0cm×1.6cm。

辨证：血海伏热，冲任不固。

立法：养阴清热，固冲止血。

病证分析：患者阴道出血 10 个月，并有周期性增多，证属中医学"崩漏"。

患者平素喜食羊肉，羊肉性辛热，长期食用隐伏热邪。热盛灼伤阴液，迫血妄行，血溢脉外，故见阴道不规则出血；值"二七"之时，肾气渐盛，天癸将至，此时血海不安，冲任不固，亦可致出血；热伤津液，故见口渴；舌红，脉细滑稍数，亦是阴虚内热之象。辨证为血海伏热，冲任不固，治以养阴清热，固冲止血。

处方：地骨皮10g　白芍10g　莲子心3g　侧柏炭15g　益母草5g　茅根20g　黄柏6g　五味子5g　泽泻5g　棕榈炭12g　生地黄10g　大蓟、小蓟各15g

7剂。首诊治疗以养阴清热为法。方中以茅根、大蓟、小蓟为君，清热凉血止血；侧柏炭、白芍、五味子、地骨皮、莲子心、生地黄共为臣药。侧柏炭辅君药清热止血，白芍、五味子敛阴血、固冲任，地骨皮清下焦虚火，莲子心、生地黄清热凉血止血。佐以黄柏、棕榈炭、益母草、泽泻。黄柏燥湿除热，棕榈炭收敛止血，益母草化瘀止血，用之促进宫缩。时下患者阴道出血有周期性月经增多，现正值血多第2天，考虑为经期，恐止血收涩太过，故佐用泽泻5g走下。

二诊（12月24日）：首诊药后阴道出血较前明显减少，色鲜红，无腹痛。舌苔薄黄，脉沉滑。

处方：柴胡5g　生牡蛎20g　覆盆子10g　黄柏5g　墨旱莲20g　地骨皮12g　百合12g　椿皮15g　大蓟、小蓟20g　益母草5g　茅根20g　莲子心3g　荷叶10g　藕节30g

14剂。首诊7剂药后阴道出血减少，舌红、脉稍数亦改善，示血热有改善。现二诊仍见血色鲜红，舌苔黄，表热象尚未完全消失。继守原法，清热止血治疗。因久病肾气损伤，原方加用生牡蛎、覆盆子、柴胡、墨旱莲。生牡蛎固冲止血，覆盆子补肾固冲，柴胡升提、清热，墨旱莲敛性，养阴清热。

三诊（2005年1月7日）：服药后2004年12月28日阴道出血净，现基础体温单相，二便调。近日感冒。舌苔薄白、干，脉细滑。

处方：柴胡5g　阿胶12g　女贞子10g　远志6g　白芍10g　金银花10g　侧柏炭10g　地骨皮10g　百合10g　椿皮10g　莲须10g　连翘15g

14剂。二诊服药3剂后即血净。三诊效不更法，继续以阿胶、女贞子、百合、白芍养阴血；柴胡、金银花、地骨皮、椿皮、连翘清血热，佐远志、百合缓急迫，安神志。

4. 痛经

（1）残角子宫致痛经

案　脾阳不足，寒湿阻滞

魏某，女，20岁，未婚，2002年8月10日初诊。痛经8年，近4年加重。

病史与现状：患者月经初潮12岁，既往月经周期30天一行，5～7天净，量中，痛经，近4年经期腹痛加重。末次月经2002年7月22日。面色青黄，纳呆，眠可，二便调。舌肥嫩淡暗，苔白腻，脉细滑无力。2002年8月7日B超检查提示：子宫后位4.7cm×4.6cm×4.4cm，宫腔居中，内膜厚1.1cm，呈团状；子宫右前壁外凸，实性组织约3.6cm×3.4cm×3.0cm，内可见液性暗区。左卵巢4.9cm×3.4cm×2.8cm，内见囊性包块3.4cm×2.8cm，右卵巢直径2.4cm。

辨证：脾阳不足，寒湿阻滞。

立法：健脾利湿，温通经脉。

病证分析：患者月经初潮即痛经，近 4 年加重，属西医学"原发痛经"范畴。B 超检查可见子宫右侧低回声区，内有液性暗区，疑为残角子宫。可以推测，患者由于先天生殖器官发育异常，经血引流不畅而致原发闭经。患者现 20 岁，未婚，要求以中药保守治疗改善症状。患者自幼喜食冷饮，易伤及脾阳，运化不利，寒湿内生，瘀阻胞脉，不通则痛，故见痛经；寒湿阻滞，阳气不得外达，故见面色青黄；脾虚湿阻，运化失司，故见纳呆；舌肥嫩淡暗，苔白腻，脉细滑无力亦为脾阳不足寒湿阻滞之征。

处方：冬瓜皮 20g 泽兰 10g 茯苓 12g 半夏 3g 萆薢 12g 夏枯草 12g 木香 3g 荔枝核 6g 茜草炭 12g 丝瓜络 10g 川芎 5g 延胡索 6g

7 剂。老师观点：见其证，用其药。目前湿浊阻滞为主要病机，治疗应先祛伏邪——湿邪，湿去再行健脾温经止痛之法，否则引邪入里，痛经加重。首诊治疗以除湿化浊为主。方中以冬瓜皮为君，利水化浊；以茯苓、萆薢、半夏为臣，辅助君药加强利湿化浊作用；佐以泽兰、夏枯草、木香、荔枝核、茜草、延胡索、丝瓜络。泽兰、茜草化瘀散结，泽兰同时又具通利水湿之功，辅佐君药化湿，夏枯草软坚散结，木香、荔枝核温通经脉，丝瓜络理气通络，延胡索辛散苦泄，活血行气温经止痛；川芎引药下行为使药。全方重利湿化浊，以解伏邪，佐温通经脉、化瘀散结。

二诊（8 月 20 日）：末次月经 2002 年 7 月 22 日。面色欠润，大便稀。舌肥大而红，脉细滑。

处方：冬瓜皮 20g 太子参 12g 莲子心 3g 白术 10g 续断 20g 茯苓 10g 浮小麦 15g 当归 10g 菟丝子 15g 丹参 10g 杜仲 10g 合欢皮 10g 车前子 10g 三七粉 3g

7 剂。首诊药后苔白腻消失，提示湿浊得以化解。续用冬瓜皮利水化浊，巩固疗效。舌肥大，大便稀，系脾肾不足之证。行健脾之法，一则以太子参、白术、茯苓补益脾气，二则据五行理论"火生土"，通过药用浮小麦、莲子心、合欢皮补心气、清心火、安神志，达到扶脾之功。

三诊（8 月 27 日）：患者 2002 年 8 月 23 日月经来潮，此次经行腹痛消失，经量如常，现阴道仍有少量出血。舌肥嫩暗，脉细滑。

处方：枸杞子 12g 墨旱莲 12g 薏苡仁 15g 续断 15g 荔枝核 10g 枳壳 10g 当归 10g 车前子 10g 郁金 6g 地骨皮 10g 砂仁 6g 川芎 5g

14 剂。二诊方药后痛经缓解。现值月经期末，三诊方治以补肾化浊，理气行滞为法。延胡索虽具活血行气止痛之效，然经后期不宜使用，以防出现出血之弊；荔枝核温经通络止痛，入血海走下，此时用之最宜选用。

四诊（9 月 10 日）：末次月经 2002 年 8 月 23 日，基础体温单相。纳可，二便调。舌肥淡，脉沉滑。

处方：柴胡 5g 太子参 12g 炒白芍 10g 白术 10g 远志 5g 巴戟天 5g 川芎 5g 当归 10g 车前子 10g 丝瓜络 10g 桑寄生 12g 杜仲 10g

14 剂。四诊之日值患者月经 17 天，基础体温上升。现舌肥、脉沉滑，仍示脾肾阳虚，治以健脾温肾，利湿通络之法。

五诊（9 月 23 日）：末次月经 2002 年 8 月 23 日，现基础体温典型上升后稳定。纳可，二便调。舌肥淡暗，苔白，脉细滑无力。

处方：柴胡 5g　白芍 10g　薏苡仁 20g　桑寄生 20g　桔梗 10g　乌药 10g　百合 15g　茯苓 12g　合欢皮 10g　荔枝核 10g　川芎 5g　杜仲 10g　当归 10g　益母草 10g

7 剂。患者近日基础体温上升后稳定，提示月经将至。五诊治疗与四诊不同，此诊方未用巴戟天温补肾阳。老师经验，经前补肾阳不宜用巴戟天，而改以辛温香窜之乌药。乌药上走脾肺，下达肾与膀胱，温肾散寒，又行气止痛，治痛经用之最宜。

六诊（10 月 18 日）：患者 2002 年 9 月 26 日月经来潮，经前基础体温近典型双相。经期腹痛又有反复，伴下腹坠胀。纳可，二便调。舌肥暗，脉细滑。

处方：当归 10g　车前子 10g　川芎 5g　巴戟天 5g　阿胶 12g　远志 6g　桑寄生 15g　杜仲 10g　何首乌 10g　炒白芍 10g　荔枝核 10g　三七粉 2g

14 剂。至此诊，患者药后已 2 次月经来潮。老师指出，虽第 2 次月经痛经反复，但据患者舌象，此时痛经病机已与首诊不同。首诊时，苔白腻，是湿浊阻滞之征，为不通则痛，治疗以利湿化浊为主；此诊，舌肥暗，乃气虚血虚之象，为不荣则痛，治疗则当转以养血温经为主。六诊方以当归、阿胶、炒白芍、何首乌众药养阴血，巴戟天、杜仲、荔枝核温肾通络，车前子走下利湿。全方重在养血温经通络。以后患者月经均正常来潮，虽经期腹痛仍时有发作，但持续时间逐渐缩短。期间，患者无其他不适，舌象多以舌肥嫩暗为主，脉细滑，辨证为脾肾阳虚，治以补肾健脾，温经通络，治疗 5 个月。

十五诊（2003 年 3 月 21 日）：末次月经 2003 年 2 月 27 口，患者自诉近 2 个月经期腹痛明显缓解，经前基础体温近典型双相。纳可，二便调。舌肥淡，脉细滑。

处方：菟丝子 20g　阿胶 12g　远志 5g　女贞子 20g　鸡内金 10g　萆薢 12g　川芎 5g　木香 3g　荔枝核 10g　香附 10g　枳壳 10g　月季花 6g

20 剂。

（2）子宫内膜异位症致痛经

案 1　湿瘀互结

温某，女，17 岁，未婚，2004 年 4 月 13 日初诊。痛经 3 年。

病史与现状：患者 14 岁月经初潮，既往周期规律，30 天一行，5～6 天净，经量多。一般经前 3 天出现腹痛，持续至月经第 2 天，需服止痛药。2003 年 2 月 13 日腹腔镜下行双卵巢内膜异位囊肿剥除术，术后曾应用醋酸曲普瑞林治疗 3 个月，2003 年 7 月月经恢复，周期紊乱，1～2 个月一行，经量少，仍伴腹痛，末次月经 2004 年 2 月 28 日。现纳可，眠欠安。患者平素喜食冷饮（包括经期和冬季）。舌暗红，苔白，脉细弦滑。

辨证：湿瘀互结。

立法：利湿化瘀，散结清热。

病证分析：患者现 17 岁，既往有痛经史，证属中医学痛经。患者曾在腹腔镜下行双卵巢子宫内膜异位囊肿剥除术，子宫内膜异位症诊断明确。老师辨证：子宫内膜异位症的病理改变在于异位的内膜在子宫腔以外周期性出血，血无出路，瘀而聚成结节或包块，不通则痛；平素喜食冷饮，损伤脾气，脾运不利，水湿内生，湿瘀互结，阻塞冲任胞脉，不通则痛。同时，湿瘀日久，终将化热，可导致月经失调。师云：本案治疗当以

"化"为主。所谓"化",在此非通常之"化瘀"概念,乃化解、化瘀、化浊之意。化解,即散结理气,化瘀即活血化瘀,化浊即利湿化浊。同时亦应针对湿瘀化热,佐以清热之法。故本案辨证为湿瘀互结,治以利湿化瘀散结止痛。

处方:生牡蛎20g 墨旱莲12g 薏苡仁12g 茯苓20g 女贞子20g 夏枯草12g 桔梗10g 萆薢10g 远志6g 三七粉3g 蒲公英12g 川芎5g

7剂。首诊方以生牡蛎为君,软坚散结;以桔梗、夏枯草、薏苡仁、萆薢共为臣,夏枯草辅助君药散郁结,桔梗调理气机,薏苡仁、萆薢利湿化浊;以墨旱莲、女贞子、三七粉、蒲公英、茯苓为佐。患者月经未潮已近2个月,月经后错,考虑与应用醋酸曲普瑞林治疗,卵巢功能受到某种程度的抑制有关,治痛经同时,应注意滋养肾阴,故佐女贞子、墨旱莲滋补肝肾,三七粉化瘀止痛,茯苓、蒲公英清热。以川芎为使,引药入血,活血理气止痛。全方重在"化"——化解、化瘀、化浊,兼行补肾之功。

二诊(4月30日):药后2004年4月17日月经来潮。仍诉经期腹痛,经血量多,二便调。舌淡暗,脉细滑。

处方:当归10g 车前子10g 茯苓10g 薏苡仁20g 月季花6g 川楝子6g 枳壳10g 炒白芍10g 杜仲10g 桑寄生15g

10剂。首诊药后月经来潮。经血量多,舌淡暗,脉细滑,示患者此时血气不足。考虑值经后期,治疗转以补养阴血,利湿理气为法。药用当归、炒白芍、桑寄生养阴血;车前子、茯苓、薏苡仁利水湿;川楝子、枳壳理气。

三诊(5月21日):末次月经2004年4月17日,现基础体温上升10天。二便调。舌肥淡,苔干,脉细滑。

处方:萆薢12g 生牡蛎20g 川芎5g 夏枯草12g 川楝子6g 炒白芍10g 桑寄生15g 金银花15g 百合12g 茜草12g 桃仁10g 益母草10g

14剂。现基础体温上升10天,已排卵,提示接近经期,治疗继续以"化"为主。仍以生牡蛎、夏枯草软坚散结;改三七粉以益母草、茜草、桃仁化瘀滞,改桔梗以川楝子理气。以后患者再陆续治疗6诊,每诊均以此法调整方药,于月经中期始连服14剂。患者药后分别于2004年5月17日、6月18日、7月20日、8月21日、9月18日月经来潮,月经后错改善,经前基础体温均近典型双相,经期腹痛未再发生。

案2 气滞血瘀兼有内热

张某,女,40岁,已婚,2003年11月7日初诊。痛经5年。

病史与现状:患者既往月经周期规律,30天一行,4~5天净,经量中,无痛经。婚后生育1胎,此后又怀孕4次,均行药物流产。5年前末次药物流产后出现痛经。2003年5月妇科检查骶韧带有触痛结节,疑为子宫内膜异位症,未予治疗。末次月经2003年10月25日,经期腹痛加剧。现纳可,睡眠佳,二便调。舌肥红,脉细滑。

辨证:气滞血瘀,兼有内热。

立法:活血理气,清热散结。

病证分析:患者药物流产后痛经5年,曾经妇科检查骶韧带有触痛结节,疑为子宫内膜异位症,证属中医学痛经。柴松岩认为,根据子宫内膜异位症的形成机制,子宫内膜异位至宫腔以外位置，异位之内膜亦随月经周期而周期性出血，所出之血无路可循，部分瘀积，其病理改变可导致以下中医学病机出现：瘀积的血性液呈现血瘀之改变，血瘀则气滞，气血运行不畅，不通则痛，故表现为经期腹痛；血性液积聚日久无路可循，日久生热，故见舌红，示有毒热病机存在。本辨证为气滞血瘀兼有内热，治以活血理气，清热散结。

处方：柴胡 5g　金银花 12g　地骨皮 10g　合欢皮 10g　野菊花 12g　夏枯草 12g　远志 6g　川楝子 6g　生牡蛎 15g　茜草炭 12g　三七粉 3g

10 剂。首诊方以柴胡、川楝子疏肝理气，以茜草、三七粉、生牡蛎化瘀散结，以金银花、野菊花、地骨皮、夏枯草清解内热，以远志、合欢皮养心安神。

二诊（11 月 21 日）：末次月经 2003 年 11 月 15 日。经期腹痛未发作，经量中，5 天净。现纳可，睡眠佳，二便调。2003 年 11 月 11 日 B 超检查：子宫 8.2cm×6.1cm×6.2cm，内膜厚 0.7cm，后壁短线状回声，左卵巢区可见 5.5cm×3.8cm 边界不清低回声包块，与子宫紧贴，右附件可见 3.7cm×3.4cm 边界不清低回声区。B 超结果提示"子宫腺肌症，子宫内膜异位囊肿"。舌肥绛红，苔黄，脉细滑。

处方：柴胡 5g　茵陈 12g　萹蓄 10g　瞿麦 6g　延胡索 10g　川楝子 6g　茯苓 15g　荷叶 10g　草薢 12g　白芍 10g　蒲公英 10g　三七粉 3g

7 剂。首诊药后经期腹痛明显缓解，辨证理法正确。根据近日 B 超检查结果，本案可确诊为子宫内膜异位症。现舌肥绛红、苔黄，提示内有湿热。二诊治疗在首诊活血理气，清热散结之法基础上，施以清利湿热之法，药用茵陈、萹蓄、瞿麦、草薢、荷叶。

三诊（2004 年 3 月 12 日）：子宫内膜异位症复诊。2004 年 3 月复查 B 超，双卵巢囊肿消失。末次月经 2004 年 3 月 10 日，经期腹痛明显减轻。舌红，脉细滑。

处方：柴胡 5g　枳壳 10g　月季花 6g　夏枯草 12g　远志 6g　茯苓 20g　蒲公英 12g　连翘 12g　百合 12g　川芎 5g　荷叶 10g

7 剂。患者现舌红减轻，苔黄消失，经期腹痛明显缓解，复查 B 超，双卵巢囊肿消失，疗效判定显效。现湿邪已解，继续以活血理气，清热散结之法巩固疗效。

（3）子宫肌腺症致痛经

案 1　气虚血瘀，湿浊结聚

张某，女，21 岁，未婚，2006 年 11 月 3 日初诊。经间期腹痛 5 年。

病史与现状：患者既往月经周期规律，1 个月一行，无明显经期腹痛。近 5 年，月经中期腹痛 4~5 天，伴肛门下坠感。3 年前经 B 超检查发现子宫增大，疑为子宫肌腺瘤。后用孕三烯酮治疗 3 个月，月经中期腹痛症状曾略有改善，B 超检查示子宫变化不明显，停药后月经中期腹痛依旧。现仍诉月经中期腹痛，近日 B 超检查提示子宫逐渐增大。末次月经 2006 年 10 月 31 日。现纳可，睡眠佳，二便调。舌嫩暗，脉细滑。未婚，无性交史。2006 年 9 月 3 日 B 超：子宫 11.9cm×9.7cm×9.6cm，宫壁反射均，子宫前后壁可探及 5.5cm×5.0cm，4.3cm×4.2cm，4.0cm×3.7cm，6cm×2.7cm，2.9cm×2.8cm 多个增生光团。

辨证：气虚血瘀，湿浊结聚。

立法：化瘀清热，利湿散结。

病证分析：患者曾因月经中期腹痛于 3 年前进行 B 超检查发现子宫异常增大，用孕三烯酮治疗后腹痛症状略有改善，此诊断性治疗结果提示该患者可能为子宫肌腺瘤。证属中医学癥瘕。目前症状，患者舌嫩，乃素体气虚之征。气为血之帅，气虚血运无力，血行迟滞，久而成瘀，积聚日久而成包块，故见子宫异常增大，可见多个增生结节；瘀阻脉络不通则痛，故见腹痛；舌暗，脉细滑亦是血瘀湿阻之征。辨证为气虚血瘀，湿阻结聚。老师认为，对于此类病例，期待通过以中药治疗而消减异位之肿块，实有困难。控制病情是治疗的基本出发点，考虑患者现月经刚净，暂以益气养血、化瘀清热利湿散结之法治之，以控制、减缓、甚或改善子宫局部状态。

处方：生牡蛎 20g 阿胶 12g 太子参 12g 炒白芍 10g 荷叶 10g 远志 6g 茜草炭 12g 杜仲 10g 莲子心 3g 炒蒲黄 10g 延胡索 10g 草薢 12g 鱼腥草 10g 寒水石 10g 三七粉 3g

14 剂。方中以太子参、阿胶为君益气养血。以茜草炭、炒蒲黄、三七粉、延胡索、白芍、杜仲为臣，茜草炭、炒蒲黄、三七粉、延胡索活血化瘀；杜仲补肝肾、顾护冲任；白芍补血敛阴。佐以生牡蛎、寒水石、荷叶、远志、莲子心、草薢、鱼腥草。患者血瘀日久，郁而化热，寒水石、莲子心、鱼腥草清下焦瘀热；草薢清下焦湿热；荷叶清热化浊；远志安神、交通心肾；生牡蛎软坚散结，同时佐制化瘀药活血太过，影响月经周期。全方益气、化瘀、清热、散结共举，标本同治。

二诊（11 月 24 日）：末次月经 2006 年 10 月 31 日。现基础体温有不典型上升，时感下腹痛，但腹痛减轻，二便调。舌淡，脉细滑。

处方：生牡蛎 20g 柴胡 5g 寒水石 10g 莲子心 5g 蒲公英 15g 茜草炭 12g 金银花 15g 炒蒲黄 10g 炒鳖甲 10g 茅根 15g 五味子 5g 三七粉 3g

30 剂。患者近日基础体温上升，已排卵。二诊治则不再益气养阴，重点突出清热化瘀，重用柴胡、寒水石、莲子心、蒲公英、金银花、茅根多药共清血分之热，续用茜草、炒蒲黄、三七粉化瘀止血，生牡蛎、炒鳖甲软坚散结，少用五味子，取其酸性固冲。

三诊（2007 年 1 月 5 日）：末次月经 2006 年 12 月 25 日，经前基础体温有不典型双相。二便调。舌淡暗，脉细滑。2006 年 12 月 22 日月经同期 B 超复查：子宫 11.2cm×9.7cm×8.8cm，子宫内膜厚 0.9cm。

处方：车前子 10g 柴胡 5g 生牡蛎 30g 郁金 6g 阿胶 12g 太子参 12g 连翘 15g 蒲公英 12g 合欢皮 10g 月季花 5g 炒蒲黄 10g 白芍 10g 花蕊石 10g 桔梗 10g 莲子心 3g 黄柏 3g

30 剂。近日 B 超复查结果提示子宫较前缩小，治疗有效。三诊治疗继依上法，调整用药。

四诊（3 月 23 日）：末次月经 2007 年 2 月 27 日，经前基础体温有不典型双相。腹痛不明显，二便调。舌肥暗红，脉细滑。

处方：生牡蛎 20g 鱼腥草 12g 寒水石 10g 莲子心 5g 白芍 10g 茜草炭 12g 金

银花15g　蒲黄10g　百合12g　北沙参15g　玉竹10g　三七粉3g　女贞子20g

30剂。患者服药后已有2次月经周期，腹痛症状明显缓解，子宫减小。

五诊（5月23日）：末次月经2007年4月22日，经前基础体温有不典型双相，患者诉腹痛基本缓解，现腹胀，二便调。舌暗红，苔白干，脉细滑。2007年4月19日B超复查：子宫10.9cm×8.3cm×8.6cm，内膜厚0.9cm。

处方：泽泻10g　黄柏6g　寒水石10g　莲子心5g　白芍10g　覆盆子15g　莲须15g　炒蒲黄10g　乌梅6g　北沙参15g　枳壳10g　三七粉3g　女贞子20g　墨旱莲15g

40剂。至五诊，患者已治疗5个月。随治疗进程，月经中期腹痛逐渐减轻至基本缓解，多次B超复查提示子宫进行性缩小，疗效可判定显效。以后数诊治疗效不更方，随证加减：若见湿阻，症见苔白，又值经前，加用泽泻、车前子、萆薢清利湿热；脾虚有湿，症见大便不成形，加用薏苡仁、槐花健脾利湿清热。

案2　血脉瘀热

石井某，女，34岁，日本籍，已婚，2006年12月20日初诊。经期腹痛3年。

病史与现状：患者既往月经周期规律，25～29天一行，伴经期腹痛，近3年经期腹痛明显。2005年9月突发下腹痛，经当地（日本）医院检查，诊断为左侧子宫内膜异位囊肿破裂，后予保守治疗。2006年2月因囊肿复发行双侧子宫内膜异位囊肿剥除术。末次月经2006年12月13日。患者结婚13年，10年前曾人工流产1次，以后未避孕，仅于2006年怀孕1次，并于当年5月胎停育。现未避孕未孕。舌暗红，脉细滑。

辨证：血脉瘀热。

立法：清热化瘀，补血散结。

病证分析：患者素有痛经史，经手术病理确诊为子宫内膜异位，证属中医学痛经；婚后多年未避孕未孕，证属中医学不孕。

老师辨证，从辨病与辨证结合的思路考虑，子宫内膜异位症根本的病机应是冲任气血瘀滞不通。不通则痛，不通则不孕。血脉瘀阻，血不归经，亦会导致血海不足，不能养胎，则胚胎停止发育。现代文献报道，子宫内膜异位症患者多合并有黄体功能不足，亦从侧面佐证上述病机。气血瘀滞日久化热，这部分患者基础体温基线多偏高，既是热象的一种表现形式。综上所述，本案病机特点为瘀、热、滞、虚（阴血不足），故治以清热化瘀滞，补血散结。

处方：何首乌10g　生牡蛎20g　川贝母10g　桔梗10g　白芍10g　墨旱莲12g　香附10g　月季花5g　鱼腥草12g　金银花10g　合欢皮10g　茅根12g　三七粉3g

7剂。首诊方以鱼腥草、金银花、茅根清解瘀热；川贝母、桔梗、香附调理气机；月季花、三七粉化瘀；生牡蛎散结；何首乌、白芍、墨旱莲养阴血；合欢皮养心安神、缓急迫。

二诊（2007年1月10日）：药后于2006年12月26日阴道有少量出血，3天净，基础体温单相。舌暗，脉沉弦滑。

处方：柴胡5g　莲子心3g　川贝母10g　益母草10g　白芍10g　蒲公英10g　茜草炭12g　月季花5g　百合12g　金银花10g　合欢皮10g　枸杞子12g　三七粉3g

7剂。首诊药后证候未改，依上法，继续以清热化瘀，养阴血治疗。

三诊（1月24日）：末次月经2007年1月19日，经量中等，腹痛明显减轻，经前基础体温不典型双相。现大便溏泊。舌暗红，脉细滑。

处方：北沙参12g　槐花5g　蒲公英10g　马齿苋12g　续断12g　菟丝子12g　月季花6g　茯苓10g　益智10g　蛇床子3g　川芎5g　白芍10g　香附10g

7剂。三诊大便溏泊，舌红，提示阳明有热，加用槐花、马齿苋清解阳明之热。

四诊（1月31日）：末次月经2007年1月19日，现基础体温典型上升。舌苔白干，脉细滑。

处方：柴胡5g　玉竹10g　阿胶12g　地骨皮10g　远志6g　女贞子20g　覆盆子20g　莲须15g　山药15g　白芍10g　青蒿6g　百合12g

10剂。患者现基础体温已上升。老师指出，此时化瘀行气药不能再用，治疗应以补养阴血、清热固冲为法。

五诊（2月14日）：末次月经2007年2月11日，经期腹痛已解，经前基础体温不典型双相，近日感冒。舌暗，脉细滑数。

处方：芦根20g　生牡蛎20g　茜草10g　青蒿6g　木蝴蝶3g　当归10g　香附10g　益母草10g　鱼腥草12g　金银花10g　女贞子15g　荷叶10g　北沙参15g　泽兰10g

14剂。患者近日感冒，五诊方加用芦根、木蝴蝶、青蒿清热解毒，利咽祛湿。

六诊（3月21日）：末次月经2007年3月8日，经前基础体温不典型双相，现基础体温低温相。舌苔黄，脉细弦滑。

处方：女贞子20g　丝瓜络10g　三棱10g　覆盆子15g　黄芩10g　杜仲10g　细辛3g　当归10g　车前子10g　荷叶10g　佩兰5g　红花6g　菟丝子20g

7剂。舌苔黄，有湿热，加用荷叶、佩兰清热利湿。现基础体温处低温相，六诊方予细辛、三棱、丝瓜络、车前子温经活血通络，杜仲、菟丝子、覆盆子温肾助阳，以期促进卵子生成与排出。

七诊（3月28日）：末次月经2007年3月8日，现基础体温上升。舌淡，脉沉滑。

处方：苎麻根5g　枸杞子15g　莲子心3g　地骨皮10g　椿皮6g　菟丝子20g　覆盆子20g　莲须15g　山药15g　合欢皮10g　白术10g　百合12g

7剂。现基础体温已上升，再以健脾补肾，清热固冲为法治疗。

八诊（4月11日）：末次月经2007年4月1日，经前基础体温不典型双相。舌暗红，脉沉滑稍数。

处方：柴胡5g　玉竹10g　三棱10g　车前子10g　墨旱莲12g　莲子心3g　细辛3g　当归10g　川贝母10g　香附10g　白芍10g　菟丝子20g

10剂。又逢经后，八诊施以补肾结合通利之法治疗。

九诊（4月25日）：末次月经2007年4月1日，基础体温上升后稳定，今日查HCG阳性，证实早孕。舌苔薄黄，脉沉滑。

处方：苎麻根 5g 黄芩 10g 荷叶 10g 藕节 20g 浮小麦 12g 菟丝子 20g 覆盆子 20g 莲须 15g 山药 15g 白术 10g 百合 12g

7 剂。治疗 5 个月，患者妊娠成功。九诊及以后数诊，以健脾补肾，清热固冲之法调理 1 个月余。2008 年 7 月 16 日复诊，诉 2007 年 12 月顺产 1 男婴。

5. 闭经

（1）原发性闭经

案 湿滞肾虚血亏

刘某，女，30 岁，已婚，2004 年 6 月 18 日初诊。现 30 岁无自主月经，婚后 2 年未避孕未孕。

病史与现状：患者原发无月经。至 21 岁开始周期性使用黄体酮治疗，药后有阴道出血，治疗半年余停药，停药后再现闭经。之后又间断用结合雌激素加黄体酮等药治疗，药后有阴道出血。现婚后 2 年未避孕未孕，纳可，眠佳，二便调，时感腰酸，带下正常，性生活正常。舌苔黄腻，脉细滑，体胖。

2003 年 9 月 15 日曾做女性激素测定，E_2：11.70pg/ml，FSH：7.76mU/ml，T：37.23ng/dl。1999 年曾做 B 超检查：子宫 4.6cm×4.8cm×4.0cm，内膜厚 1.3cm，双附件未见异常（用激素治疗后）。

辨证：湿浊壅滞，肾气不足，血海亏损。

立法：利湿浊，补肝肾，益精血。

病证分析：本案患者 21 岁仍未见月经来潮，西医诊断原发闭经，证属中医学"闭经"；婚后同居 2 年，性生活正常，未避孕始终未孕，西医诊断原发不孕，证属中医学"不孕症"范畴。师云：观目前证候，患者形体略胖，舌苔黄腻，脉细滑，湿浊壅滞之征明显。《丹溪心法》有"躯脂满经闭"之说，《女科切要》指出"肥白妇人，经闭而不通者，必是痰湿与脂膜壅塞之故。"湿热壅阻胞脉，脉络不畅，致月经未潮；年逾二七，月事不来，现脉细滑并时感腰酸，提示肾气不足，血海亏虚。患者乳房及内外生殖器发育无异常，说明先天肾气尚未亏损严重至极，如能利湿化浊，调理得当，或仍有治疗希望。首诊暂辨证为湿浊壅滞，肾气不足，血海亏损，以利湿浊，补肝肾，益精血之法治疗。

处方：旋覆花 10g 半夏 5g 茵陈 12g 荷叶 12g 桃仁 10g 月季花 6g 玫瑰花 5g 菟丝子 20g 竹叶 10g 桑寄生 20g 益母草 10g 百合 15g

14 剂。首诊方以旋覆花为君，化痰、行水、降气；以半夏、茵陈、荷叶为臣，配合君药利湿化浊；以菟丝子、桑寄生补肝肾、益精血；桃仁、益母草活血化瘀，通利痰浊所致之瘀滞；月季花、玫瑰花疏解肝气，肝主疏泄，肝气调达则气血调和；湿浊瘀滞日久化热，药用竹叶清热利尿渗湿；患者原发闭经，婚后多年未孕，精神紧张，有肝郁之征，故用百合养心安神、缓急迫。全方重在利湿化浊，先祛伏邪，佐温肾活血，以观后效。

二诊（7 月 2 日）：患者首诊后停服激素，改以纯中药治疗。药后脉、症同前。舌肥暗淡，苔白腻，脉细滑。

处方：车前子 10g 淫羊藿 12g 熟地黄 10g 当归 10g 远志 6g 茯苓 12g 桃仁 12g 夏枯草 12g 路路通 10g 菟丝子 20g 萆薢 12g 鸡内金 10g 冬瓜皮 20g

14 剂。服首诊方 2 周，现舌苔由黄腻转为白腻，郁热之象得到控制；苔仍腻，提示湿浊犹在；现舌肥暗淡，为脾虚之征。故二诊方施健脾利湿，补肾活血之法治疗。二诊方药用茯苓、冬瓜皮、车前子、萆薢健脾利湿；淫羊藿、菟丝子、熟地黄补肾养阴；当归、桃仁、路路通活血通经；远志交通心肾；夏枯草疏肝清热；鸡内金化浊导滞。

三诊（7 月 16 日）：二诊药后 2004 年 7 月 4 日曾有阴道少量流血，3 天净，经前基础体温有不典型双相。现带下有，性生活正常。舌苔白厚，脉细滑。

处方：柴胡 5g 荷叶 10g 莱菔子 10g 大腹皮 10g 桃仁 10g 茵陈 12g 枳壳 10g 马齿苋 12g 苏木 12g 川芎 5g 百合 12g 杜仲 10g

14 剂。首诊、二诊药后，患者于 2004 年 7 月 4 日阴道少量出血，持续 3 天，并经前基础体温有不典型双相，提示冲任二脉壅塞情况有所改善。三诊继续以理气化浊，活血通经之法为主调理，而仅以一味杜仲温补肝肾。

四诊（8 月 6 日）：2004 年 7 月 29 日阴道出现少量咖啡色分泌物，经前基础体温有不典型双相。纳可，二便调。舌暗，苔黄腻，脉细滑。

处方：柴胡 5g 续断 20g 茜草 12g 当归 10g 车前子 10g 萆薢 12g 莱菔子 10g 麦芽 12g 月季花 6g 香附 10g 枳壳 10g 川芎 5g

14 剂。三诊药后又有月经来潮，并经前有不典型双相体温。至此，本案病机渐至明朗，湿热阻滞任脉确为本案之主要矛盾，以前数诊化浊利湿通经为主，佐温肾之法治疗，现疗效已现，四诊仍依此法继续调理。

五诊（8 月 27 日）：末次月经 2004 年 7 月 29 日，现基础体温有典型上升。带下有。舌肥暗，苔白干，脉细滑。

处方：北沙参 12g 柴胡 5g 荷叶 10g 藕节 12g 玉竹 10g 续断 12g 青蒿 6g 椿皮 12g 侧柏炭 12g

7 剂。四诊药后苔腻改善，提示湿浊渐解；近日基础体温又有典型上升，提示肾气较前恢复；舌苔干，脉细，提示胃阴不足。故此诊以养胃阴、清浊热、固冲任之法治疗。四诊方以北沙参、玉竹养胃阴，荷叶、藕节、青蒿、柴胡祛浊热，续断补肾固冲。

六诊（9 月 3 日）：现基础体温上升 19 天。今查尿酶免阳性。舌肥暗，苔厚腻，脉细滑。

处方：柴胡 5g 荷叶 10g 白术 10g 黄芩 10g 茯苓 10g 藕节 30g 椿皮 15g 续断 20g 菟丝子 20g 侧柏炭 15g 地骨皮 10g 百合 15g

7 剂。现基础体温持续上升已 19 天，经查尿酶免阳性，证实"妊娠"。现舌肥，苔腻，脉细滑，辨证为脾肾不足、湿浊内蕴，治疗以健脾燥湿、补肾固冲为法。六诊方药用白术、茯苓、椿皮健脾燥湿渗湿，以菟丝子、续断补肾固冲。六诊患者舌苔又现厚腻，湿浊再现，须继续行祛湿之法治疗。老师指出，此时患者已有孕在身，祛湿之用药当与孕前祛湿有所不同，须以安胎为要。老师经验，孕后祛湿，不宜选择车前子、瞿麦、泽泻、萆薢等有动性、走下之品，以免动胎之弊，而宜选用茯苓渗湿而祛湿，亦如本方。

九诊（9月24日）：已孕56天，基础体温稳定，恶心，舌肥暗，苔干少津，脉沉细滑无力。

处方：柴胡5g　荷叶12g　百合12g　地骨皮10g　菟丝子20g　黄芩10g　墨旱莲12g　浮小麦20g　椿皮10g　莲子心3g　玉竹10g　芦根10g

7剂。现患者舌暗，提示有瘀，气血运行不畅。既有瘀滞，当药用活血之品，行活血治疗。然此时正值患者孕育初始，冲任不固，活血化瘀恐有先兆流产之患；若不行化瘀之法，任瘀滞加重，血行不畅，胞脉失养，亦可致胎失濡养、胎元不固。故目前是否用药化瘀，看似矛盾。老师指出，相对而言，瘀滞演变尚需过程，动血伤胎则或立竿见影。就本案目前状况而言，安胎乃当前主要矛盾，权衡利弊，于孕早期，应舍此证（瘀滞），治疗继续以固冲安胎为主，并静观瘀滞之发展变化，待胎元固摄，伺机再行化瘀之法。又患者舌现苔干、少津，提示阴虚内热，应予养阴清热之法治疗。老师再指出，此时之养阴，亦不宜补肾阴，只可养胃阴、养心脾之阴。养肾阴之品如熟地黄、枸杞子、女贞子、山萸肉多滋腻、酸敛、助湿。患者本已湿浊壅滞，现又有瘀，再用此品补肾阴，或愈加重脉络瘀阻之状态。是故，拟九诊方，以菟丝子、墨旱莲为君，补肾固冲安胎；以浮小麦、玉竹、芦根、百合为臣，玉竹、芦根养胃阴，清胃热，浮小麦、百合养心安神，缓急迫；以柴胡、荷叶、地骨皮、黄芩、椿皮、莲子心为佐，行清热安胎之功。

十二诊（10月29日）：已孕13周。2004年10月28日B超检查"子宫9.4cm×10.0cm×6.3cm，宫内胎囊厚3.2cm，可见胎儿轮廓，头臀长（CRL）5.2cm，可见胎盘后壁、胎心、胎动，胎儿双顶径（BPD）1.9cm。近日血压为17.3/12.0kPa，时感恶心，二便调。舌暗，苔白腻，左脉细滑，右脉沉细无力。

处方：覆盆子20g　柴胡5g　莲子心3g　墨旱莲12g　地骨皮10g　椿皮12g　山药12g　菟丝子12g　白术10g　益智10g　茯苓10g　百合10g

7剂。至此时患者已孕3个月，B超检查提示单活胎。此诊患者脉不理想（右脉沉细无力），提示血海亏虚。老师分析，患者为原发无月经，即因血海未充，不能满溢而致。经治疗，血海逐渐充盈至一定水平，在温肾助阳作用下，偶可排卵成孕，而孕后仍可因血海不足易致胎元不固。目前右脉弱，应补肾，以固肾为主，药用覆盆子、墨旱莲。对于固肾药的选择，锁阳、桑螵蛸、覆盆子、补骨脂均有固性，但此时温热药如锁阳、补骨脂不宜用，因为患者本就血海不足，温热之品更易耗伤阴液。

此后于2004年12月2日电话随访，患者已住某妇幼医院就诊，建立产前检查病历，胎儿发育正常，母亲血压平稳。再于2005年6月电话随访，患者已于2005年5月10日顺产1男婴，母子健康。

（2）多囊卵巢综合征致闭经

案　肝郁血虚，肾气不足

张某，女，29岁，已婚，2002年6月4日初诊。闭经9个月。

病史与现状：患者既往月经30天一行，3～7天净，量中，时有痛经。末次月经为

2001年9月28日。以后因工作紧张、压力大，出现闭经。现闭经9个月余，伴失眠，性欲低落。纳可，二便调。

患者婚后妊娠2次，产1胎，2000年9月孕7月引产1次。舌暗嫩，脉沉弦滑。2002年6月1日女性激素测定，E$_2$：101.00pg/ml，FSH：5.10mU/ml，LH：11.40mU/ml，T：190.00ng/dl。B超检查：卵巢多囊改变。

辨证：肝郁血虚，肾气不足。

立法：疏肝养血，补肾调经。

病证分析：患者现闭经9个月，B超检查提示：卵巢多囊改变，激素测定：T：190.00ng/dl，西医诊断多囊卵巢综合征，证属中医学"闭经"。患者平素工作压力大，性格内向、情绪压抑，肝气郁结，血为气滞，冲任不充，故致闭经；长期失眠，阴血暗耗，阴血不足，血海空虚，无血以下，亦致经闭。舌嫩、脉沉，提示肾气不足。首诊辨证为肝郁血虚，肾气不足，治以疏肝养血，补肾调经。

处方：柴胡5g 远志5g 阿胶12g 玉竹10g 枸杞子15g 女贞子20g 白芍12g 当归10g 菟丝子12g 百合12g 香附10g

7剂。医嘱：①禁食酸、冷食物。②即日起每日晨起床前自测基础体温。

首诊方以女贞子为君，滋补肝肾，补而不燥。以阿胶、玉竹、枸杞子、白芍、当归为臣，辅助君药共养阴血。以菟丝子、柴胡、远志、百合、香附共为佐药，菟丝子平补肝肾，既能助阳，又能益精，不燥不腻；柴胡在疏肝解郁同时，又可启动相火；百合养阴血同时缓急迫；远志辛散、苦泄、温通，安神同时亦可解郁；香附调理气血。全方诸药配伍，共行补肾养血，疏肝调经之效。

二诊（6月11日）：末次月经2001年9月28日，现基础体温单相。尿黄，大便正常。带下略黄，多梦。舌嫩暗，脉弦滑数。

处方：菟丝子15g 车前子10g 肉桂3g 川芎5g 川楝子6g 白术10g 地骨皮10g 续断20g 当归10g 何首乌10g 丝瓜络10g 延胡索10g

14剂。首诊药后基础体温呈低温相，提示尚无排卵征象。二诊治疗仍以填充血海之法为继，方中继用枸杞子、白芍、何首乌、当归养阴血，加用白术健脾益气，化生气血。此方肉桂之妙用，为老师养阴血之特色用药经验。此诊，患者见小便黄、带下黄、脉滑数等热象之征，潜方当以寒制热，药用苦寒之品祛热。然现方中有甘温、大热之肉桂少量，与常规不同，意欲为何？药典云：肉桂味辛、甘，性热，归肾、心、脾、肝经，辛甘气厚，降而兼升，能守能走，有温肾助阳，引火归源，散寒止痛，温经通脉之功效。而老师依多年用药经验发现，针对久病体虚，气血不足之闭经病患者，在益气养血基础上，加用肉桂，尚有鼓舞气血生长之效力。此用法恐肉桂甘温、性热，此法用量不可多，以3g为宜。同时，防肉桂助热，必佐以苦寒之川楝子、甘寒之地骨皮、车前子。

三诊（6月25日）：末次月经2001年9月28日，基础体温仍单相。带下可。二便调。舌嫩暗，脉沉弦滑。

处方：首乌藤30g 丝瓜络10g 夏枯草12g 杜仲10g 益母草10g 当归12g 菟丝

子20g 延胡索10g 薏苡仁20g 路路通10g 三棱10g 莪术10g

7剂。如预期，患者二诊药后小便黄、带下黄症状消失，脉数改善，热象缓解。可见，二诊方并未因肉桂的使用加重热象，肉桂与川楝子、地骨皮配伍用法得当。为此，老师按语云："药"乃"法"之体现，在辨证正确之前提下，临证须坚持以"法"为走向，有是"证"用是"药"。如本案二诊，既然根本之"证"仍为肝郁血虚肾气不足未变，"法"则须续以填充血海为继，"药"沿用养阴血之品即是以"法"为用，当坚定不移。一方面，二诊确见热象，如守成规，以寒药制热，养阴弃用温热之肉桂，自当不错，亦无风险。而二诊方欲在以枸杞子、白芍、何首乌、当归众药养阴之余，又欲藉肉桂鼓动气血生长之效，加强养血之力，乃是"法"之所需；另一方面，如若全不顾及此时用肉桂之弊，亦不足取。虽肉桂性热，用之而巧以苦、寒之品配伍佐制，其助热之弊可避，养阴之"法"亦得固守。事后疗效亦证明，此时肉桂之用法、配伍正确，实乃老师用药独到、大胆之处。可见，并非有热象就一定禁用辛热之品而放弃潜方意图，只是此时除熟知药性，并灵活变通应用外，更须知晓配伍法则。现至三诊，患者已经养血填冲之法治疗3周，冲任血海渐至充盈。然此阶段基础体温图仍呈现单相，无上升趋势，排卵尚需动力。老师指出，此诊可适时尝试以温肾助阳，活血通络之法，促进卵子排出。三诊方以杜仲、菟丝子为君，行温肾助阳之效；以当归、益母草、延胡索、三棱、莪术、路路通为臣，强活血化瘀之力；佐丝瓜络、夏枯草达活血通络、软坚散结之功。全方助阳化瘀通络，鼓动氤氲之势，以期卵子排出。

四诊（7月2日）：末次月经2001年9月28日，近期基础体温有典型上升。纳可，二便调。舌暗，苔黄，脉沉弦滑。

处方：阿胶12g 何首乌10g 续断12g 地骨皮10g 益母草10g 远志5g 墨旱莲12g 荷叶10g 柴胡3g 白芍10g 百合12g 香附10g

7剂。基础体温图呈现，三诊药后，现基础体温已上升5天，提示药后如期排卵。现值排卵后，再依辨证，患者自治疗以来，脉多沉弦，肝郁血虚之证始终存在，故四诊再施养血疏肝之法调理。

五诊（7月9日）：末次月经2001年9月28日，现基础体温有典型上升。纳可，二便调。舌肥暗，脉细滑。

处方：车前子10g 红花10g 丹参10g 益母草10g 北沙参30g 泽兰10g 杏仁10g 川贝母10g 川楝子6g 玉竹10g 郁金10g 陈皮10g

7剂。患者基础体温图提示，四诊药后基础体温持续上升12天，现有下降趋势，月经或将来潮。五诊治疗应因势利导，以活血通经为法，药用红花、丹参、益母草、泽兰、郁金等。

六诊（7月16日）：2002年7月11日月经来潮，持续至今，经量中，经前基础体温有不典型双相，现阴道仍有少量出血。纳可，二便调。舌淡红，苔薄黄，脉沉滑。

处方：女贞子20g 北沙参20g 当归10g 枳壳10g 玉竹10g 车前子10g 益母草6g 白芍12g 荷叶10g 黄芩10g 覆盆子15g 续断15g 香附10g

14剂。基础体温图提示，五诊药后基础体温下降，月经来潮。现值经期第6天，经血将净。六诊脉已无弦象，肝郁改善，治疗改以养血温肾为法。六诊方续以女贞子、北沙参等补养阴血，培护冲任；以覆盆子、续断温肾。六诊方中益母草之用法，亦为老师之特色用药经验。益母草为妇科常用药，自古以来被广泛应用于临床之中。益母草味辛、苦，性微寒，归心、肝、膀胱经，有活血调经、利水消肿、清热解毒之效，《本草正》云其"善调女人胎产诸证，固有益母之号"。老师经验，益母草多用可活血化瘀，用量以10g为宜；少用则可养血，用量以6g为宜；经前有瘀、有热宜多用，用量仍以10g为宜；经期尤以经后期宜少用，用量6g即可。此方，老师以益母草6g养血用于患者月经后期。

七诊（7月30日）：末次月经2002年7月11日，经前基础体温有不典型双相，现单相平稳。二便调。舌暗红，脉沉弦滑。

处方：柴胡3g　车前子10g　茜草10g　细辛3g　桃仁10g　续断12g　乌药12g　路路通10g　夏枯草12g　三棱10g　巴戟天6g　川芎5g

14剂。以补养阴血之法治疗又已2周。现基础体温图示体温处低温相，七诊再以温肾活血通络之法促进排卵。药用乌药、巴戟天温肾助阳，细辛、三棱、路路通、车前子、夏枯草等温散、活血、通利、软坚。

八诊（8月13日）：末次月经2002年7月11日。现基础体温单相不稳。带下不多，多梦。纳可，二便调。舌绛，脉沉滑。

处方：北沙参30g　天冬10g　莲子心3g　合欢皮10g　女贞子15g　白芍10g　茯苓10g　远志5g　竹叶10g　百合15g　地骨皮10g　黄连2g

14剂。七诊药后基础体温有波动，但无典型上升，结合带下少、多梦、舌绛等症，考虑阴血尚为不足，并致阴虚内热。此时鼓动血海、促进排卵为时尚早，治疗以养阴清热之法为宜，药用北沙参、天冬、女贞子、白芍、百合养阴；莲子心、竹叶、黄连、地骨皮清热；合欢皮、远志解郁安神。

九诊（8月27日）：末次月经2002年7月11日。基础体温近日有下降。带下量增多，多梦症状减轻。舌嫩暗，脉细滑。

处方：何首乌10g　细辛2g　桃仁10g　川楝子6g　菟丝子20g　香附10g　巴戟天5g　当归12g　远志5g　茯苓12g　夏枯草12g　荷叶10g　熟地黄10g

7剂。八诊药后带下量增多、多梦症状改善，舌由绛转为嫩暗，提示阴虚内热状况缓解。九诊方在以何首乌、当归、熟地黄养阴血基础上，加用菟丝子、巴戟天温肾，细辛、夏枯草温通散结，以期促进卵子排出。

十诊（9月3日）：末次月经2002年7月11日。现基础体温上升4天。头痛，舌暗，脉细滑。

处方：柴胡5g　栀子3g　荷叶12g　陈皮10g　续断20g　杜仲10g　菟丝子15g　枸杞子15g　当归10g　墨旱莲12g　益母草10g

10剂。九诊药后如期排卵，基础体温典型上升，继续以温肾养血清热之法调理。现值经前，此诊方再用益母草，目的与用量较六诊不同，意在化瘀通经，用至10g。

十一诊（9月16日）：末次月经2002年9月12日，经前基础体温典型双相。纳可，二便调。舌嫩暗，脉沉弦滑。

处方：瓜蒌20g　墨旱莲12g　黑芝麻12g　白芍10g　熟地黄10g　石斛10g　钩藤12g　泽泻10g　女贞子20g　菟丝子12g　鸡内金10g　百合10g

7剂。十诊药后于9月12日月经再次来潮。以后数诊继续依此法调治，患者又分别于10月31日、12月24日月经来潮，月经恢复至40～60天一行，经前基础体温双相，排卵恢复。

（3）卵巢早衰致闭经

案　肾虚肝郁

任某，女，38岁，已婚，2002年8月20日初诊。闭经4个月。

病史与现状：患者既往月经30天一行，3～4天净，量少。自今年4月起突然无诱因月经闭止，现已4个月。曾用黄体酮，有撤退性出血，末次月经2002年8月14日（人工周期）。今年6～7月起出现潮热、汗出、心慌等症，现纳可，眠欠安，带下量少，二便调。舌嫩暗，脉细滑。2002年7月女性激素测定，E_2：20.00pg/ml，FSH：43.90mU/ml，LH：25.60mU/ml。

辨证：肾虚肝郁。

立法：补肾疏肝，活血调经。

病证分析：患者既往月经规律，现无诱因突然闭经4个月，伴潮热、汗出、心慌、眠欠安等症，舌嫩暗，脉细滑，结合女性激素测定，诊断为卵巢早衰，证属中医学闭经，依其舌、脉、症，辨证为肾虚肝郁。

柴松岩指出，现患者病程尚短，脉仍现滑象，提示肾气虽衰，血海尚未枯竭，此时抓住时机，予正确、及时治疗，或可缓解症状，恢复部分卵巢功能。如错过时机，或治疗不当，病程迁延，将加大治疗难度，预后亦欠理想。

处方：北沙参20g　丹参10g　当归10g　女贞子15g　益母草10g　阿胶12g　香附10g　生甘草5g　川楝子6g　百合12g　柴胡3g　浮小麦30g

14剂。医嘱禁食辛辣食物、羊肉。首诊方以女贞子为君，滋补肝肾。以阿胶、当归、北沙参、百合为臣。阿胶、当归助君药滋养阴血，北沙参、百合入肺经，通过养肺阴生肾水之理，肺气旺则肾得肺生而精充。以丹参、益母草、香附、柴胡、川楝子、浮小麦共为佐。丹参、益母草、香附活血理气，柴胡、川楝子疏肝理气，浮小麦养心安神。以生甘草为使，调和诸药。全方共奏补肾疏肝活血之功。

二诊（9月3日）：现基础体温单相平稳。纳可，二便调。舌嫩暗，脉沉滑。

处方：北沙参20g　熟地黄10g　女贞子20g　益母草10g　当归10g　夏枯草12g　泽兰10g　续断15g　红花10g　苏木10g　益智10g　玉竹10g

7剂。二诊方仍以补肾疏肝，活血调经之法治疗。用药较首诊方有调整，仍以女贞子为君，滋补肝肾；以北沙参为臣，补肺以启肾；加熟地黄、续断，加大补肾养阴之力；现舌嫩，脉显沉相，示脾阳不足，加益智温补脾肾；加泽兰、红花、苏木，与益母草、当归合用加强活血之力；以夏枯草替代柴胡、川楝子疏肝解郁。

三诊（9月10日）：基础体温单相平稳。纳可，二便调。舌嫩，脉细滑。

处方：太子参12g 巴戟天5g 熟地黄10g 女贞子12g 淫羊藿12g 桃仁10g 香附10g 百合12g 茯苓10g 墨旱莲12g 延胡索10g 川芎5g 泽兰10g

14剂。以补肾疏肝，活血调经之法治疗已3周，现舌暗改善。老师依经验认为，经过一个阶段治疗，此时患者或血海渐充，可在继续填冲血海之时，适时加用巴戟天、淫羊藿温肾助阳，加用太子参、茯苓健脾益气，以期鼓动氤氲之气，促进卵子的成熟。

四诊（10月8日）：2002年9月20日月经来潮，量少，色暗红，经前基础体温有不典型双相。纳可，二便调。舌嫩红，苔薄黄，脉沉滑。

处方：首乌藤20g 北沙参20g 茜草10g 女贞子20g 玉竹10g 茵陈12g 黄芩10g 泽兰10g 夏枯草12g 石斛12g 菊花12g 牛膝12g

14剂。三诊药后月经来潮，经前基础体温呈不典型双相，排卵已有恢复，此诊可继续以养阴疏肝之法，巩固已取得之疗效。现患者舌红，苔薄黄，有湿热之象，药用茵陈、黄芩、菊花清热利湿。

五诊（11月1日）：2002年10月21日月经来潮，经前基础体温有典型双相，经量较前增多，现阴道血净。纳可，眠佳，二便调。舌嫩淡，脉细滑。2002年10月23日女性激素测定，E_2：50.60pg/ml，FSH：20.90mU/ml，LH：15.00mU/ml。

处方：当归10g 阿胶12g 赤芍10g 地骨皮10g 女贞子15g 远志5g 墨旱莲12g 何首乌10g 枸杞子12g 香附10g 续断20g 蛇床子5g

7剂。药后患者又于2002年10月21日再次月经来潮，经前基础体温双相，排卵恢复；近日再测女性激素，雌激素（E_2）、卵泡刺激素（FSH）水平均较首诊有明显改善。疗效判定有效。以后教诊，继续以补肾养血活血之法调养。

（4）卵巢不敏感综合征致月经稀发

案 肾虚肝郁，血海不充

罗某，女，25岁，未婚，2004年11月5日初诊。月经稀发9年。

病史与现状：患者13岁月经初潮，既往月经周期规律，30天一行，5～6天净，量中。自诉因16岁时学习紧张，出现月经不调、稀发，2～5个月一行，量少。近2年间断用氯米芬、黄体酮治疗，药后有时有月经来潮。末次月经2004年10月12日（服用激素后）。现纳可，大便正常。时有潮热、汗出症状，有带下。舌淡，脉沉滑。2004年2月16日女性激素测定，E_2：109.00pg/ml，FSH：48.00mU/ml，LH：15.20mU/ml，PRL：165.0ng/ml，T：7.10ng/dl，P：2.40ng/ml。

辨证：肾虚肝郁，血海不充。

立法：温肾养血，疏肝活血。

病证分析：患者25岁，既往月经规律，16岁因学习紧张，以后月经稀发，女性激素测定，E_2：109.00pg/ml，FSH：48.00mU/ml，西医诊断卵巢不敏感综合征，证属中医学月经后期。患者因学习紧张而致肝气不疏，肝性喜条达，主疏泄，肝郁气滞，气机不调，疏泄失司，冲任失调，致月经后期；素体肾气不足，肾阳虚，兴奋施泻功能较弱，一遇肝气不疏，出现排卵障碍；舌淡、脉沉滑，亦为肾气不足之象。辨证为肾虚肝郁，血海不充，治以温肾养血，疏肝活血之法。

处方：何首乌 10g　枸杞子 10g　杜仲 10g　枳壳 10g　月季花 6g　莱菔子 10g　桃仁 10g　百部 10g　夏枯草 12g　菟丝子 20g　川芎 5g

14 剂。此方以菟丝子为君，平补肝肾，温而不燥。以杜仲、枸杞子、何首乌为臣。杜仲辅助君药温补肝肾，枸杞子、何首乌养阴血，其中枸杞子滋补肝肾兼益肾中之阳，何首乌补肝肾益精血，兼收敛精气，且不寒、不燥、不腻，二药合用，养阴血兼能顾护肾气。以枳壳、月季花、莱菔子、桃仁、百部、夏枯草、川芎为佐，疏肝理气，活血调经。全方配伍，温而不燥，阴中求阳，共奏温肾养血，疏肝活血之效。以后患者数次复诊，中医症状与首诊类同，继续以温肾养血，疏肝活血之法方药调理，并随诊依据舌、脉变化调整方药，调整方如下。

处方：枸杞子 15g　当归 10g　太子参 12g　桂枝 3g　细辛 3g　续断 20g　茯苓 12g　钩藤 15g　阿胶 12g　菟丝子 20g　杜仲 10g　益母草 10g

20 剂。方中仍以菟丝子、杜仲，加续断温补肝肾；枸杞子、当归、阿胶养阴血；太子参、茯苓健脾益气，化生气血；加用少量桂枝、细辛温通血脉；钩藤清热平肝；益母草活血调经。治疗期间，患者分别于 2004 年 12 月 25 日、2005 年 1 月 21 日、2 月 23 日、3 月 21 日月经来潮，经前基础体温均有不典型双相，排卵恢复。

(5) 席汉综合征致闭经

案　肝郁内热，阴血不足

柴某，女，34 岁，已婚，2002 年 9 月 20 日初诊。产后闭经 2 年。

病史与现状：患者既往月经 30 天一行，6～7 天净，量中。2001 年 1 月孕足月自然分娩。产后大出血，曾休克未输血，未哺乳，产后月经至今未潮。2002 年 3 月因贫血住院，诊断为席汉综合征，予甲状腺素片 40mg/d，地塞米松 1.5mg/d，治疗至今。食欲较前增加，体重增加。现脱发、阴毛无，小便失禁，阴道干涩，性功能低下，畏寒。舌红，苔薄白干，脉细滑。2002 年 7 月女性激素测定：FSH：0.21mU/ml，LH：0.35mU/ml，E_2：12.30pg/ml。

辨证：肝郁内热，阴血不足。

立法：清肝热，养阴血。

病证分析：患者产后大出血，以后闭经至今并伴毛发脱落、阴毛脱落、阴道干涩、性欲低下，西医诊断为席汉综合征，证属中医学闭经。产后快速大量失血，阴血暴脱，阴损及阳，命门火衰，冲任血海枯竭，无余可下；肾阴不足，水不涵木，肝阳上亢，肝火上炎，脑髓受损。阴血不足，肾精枯涸，精气津液缺乏，肌肤失养故见毛发、阴毛脱落；肝经绕阴器，肝血不足，肾虚下元不固，故见阴道干涩、小便失禁；阴损及阳，阳气不能外达则见畏寒。舌红，苔薄白干，脉细滑，表其阴虚内热。辨证为肝郁内热，阴血不足，治以清肝热、养阴血，解血海伏热之法。

处方：桑叶 10g　菊花 15g　桔梗 10g　丹参 10g　石斛 12g　瓜蒌 15g　枳壳 10g　女贞子 20g　墨旱莲 12g　金银花 15g　桃仁 10g　路路通 10g　泽兰 10g　玫瑰花 5g　百合 15g

20 剂。此方以桑叶、菊花为君，二者皆味甘、苦，性寒，同具轻清疏散之性，以清肝经上炎之火；以女贞子、墨旱莲、石斛为臣。女贞子、墨旱莲滋补肝肾之阴，石斛甘淡微寒，益胃生津，滋阴除热。以丹参、桃仁、泽兰、路路通、桔梗、枳壳、合欢皮、金银花共为佐药，丹参、桃仁、泽兰、路路通调理血脉，桔梗、枳壳调理气机，合欢皮缓急迫，安心神，金银花清血分伏热。全方以从肝、胃、血分着手清热为重，养肝肾之阴，辅以调理血脉、调理气机，并缓急迫，多效兼施。

二诊（10月11日）：基础体温单相。阴道干涩略减，仍诉小便失禁。2002年9月27日，女性激素测定，E_2：42.60pg/ml，FSH：3.50mU/ml，LH：2.20mU/ml，PRL：6.40ng/ml，T：<20.00ng/dl，P：<0.20ng/ml。舌红，脉细滑。

处方：北沙参30g　女贞子20g　玉竹10g　续断20g　丹参10g　天冬、麦冬各10g　墨旱莲15g　覆盆子20g　桑螵蛸12g　白芍10g　柴胡5g

14剂。近日查女性激素，卵泡刺激素（FSH）、黄体生成素（LH）值基本恢复正常，说明患者垂体功能有改善。阴道干涩减轻、苔白干消失，药后阴虚内热症状好转。现病机以阴血不足为主，治疗转以养阴为主。二诊方以北沙参为君，补肺阴滋肾水。以女贞子、玉竹、天冬、麦冬、墨旱莲为臣，君臣共行清热养阴之效。以覆盆子、桑螵蛸为佐，二药甘温补益，酸涩收敛，共有补而固涩之性，固肾缩尿，以解小便失禁之症。同时佐续断补肝肾，改以柴胡继续清肝热，白芍养血柔肝，丹参继续活血通经。全方共奏补肝肾、养阴、清热、活血通经之效。

三诊（11月5日）：基础体温单相。尿频。舌绛红，脉细滑。

处方：北沙参30g　石斛10g　丹参10g　金银花15g　墨旱莲15g　女贞子15g　远志6g　莲子心3g　益母草10g　玉竹10g　合欢皮10g　梅花10g

20剂。服二诊方后，小便失禁好转，现为尿频。继续以养阴清热之法施治，加莲子心清心火，远志、合欢皮安心神，梅花解肝郁。

四诊（12月6日）：基础体温单相。二便调。舌绛红，苔白，脉细滑。

处方：柴胡5g　砂仁6g　枳壳10g　茵陈12g　茜草10g　丹参10g　泽兰10g　冬瓜皮15g　黄芩10g　大腹皮10g　莱菔子10g　续断10g

14剂。以养阴清热之法治疗2个月余，现二便调，小便失禁之症完全缓解。老师指出：长期养阴，有滋生湿浊之弊，现已见舌苔白，湿浊凝聚，治疗可暂缓养阴清热，而行理气化浊之法继续治疗。四诊方以砂仁、枳壳、茵陈、冬瓜皮、大腹皮、莱菔子众药理气化浊，以柴胡、黄芩疏肝清热，茜草、丹参、泽兰活血化瘀。同时不忘温补肝肾，药用少量续断（老师常用药量20g，此方用量10g），补而不滞。全方以多药行理气化浊之功，兼顾疏肝清热、活血化瘀、温补肝肾之效。

五诊（12月20日）：基础体温单相，腕部关节疼痛，二便调。舌苔白，分布不均，脉细滑。

处方：北沙参20g　枳壳10g　砂仁6g　金银花12g　桔梗10g　阿胶12g　女贞子20g　续断20g　路路通10g　百合12g　桑枝10g　当归10g　茵陈12g　夏枯草12g

20剂。五诊舌象仍见苔白，湿浊尚存；舌苔分布不均，再现阴血不足之证，故此诊治疗继续理气化浊，再施养阴清热之法。五诊方继续以枳壳、砂仁、茵陈理气化浊，以北沙参、阿胶、女贞子、百合、当归养阴血，以夏枯草、金银花清肝经郁热，以续断温补脾肾，佐桑枝、路路通活血通络，佐桔梗升宣肺气、调理气机。

六诊（2003年3月25日）：五诊药后分别于2003年1月5日、2月26日2次月经来潮，经前基础体温均不典型双相。服药后小便失禁、性欲减退症状改善，关节疼痛减轻。舌苔黄干，脉细滑。

处方：北沙参30g　枳壳10g　茵陈12g　夏枯草12g　焦三仙30g　月季花6g　砂仁6g　大腹皮10g　熟地黄10g　女贞子20g　茜草12g　菟丝子15g　牛膝10g

30剂。经治3个月余，患者月经恢复，小便失禁、性功能低下等主要症状较首诊改善，疗效判定为显效。六诊及后续数诊继续以理气化浊，养阴清热之法调理。

（6）减肥致闭经

案　阴虚内热，肝郁不疏

窦某，女，26岁，已婚，2004年11月20日初诊。闭经4个月。

病史与现状：患者12岁月经初潮，既往月经30天一行，3天净，量中，色暗红。2000年始口服美福乐减肥，后月经稀发、经量减少，渐至闭经。末次月经2004年7月25日，现闭经4个月。纳少，眠欠安，右耳时有耳鸣，腰酸，性情急躁，大便正常。舌绛红，苔薄白，脉沉细。12004年11月17日女性激素测定，E_2：15.00pg/ml，FSH：4.54mU/ml，LH：1.17mU/ml，PRL：4.54ng/ml，T：0.36ng/dl，P：1.27ng/ml。

辨证：阴虚内热，肝郁不疏。

立法：养阴清热，疏肝解郁。

病证分析：患者现闭经4个月，证属中医学闭经。本案致病因素明确，系患者4年来不间断减肥，渐至月经量少，月经后错，终至闭经。患者耳鸣、腰酸，舌绛红、脉沉细，证属肾阴不足，阴虚内热。阴不足，水不涵木，肝火上炎，肝气不疏，致性情急躁。据此病机，辨证为阴虚内热，肝郁不疏，治以养阴清热，疏肝理气。

处方：柴胡5g　北沙参20g　女贞子20g　月季花6g　墨旱莲15g　合欢皮12g　郁金6g　鸡内金10g　枳壳10g　白芍10g　石斛10g　夏枯草10g

14剂。首诊方以北沙参、女贞子为君。北沙参味甘、淡，性微寒，归肺胃经，即可养肺阴，清肺热，又能养胃阴，生津液，常用于热病伤阴之证。由中医五行理论，金生水，肺气和则滋养肾，老师经验可通过补肺阴以滋肾水，喜用北沙参治阴虚内热之证。女贞子味甘、苦，性凉，归肾经，补益肝肾同时，善清虚热，适用于肝肾阴虚有内热之证。二药合用，重在养阴清热。以墨旱莲、石斛、白芍为臣，助君药滋肾阴，除虚热；佐柴胡、郁金、月季花、夏枯草疏肝清热。全方功效重在养阴清热。

二诊（12月10日）：基础体温单相，带下无。舌红，脉细滑。

处方：北沙参20g　山萸肉10g　川贝母10g　女贞子20g　金银花12g　生甘草5g　石斛10g　柴胡5g　墨旱莲15g　玉竹10g　续断15g　茜草10g

14剂。首诊药后患者舌由绛红转红，脉有滑象，已见血海伏热减轻，阴虚内热之证已得到一定程度改善。但二诊仍见舌红、脉细，示阴虚内热之证犹在，故而延续上法，继续治以养阴清热。考虑患者因长期药物减肥而月经后错、量少已逾4年，阴血耗伤日久，调养恢复非一蹴而就。故二诊方在以北沙参、女贞子、墨旱莲、石斛养阴清热基础上，加山茱萸，即可补益肝肾以滋养精血而助元阴之不足，又以其收敛之性而秘藏精气固摄下元。然患者终为闭经之证，恐山茱萸收涩之性过重妨碍经血调达，佐川贝母调理气机，泄热开郁散结。以金银花、甘草清血分余热，以柴胡疏肝清热。

以后陆续3个月患者再诊治4次，同以养阴清热之法施治，方药如二诊，沿用首诊方化裁。症见大便干，加瓜蒌润肠通便；症见心慌、失眠，加浮小麦、远志养心安神；症见脉滑，提示血脉渐充，则因势利导，加丹参、泽兰活血通经。

七诊（2005年3月15日）：基础体温已上升7天。舌淡红，苔白，脉细滑。

处方：柴胡5g　鱼腥草15g　远志6g　枳壳10g　茵陈12g　地骨皮10g　莱菔子10g　冬瓜皮15g　车前子10g　桑寄生15g

14剂。经此阶段治疗，患者舌象已由首诊之绛红变红继而淡红，接近正常，提示经治，阴虚内热之证改善明显。近日基础体温上升提示卵巢功能可能恢复。现舌见苔白，湿邪凝聚病机初见端倪。老师指出：治疗至此，以重养阴血之法施治，已不合时宜。养阴药有其滋腻重浊之性，长期使用易致痰湿内生，阻遏脉络，或将致病情曲折，矛盾转移，偏离治疗方向。此时应以临证舌象为据，适时转以清热利湿，理气行滞之法治疗。七诊方药用茵陈、莱菔子、冬瓜皮、车前子、枳壳祛湿除滞，并以柴胡、鱼腥草、地骨皮续清余热，而仅用桑寄生轻补肝肾、养阴血，以不致养阴清热已获之效前功尽弃。桑寄生有通络之性，以其补肾养阴，补而不滞。

八诊（4月1日）：末次月经3月18日，经量中，经前基础体温近典型双相。舌淡红，脉细滑。

外方：太子参10g　黄芩10g　菊花12g　莲子心3g　大腹皮10g　月季花5g　山萸肉10g　石斛10g　青蒿5g　车前子10g　女贞子20g　益智10g　续断15g　川芎5g

14剂。七诊药后，患者于3月18日月经来潮，经前基础体温近典型双相，排卵恢复，舌、脉象均恢复正常。八诊治疗依效不更方之理，复以养阴清热之法巩固疗效。此方以女贞子、石斛、山茱萸养阴清热，以莲子心、菊花、黄芩、青蒿清解血分伏热。加用太子参健脾益气，化生气血。太子参为清补之品，其性不腻，既能益气，又可养阴。加益智温脾补肾，加续断温补肝肾，以在血海充足之势下，鼓动肾气，促进排卵。以车前子为使，取其走下通利之性，引药下行。

九诊（5月13日）：末次月经5月6日，量少，经前基础体温不典型双相。伴腰酸。舌淡红，脉细滑。

处方：当归10g　熟地黄10g　鸡内金10g　阿胶12g　女贞子20g　香附10g　茯苓10g　夏枯草10g　桃仁10g　通草6g　苏木10g　生甘草5g

20剂。八诊药后，患者再于5月6日月经来潮，舌、脉如常。

本案经治4个月，患者最终分别于3月18日、5月6日月经来潮，经前基础体温均有双相，疗效显著。

（7）人工流产致闭经

案　脾肾阳虚，气血不足

陶某，女，31岁，已婚，2004年3月2日初诊。闭经7年。

病史与现状：患者既往月经周期规律，30 天一行，5 天净，量中。1995 年顺产，产时出血不多，产后月经规律，色量如常，产后哺乳半年。1997 年再孕，行人工流产术，手术过程顺利，术后 7 天血净，但随后闭经至今已 7 年。其间多次间断应用黄体酮，有撤退性出血。现纳可，眠欠安，二便调。舌肥暗淡，苔白，脉沉细无力。患者形体肥胖，身高 1.64cm，体重 85kg。2004 年 2 月 27 日女性激素测定，E_2：44.60pg/ml，FSH：8.40mU/ml，LH：11.40mU/ml，PRL：8.60pg/ml，T：203.00ng/dl，P：1.00ng/ml。

辨证：脾肾阳虚，气血不足。

立法：健脾温肾，养血调经。

病证分析：患者既往月经正常，人工流产术后闭经 7 年，证属中医学闭经。本案病因明确，与行人工流产术有关。女子生育、哺乳，气血耗伤，本应及时调养生息，使气血调畅，血海充实。患者本素体脾肾阳虚，产后 2 年又行人工流产术，使尚未恢复的气血、冲任再度损伤，血亏经闭。患者女性激素测定卵泡刺激素（FSH）、黄体生成素（LH）值有升高趋势，提示卵巢储备功能下降，肾气已现亏损；眠欠安乃气血亏虚，无以上荣所致。参照病史，结合舌肥、苔白、脉沉细无力，当前辨证为脾肾阳虚、气血不足之证。暂拟治以健脾温肾，调养气血之法。

处方：菟丝子 12g　泽泻 10g　桂枝 3g　远志 6g　茯苓 12g　续断 20g　杜仲 10g　月季花 5g　夏枯草 12g　苏木 10g　鸡内金 10g

14 剂。嘱患者即日起，每日晨起床前记录治疗期间基础体温变化。首诊方药用菟丝子、杜仲温肾助阳，茯苓健脾益气，续断补肝肾、养阴血，桂枝温通血脉，泽泻、鸡内金利湿、化浊，夏枯草、月季花、苏木、远志疏肝、活血、解郁、安神。

二诊（3 月 16 日）：基础体温单相，纳可，二便调。舌肥淡，脉细滑。

处方：枸杞子 15g　续断 15g　桃仁 10g　桂枝 3g　三棱 10g　砂仁 6g　莱菔子 10g　肉苁蓉 5g　川芎 5g　合欢皮 10g　杜仲 10g　枳壳 10g

14 剂。患者首诊药后失眠状态改善，脉显滑象，说明气血已有恢复迹象；现测基础体温仍单相，无排卵，二诊方于温肾补血基础上，加三棱、桃仁、枳壳、川芎，加强活血理气通经之力。

三诊（3 月 30 日）：患者今日基础体温有上升趋势。舌淡，脉沉滑。

处方：柴胡 5g　菟丝子 15g　淫羊藿 10g　阿胶 12g　远志 6g　续断 12g　杜仲 10g　合欢皮 10g　薏苡仁 10g　巴戟天 6g　当归 10g　延胡索 10g

14 剂。药后近日测基础体温有上升，此时肾阳渐充，亦有鼓动之势。三诊乘势以柴胡启动相火，加用淫羊藿、巴戟天，合菟丝子、杜仲之力，加强温肾助阳之效。

四诊（4 月 13 日）：近日基础体温单相，带下无。二便调。舌肥暗，脉沉细滑。

处方：枸杞子 15g　泽泻 10g　桂枝 3g　茵陈 12g　续断 12g　泽兰 10g　黄柏 6g　月季花 6g　夏枯草 12g　远志 6g　桃仁 10g

14 剂。患者经启相火、温肾阳治疗 1 个月余，仍未排卵，表明此时冲任血海不足乃为现阶段主要矛盾，须重以补肝肾、养阴血为主要治则，药用续断、枸杞子。同时据患者舌暗、脉细之象，亦应考虑患者闭经 7 年，病久肝郁，郁久则滞，气滞则瘀，须辅以疏肝活血之法治疗，药用月季花、夏枯草。

五诊（5月25日）：基础体温单相，带下无。二便调。舌肥淡暗，脉细滑。

处方：北沙参20g　泽兰10g　玉竹10g　夏枯草12g　月季花6g　川楝子6g　茵陈12g　苏木10g　紫河车10g　泽泻10g　猪苓6g　桂枝2g

14剂。五诊方继依上法，加用北沙参、玉竹、紫河车滋养阴血，加用川楝子，合上方夏枯草、月季花疏肝活血。

六诊（6月22日）：基础体温单相，带下量少，性生活正常。二便调。舌暗，脉细滑。

处方：柴胡6g　北沙参20g　泽泻10g　玉竹10g　川芎5g　远志6g　鸡内金10g　桑寄生20g　巴戟天6g　猪苓6g　生麦芽12g

14剂。患者五诊药后有少量带下出现，提示经过养阴血治疗，冲任血海渐至恢复，故六诊方于北沙参、玉竹养阴血之上，继温肾阳。再用柴胡启相火，巴戟天温补肾阳，造鼓动之势。

七诊（7月23日）：人工流产后闭经7年复诊。药后2004年7月10日月经来潮，经前基础体温有不典型双相。舌肥苔白，脉细滑。

处方：当归10g　阿胶12g　茯苓12g　续断20g　泽泻10g　鸡内金10g　冬瓜皮15g　夏枯草12g　荷叶10g　杜仲10g　川芎5g

20剂。六诊方后，患者终月经来潮，并经前基础体温有不典型双相，恢复排卵。七诊方以当归、阿胶为君，养血填冲；辅续断，合君药滋养肝肾之阴；佐杜仲温肾，茯苓、冬瓜皮健脾利湿；使川芎引诸药入血海。全方用药平和，补气养血，温肾调经，固守来之不易之任冲通和之势。

八诊（8月27日）：人工流产后闭经7年复诊。末次月经2004年8月11日，经前基础体温有不典型双相，带经5天，现低温相。二便调。舌肥暗红，脉细滑。

处方：北沙参20g　桃仁10g　夏枯草12g　远志6g　续断20g　冬瓜皮20g　淫羊藿10g　玉竹10g　丹参10g　泽兰10g　枳壳10g　香附10g

20剂。患者服七诊方20剂后，2004年8月11日再次月经来潮，带经5天，经前基础体温有不典型双相，恢复排卵。后随访3个月，患者月经周期复至1个月一行，经前基础体温均双相，排卵恢复。

门成福

（从肾治疗，二步调经，疑难杂症）

【医家简介】

门成福（1940～），男，河南郑州人。幼年即学医行医，并就读毕业于河南中医学院。为河南中医学院第三附属医院主任医师、教授、硕士生导师。河南省著名中医妇科和中医不孕不育症专家，全国五百名著名老中医之一。对妇科疑难杂症如女性外阴白色病变、多囊卵巢综合征、子宫肌瘤、习惯性流产、巨乳、乳癖以及产后病的治疗上有独特疗法。并对男性阳痿、早泄、遗精、少精、无精、死精、不射精及精子活力低下等症及由此引起的男性不育病治疗上亦有独到之处。主持完成"三仙白斑膏"治疗女子外阴白色病变获驻马店科技成果一等奖,"外敷法治痛经"获省中管局二等奖。

相关著作:《门成福妇科经验精选》。

【主要学术思想和主张】

门老辨证重点在肾,治疗时从肾论治,认为即使无肾虚证侯,亦要兼顾及肾。既重视保护精血,又处处顾护阳气。此外还注重治肝、治气、治血。结合患者的形、气、色、舌、脉,综合四诊,确定脏腑虚实寒热。根据患者产后失血伤气,伤阳伤阴,瘀血内阻,兼表邪等情况给予益气、活血、温阳、解表等扶正祛邪等随证治疗。对月经病的治疗,提出二步法治痛经,平时调、定时攻的治疗方法。主张"塞流、澄源、复旧"的治崩漏原则,创立验方"妇全灵"汤取得明显疗效。

【常用效方】

○ 方一　痛经方

[药物组成] 肉桂 6g　三七 3g　香附 15g　蒲黄 15g　五灵脂 30g　延胡索 15g

[用法] 共为细末水冲服。于月经前 7～10 天开始服用,每日 2 次,每次 2g。

[主治] 寒凝气滞型痛经。症见经前少腹冷痛,经量少,色暗有块。苔白,脉沉涩。

○ 方二　止崩方

[药物组成] 棕榈炭 30g　柏叶炭 30g　海螵蛸 15g　茜草 12g　黑荆芥 6g　百草霜 15g

[主治] 崩漏(功能性子宫出血)。

[加减] 腰痛加杜仲 15g,川断 25g;有血块、腹痛加三七 5g;气虚加黄芪 30g;血虚加当归 15g,阿胶珠 15g。

○ 方三　德生丹

[药物组成] 当归 25g　川芎 15g　丹参 30g　益母草 30g　白芍 15g　熟地 25g　陈皮 15g　木香 6g　砂仁 10g　柴胡 15g　菟丝子 25g

[主治] 治疗妇科诸病。

[加减] 气滞,饮食不佳,发热咳嗽,加丹皮 12g,苏子 15g;干血女痨黄酒为引;心胃气痛加香附 15g;经闭鼻衄加红花 15g,三棱、莪术各 15g;胎动下血腰腹痛加当归炭 15g,茯苓 15g,川断 25g,杜仲 15g;赤带加炒地榆 25g,茯苓 15g,白带加艾叶 12g,炒薏苡仁 25g;阴痒、阴肿、阴痛加薄荷 6g,防风 12g,藁本 12g;月经延长量多加海螵蛸 15g,茜草 12g,黑荆芥 6g。

○ 方四　止血方

[药物组成] 白茅根 30g　栀子 12g　生地 25g　川牛膝 12g　海螵蛸 16g　小蓟 15g　藕节 30g　丹皮 12g

[用法] 每日 1 剂,连服 3 天即可。

[主治] 鼻衄、牙出血、胃出血等。

(摘自《门成福妇科经验精选》)

【精选案例】

1. 月经不调

（1）月经先期

案1 阳盛血热

楚某，女，19岁，2003年1月9日初诊。月经初潮12岁，开始周期尚准，近半年月经先期而至，每次提前10多天，量多色红，有血块，面部起痤疮色鲜红，且于经前加重，口干苦，大便燥结，小便色黄，舌质鲜红，苔黄，脉数有力。

辨证：阳盛血热，冲任不固。

治则：清热降火，凉血调经。

方药：生地25g 丹皮12g 赤芍、白芍各15g 金银花25g 菊花15g 黄芩15g 桃仁15g 红花10g 鸡血藤25g 酒大黄10g，后下 薏苡仁25g

二诊（1月16日）：服上方5剂后，月经来潮，距上次月经为23天，现正值月经第4天已基本干净，血块较既往减少，经来少腹稍胀，纳差，四肢酸困无力，面部痤疮已明显消退，大便每天2～3次，质稀，舌红，苔薄白，脉沉弦。守上方去酒大黄加枳壳15g，陈皮12g，木香6g。

三诊（2月24日）：服上方20余剂，月经再潮，此次为31天，上述症状消失。

四诊（4月3日）：患者因面部痤疮再次就诊，述其月经已基本正常，仍守1月9日方10剂巩固治疗。

案2 阴虚血热，水亏火旺

张某，女，46岁，2002年12月3日初诊。2年来月经提前，周期21～23天，色鲜红，量逐渐减少，近期仅行经1天即无，伴心烦，失眠，耳鸣腰酸，口干咽燥，手足心热，舌红绛，苔少，脉细数。查B超提示：子宫体积增大（110mm×51mm×67mm）。

辨证：阴虚血热、水亏火旺。

治则：滋阴清热，调经止血。

方药：熟地25g 白芍15g 当归15g 麦冬25g 枸杞子15g 茜草12g 阿胶珠10g，烊化 益母草30g 丹参25g 续断25g 炒枣仁25g 菖蒲12g

二诊（12月16日）：服上药10剂，昨日月经来潮，经期延至26日，量仍少，但基本在正常范围，心烦，咽干已除，睡眠明显好转，惟有耳鸣腰酸时作，此乃久损及肾，真阴不足所致。故继续守原意，加入补肾填精之药：山茱萸15g，制首乌25g，生山药30g，20剂，服5剂停1日，服10剂后，改为隔日1剂。嘱病人如无其他不适可以停药观察，此后可于每次月经前1周续服上药巩固疗效。

案3 气虚

王某，女，23岁，1998年4月15日初诊。月经提前4个月余。

现病史：素体偏弱，去年婚后半年怀孕，孕至4个月时，因干重体力活而致流产，行清宫术。此后月经先期，每次提前10多天，量多色淡质稀。伴有腰酸乏力，舌质淡，苔薄白，脉细弱。

辨证：气虚。

治则：补气摄血调经。

方药：举元煎加味。

人参15g　黄芪25g　白术15g　升麻10g　炙甘草6g　海螵蛸15g　茜草12g　黑荆芥6g　炒杜仲15g　川断25g

二诊（4月22日）：服上药7剂后，月经比上月推迟了3天，现正值经期，量仍大，无血块，伴腰酸腹部空坠感，乃胞脉空虚所致，遂改方如下。

人参15g　黄芪25g　白术15g　升麻炭10g　炙甘草6g　海螵蛸15g　茜草炭12g　黑荆芥6g　炒杜仲15g　川断25g　炮姜6g

5剂，日1剂，水煎服。

三诊（4月27日）：服上述药方后，月经量有所减少，时间由原来的7天，减少到5天，其余无明显的不适，平时重在调补气血。

太子参15g　黄芪25g　白术15g　升麻10g　炙甘草6g　麦冬25g　海螵蛸15g　茜草12g　黑荆芥6g　炒杜仲15g　当归12g

上方加减共服20余剂，5月26日来诊时，告知本月月经提前2天，量也比以前减少，无明显不适。遂以补中益气丸和归脾丸巩固善后。

（2）月经后期

案1　血虚寒瘀

轩某，女21岁，1998年9月19日初诊。月经后期3个月。

现病史：3个月前因游泳受寒致月经后错11天，量少，色暗有血块，伴有腹中冷痛。未引起重视，2个月以来连续后错10余天，现已后错20余天，仍无来潮先兆，遂来就诊。自述小腹发冷，舌淡，苔薄白，脉沉细。

辨证：血虚寒瘀。

治则：温经散寒，行瘀止痛。

方药：桃红四物汤加减。

桃仁15g　红花15g　赤芍15g　白芍15g　当归25g　川芎15g　益母草30g　三棱、莪术各15g　枳壳15g　川牛膝15g　桂枝15g

二诊（9月25日）：述服上药5剂后，腹痛发作，经血来潮，量多，有大小不等的血块排出，续服2剂后，经色好转，腹痛亦减轻，月经较前错后3天。舌淡，苔白，脉细，再拟方温经散寒调经。温经汤加减。

官桂12g　吴茱萸6g　川芎15g　当归25g　赤芍、白芍各15g　丹皮10g　半夏12g　麦冬25g　党参25g　炙甘草6g　三棱、莪术各15g　香附15g　川牛膝15g

上方加减共服20余剂后，月经来潮，较上1个月推后1天，量中等，腹痛轻微，畏寒怕冷等症亦随之改善，嘱以当归片续服1个月。随访半年已经正常。

案2　肝郁化火

闫某，女，27岁，2000年5月6日初诊。3个月前因和邻居为宅基地事吵闹后，当月月经后错半月，量少，色暗，有块，伴有胸胁、乳房胀痛，口苦，腹自觉有包块，会移动。现月经已经过半年仍未来潮，自觉心烦，乳胀，小腹胀痛不适，观其面色红，舌质红，苔薄黄，脉弦数。

辨证：肝郁化火。

治则：活血通经法。

方药：桃仁 15g　红花 15g　赤芍、白芍各 15g　当归 25g　川芎 15g　益母草 30g　川牛膝 15g　枳壳 15g　三棱、莪术各 15g　柴胡 15g　香附 15g

二诊（5 月 10 日）：服上药后，月经来潮，量多有块，色暗，乳胀以及小腹胀痛方减，嘱其畅其情志，继续服药，易方如下。

丹皮 15g　栀子 12g　醋柴胡 15g　当归 15g　赤芍、白芍各 15g　茯苓 15g　白术 15g　益母草 30g　枳壳 15g　川牛膝 15g　三棱、莪术各 15g　香附 15g　生甘草 6g

上方加减共服 20 余剂后，月经来潮，量于病前一样，乳胀、小腹胀很轻微，余无明显不适，嘱其畅情志，续服七制香附丸以善后。

案 3　脾虚痰滞

齐某，女，34 岁，2000 年 4 月 22 日初诊。月经错后已经有 3 个月，服益母草膏无效，经血量少，色淡伴有黏液，白带素多。形体肥胖，口唇多毛，头晕胸闷，舌苔厚腻，脉滑。

辨证：脾虚失运，聚湿成痰，阻滞冲任。

治则：健脾燥湿、调理冲任。

方药：芎归六君子汤。

党参 25g　白术 10g　茯苓 15g　甘草 10g　陈皮 15g　半夏 10g　当归 10g　川芎 10g　香附 10g　白芍 10g

水煎服，3 剂，日 1 剂。

二诊：痰湿略减，上方加路路通 10g，以行经通窍。

三诊：经行，量适中，嘱其忌食助痰湿之品。

（3）月经先后无定期

案 1　肝郁兼肾虚

冯某，女，30 岁，2000 年 3 月 4 日初诊。自述半年来月经不正常，量时多时少，提前或错后均有，深感影响工作，经常胸闷，叹息，纳食不香，乳房及小腹胀痛不适，来诊时，前次月经刚干净 10 余天，今又见红，量中等有血块，伴有小腹坠痛不适，舌质淡，苔薄白，脉细弦。

辨证：肝郁，兼见肾气不足。

治则：疏肝理气，佐以补肾调经。

方药：柴胡 15g　当归 15g　白芍 15g　茯苓 15g　白术 15g　甘草 6g　丹参 25g　益母草 25g　川牛膝 15g　海螵蛸 15g　茜草 12g　黑荆芥 6g　炒杜仲 15g　菟丝子 25g

红糖引。4 剂，日 1 剂，水煎服。

二诊：服上药后，月经顺利过完，自我感觉良好，未见乏力，胸闷等的不适，考虑到病程日久，建议续服汤药，乃拟健脾疏肝之法。

柴胡 15g　当归 15g　白芍 15g　茯苓 15g　白术 15g　甘草 6g　黑荆芥 6g　炒杜仲 15g

丹参 25g　川断 25g　香附 15g

上方加减共服 20 余剂后，月经来潮，恢复正常。

案 2　肾气不足

杨某，女 24 岁，1999 年 10 月 23 日初诊。月经先后不定期，量少色淡质稀，加之职称考试日期迫近，熬夜无度，体质更差，面色晦暗，头晕耳鸣，腰骶酸痛，小便频数。舌淡，苔薄白，脉沉细。

辨证：肾气不足，冲任不调。

治则：补益肾气，固冲调经。

方药：固阴煎加减。

党参 15g　熟地 25g　山药 25g　山茱萸 15g　菟丝子 25g　川断 25g　桑寄生 25g

3 剂，水煎服日 1 剂。

二诊：头晕减轻，肾气渐充，脑海得养，加当归 10g，以养血充脉，6 剂，水煎服，日 1 剂。上方加减续服 15 剂，经行如期。

案 3　脾肾不足

袁某，女，50 岁，2000 年 5 月 8 日初诊。已经到断经年龄，身体状况亦不如从前，但月经仍来，近几月先后不定期，量或多或少不定，色淡暗，时有血块，伴有烘热汗出，口渴等症状。末次月经刚过 2 天，现头晕，舌淡，苔薄白，脉细数。

辨证：脾肾不足，血不循经。

治则：养血补肾，调经止血。

方药：黄芪 25g　太子参 25g　当归 12g　白芍 15g　熟地炭 25g　川芎 15g　海螵蛸 15g　茜草 12g　黑荆芥 6g　炒杜仲 15g　菟丝子 30g　川断 25g　女贞子 15g　旱莲草 25g　焦栀子 12g

二诊（5 月 15 日）：服上药后未见出血，头晕及汗出，口渴等症状减轻，舌质淡，苔薄白，脉细数。拟上方加柴胡 15g。

三诊（6 月 5 日）：断断续续服药 20 剂，今晨起小腹有不适感，好像要来经，不如趁时活血止血，佐以补肾。

熟地 25g　当归 20g　白芍 15g　川芎 15g　丹参 25g　益母草 25g　海螵蛸 15g　茜草 12g　黑荆芥 6g　炒杜仲 15g　菟丝子 30g　川断 25g　枸杞子 15g　红糖引

四诊（6 月 8 日）：服上药后当天即来经，量中等，无血块，亦无明显不适。巩固治疗 1 个月，现月经已经正常。

（4）月经过多

案 1　气虚不固

冯某，女，47 岁，1998 年 7 月 7 日初诊。3 个月来，每至行经苦不堪言，量大，有块，色稍暗，提前 4～5 天左右，气短懒言，头晕眼花，今日月经又来潮，量特大，一上午换 4 次纸，心慌，舌淡，苔薄白，脉细数无力，因天阴让其起身看舌苔时，其坐凳上已经染上血迹。

辨证：气虚不固。

治则：益气升阳，健脾止血。

方药：举元煎加味。

人参 15g　黄芪 25g　白术 15g　升麻炭 10g　炙甘草 6g　海螵蛸 15g　茜草炭 15g　黑荆芥 6g　炒杜仲 15g　麦冬 25g　田七 5g，冲服

3 剂。

二诊（7 月 10 日）：服上药后量减少，现已经基本干净，每天换纸 2 次，仍觉心中慌乱。舌淡，苔薄白，脉细，因气为血之帅，血为气之母，血耗气脱。仍以举元煎加味。

晒参 15g　黄芪 25g　白术 15g　升麻 10g　炙甘草 6g　炒杜仲 15g　川断 25g　麦冬 25g　五味子 10g　丹参 25g　黑荆芥 6g　首乌 25g

上方加减共服用 20 余剂，于 8 月 5 日月经来潮，量中等，无血块，心慌头晕等症均减，嘱服补中益气丸以善后。

案 2　热伏血海

童某，女，40 岁，1986 年 4 月 12 日初诊。自述经量多，色深红质黏稠，近 3 个月，月月如此，素日身热面赤，心烦口渴，大便干结 3 日一行，小便黄，时有灼热感，舌红绛，苔黄，脉滑数。

辨证：热伏血海。

治则：清热凉血。

方药：保阴煎加减。

生地 25g　白芍 15g　甘草 10g　地榆 15g　黄芩 15g　炒槐花 25g　炒荆芥穗 10g　茜草炭 15g

3 剂，水煎服，日 1 剂。

二诊：血量减少，睡眠安稳，续服 3 剂。

三诊：经期已经过，无明显的不适，用六味地黄丸滋肾以善后。

案 3　血虚血瘀

唐某，女，24 岁，已婚，2000 年 4 月 8 日初诊。患者结婚半年不孕，男方精液常规化验正常，女方输卵管通液报告双侧通畅，在行诊断性刮宫术后，连续 2 个月出现月经后错，量特多，有血块，色暗，伴小腹胀痛不适，舌紫暗，脉细涩，来诊时正值月经第 2 天，急用活血通经之法。

辨证：冲任损伤，血虚血瘀。

治则：活血通经，调理冲任。

方药：生化汤加味。

当归 15g　川芎 12g　桃仁 12g　炙甘草 6g　炮姜 6g　益母草 25g　枳壳 15g　川牛膝 15g　海螵蛸 15g　茜草炭 15g　黑荆芥 6g　田三七 5g，冲服　金银花 25g　败酱草 25g

服上药 2 剂后，排出大小不等血块，色暗，心烦不安，拟上方加黑栀子 12g，继服 2 剂。

4 月 13 日二诊：月经基本干净，自觉乏力，口渴，色淡，苔薄，脉细数。因出血量

过多，伤及营阴，此时不可过于滋腻养阴，宜桂枝茯苓丸加味治疗，以期下月月经正常。

桂枝 15g　茯苓 15g　丹皮 15g　赤芍 15g　桃仁 15g　皂刺 30g　三棱、莪术各 15g　海螵蛸 15g　茜草 12g　黑荆芥 6g　丹参 25g　金银花 25g

上方加减共服 20 剂，月经正常来潮，量、色、质均恢复到原来情况，随访 2 个月未见异常。

（5）月经过少

案 1　气血不足

李某，女，36 岁，1998 年 3 月 2 日初诊。自述半年来，月经量逐渐减少，色淡质稀，全身无力，头晕眼花，小便量偏少，曾在当地医院查血 Rt，提示轻度贫血，尿 Rt 显示：POR（＋＋），尿糖（＋＋），后测空腹血糖为 8.3mmol/L，被怀疑为糖尿病，情绪低落，饮食减少。来诊时，月经刚净 2 天，少腹空坠不适，少气懒言，舌淡脉弱。

辨证：气血不足。

治则：养血调经。

方药：参芪四物汤加味。

党参 25g　黄芪 25g　熟地 25g　当归 25g　白芍 15g　川芎 15g　丹参 25g　益母草 30g　三棱、莪术各 15g　枸杞子 15g　陈皮 15g　菟丝子 25g　仙鹤草 25g

上方加减共服 20 剂，面色较前红润，体力比前大有提高，3 月 30 日来经，量中等，持续 3 天。全身情况均可，嘱其坚持服药一段时间后改为归脾丸常服。其后在路上碰面，问及此事，称已基本正常。

案 2　肾气不足

王某，女，17 岁，1987 年 9 月 5 日初诊。自述经行量少，经色暗淡，面色不荣，学习注意力不集中，头晕耳鸣，腰骶酸软冷痛，伴有小腹冷。尿量多。舌淡，苔黄，脉沉细无力。

辨证：肾气不足。

治则：补肾养血调经。

方药：归肾丸加味。

熟地 15g　山药 30g　山茱萸 15g　当归 15g　枸杞子 15g　杜仲 15g　菟丝子 25g　淫羊藿 15g　益智仁 15g　茯苓 15g

3 剂，水煎服。

二诊：腰酸减轻，略感咽干，上方加花粉 30g，3 剂，水煎服，日 1 剂。

三诊：月经来潮，量较前增加，上方加红花 6g，养血通经。

案 3　血瘀

葛某，女，22 岁，1999 年 4 月 27 日初诊。自述 3 个月前正值经期外出，因冒雨淋湿，回来后月经突然闭止，发热，时测量体温 38.8℃，经校医治疗发烧退。自此月经量特少，色暗有块，已 2 个周期，每至经期，小腹胀痛拒按。曾服当归片此症状稍轻，现又值经期第 1 天，小腹胀痛难忍，由同学陪着来诊，舌质暗，边有瘀点，脉细涩。

辨证：血瘀。

治则：活血通经。

方药：桃红四物加减。

桃仁15g　红花25g　赤芍15g　当归25g　川芎15g　益母草30g　鸡血藤30g　枳壳15g　川牛膝15g　三棱、莪术各15g　土鳖虫15g

急煎服之。

二诊：服上药1剂后，腹痛加剧，排出大小不等血块，色暗，之后颜色转鲜，腹胀痛亦随之减轻。因以学习紧张，不能天天煎药，遂以当归片常服，至经前1周来服中药。5月20日来诊时未诉不适，处以血府逐瘀汤而月经即亦正常。

案4　痰湿瘀阻

旅某，女，37岁，1978年3月18日初诊。自述近1年半，月经量少，色淡红，质黏腻。体质较胖，嗜睡，又能吸烟饮酒，恣食肥甘厚味，舌体胖大苔白略腻，脉滑。

辨证：痰湿瘀阻。

治则：燥湿化痰，理气调经。

方药：苍附导痰丸加减。

苍术10g　香附15g　枳壳15g　法半夏10g　茯苓皮30g　陈皮15g　滑石25g　甘草6g

3剂，水煎服，日1剂。

二诊：胸腹不满，上方加路路通15g，王不留行15g，以通血脉，3剂。

三诊：月经已经过，量较前增多，嘱其再服3剂，化痰调经，并嘱少食肥腻，忌烟酒。

（6）经期延长

案1　血热

史某，女，31岁，1997年5月28日初诊。自述每次行经10天，量不多，色鲜红质稠，形体消瘦，喜食辛辣，面潮热，五心烦热，大便3日一行，便秘，尿黄。舌红苔薄黄，脉细数有力。

辨证：血热。

治则：滋阴清热，养血调经。

方药：固经丸。

白术15g　龟板25g　黄芩15g　椿根白皮15g　黄柏2g　香附10g　墨旱莲25g　白茅根30g

3剂，水煎服，日1剂。

二诊：潮热已去，心静安眠，加天花粉25g，生津养阴，3剂，水煎服，日1剂。

三诊：经血已过，嘱服知柏四物汤滋阴清热，养血调经，6剂，水煎服，日1剂。

案2　阴虚内热

冯某，女，27岁，2000年2月2日初诊。述2月来月经淋漓10余天方净，量少，色鲜，无血块，伴有口渴，心烦，经前乳房胀，夜间汗出。曾疑为结核病，后经X线摄片及结核菌试验排除结核，来诊时已值月经第5天，量少，色暗，心烦至极，面红，观其舌质红，苔少，脉细数无力。

辨证：阴虚内热，扰及冲任，血海不宁。

治则：养阴清热止血。

方药：生地、熟地各25g　玄参25g　地骨皮25g　炒白芍15g　阿胶珠15g　女贞子15g　旱莲草25g　益母草20g　海螵蛸15g　茜草炭15g　黑荆芥6g　炒栀子12g

上方服3剂后，月经得止。心烦亦减轻，嘱其服知柏地黄丸2盒，以观其效。后见其询问此事，称已正常2个月。

案3　中气不足，脾失统血

王某，女，37岁，1989年11月17日初诊。自述近3个月以来月经期延长，有时能达10多天，经血量多，经色淡红，质清稀。头晕乏力，面色不华，常常失眠，食少腹胀，舌质红有齿痕，苔薄白，脉沉细弱。

辨证：中气不足，脾失统血。

治则：补气健脾，止血调经。

方药：归脾汤加味。

党参25g　白术15g　黄芪25g　当归15g　白茯苓15g　木香6g　海螵蛸15g　阿胶15g，烊化　甘草10g

3剂，水煎服，日1剂。

二诊：身体较前有力，经血量明显减少。上方加神曲15g，以助消化之力。3剂。水煎服，日1剂。

三诊：经血已止。嘱服归脾丸以善后。

（7）经间期出血

案1　肾阴亏损

李某，女，31岁，1998年10月22日初诊。自述连续3个月来逢排卵期有少量见红，色红，无血块。持续1～2天干净，未引起重视。上月值此时行房事后出现少腹疼不适，经静脉滴注青霉素钠800万U，连用5天后得以控制，现月经干净2天，腰酸不适，心烦不寐，小便黄，察其舌红，脉细数。

辨证：肾阴亏损。

治则：滋阴止血。

方药：生地、熟地各25g　白芍15g　玄参15g　麦冬25g　阿胶珠15g　仙鹤草25g　海螵蛸15g　茜草10g　炒杜仲15g　菟丝子25g　黑荆芥6g　枸杞子15g　淡竹叶10g

上方连服9天，未见有出血现象。以上方加减共服1个月余，而彻底治愈。

案2　湿热熏蒸

张某，女，41岁，1999年3月24日初诊。近半年来，每遇月经周期第12天又见红，量多，色深红，质黏稠无块，素有赤带，四肢倦怠，胸闷烦躁，小便短赤，舌质红，苔黄腻，脉弦细。

辨证：湿热熏蒸，扰动血室。

治则：清利湿热。

方药：清肝止淋汤加减。

当归 15g　白芍 15g　生地 25g　丹皮 12g　黄柏 12g　地榆 25g　香附 15g　白茅根 15g　车前草 30g

3 剂，水煎服，日 1 剂。

二诊：出血止，小腹胀痛，上方加乌药 15g，3 剂，水煎服，日 1 剂。

三诊：白带量多，加白果 10g，3 剂，除湿止带。

四诊：诸症消，嘱戒急躁，忌辛辣助热生湿之品，病愈无需再服药。

案3　血瘀

蓝某，女，33 岁，1999 年 8 月 2 日初诊。患者半年来每于月经过后 10 天左右，阴道即有少量出血，持续 2~3 天方净。经期持续 6 天方净，量少色暗，伴有腰酸腹痛，带下量偏少，色黄，经期少腹部疼痛拒按。来诊时正值月经经期第 1 天，量少，色暗，头晕腰酸，舌淡，苔薄白，脉细。

辨证：血瘀。

治则：化瘀止血。

方药：当归尾 25g　川芎 15g　桃仁、红花各 15g　炙甘草 6g　炮姜 6g　益母草 25g　黑荆芥 6g　炒蒲黄 10g　炒杜仲 15g　鳖甲 25g　黄芩炭 15g

上方服 2 剂后，量较前增多，色较鲜，继续服 3 剂后，月经已经干净，拟逐瘀止血法。

生地 25g　当归尾 25g　赤芍、白芍各 15g　川牛膝 15g　黑荆芥 6g　桃仁 15g　丹皮 15g　五灵脂 15g　炒蒲黄 12g　麦冬 25g　炒杜仲 15g　贯众炭 25g

上方共服 10 剂，带下较前增多，色黄减轻，未见经间期出血，余症均减轻，嘱其下月月经干净后继续服此药方，连用 3 个月，月经正常，未再有月经间期出血发生。

2. 痛经

案1　气郁脉阻

马某，女，24 岁，1982 年 10 月 4 日初诊。患者平素精神抑郁，急躁易怒，经期少腹痛已经 2 年余。近 3 个月，经前 10 余天至经期，阴部、少腹部以及乳房抽掣性疼痛，呈阵发性发作，伴有胸闷，烦躁，心急失眠，头痛如劈，口腔溃烂。疼时周身汗出，四肢发凉，止后全身困乏无力。经期量少，色紫有血块，舌暗，苔薄白，脉弦涩。

辨证：肝郁气滞，经脉瘀阻。

治则：活血化瘀，行气止痛。

方药：血府逐瘀汤加味。

桃仁、川芎、柴胡、枳壳、桔梗、郁金各 15g　红花、赤芍、川牛膝、生地、延胡索、川楝子各 15g　当归、香附各 25g　藁本 6g　甘草 3g　姜 3 片　葱白 1 根，为引

二诊（10 月 7 日）：服 3 剂后，乳房胀痛减轻，疼痛消失，余症较前减轻，月经按期来潮，但仍有血块。上方加丹参 24g。

三诊（10 月 10 日）：上方再服 2 剂后，经前周余至经期乳房以及少腹部抽掣性疼痛均未发作，阴部偶有轻微抽痛。嘱其续服上方 2 剂。诸症消除。随访至今未再复发。

案2　寒湿凝滞

张某，女，23 岁。月经后错伴经前、经期小腹疼痛 1 年余。

现病史：月经后错，经前或经期小腹冷痛，得热则舒，月经量少，色暗有块，畏寒便溏，纳差，舌淡白，苔白腻，脉沉紧。

病机：经期冒雨，饮冷感寒或坐卧湿地，寒伤于下焦。寒客于胞宫胞脉，则血为寒湿所凝，气血运行不畅，不通则痛。

辨证：寒湿凝滞。

治则：调经活血，散寒利湿。

方药：少腹逐瘀汤加味。

小茴香 6g　川芎 9g　炮姜 6g　延胡索 25g　五灵脂 15g　赤芍 15g　官桂 12g　蒲黄 6g　当归 15g　没药 6g　丹参 30g　益母草 30g　苍术 9g　茯苓 15g

水煎服。服 2 个月经周期共 8 剂，痛经已愈。

8 月 27 日二诊：小便频数，量多，经化验尿正常。当益气升阳，补肾健脾缩尿。用补中益气汤合缩泉散。

党参 30g　白术 15g　黄芪 30g　陈皮 12g　茯苓 24g　山药 30g　益智仁 12g　乌药 12g　香附 12g　升麻 10g　甘草 6g　柴胡 5g　黄柏 12g

水煎服，6 剂。

11 月 6 日二诊：尿频以及痛经已经消失，近 3 个月行经，泄泻，恶心呕吐，白带量多。又改用参苓白术散，服 6 剂，诸症均愈。近几个月随访病人，月经正常，别无不适。

案3　气血双亏

赵某，女，39 岁，1999 年 11 月 25 日初诊。近 2 个月来月经量少，2 天即无经血，经色淡，小腹痛。喜揉喜按。面色不华，疲劳乏力，舌质淡，苔薄白，脉细无力。B 超检查：子宫内膜发育不良。

辨证：气血双亏。

治则：益气补血，和营止痛。

方药：圣愈汤加味。

党参 25g　黄芪 30g　当归 25g　川芎 15g　熟地 25g　香附 10g　延胡索 15g

3 剂，水煎服，日 1 剂。

二诊：小腹痛减，身体渐觉有力，再进上方 3 剂，继以八珍益母丸收功。

3. 闭经

案1　肝肾伤损

郝某，女，23 岁，1997 年 11 月 5 日初诊。闭经 1 年，伴有低热。

现病史：1 年前因脸部及背部出现红色斑块，到某医院被疑诊为"红斑狼疮"，予中成药丸口服 2 粒，日 3 次，治疗 3 个月。红斑渐退，但月经停而不来。家人前去询问，被告知药丸主要成分是雷公藤多苷，停 2 个月后月经会自行来潮。但 4 个月后仍未来潮，且作有明显畏寒低热。家人遂带其到处求医，看遍中西医效不佳，后经人介绍来诊。来诊时患者已闭经 1 年，精神差，潮红，两颧发赤，乳房亦较前缩小，时有低热，无白带分泌，大便溏，舌红，苔薄白，脉细数。

辨证：药物损及肝肾，经血不足，冲任失养。

治则：补肾养肝，佐以调经。

方药：滋水清肝饮加减。

熟地 25g　山药 30g　山茱萸 15g　丹皮 15g　泽泻 15g　茯苓 15g　土炒当归 25g　白芍 15g　柴胡 15g　栀子 12g　酸枣仁 25g　三棱、莪术各 15g　川牛膝 15g　菟丝子 25g　桂枝 15g　红枣 5 枚，为引

上方共服 14 剂，精神渐佳，潮热减轻，舌红苔薄黄，脉细数。B 超显示，子宫大小 36cm×35cm×21cm，双侧卵巢轻度萎缩，而前方去桂枝，加淫羊藿 25g。

上方每周 6 剂，连续月余，患者仍有低热，便溏。考虑到患者目前子宫发育欠佳，短期内不可能来潮，而前方去三棱、莪术，方药如下。

熟地 25g　山药 30g　山茱萸 15g　丹皮 15g　泽泻 15g　茯苓 15g　土炒当归 25g　炒白芍 15g　柴胡 15g　栀子 12g　枣仁 25g　女贞子 15g　旱莲草 25g　菟丝子 25g　淫羊藿 25g　川牛膝 15g　芡实 25g

上方加减服用 2 个月余，体质较前明显增强，期间先后合用过柴胡桂枝龙骨牡蛎汤。

二诊：患者精神饮食均佳，白带有少量分泌，考虑到后一阶段肝肾虚损的情况有所改善，可行补肾养血调经法。

当归 25g　白芍 15g　川芎 15g　熟地 25g　五味子 10g　菟丝子 30g　覆盆子 15g　枸杞子 15g　车前子另包，30g　丹参 30g　淫羊藿 25g　炒杜仲 15g　女贞子 15g　旱莲草 25g

上方加减服用 20 余剂，情况未定，B 超显示子宫大小基本正常，调经活血可以运用，因其情况而定。

桃仁 15g　红花 25g　赤芍、白芍各 15g　当归 25g　川芎 15g　丹参 25g　益母草 30g　枳壳 15g　泽兰 30g　川牛膝 15g　木香 10g　酒大黄 15g，后下

服上方 10 剂后，小腹阵痛不适，伴有乳房酸软发胀，白带较前明显增多，乃为来月经之先兆，患者本人信心大增，遂仍予 4 月 6 日方先后共服 20 余剂。

三诊：近 2 天乳房有胀感，小腹中隐痛不适，且白带增多，与以往来潮时感觉一样，腰微酸困，遂以桃红四物汤加减治疗，依上方改法加三棱、莪术各 15g，土鳖虫 20g，7 剂，红糖引。

服药后少量见红，持续 2 天。仍用上述方法治疗 2 个月余，月经基本正常，随访半年，月经正常，无其他不适。

案 2　肾气不盛

聂某，女，18 岁，1980 年 5 月 7 日初诊。患者 16 岁月经初潮，但经行量少，渐至闭经。经闭半年，少腹隐痛，腰膝酸软，夜尿频多，面色不泽，舌质淡，苔薄白，脉细无力。

辨证：肾气不盛，冲任不足。

治则：益肾填精，补血通经。

方药：当归15g　白芍15g　川芎12g　菟丝子30g　淫羊藿24g　补骨脂12g　香附15g　首乌30g　熟地30g　阿胶12g，烊化　甘草6g　鹿角胶12g，烊化　红花12g　怀牛膝12g

15剂，水煎服。

二诊：服上药后，诸症较前转好，月经来至，但觉小腹憋胀，为月经将至之征兆。上方白芍改为赤芍，加桃仁15g，益母草30g，6剂，月经来潮后，后嘱以上方连服3个月经周期，月经正常，诸症消失。

案3　阴虚血燥（肺结核）

包某，女，24岁，1982年10月17日初诊。素患有肺结核半年多，正服抗痨药，近半年来月经量少，渐至经闭3个月不行，面潮红，五心烦热，颧红唇干轻咳无痰，多汗多梦，舌质红，少苔，脉细数。

辨证：肺肾阴虚。

治则：养阴润燥，益精通经，兼以止咳。

方药：一贯煎加减。

生地15g　熟地15g　白芍15g　麦冬15g　知母10g　地骨皮15g　炙甘草10g　鳖甲25g　沙参15g　百合25g　青蒿15g

6剂，水煎服，日1剂。

二诊：服药1周，汗出减少，补阴津，益精血，乃长期任务，用上方继续服10剂，水煎服，日2剂。

三诊：虚热减轻，汗出基本停止，时有心悸心烦，上方加柏子仁、枣仁各15g，10剂，水煎服日1剂。

四诊：经过近1个月的治疗，虚热渐退，重拟方如下。

熟地25g　生地15g　白芍15g　麦冬25g　知母15g　地骨皮25g　炙甘草10g　山药30g　柏子仁15g　百合15g

10剂，水煎服，日1剂。

五诊：病情继续好转，渐渐觉有力，气血稍充，虚热渐退，守上方加当归10g，续服2个月。

六诊：经过近3个月的治疗，肺病基本控制，虚热退，精力较前充，月经渐见红色，上方加川牛膝10g，引经血下行，3剂，水煎服，日1剂。

七诊：经期3天已经过，续服5诊方药加减变化至月经来，后以丸药调之，结合抗痨药治疗。

案4　痰湿阻滞（服用避孕药）

兰某，女，25岁，1997年8月2日初诊。闭经8个月余。

现病史：因新婚后服用避孕药致月经量少，后错，伴有经前颜面浮肿，下肢肿胀不适，未引起重视。后来月经不按月来潮，自己口服黄体酮片10片/次，日1次，连服3天。3个月后，体重较前增加15kg，且体倦乏力，嗜睡。自己及家人到处求医，每听说需要3个月治疗时，又嫌时间过长，拖延至今，已经8个月未来月经，诊其舌质淡，苔腻脉滑。

辨证：痰湿阻滞，气血不畅。

治则：化痰除湿，活血调气。

方药：苍附导痰汤加减。

苍术 15g　香附 15g　陈皮 15g　半夏 15g　胆南星 12g　茯苓 15g　枳壳 15g　酒大黄 15g　牵牛子 15g　白芥子 15g　三棱、莪术各 15g　川牛膝 15g

8 月 9 日：服上方 7 剂后，自觉身体较前轻松多，惟大便次数偏多，质稀，余无其他不适，改酒大黄为 12g，加薏苡仁 25g。

服上药后，大便成形，无其他明显不适，腰部微酸困，带下稍多，以活血调经，用桃红四物汤加减。

桃红 15g　红花 25g　赤芍 15g　当归 25g　川芎 15g　益母草 25g　三棱、莪术各 15g　枳壳 15g　川牛膝 15g

7 剂，红糖引。

9 月 1 日：服上药后，小腹部有轻微不适感，乳房发胀，脸面及下肢轻度浮肿。考虑活血化瘀药有一定成效，依上方加泽兰 20g，大腹皮 25g，土鳖虫 15g，5 剂，水煎服，红糖引。

9 月 6 日：服药后浮肿减轻，惟月经仍未来潮，心情颇有郁闷，劝其解除顾虑，方以苍附导痰汤加柴胡 15g，以畅达气机。

苍术 15g　香附 15g　陈皮 15g　半夏 15g　牵牛子 15g　茯苓 15g　白芥子 15g　胆南星 12g　枳壳 15g　酒大黄 15g　三棱、莪术各 15g　川牛膝 15g　浙贝 15g　柴胡 15g

上方加减共服 20 余剂，无明显不适。

10 月 1 日：心烦乳胀又有表现，带下分泌量较多，仍以 8 月 23 日方加土鳖虫 15g，鸡血藤 25g，苍术 15g。

10 月 10 日：服上方 9 剂后，月事仍未来潮，考虑其病程较久，非短期内可以达到目的。劝其要有思想准备。并告知不要用黄体酮，以免加重水湿潴留，以加味逍遥散治疗。

柴胡 15g　当归 25g　赤芍、白芍各 15g　茯苓 15g　白术 15g　三棱、莪术各 15g　牵牛子 15g　白芥子 15g　陈皮 15g　半夏 15g　川牛膝 15g　酒大黄 12g

上方加减共服 21 剂，无其他明显不适。

11 月 6 日诊：近 2 天小腹阵痛不适，乳房亦有胀感，自觉与来经前感觉一样，遂趁势以活血调经，以期来潮。仍用桃红四物汤合生化汤加减治疗。

桃仁 15g　红花 25g　当归 25g　川芎 15g　赤芍 15g　炮姜 6g　炙甘草 6g　益母草 30g　枳壳 15g　川牛膝 15g　三棱、莪术各 15g　苏木 15g

7 剂，红糖引。

11 月 14 日来诊：服至第 6 服时，已来月经量偏少，持续 2 天即干净，色黑。心情颇佳，信心大增。仍以苍附导痰丸治疗，前后共服 20 余剂。

12 月 4 日：以桃红四物汤加土鳖虫 15g，水蛭 15g 治疗，月经顺利来潮，量中等，持续 3 天，无明显不适，遂以丸药巩固，随访半年月经正常。

4. 崩漏

案 1　肾阴不足，虚火动血

冯某，女，43 岁，1999 年 12 月 4 日初诊。经乱无期 4 个月余。

现病史：孕 4 产 1，末次流产距今半年。近 4 个月来，经血淋漓不断，色红，无血块。伴头晕耳鸣，腰酸膝软，心烦心慌，大便偏干。曾在当地医院进行清宫术，B 超示：无器质性病变。来诊时，出血量不多，色红，舌质红，苔薄黄，脉细数。

辨证：肾阴不足、虚火动血。

治则：滋阴补肾，佐以止血。

方药：熟地炭 25g　当归 12g　白芍 15g　阿胶珠 15g　海螵蛸 15g　茜草炭 15g　黑荆芥 6g　女贞子 15g　旱莲草 25g　太子参 15g　麦冬 25g　五味子 15g　炒杜仲 15g

二诊：12 月 11 日服上方 6 剂后，经血得止，心慌头晕、便干诸症均减。拟补肾调经法。

生地黄、熟地黄各 25g　当归 12g　白芍 15g　川芎 15g　海螵蛸 15g　茜草炭 15g　黑荆芥 6g　女贞子 15g　旱莲草 25g　炒杜仲 15g　川断 25g　白术 15g　太子参 25g　肉苁蓉 15g

上方共服 20 余剂，无明显不适。体力较前充沛，上方加益母草 30g，枳壳 15g，川牛膝 15g，太子参 15g，肉苁蓉 15g，生地 25g，以红糖作引。

2000 年 1 月 12 日，服上药后月经来潮量中等，持续 6 天，无明显不适。继服 1 个月后，月经正常来潮。

案 2　肝郁化热，迫血妄行

李某，女，28 岁，1999 年 12 月 5 日初诊。月经不断，量大 2 个月余。素体阳盛，加之近段夫妻不和，情绪很大。心中烦恼，致使 2 个月来月经不断，经量偏多，自服三黄片以及七制香附丸后出血量减少，但仍淋漓不断，色红，质稠，两胁胀满不适，口渴，便干。近 2 天，出血量又增多，来诊时，质红，苔薄黄腻，脉数。

辨证：肝郁化热，迫血妄行。

治则：急则治标，先予凉血止血调经。

方药：生地炭 25g　当归 12g　炒白芍 15g　海螵蛸 15g　茜草炭 15g　黑荆芥 6g　丹皮 15g　焦栀子 15g　麦冬 25g　柴胡 15g　贯众炭 25g　田三七 5g,冲服　首乌 30g

服上方 3 剂后，出血量较前明显减少，无血块，仍觉心烦口渴，大便不干，伴有纳差，乏力，考虑到出血日久，拟滋阴凉血，佐以止血之法。拟上方去田三七 5g，贯众炭 25g，加黄芩炭 15g，续服 3 剂。

12 月 12 日二诊：服上方第 2 剂时，月经已止，除仍觉乏力之外，余无不适。嘱其继续治疗。拟凉血调经。

生地炭 25g　当归 12g　炒白芍 12g　川芎 12g　丹皮 15g　焦栀子 15g　麦冬 25g　太子参 25g　海螵蛸 15g　茜草 12g　黑荆芥 6g　炒杜仲 15g

上方加减共服 20 余剂后，月经来潮，量中等，无血块，持续 5 天，随访半年未见异常。

案3 脾虚血漏

董某，女，39岁，1989年7月3日初诊。夏时贪凉饮冷，伤及脾胃，气短神疲，面色无华，经血非时而下，淋漓不断，血色淡而质稀薄，纳差便清，四肢欠温，舌淡红，苔薄白，脉沉缓。

辨证：脾虚血漏。

治则：补气健脾，摄血调经。

方药：固本止崩汤加味。

人参6g，炖服　白术10g　黄芪15g　熟地10g　黑姜10g　升麻10g　海螵蛸15g　黑荆芥10g

6剂，水煎服，日1剂。

二诊：畏寒轻，血量减少，惟动则气短，上方黄芪改为25g，6剂，水煎服，日1剂。

三诊：出血基本停止，以补中益气汤变化调理。

黄芪25g　升麻10g　陈皮10g　海螵蛸15g　白术15g　焦三仙各15g　茯苓15g　当归15g　枸杞子15g　炙甘草6g

6剂。

案4 瘀阻经脉

李某，女，44岁，1998年8月16日初诊。月经量多，淋漓不尽1年余。

现病史：患者15岁行经，经期量、色、质均基本正常，近1年多来，每次行经，经期延长，量多，色暗红，此次行经曾服祛瘀止血，益气清热药3剂，出血不止，现已行经15天，量仍多，故前来我科求治。已行经15天，量仍多，色紫暗，有血块，腹疼，食欲减少，全身乏力。舌质淡，有齿痕，苔黄，脉沉无力。

辨证：瘀血阻滞，经脉不通。

治则：祛瘀止血，佐以调理冲任。

方药：当归12g　川芎15g　桃仁12g　益母草24g　炮姜6g　黑荆芥6g　茜草12g　海螵蛸15g　丹参15g　香附15g　黑山楂15g

8月20日：服药后阴道出血减少，色淡，无血块，全身乏力，舌脉同前，照上方3剂。

8月23日：阴道出血停止，现感到全身乏力，动则汗出又下肢酸困，咽干口苦，白带多，质黏稠，舌苔黄，质偏暗，脉细数。应益气养血固冲任。

处方：党参24g　黄芪30g　熟地炭24g　当归12g　川芎12g　白芍15g　海螵蛸15g　茜草12g　黑荆芥6g　川断24g　阿胶烊化，12g

6剂，水煎服。

8月29日：服药后诸症减轻，舌质红，脉细数。上方去川芎，加茯苓24g，山药30g，6剂。

9月3日：药后，自觉胸中发热，咽干口苦，失眠多梦，倦怠乏力，守上方熟地黄改为生地黄，加麦冬 15g，白术 15g，12 剂。

9 月 17 日：近几天头晕，白带增多，质清稀，仍心悸，胸闷不舒，舌质同前，脉沉稍数。为益气养血安神。

处方：党参 24g　黄芪 30g　当归 12g　川芎 9g　白芍 15g　枸杞子 15g　木香 6g　炒枣仁 30g　陈皮 12g　神曲 15g

6 剂。

9 月 24 日：现无不适，已临经期。上方去木香加麦冬 25g，茜草 12g，海螵蛸 15g，黑荆芥 6g，6 剂。

10 月 9 日：月经来潮，经行 4 天，色暗红，有少量血块，伴有腰痛，舌质淡，苔薄白，脉弦细。当益气健脾固冲任。

处方：黄芪 24g　白术 15g　太子参 15g　当归 15g　茯苓 15g　远志 6g　炒枣仁 24g　木香 6g　甘草 6g　薏苡仁 24g　海螵蛸 15g　茜草 12g　荆芥炭 6g

6 剂，生姜、大枣为引。

10 月 15 日：服药后腰痛减，白带仍多。上方去远志，加炒山药 30g，炒薏苡仁 30g。

10 月 22 日：现无不适，守上方加鸡血藤 30g，以养血巩固疗效。

案 5　脾肾阳虚

陈某，女，28 岁，1984 年 11 月初诊。

患者主述：阴道出血淋漓不尽，时而增多，伴有血块 4 个月余。今日加重，影响工作，痛苦不堪。自觉神疲乏力，畏寒怕冷，腰酸气短，纳食乏味，少腹不温，大便溏，白带量少；舌苔白而微腻，舌体胖大，脉沉细无力。追问病史，素有脾虚宿疾。曾以调冲任、补脾肾、益气活血、收涩止血药物治疗无效；而附、姜刚燥之品，诸医皆不为。

辨证：脾肾阳虚，冲任不固。

治则：温阳散寒，补气固摄。

方药：参附汤加味。

附子 10g　炮姜 9g　白术炭 15g　党参 24g　海螵蛸 15g　茜草 12g　黑荆芥 6g　黑山楂 15g　红枣 3 枚，为引

饮服 3 剂后，出血基本停止，神爽食物佳，脉稍有力，无其他不适。改白术炭为白术，增山药 20g，芡实 15g，复进 6 剂，血止，诸症消失，恐再复，又以健脾之剂调理善后，随访月事以时下。

5. 经行前后诸症

（1）经行乳房胀痛

案　肝肾精血不足

冯某，女，44 岁，1998 年 5 月初诊。自述孕 6 产 1，整天头晕目眩，腰膝酸软，五心烦热，经前后乳房胀痛，2 个月前能摸到有一花生米大小的硬块，推之则移，现月经刚过，上述症状明显，乳胀犹存，乃来诊。舌淡，苔薄白，脉细数无力。

辨证：肝肾精血不足，乳络失于滋养。

治则：滋肾养肝。

方药：滋水清肝饮加减。

生地黄、熟地黄各25g　山药25g　山茱萸15g　丹皮15g　茯苓15g　泽泻12g　当归25g　白芍15g　柴胡15g　栀子12g　枣仁25g　川楝子15g　鹿角霜15g　郁金15g

二诊：上方加减共服20余剂，昨日月经来潮，乳胀明显减轻，轻微疼痛，乳房肿块消失。拟上方加枸杞子15g，续服。

三诊：经2个月的治疗，身体状况有明显的改善，乳房胀痛轻微。嘱其服1个月的杞菊地黄丸合逍遥丸，以巩固疗效。

（2）经行发热

案1　血热于内，经气不调

葛某，女，20岁，1998年9月初诊。从来潮至今，每次量偏多，提前5天，伴有身热面赤，心烦。曾服中药调理，效果不佳。近半年来，每到月经前，发热明显，用西药控制不住，转而又来求中医。口臭发热，舌红，脉数。

辨证：血热于内，经气不调。

治则：清热凉血调经。

方药：清经汤加减。

生地25g　丹皮15g　地骨皮15g　生栀子15g　白芍15g　柴胡10g　黄芩15g　黑荆芥6g　茯苓30g　益母草30g

红糖引。

二诊（9月17日）：服上药后月经顺利过去，未见发热，上方去益母草，断断续续服至下个月，仍未见发热，自己留意观察2个月，均无经行发热。

案2　肝肾精血不足

葛某，女，42岁，1998年10月2日初诊。患者1年多，每次经净后低热1周左右，而后渐退，初起不以为病，后发觉烦躁，夜寐不安。自服更年康片，效不佳而来就诊。现月经已第6天，量少，色暗，咽干，颧红，舌红而干，脉细数无力。

辨证：肝肾精血不足，虚热内扰。

治则：滋补肝肾，养阴清热。

方药：生地黄、熟地黄各25g　枸杞子15g　南沙参、北沙参各15g　柴胡15g　地骨皮25g　丹皮15g　玄参15g　麦冬25g　白薇12g　黑荆芥6g

上方服3剂后，月经得止，有轻微发热，口渴等症随之减轻。续服3剂，已不复发热。遂以滋水清肝饮方加减平时服用。

生地黄、熟地黄各25g　山药30g　山茱萸15g　丹皮15g　茯苓15g　泽泻15g　当归15g　白芍15g　柴胡12g　栀子12g　枣仁30g　地骨皮15g　桔梗12g

依上方加减共服20余剂，经前加益母草25g，川牛膝15g，未再发热。嘱共服1个月杞菊地黄丸，随访半年未再复发。

案3　血虚兼有瘀热

刘某，女，33岁，2000年2月25日初诊。患者结婚1年有余未孕，爱人精液化验正常。每逢经期常常发热腹痛，经色紫暗，有血块，头痛不适。B超显示：卵泡不破。

求医多出无效，经人介绍来诊。现月经刚过，头痛发热稍减，舌暗边有瘀点，脉沉。

辨证：血虚兼有瘀热。

治则：补虚化瘀清热。

方药：熟地黄25g 当归25g 白芍15g 川芎15g 丹参30g 益母草30g 陈皮15g 木香6g 砂仁后下，10g 三棱、莪术各15g 柴胡15g 黄芩15g 白芷12g 菟丝子25g

上方加减，共服20余剂，于3月19日月经来潮，现值月经第2天，已不发热，量中等，色较前稍鲜。嘱用红糖为引，续服上方。

4月25日来诊：服药后一切正常，已于上月怀胎。

(3) 经行头痛

案1 气血双虚

李某，女，20岁，1998年9月初诊。半年来月经量偏多，每次经期及经后出现头痛头晕，面色无华，体倦乏力等一派虚像。因刚开学学习任务重，头痛加重，自服去痛片及头痛粉也不能解决问题，遂来就诊。现月经已经第3天，量仍多，头痛头晕，乏力，心慌，舌淡，苔薄白，脉细数无力。

辨证：气血双虚。

治则：气血双补。

方药：八珍汤加味。

熟地炭25g 当归12g 白芍15g 山药15g 党参25g 茯苓15g 白术15g 炙甘草6g 藁本10g 海螵蛸15g 白芷15g 枸杞子15g 黑荆芥6g

上方服3剂后，头痛明显减轻，经量得以控制，觉小腹空坠不适，大便溏，舌淡，苔白，脉细。拟上方加升麻10g，大枣5枚为引，水煎服。

上方加减共服20余剂，10月20日来诊时称月经又至，无明显不适，遂以下方。

熟地炭25g 当归15g 白芍15g 川芎15g 海螵蛸15g 黑荆芥6g 茜草12g 炒杜仲15g 枸杞子15g 益母草25g 白芷10g 柴胡10g 藁本10g

11月1日来诊时称，上药服5剂后月经正常，头已不痛，体质较前明显改善，随访半年未见头痛发作。

案2 肝火内炽，冲气上逆

王某，女，27岁，1998年7月初诊。患者素体阳亢，经来头痛如劈，经净则止。经血量大，有血块，伴有头晕目眩，烦躁易怒，咽干。为此曾住医院治疗过，用甘露醇250ml，青霉素800万U静脉滴注效果不佳。也曾口服止痛片，但收效甚微。从未服过中药，现已干净26天，不期月经将至，特来诊治。观其舌质红，苔黄，脉数。

辨证：肝火内炽，冲气上逆。

治则：清肝疏肝降逆。

方药：柴胡15g 菊花15g 钩藤20g 川牛膝15g 夏枯草25g 生龙骨、生牡蛎各25g 白蒺藜25g 丹皮15g 藁本10g 川芎15g 黄芩15g 益母草30g 茜草15g

二诊（7月8日）：上方服5剂后，月经来潮，量中等，头痛减轻，未服西药而能上下班，心中狂喜，信心大增。经上方加黑荆芥6g，以控制月经量，不致延长。

三诊（7月15日）：月经已于前天干净，仍觉心烦，口干，舌红，苔黄，脉数，拟丹栀逍遥散加减。

丹皮15g　栀子15g　柴胡15g　白芍15g　茯苓15g　白术15g　薄荷6g　川牛膝15g　黄芩15g　夏枯草20g　藁本10g　蔓荆子10g

上方加减共服20余剂，后月经来潮，头已不痛，月经量亦正常。停药后观察3个月，亦无复发。

案3　瘀血内停

王某，女，32岁，1983年5月15日初诊。自述每逢月经将来前2天头痛，行经3天后痛减，病已3个月，经色暗有血块，服红花水效果不佳，舌质暗，苔薄白，脉细涩。

辨证：瘀血内停。

治则：调气活血，化瘀通络。

方药：通窍活血汤加减。

川芎15g　赤芍15g　桃仁15g　红花15g　麝香0.1g，冲服　大葱3根　白芍15g

6剂，水煎服，日1剂。

（4）经行身痛

案1　血虚筋脉失养

赵某，女，42岁，2000年4月25日初诊。经行时肢体痛麻，软弱无力，经量少，色淡质稀，舌淡红，苔薄白，脉虚细。发病已经有2次，服壮骨关节丸无效。

辨证：血虚筋脉失养。

治则：补气养血，柔筋止痛。

方药：黄芪桂枝五物汤加味。

黄芪30g　桂枝15g　白芍15g　鸡血藤30g　独活10g　桑寄生25g

生姜、大枣为引。6剂，水煎服，日1剂。

案2　寒凝血滞

裴某，女，35岁，1998年4月初诊。每值经期腰膝关节疼痛已经3年，得热痛减，遇寒加重，经行量少，色暗。时下虽已转暖，仍穿厚衣。现月经刚干净3天，疼痛仍有，畏寒，舌稍暗，脉沉细。

辨证：寒凝血滞。

治则：养血祛风，散寒除痛。

方药：趁痛散加减。

黄芪25g　当归15g　独活10g　桑寄生25g　川牛膝15g　官桂12g　川芎10g　没药6g　鸡血藤23g　炒杜仲15g　千年健15g　追地风10g

生姜、大枣为引。

二诊（5月20日）：上方服1个月，本次月经提前3天，量亦较前大，腰膝关节疼痛大减。舌淡苔薄白，脉细，拟上方加党参15g，加减续服2个月后来告曰，每至经期，腰膝关节已不痛。

（5）经行泄泻

案1　脾阳不足

张某，女，26岁，1999年3月5日初诊。每值经前2天，大便溏泄，日达3～4次，伴有肠鸣无腹痛，月经量偏多，色淡质稀。平素体胖，自觉乏力，现月经刚过3天，大便日2次，质稀，伴头晕乏力，腰酸，舌体胖，苔白，脉细无力。

辨证：脾阳不足，运化无力，水谷下注。

治则：健脾益气，祛湿调经。

方药：参苓白术散加减。

党参25g　白术15g　茯苓15g　甘草6g　山药30g　白扁豆30g　薏苡仁25g　砂仁10g，后下　桔梗12g　诃子15g　车前子布包，木香6g

二诊（3月12日）：服上药后，大便日一行，便溏，仍觉体倦乏力，舌淡，苔薄白，脉细无力，拟上方加菟丝子30g，以加强温肾止泻之力。

三诊（3月24日）：经期又将至，害怕再次泄泻，劝其思想要放松，拟上方去车前子，加炮姜6g，增加温中之力。

四诊（3月28日）：月经已第2天，微有便溏，经量一般，色较前鲜，无其他不适，舌淡，苔薄白，脉细。

处方：黄芪25g　党参25g　白术15g　茯苓15g　炮姜6g　炙甘草6g　白扁豆30g　菟丝子30g　山药30g　砂仁10g　诃子15g　黑荆芥6g　益母草25g

3剂，红糖引。

五诊（4月8日）：本次月经未有明显不适，拟上方去黑荆芥、益母草，加青皮、陈皮各15g，连服。加减共服2个月余，大便成形，每次来经无不适感。

案2　肾阳虚

孟某，女，32岁，1993年4月26日初诊。近3个月来经期腹泻，日3～4次五更时必泻，便清稀，腰膝酸软，畏寒肢冷，经色淡质稀，舌淡，苔白，脉沉。

辨证：肾阳虚。

治则：温肾扶阳。

方药：健固汤合四神丸加减。

党参25g　白术15g　茯苓15g　巴戟天15g　补骨脂15g　附子6g

6剂，水煎服，日1剂，

二诊：泻已止，再进3剂以助肾阳。

案3　脾肾阳虚

张某，女，35岁，1999年7月5日初诊。虽值盛夏，仍不觉热，每晚睡觉仍需盖被。稍有受冷，大便溏，每至天明，必起床去厕，如此已经1年有余。整日腰膝酸软，畏寒。曾多细口服诺氟沙星胶囊、蒙脱石散剂、泻痢停，均效果不佳。来诊时，上述症状每遇经期加重，日行大便3～5次，头晕心慌，现月经将至，腹中肠鸣，舌淡，苔薄白，脉细。

辨证：脾肾阳虚。

治则：温补脾肾，涩肠止泻。

方药：补骨脂 15g　山茱萸 15g　肉豆蔻 10g　五味子 12g　官桂 10g　诃子 15g　党参 25g　白术 15g　茯苓 15g　益母草 25g　黑荆芥 6g　制附子 10g

服上药后，月经顺利来潮，量中等，大便偏稀，日 2 次，腰膝酸软，舌淡，苔薄白，脉细，拟上方加芡实 25g。

三诊（7 月 11 日）：月经已过，大便偏稀，日行 2 次，口唇起小疱。可能是温补药物过重导致，舌质淡，苔薄白，脉细。遂处方如下。

补骨脂 15g　吴茱萸 5g　肉豆蔻 10g　五味子 12g　诃子 15g　党参 25g　土炒白术 15g　茯苓 15g　黄芪 25g　芡实 25g　白扁豆 30g　川断 25g

上方加减共服 20 余剂，并进行适当的体力活动。于下次月经来潮时，大便已经基本成形，嘱其常服补中益气丸，金匮肾气丸，随访大便基本正常。

（6）经行吐衄

案 1　肝经郁火，冲气上逆

何某，女，19 岁，1999 年 8 月 10 日初诊。患者自 14 岁来经后，月经期第 1 天，鼻衄，量不多，月经 28 天一行，量偏多，色红，质稠，带下量多，有臭味。平素情绪易激动，爱发脾气，也曾服三黄片、黄连上清片等不佳，现月经第 2 天，心烦，舌尖红，苔薄黄，脉细数。

辨证：肝经郁火，冲气上逆。

治则：清泄肝火，疏畅气机。

方药：丹栀逍遥散加减。

生地 25g　白芍 15g　当归 15g　川芎 15g　丹皮 15g　栀子 15g　黄芩 15g　川牛膝 15g　茜草 12g　黑荆芥 6g　海螵蛸 15g　柴胡 15g　藕节炭 25g　益母草 25g

二诊（8 月 21 日）：服上药后，月经于昨天来潮，量偏多，未发生鼻衄，稍有乳房胀痛不适，舌淡，苔薄黄，脉细，拟上方加香附 15g，3 剂。

三诊（9 月 10 日）：照上方服用 10 剂，未发生鼻衄。随访半年未发生经行鼻衄的情况。

案 2　肺肾阴虚

牛某，女，41 岁，1998 年 7 月初诊。自述经行鼻衄已经 1 年有余，1 年前无明显诱因出现鼻衄，量少。伴有头晕耳鸣，手足心热，咽干潮热等症状。曾怀疑为结核病，经 X 线和结核素试验真是为非结核引起，月经每次提前 5 天，量少，现月经将至，眼中干涩，头晕不适，目眶疼痛，舌淡，苔薄白，脉细数。

辨证：肺肾阴虚。

治则：滋肾润肺，引血下行。

方药：顺经汤加减。

生地黄、熟地黄各 25g　当归 15g　白芍 15g　南沙参 15g　丹皮 15g　知母 15g　海螵蛸 15g　茜草 12g　黑荆芥 6g　川牛膝 15g　茯苓 15g　藕节炭 25g　益母草 25g　蔓荆子 15g

二诊（7 月 21 日）：服上药 4 剂后，月经来潮，未发生鼻衄现象，目眶仍胀痛不适，舌淡，苔薄白，拟上方加茺蔚子25g，3剂。

三诊（7月26日）：经净1天，头晕乏力明显，余无明显不适，舌淡，苔薄白，脉细，拟下方常服。

生地黄、熟地黄各25g 当归12g 白芍15g 川牛膝15g 丹皮15g 知母15g 麦冬25g 茯苓15g 黑荆芥6g 藕节炭25g 茜草12g

上方加减共服20余剂后，月经来潮，未发生鼻衄的现象，随访半年均正常。

（7）经行口糜

案1 阴虚火旺，火热乘心

刘某，女，43岁，2000年11月2日初诊。近1年来，每逢月经口腔黏膜糜烂，大约0.5cm，冰硼散、口腔溃疡膜用之无效。伴有咽干口燥，五心烦热，舌红，少苔，脉细数。

辨证：阴虚火旺，火热乘心。

治则：滋阴降火。

方药：知柏地黄丸加味。

生地12g 知母6g 黄柏10g 牡丹皮10g 茯苓10g 山药10g 山茱萸10g 淡竹叶10g 车前草15g

口撒口糜散（青黛、冰片、五倍子），3天即愈。

案2 肝气不疏

冯某，女，29岁，1999年8月10日初诊。患口疮已有3～4个月，但不知与月经有关，经询问才知道每至月经加重，经后不治亦愈，心烦，尿黄。现月经将至，舌面又有一处已糜烂，唇内有数个小疱，热饮进食困难，小腹胀，乳房胀痛不适，心烦，舌尖红，苔薄白，脉细数。

辨证：阴虚火旺，肝气不疏。

治则：滋阴降火，佐以疏肝解郁。

方药：生地黄、熟地黄各25g 丹皮15g 茯苓15g 知母10g 生白芍15g 柴胡15g 淡竹叶10g 生甘草10g 川牛膝15g 枳壳15g 益母草25g 麦冬25g

二诊（8月16日）：自述服药后第2天月经至现已顺利过完，本次口糜未扩散，仍仅限于原来的溃疡面，心烦、乳胀均减轻，舌淡，苔薄白，脉细数。溃疡面处敷冰硼散，以加速溃疡的愈合。上方去枳壳、益母草，加太子参15g，续服。

上方加减共服10余剂，经前仍以8月10日方剂服用，待下月经至，口舌生疮已除。坚持服药巩固1个月，现已痊愈。

案3 胃热熏蒸

李某，女，28岁，1998年7月初诊。患者素喜食辛辣之品，近期常外出用餐，致月经来潮，使舌面生疮，口臭难闻。现已3个月反复如此，月经量大，有血块。现月经将至，舌面尚未起疮，口臭，夜间烦热，不能入眠，舌苔黄厚腻，脉数。

辨证：胃热熏蒸。

治则：清胃火调经。

方药：丹皮 15g　栀子 12g　薄荷叶 6g　莲子 15g　黄芩 15g　连翘 15g　金银花 25g　淡竹叶 10g　生甘草 6g　生地 25g　益母草 30g　川牛膝 15g　酒大黄 12g，*另包后下*　藿香 10g

二诊（7月15日）：服上药后，月经第3天来潮，量仍大，舌面起疮，心烦减轻，舌苔稍黄腻，脉滑数，续服3剂，劝其少服辛辣之品。

间断服药20剂后，月经来潮，亦无口舌生疮之苦。随访半年未见复发。

（8）经行风疹块

案1　血虚生风

康某，女，40岁，1990年6月19日初诊。近2个月来，每逢月经身发风疹，越搔越痒，夜寐不宁。面色不华，肌肤不润，舌淡，苔白。

辨证：血虚生风。

治则：养血益气，疏风止痒。

方药：当归饮子加减。

当归 15g　川芎 15g　白芍 15g　生地 15g　防风 10g　荆芥 10g　黄芪 10g　乌梢蛇 15g

6剂，水煎服，日1剂。

案2　营卫失调

冯某，女，37岁，1999年10月3日初诊。患者每值经期，浑身瘙痒，出现米粒样红色疹点，以上半身为多，入夜尤甚，经净后疹退痒止。平素体质较差。现月经将至，惟恐瘙痒再起，遂来诊治。问其小便尚正常，大便偏干，平时经量一般，无血块，持续3～4天即净，带下正常，惟急躁时瘙痒更甚，舌淡，苔薄白，脉细数。

辨证：血虚生风，营卫失调。

治则：养血熄风，调和营卫。

方药：荆防四物汤加味。

荆芥 12g　防风 10g　生地黄、熟地黄各 25g　当归 25g　白芍 15g　川芎 15g　益母草 25g　白蒺藜 30g　首乌 25g　地肤子 30g　丹参 25g　生甘草 6g

二诊（10月9日）：服上药后月经第3天即来潮，经量均正常，未见瘙痒症状。大便不干，舌淡，苔薄白，脉细。拟上方去益母草，合玉屏风散加减。

荆芥 12g　防风 10g　生地黄、熟地黄各 25g　当归 15g　白芍 15g　川芎 15g　白蒺藜 25g　首乌 25g　丹参 25g　黄芪 25g　白术 15g　生甘草 6g

上方共服20余剂，经后未再发生瘙痒，随访半年均正常。

案3　经行血虚

谢某，女，25岁，1981年12月21日初诊。经行身痒，起扁平疹，已3年余。经行期间身上发痒，起扁平疹，晚上较重，经尽即逐渐消退，平时月经量少，色淡质清，白带量多，色白，有时发黄，口干狂饮，曾服西药效果不明显，舌淡，苔薄白，脉沉细。

辨证：经行血虚。

治则：养血活血止痒。

方药：四物汤加减。

生地 30g　白芍 15g　川芎 15g　当归 15g　何首乌 30g　红花 12g　荆芥 6g　防风 6g 鸡血藤 30g　徐长卿 30g　蝉蜕 6g　丹皮 12g　白蒺藜 15g　地肤子 30g

3 剂。

二诊（12 月 24 日）：服上方后身痒稍轻，上方加丹参 30g，3 剂。

三诊（12 月 28 日）：服药后，身痒较前减轻，其他如上。上方加苦参 6g，甘草 6g，3 剂。

四诊（12 月 31 日）：月经来潮第 4 天，身痒大减，经量少，舌淡，苔薄白，脉沉细。当活血化瘀，祛风止痒调经。用桃红四物汤加味。

桃红 12g　红花 12g　当归 24g　川芎 15g　赤芍 15g　丹参 30g　益母草 30g　牛膝 12g 荆芥 6g　防风 6g　鸡血藤 30g　甘草 6g

3 剂。

五诊（1982 年 1 月 30 日）：月经过后，身痒消失，白带亦较少，舌脉同前，治则同上。

当归 15g　生地 30g　白芍 15g　川芎 15g　何首乌 30g　丹皮 12g　蝉蜕 12g　鸡血藤 30g　地肤子 30g　徐长卿 30g　甘草 6g

3 剂。

六诊（2 月 29 日）：患者自述本次行经身痒基本消失，经量较前为多，平时白带亦减少。续服桃红四物汤加丹参 30g，益母草 30g，鸡血藤 30g，荆芥 6g，防风 6g，甘草 6g。3 剂。

七诊（3 月 31 日）：患者痊愈。

案4　风热

安某，女，23 岁，1998 年 7 月 6 日初诊。半年前参加劳动，汗出不畅，正值经期，全身瘙痒难忍。经净后瘙痒渐退。以后每逢经期便身发瘙痒，得热或口渴热饮便觉浑身难受。经量偏大，有血块，伴大便干。激动时加重，现月经已经干净半月，舌淡，苔黄，脉浮数。

辨证：风热相搏，邪郁肌腠。

治则：疏风清热调经。

方药：消风散加减。

荆芥 12g　防风 10g　牛蒡子 15g　蝉蜕 12g　生地 25g　丹皮 12g　知母 12g　生石膏 30g　茜草 12g　当归 15g　白蒺藜 30g　柴胡 10g　生甘草 6g　益母草 25g

二诊（7 月 18 日）：经服上药后，月经于 17 日晚来潮，量中等，未见红色小疹点出现，全身不再瘙痒，大便正常，续服 3 剂。随访半年未见经行瘙痒发作。

（9）经行眩晕

案1　血虚清窍失养

晋某，女，34 岁，2000 年 1 月 7 日初诊。1 年来，每到经期，便觉得头晕，体倦乏力，经净后渐渐恢复，月经量偏少，色淡，现正值经期，头晕，乏力，轻度心慌，舌淡，苔薄白，脉细无力。

辨证：血虚清窍失养。

治则：补气养血。

方药：补中益气汤加减。

黄芪25g　党参25g　白术15g　炙甘草6g　当归15g　柴胡12g　升麻10g　枸杞子15g　麦冬25g　五味子10g　大枣5枚，作引

二诊（1月12日）：服上药后头晕减轻，心慌得止，月经于3天前干净，无明显不适。舌淡，苔薄白，脉细无力，拟上方继续服用。

三诊（2月5日）：经服1个月中药后，体质明显增强，面部稍红润，昨日来经未有头晕发生，量中等，无明显不适，舌淡，苔薄白，脉细。继服3剂。后改为归脾丸善后巩固若干个月，半年月经正常，头晕已不再发生。

案2　阴虚阳亢，热扰清空

郝某，女，38岁，1998年7月4日初珍。患者于去年因避孕失败妊娠中止后（时行清宫术），一直腰酸腹痛，每届来经头晕目眩，心慌汗出，经量多，色红无血块，血压最高达23.3/14.7kPa，待月经过后，可自行恢复。但上月经净后到现在已有半月，仍觉头晕目眩，五心烦热，口干咽燥，舌淡，苔薄黄，脉浮数。

辨证：阴虚阳亢，热扰清空。

治则：滋养肝肾，平肝潜阳。

方药：天麻钩藤饮加味。

天麻15g　钩藤20g　栀子12g　黄芩12g　川牛膝15g　生杜仲15g　石决明25g　桑寄生25g　枸杞子15g　菊花12g　首乌25g　夏枯草25g　麦冬25g

二诊（7月15日）：服上方10剂后，头晕渐轻，夜寐稍安，经血今晨来潮，量中等，色红，小腹轻微疼痛，舌淡，苔薄黄，脉数。考虑系药物偏凉所致，上方去栀子加益母草25g，红糖引，4剂。

案3　脾虚生痰，清阳不升

郭某，女，32岁，1998年6月5日初诊。自述1年多来经行头晕，自觉头部发沉，月经量少持续1~2天即净，体重明显增加，带下分泌量多，质清稀无臭味，伴有胸闷乏力。来诊时经期将至，小腹胀满不适，眼睑微肿，舌淡，苔薄白，脉细无力。

辨证：脾虚生痰，清阳不升。

治则：健脾化湿祛痰。

方药：半夏白术天麻汤合苍附导痰汤加减。

苍术15g　半夏10g　香附15g　茯苓皮25g　白术15g　天麻15g　钩藤20g　牵牛子15g　白芥子15g　枳壳15g　川牛膝15g　三棱、莪术各15g　益母草30g　蔓荆子10g

二诊（6月11日）：上方服3剂后，月经来潮，量稍多，头晕减轻，已不觉困沉。待6剂药服完，头晕已止，仍觉胸闷乏力不适，舌淡，苔薄白，脉沉细，拟上方去益母草，加大腹皮25g，继服。

三诊（7月8日）：上药治疗1个月后，昨晚月经来潮，量中等，头已不晕，胸闷乏力诸症悉除，随访半年，未再发生头晕症状。

（10）经行浮肿

案1　脾肾阳虚

李某，女，27岁，1999年9月4日初诊。来诊时颜面、四肢皆肿胀，手肿不能拈握，问其病史已经有半年，且随月经来潮出现，经净惊退，现正值经期第2天，胸闷气短，腰膝酸软冷痛，便溏，经量多，色质淡，苔薄白，脉细濡。

辨证：脾肾阳虚。

治则：温补脾肾。

方药：真武汤加减。

附子12g　黄芪25g　茯苓皮30g　白术15g　桂枝12g　川芎15g　大腹皮25g　泽兰30g　补骨脂15g　益母草25g

二诊（9月8日）：上方服3剂后，浮肿大减，胸闷减轻，月经未净，舌淡，脉细，拟上方加山药25g，车前子25g（布包），3剂。

三诊（9月12日）：浮肿皆去，月经过去，自觉腰困，拟健脾温肾药常服。

附子10g　黄芪25g　党参25g　白术15g　茯苓皮25g　桂枝15g　泽兰叶20g　菟丝子25g　大腹皮25g

上方加减共服20余剂，待10月2日月经来潮时，已无浮肿现象，腰膝酸软随之改善，半年随访得知，此后未再出现经行浮肿。

案2　血虚为本，气滞血瘀为标

连某，女，32岁，1999年3月4日初诊。人工流产术后3个月来，每至经期，双下肢憋胀难受，以指扣之，似觉肿胀不甚，但病人却说肿胀难忍，且形容犹如有虫爬行感，现月经将至，惟恐复发，特来就诊，自述经量色质尚正常，稍有腹痛，乳胀，舌质淡，苔薄白，脉细。

辨证：血虚为本，气滞血瘀为标。

治则：养血活血理气。

方药：四物汤加减。

熟地黄25g　当归20g　白芍15g　川芎15g　丹参25g　鸡血藤30g　黄芪25g　香附15g

延胡索15g　柴胡12g　大腹皮25g　泽兰25g

二诊（3月9日）：服上药后第2天，月经来潮，不觉双下肢肿胀，也无虫爬感觉，舌淡，苔白，脉细，续服3剂，随访3个月正常。

（11）经行情志异常

案1　肝郁脾虚

潘某，女，29岁，1997年12月初诊。自述1年来，工作中的事情影响到身心健康，每次月经前1周左右，出现情绪低落，胸胁胀痛，纳食不香，曾自行调剂过，但仍未能使自己精神好起来，现有出现乳胀不适，带下增多，舌淡，苔白，脉弦细。

辨证：肝郁脾虚。

治则：疏肝解郁，调畅气机。

方药：逍遥散加味。

柴胡 15g　当归 25g　白芍 15g　茯苓 15g　白术 15g　甘草 6g　薄荷 6g　香附 15g　合欢皮 25g　木香 6g　川楝子 15g

二诊（12 月 7 日）：服药后第 4 天月经来潮，量中等，情绪稳定，未感觉明显不适。带下量亦减少，舌淡，苔白，脉细。嘱其常服逍遥丸，注意情绪，多参加社交活动。经调理后，现已恢复正常。

案 2　痰火上扰

高某，女，28 岁，1996 年 3 月 3 日初诊。经期躁狂不安，头痛失眠，日夜叫骂，面红目赤，舌红，苔黄腻，脉弦滑。

辨证：痰火上扰。

治则：清热涤痰。

方药：生铁落饮加味。

钩藤 15g　胆南星 15g　远志 6g　贝母 12g　玄参 15g　栀子 10g　龙胆草 10g　麦冬、天冬各 25g　朱砂 3g，冲服　石菖蒲 15g　生铁落 10g

6 剂，水煎服，日 1 剂。

案 3　气郁化火，痰火内扰神明

孙某，女，33 岁，1998 年 3 月 12 日初诊。患者下岗后，心烦至极，常抽烟饮酒，每至经前几天按捺不住到厂领导办公室吵闹，出言不逊，在家动粗摔碗，面赤便干，经量少而紫黑，带下秽浊有味，待经净，她渐渐平静下来。现月经已过，情绪较稳定，恳请治疗，舌质红，苔薄黄，脉数。

辨证：气郁化火，痰火内扰神明。

治则：清降肝火，化痰安神。

方药：夏枯草 25g　栀子 15g　丹皮 15g　黄芩 15g　川贝 15g　茯神 25g　半夏 12g　生大黄 10g，后下　生龙骨、生牡蛎各 30g　连翘 15g　木香 6g　竹茹 15g　赤芍 12g

二诊（3 月 22 日）：服上药后情绪渐渐稳定，无明显不适，劝其精神放松，尽量避免情绪激动。舌质淡，苔薄黄，脉数。以上方去黄芩，加益母草 25g，醋柴胡 15g，川牛膝 15g，加强活血通经、散郁之功能。

三诊（4 月 4 日）：服药后情绪稳定，今晨月经来潮，量中等，色稍暗，病人自己也感到服药有效，要求继续服药，舌淡，苔薄白，脉细。

四诊（4 月 9 日）：月经顺利过完，一切均正常，嘱其平时注意生活节奏，情绪保持乐观，于月经前 10 天续服药物治疗，平时宜服逍遥丸口服。随访半年患者一切正常。

带 下 病

张 锡 纯
（宗经典，创新方，详医案）

【医家简介】
参见第40页。

【主要学术思想和主张】
参见第40页。

【医论医话】
带下为冲任之证，而名谓带者，盖以奇经带脉，原主约束诸脉，冲任有滑脱之疾，责在带脉不能约束，故名为带也。然其病非仅滑脱，也若滞下。然滑脱之中，实兼有瘀滞。其所瘀滞者，不外气血。而实有因寒、因热之不同。

（摘自《医学衷中参西录》）

【常用效方】
○ **清带汤**

生山药一两　生龙骨六钱，捣细　生牡蛎六钱，捣细　海螵蛸四钱，去净甲捣　茜草三钱

治妇女赤白带下。

单赤带，加白芍、苦参各二钱；单白带，加鹿角霜、白术各三钱。

（摘自《医学衷中参西录》）

【精选案例】
案1　脾虚湿滞

妇人，年二十余，患白带甚剧，医治年余不愈。后愚诊视，脉甚微弱。自言下焦凉甚，遂用清带汤，加干姜六钱，鹿角霜三钱，连服十剂痊愈。

案2　脾虚肝旺

又一媪，年六旬。患赤白带下，而赤带多于白带，亦医治年余不愈。诊其脉甚洪滑。自言心热头晕，时觉眩晕，已半载未起床矣。遂用清带汤，加白芍六钱，数剂白带不见，而赤带如故，心热、头眩晕亦如故。又加苦参、龙胆草、白头翁各数钱。连服七八剂，赤带亦愈，而诸疾亦遂痊愈。

（摘自《医学衷中参西录》）

丁甘仁

（倡教育，精辨证，用达药）

【医家简介】

参见第43页。

【主要学术思想和主张】

参见第43页。

【医论医话】

营虚肝旺，肝郁化火，脾虚生湿，湿郁生热。湿热郁火流入带脉，带无约束之权，以致内热溲赤，腰酸带下。

（摘自《孟河丁甘仁医案》）

【常用效方】

○**养肝化湿束带法**

白归身二钱 云茯苓三钱 浓杜仲二钱 鲜藕切片，二两 生薏苡仁四钱 海螵蛸三钱 生白芍二钱 嫩白薇一钱五分 川断肉二钱 黄柏炭八分 粉丹皮一钱五分 福泽泻一钱五分 生白术三钱 震灵丹包煎，三钱

（摘自《孟河丁甘仁医案》）

【精选案例】

案1 肝郁、脾虚、湿热

费右，营虚肝旺，肝郁化火，脾虚生湿，湿郁生热。湿热郁火流入带脉，带无约束之权，以致内热溲赤，腰酸带下；湿热下迫大肠，肛门坠胀。郁火宜清，清火必佐养营，蕴湿宜渗，渗湿必兼扶土。

白归身二钱 赤茯苓三钱 厚杜仲二钱 六一散三钱，包煎 大白芍二钱 淮山药三钱 海螵蛸三钱 炒条芩一钱半 黑山栀一钱半 黄柏炭八分 生白术一钱半 荸荠梗一钱半

案2 三阴不足，湿热下注

吴右，三阴不足，湿热下注，带下频频，阴挺坠胀，腑行不实，里急后重。拟益气升清，滋阴化湿。

生黄三钱 黄柏炭八分 小生地三钱 川升麻三分 蜜炙枳壳一钱 海螵蛸三钱 粉丹皮一钱 净槐米包煎，三钱 生甘草八分 苦桔梗一钱 福泽泻一钱五分 威喜丸包煎，三钱

案3 营血亏，肝火旺，湿热扰

黄右，营血亏，肝火旺，挟湿热入扰带脉，带下赤白，头眩腰酸。与养肝化湿束带。

白归身二钱　云茯苓三钱　浓杜仲二钱　鲜藕切片，二两　生薏苡仁四钱　海螵蛸三钱　生白芍二钱　嫩白薇一钱五分　川断肉二钱　黄柏炭八分　粉丹皮一钱五分　福泽泻一钱五分　生白术三钱　震灵丹包煎，三钱

二诊：赤白带下，已见轻减。经事超前，营阴不足，肝火有余，冲任不调。再拟养血柔肝，而调奇经。前方去白薇，加炙鳖甲三钱。

（摘自《孟河丁甘仁医案》）

王仲奇

（重经络，识脑髓，明胃气，方灵活，善用花）

【医家简介】

参见第49页。

【主要学术思想和主张】

参见第49页。

【精选案例】

案1　奇恒有亏，冲海失调

许某，经行迟而为日多，少腹腰胯酸痛，带淋缠绵，赤白黄绿并见，头胀且晕，心悸甚则肢麻，寐梦失宁，脉濡弦。治以宁神荣络，镇摄冲任。咯呛痰中偶或带红，系中喉腔来，虽右胁隐痛亦非肺病也。

海蛤粉9g　金钗斛9g　煅龙齿12g　茯神12g　丹参6g　香白薇6g　炒续断6g　龟板24g　紫石英12g　柏子仁72g　海螵蛸9g　鸡冠花4.5g

二诊：五色带淋见愈，出白未住，寐梦较安，头晕，心悸未宁，少腹腰胯仍稍酸痛，经行迟而为日多，咳呛痰红已弭，胸胁虽仍隐痛，然血从喉腔来，不关肺病也。

海蛤粉9g　金钗斛9g　煅龙齿12g　茯神12g　香白薇6g　柏子仁12g　龟板24g　白蒺藜9g　茺蔚子6g　鬼箭羽9g　炒续断6g　海螵蛸9g　鸡冠花4.5g

三诊：冲为血海，阳明隶属，经常愆期或缠绵日多，或涩少弗爽，适来之际，欲作呕恶，肠间乍鸣或有形窜动，头痛目眩，百骸酸痛，耳鼓鸣响，心悸少寐多梦，脉软弦。奇恒有亏，冲海失调，心神弗宁，肠胃腑气失和，五色带淋已弭，出白未住，先前微咳，痰红系喉腔失清，并非肺病，姑置不论。

煅龙齿15g　茯神12g　远志肉3g　丹参6g　茺蔚子6g　柏子仁12g　白蒺藜9g　蔓荆子9g　海桐皮9g　炒续断6g　绿萼梅2.4g　海螵蛸9g

案2　奇恒失藏，胞脉失固

张某，奇恒失藏，带淋缠绵，赤黄白并见，腰酸头疼，少寐多梦，月前曾咯血少许，胸闷气抑，脉弦。治以镇摄，兼用舒络宁心。

煅龙齿12g　茯苓9g　白蒺藜9g　炒续断6g　丹参6g　香白薇6g　丝瓜络9g　绿萼梅2.4g　海蛤粉9g　炒茜根6g　海螵蛸9g　鸡冠花4.5g

二诊：胞脉失固，带淋缠绵，赤黄白并见，腰酸头疼，胸闷气抑，脉濡滑而弦，仍以镇摄疏气调荣。

煅龙骨 12g　煅牡蛎 12g　龟板 24g　白蒺藜 9g　炒续断 6g　茯苓 9g　全当归 6g　炒白芍 6g　绿萼梅 24g　赤石脂 9g　海螵蛸 9g　鸡冠花 4.5g　椿樗白皮 9g

王渭川
（熟经典，重辨证，擅虫药）

【医家简介】

参见第 58 页。

【主要学术思想和主张】

参见第 58 页。

【医论医话】

临诊之际，审为带，就不必用药，审为浊，自有它的特征可辨。如少腹痛，少腹与阴内感有牵引烧灼痛，及下元自觉有不愉快之感，皆为白带所决无者，可资辨证。总之，白浊凡五色之一，显稠夹杂腥臭者，皆属之。因此，治浊的大法，可不究它的五色之分，而应掌握虚寒、虚热、实热三类，就可包括一切滞浊诸症，果辨明及此，治法已无余蕴。

依据以上论述，则风寒湿热，虚损劳伤，精神抑郁，古人都认为是白带的原因。总的说来，人体抵抗力薄弱，在周围环境中，不外是由于刺激和感染，在病候的分别上有五，在病类分别上有三，主要的病因，亦不出五种的范围。再结合病因症状，归纳为寒热、虚实、痰湿，相互错综，辨别因素，决定治疗，便能收到一定的疗效。

有因湿热郁滞者，宜龙胆泻肝汤加减、清心莲子饮，有因湿痰下注者，宜平胃散、加味六君子汤、二妙散；有因水湿停聚者，萆薢分清饮，有因气虚者，宜黄芪建中汤；有因气虚不举者，宜补中益气汤、完带汤；有因滑脱者，宜固精丸；有因气血不调者，宜清带汤；有因肝气抑者，宜加味逍遥散主之。

（摘自《王渭川妇科治疗经验集》）

【常用效方】

○ **方一　王氏银甲丸**

［组成］金银花 15g　连翘 15g　升麻 15g　大血藤 24g　蒲公英 24g　生鳖甲 24g　紫花地丁 30g　生蒲黄 12g　椿根皮 12g　大青叶 12g　茵陈 12g　桔梗 12g　琥珀末 12g

［服法］共研细末，炼蜜成 63 丸，此为 1 周用量。也可改成煎剂。

［功用］清热化湿。

［主治］湿热蕴结下焦之黄白带、赤白带（子宫内膜炎，子宫颈炎及一切下焦炎症）。

○ **方二　王氏银甲合剂**

［组成］金银花 9g　连翘 9g　大血藤 24g　蒲公英 24g　大青叶 9g　紫花地丁 12g　生

鳖甲 24g　椿根皮 9g　艾叶 9g　砂仁 6g　仙鹤草 60g　生蒲黄 9g　炒升麻 24g

○ **方三　带下自制方**

［组成］潞党参 30g　生黄芪 60g　桑寄生 15g　菟丝子 15g　鹿角胶 15g　茯苓 9g　厚朴 9g　杜仲 9g　豆蔻仁 12g　扁豆 12g　枸杞子 12g　龙眼肉 30g　何首乌 24g

（摘自《王渭川妇科治疗经验集》）

【精选案例】

妊娠带下如注

案　徐某某，女，32 岁，1973 年 9 月 5 日初诊。

症状：体素虚弱，妊娠 9 个月。行将分娩，忽发腰酸痛，带下如注，量多如崩，气虚欲脱，腹胀痛，食欲不振。脉沉迟，舌质正常，苔薄白。

辨证：脾肾两虚，冲任不固。

治法：补气固冲，健脾益肾。

自制方：潞党参 30g　生黄芪 60g　桑寄生 15g　菟丝子 15g　鹿角胶 15g　茯苓 9g　厚朴 9g　杜仲 9g　豆蔻仁 12g　扁豆 12g　枸杞子 12g　龙眼肉 30g　何首乌 24g

二诊（9 月 24 日）：病情好转。服上方 15 剂后，精神恢复，饮食增进，带下极微。嘱停药。后届期平安分娩。

［按］带下症有广义和狭义之分。广义，即《诸病源候论》和《千金要方》所述《金医》三十六病，狭义带下，即《证治准绳》所指：妇女五类带下症。临床所见，主要有三种：一为阴道中少量白色、无色，无味之分泌物，属于生理性白带；二为阴道中色黄、腥臭之分泌物，属于炎症性白带；三为崩注大量之白带。本证即属此类。由于肾气虚损，脾失健运，因而冲任失固，带脉失其联系，遂至出现如崩似注的险状。来势虽猛，只要沉着辨证，特别是孕期 9 个月，既须确诊，而后大胆用药，始足以挽颓势于俄倾之间。本证人参、黄芪用至 60g，连服 15 剂之多。若非病家与医者密切配合，岂可收其较为满意的效果。

（摘自《王渭川妇科治疗经验集》）

王慎轩

（首求因，治本病，调奇经，疏情志，药轻灵，内外治）

【医家简介】

参见第 68 页。

【主要学术思想和主张】

参见第 69 页。

【临证经验】

1. 白带

白带之为病，良由脾虚湿胜，或肝郁伐脾，土不胜湿，湿性下趋，循经流注带脉而成。健脾利湿、风药胜湿、苦温燥湿、甘淡渗湿是慎师治带之常法，湿去带自愈，不专事止涩是慎师治疗带下之一大心得。在临证治疗上，师一般将其约分三类：①脾虚夹湿证：采用补脾利湿法，以泽泻汤为主；若兼血虚证者，兼补血以当归芍药散为主；若兼寒而湿重者，兼散寒加重利湿。②风寒兼湿证：采用理气散寒利湿法，以香苏散加茯苓为主，若其湿已凝结为痰而成肝郁兼痰湿证，以前法合渗湿化痰饮为主，若其郁已化热，宜兼清解郁热。③风寒兼湿证：《内经》云："脾风传肾，小腹痛，寒热，出白物"，此即风寒夹湿之白带病，与伤风流鼻涕相似，宜祛风散湿，予防风、白芷、紫苏等，表证解而带亦止。"风药能胜湿"，此之谓也。慎师在治带方中常用桔梗，此是以《金匮》排脓散之意活用，师认为白带实为脓水之类，故临证常用排脓散合薏苡仁同用辄有效。盖因桔梗、薏苡仁善于排脓故耳。

2. 黄白带

王师治疗黄白带，多以清利湿热、疏解肝郁为主。盖湿为阴邪，初起多为寒湿，当转为湿热而成黄白带时，则多由肝郁生湿所致。临证时，宜分清湿热、肝郁之轻重而分别治之。若肝郁兼湿热俱重者，则以集验旋覆花汤合八正散加减主之；若肝郁兼湿重热轻者，则以半夏厚朴合二妙丸加减主之；若肝郁兼脾虚夹湿热者，应注意虽有湿热，不宜清湿热，宜补脾利湿理气，以泽泻汤香附子散为主，或用矾床丸外治之，亦效。

3. 赤白带

王师认为赤白带实系白带夹漏下血水，所以古人称漏下赤白。因此，在治疗上王师多系按照白带及经漏治法，随证分别施治，宜慎用治黄白带之利湿清热药，以防增重经漏之弊，而外治法的应用却能起到局部治疗弥补内服药之不足。

4. 黑白带

古人多以为黑带由于肾虚所致，此说虽以五行肾配黑色而立说，但据王师之多年临床经验，认为黑带病固多兼肾虚证候，惟单纯肾虚尚不致发生黑带，必是肾虚兼瘀血证才致发病。凡曾细察黑带之形状，并经化验证明确系瘀血所致。盖由肾元本虚兼患月经病之瘀血证，因胞宫属肾，肾虚则胞宫收缩无力，当经行下瘀之时，不能一时排除而下，稽留于内，变为黑色黏腻之物，随白带陆续缓下，故黑带多系黑白相杂，且多见于经后。治疗上应以活血化瘀为主，不必拘泥于肾虚而误用补涩剂。

（摘自《近代江南四家医案医话选·王慎轩》）

【精选案例】

1. 白带

案1　血虚肝旺，脾虚湿热下注

殷某，女。产后百余日，病已2个月余。白带甚多，连绵如注，月经超前，经量过多。每届经期，环唇生疮。头目眩晕，皮肤干燥，咽干胫痛，心烦寐少，腰脊酸痛，面色萎黄无华，脉象弦缓虚细。

证属：血虚肝旺，脾虚湿热下注，治宜养血平肝，健脾利湿，拟《金匮》当归芍药散加减。

全当归9g　川芎4.5g　生白芍6g　牡蛎粉15g　泽泻6g　赤茯苓9g　生白术9g　生薏苡仁泥9g

二诊：因患咳嗽来诊，知服前药后带多大减，腰酸亦轻，诸症均瘥，经期已准，量亦正常。

案2　肝气寒湿交阻

丁某，初。白带甚多，少腹酸冷，头晕胀痛，痰腻咽哽，腿酸乏力，舌苔薄白腻，脉象弦细滑。此由肝气寒湿交阻所致，治宜理气散寒而化痰湿，拟香苏散合渗湿痰饮加减。

炒香附9g　紫苏9g　橘红1.5g　姜半夏9g　赤茯苓9g　小茴香3g　白芷4.5g　生姜4.5g　生薏苡仁泥9g

二诊：带多大减，腹冷亦轻，少腹酸痛已瘥，头胀眩晕亦除，痰腻咽哽等症均已轻微。

案3　肝郁脾虚，湿瘀相兼

吴某，女。病已14年，由于2次人工堕胎之后，郁怒伤肝，以致肝气内郁生热，横而犯脾，脾虚生湿，湿热下注而为白带，量多如水注，少腹坠胀疼痛，经期尤甚，经行则下瘀成块，经期超前，腰腿酸楚，心烦内热，手足浮肿，掌心灼热，下肢寒冷，舌苔薄白腻，脉象弦滑数。前医诊断为脾肾两虚，迭进归脾汤、六味地黄汤，病反增重，余意此病久体虚，但仍须先其实，然后方可议虚，宜先解郁热、化瘀血、利湿热，拟加味逍遥散合桃仁散、排脓散加减。

北柴胡4.5g　全当归6g　生赤芍sg　焦山栀6g　桃仁泥6g　赤茯苓9g　苦桔梗4.5g　炒枳壳4.5g　生薏苡仁泥9g

二诊：服前药之后，带多已减，少腹坠胀疼痛亦轻，腰腿酸楚已减，浮肿略退，烦热亦轻，掌灼已减，足冷未除，舌苔较薄，脉象稍和，投剂颇觉合度，于前方加生白术6g，炒枳壳6g，生黄芩6g，车前子15g。

2. 黄白带

案1　脾虚气滞，寒湿未化（宫颈糜烂）

左某，带下黄白甚多，癸讯屡乱，经量极少，色淡微黄，经期少腹坠胀，头胀眩痛，形寒肢冷，神疲乏力，腰酸骨楚，时而心嘈如饥，时而胸闷嗳气，甚则呕吐，胃纳减少，前医曾诊为气血脾肾俱虚，投以补剂，病益增重，面色苍黄，舌苔白腻，脉象弦细，按之不畅。实证尚甚，不宜早补，寒湿未化，不宜早清，先宜利气散寒，化湿畅中，拟香苏散合半夏厚朴汤加减。

生香附4.5g　紫苏12g　陈皮4.5g　生川朴4.5g　姜半夏9g　炙甘草3g

二诊：头痛已瘥，眩胀亦减，心悸较宁，嗳气已平，白带较少尚夹黄色，余症如前。舌苔薄白，脉已较畅，再以前方去川朴，加赤茯苓、二妙丸。

三诊：带下已微，诸症大减，复经西医检查，宫颈糜烂已基本痊愈（曾经被西医妇科查诊为宫颈糜烂）。

案2　肝胃不和，脾虚湿热

史某，带多黄白，已逾10年。客春劳倦过度，带下更多，头目眩晕，性急易怒，心烦寐少，胸闷太息，胃脘胀痛，肌肉瘦削，腰腿酸软，腑行燥结难下，经期屡延，经期少腹胀痛，经量递少，稍夹瘀块，舌质淡，苔极薄，脉象弦滑，重按无力，两尺尤虚，治宜平肝潜阳，和胃安神。

灵磁石 30g　石决明 30g　清半夏 9g　全瓜蒌 4.5g　旋覆花 6g　陈皮 4.5g　炒枳壳 4.5g　大腹皮 9g　朱灯心 0.9g

二诊：胸闷脘胀已轻，月汛已通，经期腹痛大减，腰酸亦轻，余症如前，舌质稍红，苔薄黄白，脉弦滑稍数。肝胃不和，肝阳、湿热尚盛。今宜平肝潜阳，清利湿热。

石决明 30g　旋覆花 9g　炒枳壳 4.5g　大腹皮 9g　清半夏 9g　全瓜蒌 15g　地肤子 15g　飞滑石 15g　川草薢 15g　焦山栀 6g　朱灯心 0.9g

三诊：诸症好转，惟腑行燥结，舌苔薄白微黄，脉象濡弦而滑。经期将届，今宜前法加重通腑之剂，通腑之剂亦兼通胞脉也。以八正散加减。

川草薢 15g　木通 4.5g　焦山栀 9g　生大黄末 3g　萹蓄 9g　瞿麦 9g　车前子 15g　飞滑石 15g　生草梢 3g　石决明 30g　朱灯心 0.9g

四诊：经期较准，量亦正常，少腹不通、腰酸亦轻，经后黄白带已极少，诸症均已减轻。

案 3　肝郁脾虚，湿热下注

周某，带多黄白，已逾 10 年。3 年前因产后失调，始则恶露不止，延至 2 个月有余，继则经期少腹胀痛，色黑、量少，站立则感阴户下坠，每逢夏季饮食大减，舌苔白腻微黄，脉象虚细弦滑。初为湿热下注，继因产后宿瘀留恋兼夹肝郁，肝病传脾，治宜运脾利湿，理气化瘀。

炒泽泻 9g　生苍术、生白术各 4.5g　车前子 15g　生香附 4.5g　全当归 6g　生丹参 15g　生赤芍 6g　川芎 4.5g　杜红花 4.5g　桃仁泥 6g　炮姜炭 8g　炙甘草 3g

二诊：黄白带多已少，经期少腹胀痛亦愈，子宫下坠已瘥，诸羔均已轻微。

3. 赤白带

案 1　肝胃不和，郁瘀化热

常某，小产起病，已延 3 年。带多赤白，犹如脓血，经前更甚。经期少腹胀痛，下瘀甚多，经行 7 日虽减未止，形寒潮热，鼻衄齿衄，屡发紫斑，胸闷泛恶，胁肋疼痛，腰酸骨楚，劳则更剧，舌苔薄白腻，脉象弦涩。病由产后郁怒，肝气瘀血交阻，郁久稍从热化，治以先解郁祛瘀，拟逍遥散合枳实芍药散加减。

北柴胡 4.5g　全当归 9g　生赤芍 9g　炒枳壳 4.5g　生茜草根 15g　桃仁泥 6g　旋覆花 6g　广郁金 6g

二诊：经行已止，腹痛亦除，形寒潮热大减，鼻衄齿衄止，胁肋疼痛已轻，胸闷泛恶尚甚。舌苔薄白腻，以中后根较厚，脉涩较畅，弦脉两关较减。此是宿瘀已减，肝胃未和，治宜前法加重理气和胃剂。前方去茜草、桃仁泥，加清半夏 9g，陈皮 4.5g，大腹皮 9g。

三诊：形寒潮热已退、胸闷泛恶亦轻。腰酸骨楚，少腹坠胀，子门痒痛，带多赤白，舌苔较薄，脉象弦涩，两关较平，两尺未转。此是中焦肝胃转和，下焦郁瘀末楚，并夹湿热，但若早进清药恐其增重胀闷、法当分别施治，内以香橘汤合生化汤理气化瘀，外以蛇床子散清除湿热。

制香附 6g　陈皮 4.5g　全当归 6g　川芎 4.5g　荆芥炭 3g　炮姜炭 1.8g　炙甘草 3g

外用：蛇床子 15g，紫苏 30g，生白矾 3g，煎汤熏洗。

四诊：赤白带已止，子门痒痛亦愈。

案2　劳倦伤脾留瘀，脾虚生湿下注

蒋某，病已 3 个月，带下粉红，臭秽异常，崩漏连绵小止。形寒怯冷。头晕目花，甚则欲仆，神疲嗜睡，面色苍黄，肌肉枯瘦，舌质淡紫，苔极薄，脉象迟弱而涩。因于经期劳倦伤脾，脾不统血，劳伤留瘀，血不归经。宜补脾化瘀，摄血归经。脾虚生湿，湿注带下，当兼外治。

炙黄芪 15g　生白术 9g　潞党参 6g　全当归 9g　炮姜炭 1.8g　三七末 1.8g

外用：矾床丸 2 粒，每晚临卧时纳入子宫 1 粒。

二诊：前药之后，赤白均止，再予前方调补而愈。

4. 黑白带

案　肝郁脾虚，痰瘀滞经

宋某，病已 10 年，带下甚多，黑白相杂，经后尤多，经前乳房胀痛，经前、经期少腹酸冷，坠胀疼痛，经行始则不爽，继则甚多，下瘀紫黑，大如鸡卵，瘀下则痛减，次日即止，经期屡超，临期便溏，畏寒肢冷，甚则凛寒，头晕头痛，经前、经期尤甚，目黑昏花，面目微肿，唇周屡发红癣，经期尤甚，舌质淡紫有裂纹，苔近光剥，脉象弦涩，两尺较弱。由于脾肾本虚，复伤郁怒生冷，肝气挟寒邪阻于冲任，血凝为瘀，阻碍经行，始则为痛经，继则余血挟带缓下而为黑白带，肝气挟痰湿阻于冲任，郁久稍从热化，病久气血并虚，经期将届，先宜疏肝理脾，祛瘀调经。

北柴胡 4.5g　当归 9g　生赤芍 3g　炒枳壳 9g　广郁金 9g　旋覆花 6g　清半夏 9g　橘皮、橘叶各 6g　朱赤苓 9g　地肤子 15g　生蒲黄 6g　五灵脂 6g

外用：紫苏 30g，桂枝 4.5g，艾叶 9g，煎汤熏洗下部。医嘱：戒躁急郁怒，保持精神愉快，忌食冰冷食物。

二诊：服前药后，诸症均已减轻，黑带已不常见，仅见于经后，平时转为黄带，舌质如前，苔薄白微黄，脉涩已去，转为弦细滑数，两尺较弱。盖由宿瘀已减，但肾阴本虚，肝气内郁，痰湿交阻，不宜滋腻重补，宜于轻剂滋阴方中加入平肝和胃，化痰利湿药。

石决明 30g　沙苑子 9g　熟女贞子 9g　墨旱莲 9g　生白薇 6g　生丹皮 6g　焦山栀 9g　青竹茹 6g　炒枳壳 6g　川贝母 6g　地肤子 15g　朱灯心 0.9g

三诊：进前药后，带多已少，经期腹痛亦轻，量也正常，瘀块甚少，余症脉舌均较前好转，再以前法加减。

旋覆花 6g　川贝母 6g　炒枳壳 6g　大腹皮 9g　陈皮 1.5g　全爪蒌 15g　地肤子 15g　通草 3g

（摘自《近代江南四家医案医话选·王慎轩》）

朱小南、朱南孙

（乙癸同源，肝肾为纲；重视奇经，善用对药）

【医家简介】

参见第 75 页。

【主要学术思想和主张】

参见第 75 页。

【医论医话】

1. 带下与冲任

带下属于小腹部分的病，和冲任二脉有密切关系。《素问·骨空论篇》说："任脉为病……女子带下瘕聚。"《傅氏女科》说："带下俱是湿证。而以带名者，因带脉不能约束，而有此病。故以名之。"盖冲任脉源于胞中而受绕腰一周的带脉所约束，冲任脉受损影响带脉失固，湿液下注，遂成带下。而带下日久，冲任俱受损伤。所以治疗带下除注意脏腑气血外，必须兼顾冲任。

……

2. 带下症

带下症，不论其病新久、颜色、质地、气味如何，都应截止而不宜任其下注。樗白皮、白槿花、鸡冠花、海螵蛸等为治带的常用药，取其固涩止带的功效。湿热的加入黄柏、黄芩、白术、薏苡仁；秽臭的加入土茯苓、墓头回；脾虚的加入山药、山茱萸；寒湿的加入白芷炭、陈艾炭；阳虚的配以鹿角霜、陈艾；阴虚的配以当归、阿胶；夹红色或紫黑色的配以地榆炭、侧柏炭；阴痒的加蛇床子、苦参片；白淫则以莲芯、芡实为专药；五色带下宜分虚实，实证以解毒消肿为要，熟大黄炭、黄柏合薏苡仁、带柄菱壳；虚证以补五脏固带脉为主，五味子、生黄芪合薏苡仁、赤石脂。能细心辨证，随症化裁，治疗带下可获确效。

（1）白带：白带以虚者为多数，今年内介绍二类病例。前者是脾肾虚亏，治以补气、温肾、健脾；后者是脾气虚弱，治以补中气而健脾。二者均加固肾束带之药，都获得了很好的疗效。……气虚：党参、黄芪；脾虚：白术、山药；肾虚：寄生、杜仲、菟丝子；束带：补骨脂、芡莲须、椿根皮、金樱子、海螵蛸等。

（2）黄带：黄带以湿热占多数，清热以黄柏为主。王孟英说："带下虽有虚寒、虚热、实热之分，而虚寒者较少"，故叶天士治带必带黄柏为佐，所以黄柏是带下的常用药，而更适用于黄带。

（3）赤带：初起以湿热为多，日久耗损气血转为虚证。……赤带是带中夹有血液，所以治疗赤带的止涩一般都采用止血药，地榆是治疗赤带的常用药，因此湿热重者，

《女科指要》用地榆膏一味单刀直入，化湿清热，疗效很好。

（4）白淫：病因，平时劳伤过度，多思善虑，情志抑郁，带下清如米泔水样，量多质稀。治疗，一般用温壮和涩带剂，如脾虚血少用归脾汤益血健脾。治验，白淫属虚证，一般以血亏脾虚者占多数。用补血健脾剂获得很好的疗效。

（摘自《朱小南论妇科》）

【常用效方】

○ 方一　白带方

[组成] 淮山药9g　焦白术6g　山茱萸肉9g　石莲肉9g　生薏苡仁12g　砂仁2.4g　川黄柏皮6g　海螵蛸9g　茯苓9g

[功效] 健脾化湿，固带。

[临床应用] 主治因脾虚生湿，带脉失固的带下色白而无臭味，连绵不绝者，伴有精神疲乏，面色萎黄，食欲不振，舌苔白腻，脉象缓弱。

[按] 本方系由《和剂局方》参苓白术散化裁而出。方用淮山药、白术、茯苓、砂仁健脾和胃；薏苡仁培土化湿；萸肉补肝肾，固带脉；莲肉、海螵蛸固涩止带。朱氏认为白带虽为脾虚湿滞，但带有残热内恋，故酌加川黄柏清余热，化湿浊。如有腰酸者，加菟丝子9g，杜仲9g，如阴部有浮肿，加白芷炭2.4g，车前子9g。

○ 方二　白崩方

[组成] 鹿角霜9g　狗脊9g　白薇9g　陈艾叶6g　潼蒺藜9g　杜仲9g　五味子4.5g　淮山药9g

[功效] 峻补奇经。

[临床应用] 主治带下如米泔水，质清稀而状如冲崩，兼有头晕目眩，腰酸膝软，四肢不温，舌苔薄白，脉象微弱。

[按] 朱氏认为本症多见于老年，先天不足或病后虚损的妇女。其病机为肾阳虚弱，冲任亏损。本方系由《济生方》白薇丸加味而成。该方为治阳虚带下的祖剂，《女科切要》的内补丸和《吴鞠通医案》的通补奇经丸莫不由此衍化而出。

○ 方三　黄带汤

[组成] 焦白术6g　茯苓9g　陈皮6g　白芍6g　川黄柏9g　黄芩9g　樗白皮12g　白槿花9g　白果打，7粒

[功效] 健脾化湿，清热束带。

[临床应用] 主治因脾虚湿盛，湿热下注带脉的黄带，可伴带下稠黏或秽臭，胸闷心烦，小溲黄赤，舌苔黄腻，脉象濡数。

[按] 本方是由《丹溪心法》二妙散和《证治准绳》三补丸化裁而出。若湿盛加苍术6g；热盛加川黄连3g；带下秽臭甚者，加土茯苓12g，墓头回9~12g。朱氏认为墓头回乃属带下而有秽臭味的专药，配入土茯苓治疗腥臭黄带，屡试屡效。

○ 方四　赤带汤

[组成] 香附炭9g　焦山栀9g　丹皮9g　川黄柏9g　当归身9g　白芍9g　地榆炭9g　鸡冠花9g　侧柏叶炭9g

[功效] 解郁清热。

[临床应用] 主治带下黄白间夹有赤色或紫黑色，有血腥气，可伴精神抑郁，胸胁胀痛，苔黄舌红，脉弦数。

[按] 本方是由《女科撮要》丹栀逍遥散化裁而来。如有黑带，则改白芍为赤芍，当归身为当归，既养血又活血，使残余积血得以排除。俟紫黑色带消失后，续治黄白带。

方五 青带方

[组成] 黄柏9g 黄芩9g 焦栀子9g 苦参9g 蛇床子9g 金银花9g 茯苓9g 生地9g 樗白皮12g

[功效] 清热杀虫。

[临床应用] 主治带下青绿色或菜黄色，质稠而有泡沫，流出后常刺激外阴皮肤而引起瘙痒感。

方六 五色带下方

[组成] 生黄芪12g 焦白术6g 熟大黄炭4.5g 川黄柏9g 败酱草9g 薏苡仁12g 全瓜蒌9g 连蒂菱壳12g 生甘草3g

[功效] 清热解毒，祛瘀软坚。

[临床应用] 主治臭秽异常的五色（青、黄、赤、白、黑）带下重症，可伴心烦口燥，小便热赤，脉数。如带下如脓样者，加白头翁12g，鱼腥草9g；出血多者，加黑地榆12g，阿胶9g；阴道作痛者，加犀黄醒消丸（吞服）1.2g；阴部瘙痒，则加苦参片9g，蛇床子12g。

[按] 朱氏认为，带下杂色是因湿毒内蕴胞宫所致，或为胞宫内有脓疡，或为肿瘤。方中熟大黄炭为要药，既清热解毒，又祛瘀止血；薏苡仁健脾化湿，排脓消肿，配连蒂菱壳同用，共奏固涩止带之功；生黄芪、白术、甘草除固气益损外，又能排脓止痛；川黄柏、败酱草擅长清解下焦湿毒。

方七 健壮补力膏

[组成] 太子参、菟丝子、覆盆子、金樱子、桑寄生、五味子、石龙芮、仙鹤草。

[主治] 肝肾不足，冲任虚损之崩漏、带下、闭经、月经不调、不孕症、胎漏等症。

[按] 肾者主蛰，封藏之本；肝藏血，罢极之本，肝肾乃冲任之本。肝肾虚损，则精血滑脱，带下绵绵，神疲嗜卧。本膏中太子参补气力薄，虚人为宜；菟丝子、覆盆子、金樱子、五味子补肝肾，摄精气，固冲任；桑寄生补肝肾，强筋骨；石龙芮前人用于治疗脱疽肿毒、瘰疬病、结核等症，予以补肾强壮之用；仙鹤草补涩之帖，属强壮性止血药，寒、热、虚、实之出血皆可用之。诸药配制成膏，药性温而不燥，补而不腻，是虚损的日常滋补之帖。

【精选案例】

1. 白带与白崩

案1　心肾不交

侯某，28岁，已婚，1962年5月初诊。切脉为细数，观其舌苔，质淡苔薄黄。询其病证，生育2胎，近2年来，情绪不佳，脾气急躁，头晕心悸，稍一劳累，即感气逆喘急，夜寐不安，腰酸神疲，并有带下，色白而稠黏，如浆糊之状。再仔细询问，且有梦交之象，醒后神疲肢楚。心肾不交。治用补肾水泻心火法。

处方：莲子心 6g　熟地 9g　山药 9g　山萸肉 9g　丹皮 9g　茯苓 9g　泽泻 9g　黄柏 6g　知母 6g　芡实 9g　煅牡蛎 12g，先煎

服数剂后，症已好转。

案 2　脾虚肾亏，湿淫内蕴

王某，36 岁。最近阴道流出白色黏液，如米泔状，久而不止，不能自禁，形容消瘦，面色憔悴，时常头晕目花，腰背酸楚，精力疲乏，头发渐落，久患白带，近则质稀如崩，按脉虚细而稍带数，舌质淡苔薄黄。诊断为脾虚肾亏，湿淫内蕴型之白崩。本症经 2 次诊治，崩下已停。

初诊：1959 年 7 月。白崩月余，头晕腰酸，落发神倦，胸宇不宽。参以脉苔，脾肾阳虚而兼湿浊未清，以致固摄失权，势如堤决。治当补涩燥湿。

处方：狗脊 9g　巴戟天 9g　杜仲 9g　续断 9g　山萸肉 9g　白石脂 9g，包煎　焦白术 9g　金樱子 9g　菟丝饼 9g　柴胡 3g　川柏 9g，盐水炒

二诊：服药后，崩势已缓，症好大半，但究属慢性病，尚需调治。刻仍有头晕腰酸，两目朦胧，脉细软，舌质淡，苔转薄白。湿浊渐清，脾肾亏损未复。治当温补固涩，兼清余邪。

处方：鹿角霜 9g　五味子 4.5g　狗脊 9g　巴戟天 9g　黄芪 9g　怀山药 9g　山萸肉 9g　焦白术 6g　白茯苓 9g　川柏 6g，盐水炒　海螵蛸 9g

次年随访，述白崩痊愈后，迄今未见复发。

2. 黄带与黄水淋漓

案 1　脾虚肾亏，湿热内蕴

沃某，48 岁，已婚，1959 年 12 月初诊。经水偏早，近几月来有黄白色带下，连绵不断，腰酸神疲。最近带下增多，质黏、色黄白，有腥味，纳呆、切脉细濡而稍数，舌质淡，苔薄白。脾虚肾亏，湿热内蕴。治用补脾肾清湿热法。

处方：焦白术 9g　茯苓 9g　菟丝子 9g　蛇床子 12g　黄柏 9g，盐水炒　青蒿 6g　鸡冠花 9g　石莲肉 9g　樗白皮 12g　白槿花 9g　墓头回 9g

二诊：上方服数剂后，带下已大好。不仅量渐减少，且气味亦减，胃口稍开，惟仍有腰酸肢软。久带后脾肾两亏，非调补两脏清解余邪，不能收功。处方以培补先后两天，并清带脉余邪为旨。

处方：川断 9g　狗脊 9g　巴戟天 9g　党参 3g　焦白术 6g　茯苓 9g　陈皮 6g　川柏 9g，盐水炒　蛇床子 12g　樗白皮 9g　薏苡仁 12g

案 2　中气不足，湿热滞留

赵某，43 岁，已婚。患者生 3 胎，小产 3 次，小产后胞宫受伤，时流黄水，气味秽臭。乃于 1960 年 9 月 7 日来诊。

初诊（9 月 7 日）：经期超先，量少约 4 日净。上月 13 日转，时流秽气黄水，迄今已 3 年余，子宫并有下垂感，腰酸肢软，舌质红，苔薄黄，脉细数。此因中气不足，带

脉失约，湿热滞留，任脉不固。治拟补气升陷，健脾束带。

处方：升麻2.4g　黄芪9g　巴戟天9g　狗脊9g　焦白术6g　生地9g　黄柏9g　青蒿6g　樗白皮12g　白芍6g　金樱子9g　炒枳壳4.5g

二诊（9月9日）：服药后，流淌黄水稍减，气味仍然腥臭，小腹下垂感减轻，刻有心烦口燥，脉象细数，苔黄腻。带脉弛缓，湿热下注。治拟健脾束带清理湿热。

处方：焦白术6g　新会皮6g　赤茯苓9g　蛇床子12g　土茯苓12g　墓头回12g　白槿花9g　海螵蛸9g　炒枳壳4.5g　升麻2.4g　鸡冠花9g

三诊（9月11日）：服药后子宫下坠感已瘥，黄水亦减，前晚经水准期而来，现感腰膝酸楚，精力疲乏。经期中调气补肾为要。

处方：川断9g　杜仲9g　巴戟肉9g　狗脊9g　制香附9g　枳壳4.5g　怀山药9g　生地12g　青蒿6g　当归6g　陈皮6g

四诊（9月13日）经水已净，胃口亦开，头目晕花，黄水又复淋漓，脉象滑数，苔黄而腻。湿热复盛，治拟清热利湿，并固带脉。

处方：焦白术6g　新会皮6g　樗白皮12g　五味子4.5g　海螵蛸9g　狗脊9g　黄柏9g　青蒿6g　土茯苓9g　焦山栀9g　茯苓6g

五诊（9月15日）：黄水已大减，日仅流出数滴，症已大好，惟精力疲乏，头目晕花，象虚数，舌苔黄腻。中气虚弱，湿热未清。治拟补气固带，清理湿浊。

处方：黄芪9g　党参4.5g　焦白术6g　陈皮6g　白芍6g　龙胆草4.5g　土茯苓12g　墓头回12g　川黄柏9g　蛇床子9g　五味子4.5g　白果7粒，打

六诊（9月17日）：上方服药后，黄水已止，腰酸肢软亦瘥，脉象虚而稍数，舌苔薄黄湿热十去八九，及时调养。治拟补气固肾，兼清余邪。

处方：党参6g　杜仲9g　续断9g　狗脊9g　巴戟天9g　怀山药9g　焦白术6g　陈皮6g　土茯苓9g　黄柏6g　白果7粒，打

3. 赤带

案　肝经郁热，任带两脉虚弱

卜某，42岁，已婚，1963年9月初诊。生育3胎，月经偏早。近1年来时有淡红色黏稠带下，并有头目眩晕，腰酸肢楚，胸胁闷胀，精神不舒。面色萎黄，眼泡稍有虚肿，纳谷不香，夜寐不安。问其带下色泽，答曰：略带淡红而未见脓液，虽稍有秽气，但并无腐败恶臭，且从未有血崩现象。问其房后有否见红，亦摇头否认。切脉细弦，舌质淡而苔微黄。肝经郁热，任带两脉虚弱。治用疏肝清热，养血束带法。

处方：香附炭9g　合欢皮9g　生地12g　川柏9g　白芷炭3g　焦白术6g　地榆炭12g　土茯苓9g　侧柏炭9g　海螵蛸9g　新会皮6g

调理10余日，带下已停，复用养血固肾药，治疗其头眩腰酸等症状，后即未见发作。

4. 黑带

案　阴虚内热，脾不摄血

利某，49岁，已婚。经惯于超先，经量颇多，经停后带下连绵，黄白带下中夹有黑

色，气味腥臭，身体虚弱，面黄唇白，望其面色就知道阴血虚亏。根据黑带以经净后一旬较多见，平时口燥内热，但不思饮水，腰酸心荡，精神不好。经诊疗后，乃作下列脉案。

初诊（1960年7月）：黑带连绵，腰酸肢软，面色不华，心烦失眠，脉象虚细而数，舌质淡少苔。《诸病源候论》云："肾脏之色黑，带下黑者是肾脏虚损。"肾水虚乏，不能制火，虚火蒸熬，积血枯涸而成黑带。治拟滋水清火。

处方：生地黄12g　女贞子9g　白芍6g　黄芪9g　黄柏炭9g　肥知母9g　地榆炭9g　仙鹤草12g　牛角腮9g，先煎　炒贯仲9g

二诊：上月服药2剂后，黑带已止，惟素有月经过多的现象，平时腰酸头眩，精神不振，昨日经临，经量又复过多，脉细数，舌苔薄黄。证属阴虚内热，脾不摄血。治拟养血固肾，健脾清热。

处方：当归6g　黄芪9g　生地黄、熟地黄各9g　山萸肉9g　牛角腮9g，先煎　炒阿胶9g　炒莲房9g　炒贯仲9g　蒲黄炭9g　焦白术6g　青蒿6g　白薇6g

5. 锦丝带

案　肾气亏损，冲任虚寒

沈某，28岁，已婚，1962年1月初诊。婚后未孕，经期偏后，初潮颇迟，来后往往1年一转，婚后较见好转，惟有时亦延至2个月一转。平时畏寒，精神疲倦，在经净后第二旬间，常有锦丝带出现，逢有这种带下时，腰部酸楚不堪。据述：此种透明的锦丝带，常伴同腰酸而来，小溲或大便后，可随草纸揩出，平时小腹有虚冷感，现则稍有隐痛，性欲淡薄，精神不振。按脉沉细，舌质淡苔薄白。肾气亏损，冲任虚寒。治拟温肾暖宫，填补冲任法。

处方：鹿角霜9g　紫河车6g　淡附子6g　肉桂2.4g　当归9g　熟地黄9g　山茱萸肉9g　淫羊藿9g　菟丝子饼9g　杜仲9g　金樱子9g　陈皮6g

用上方加减调理后，腰酸、小腹虚冷感均好，锦丝带亦少。乃嘱以症属慢性，难以急切图治，丸以缓治，宜常服金匮肾气丸，徐徐改善。

韩百灵

（肝肾学说，异病同治，百灵育阴，验方据多）

【医家简介】

参见第89页。

【主要学术思想和主张】

参见第89页。

【常用效方】

○ **方一　韩氏温肾止带汤（白带方）**

［组成］龙骨12g　牡蛎12g　山药9g　白术9g　茯苓12g　芡实12g　薏苡仁12g　甘草6g

[治则] 健脾益气渗湿。

[主治] 白带属脾阳虚之证。

[症状] 阴中不断流出如涕如唾，色白腥臭之物，小便不利，腰酸体倦，饮食减少，肌肉消瘦，便溏，面浮肢肿，面白。舌质淡润、苔白滑，脉虚缓。

方二 韩氏解毒止带汤（黄带方）

[组成] 金银花 12g 连翘 9g 苦参 9g 茵陈 12g 黄柏 6g 黄芩 9g 白芍 12g 椿皮 9g 牛膝 6g 生地 9g 丹皮 9g 贯众 9g 黄连 9g 炒地榆 12g

配以外用药。

[治则] 清热解毒化湿。

[主治] 湿毒损伤内脏之证。

[症状] 带下黄色，恶臭难闻，阴内灼痛坠胀，心烦不宁，口苦咽干，便秘或溏糜，尿赤，手足心热，面色红热，舌苔黄，脉弦滑而数。

方三 韩氏榆艾四物止带汤（赤带方）

[组成] 当归 9g 川芎 6g 白芍 12g 熟地 9g 艾叶 9g 怀牛膝 9g 苍术 9g 茯苓 9g 远志 6g 甘草 6g 炒地榆 15g

若赤带多，阴道灼热者，减艾叶，加黄芩 9g，椿皮 6g，以清热止血。

[治则] 温经除湿，止血带。

[主治] 寒湿损伤胞脉之证。

[症状] 带下赤白，或赤多白少，或白多赤少，月经多为错后，小腹冷痛，阴内坠胀，腰痛体重，四肢乍寒乍热，面色暗滞，舌质淡润，苔白滑，脉弦缓。

方四 韩氏养阴凉血止带汤（血水带方）

[组成] 生地 9g 牛膝 9g 椿皮 9g 丹皮 9g 白芍 12g 炒地榆 12g 阿胶 9g 麦冬 9g 栀子 6g 黄柏 6g

[治则] 滋阴补肾、凉血。

[主治] 肾阴虚带下之证。

[症状] 带下红津如水，尿道热痛，腰痛如折，心烦不宁，手足心热，潮热盗汗，面红颧赤，舌干红无苔，口干不欲饮，脉弦细数。

方五 韩氏温肾健脾止带方（黑带方）又名加味补肾固精丸

[组成] 人参 9g 白术 9g 杜仲 9g 续断 9g 益智仁 9g 阿胶 9g 艾叶 9g 菟丝子 9g 补骨脂 6g 加山药 9g 龙骨 12g 赤石脂 12g

[治则] 益肾、健脾除湿。

[主治] 肾气亏损之证。

[症状] 带下污浊，绵绵不断，腰酸腿软，腹冷肢寒，尿频，便溏，四肢不温，头晕健忘，面色晦暗，舌质淡润，苔白滑，脉沉弱。

（摘自《韩百灵验方》）

方六 渗透湿汤（经带胎产/肾阳虚）

[组成] 熟地黄、山药、白术、茯苓、泽泻、枸杞子、巴戟天、菟丝子、肉桂、附

子、鹿角胶、补骨脂、陈皮、甘草。

［功效］温肾助阳，渗湿调冲。

［主治］肾阳不足所引起的畏寒肢冷，腰酸腿软，带下清稀，绵绵不断，头晕健忘，或有浮肿，大便溏薄，小便清长等，舌质淡润，苔白滑，脉沉迟或沉弱。

［临床运用］

（1）肾阳不足，脾阳虚弱，血无生化，冲任血少，甚则无血可下而致月经后期、月经过少、闭经等。加当归、川芎、香附以养血活血，行气调经。

（2）肾阳不足，命火虚衰，胞脉失于温煦而致痛经、妊娠腹痛、妇人腹痛。去泽泻，加艾叶、小茴香、炮姜、延胡索以温胞散寒，调经止痛。

（3）肾阳不足，脾失温煦，水湿不运，湿邪泛溢肌肤而致经行浮肿、妊娠浮肿者去熟地黄，加黄芪、桂枝以温阳化气行水；肿甚者加大腹皮；脚肿者加防己。

（4）肾阳不足，脾失温煦，水湿内蕴，下注大肠而致经行泄泻者，减熟地黄、枸杞子，加党参、肉豆蔻、薏苡仁。

（5）肾阳不足，脾阳虚弱，湿邪内停，下注冲任，带脉失约而致带下者，减熟地黄、枸杞子，加芡实、苍术、车前子燥湿固涩止带；若带下如崩者加潼蒺藜、龙骨、牡蛎温肾固涩。

（6）肾阳不足，脾气虚弱，精血匮乏，胞脉失养而致胎痿不长、胎动不安、滑胎、堕胎、小产等。原方减泽泻、附子，加黄芪、杜仲、川断、龟板、牡蛎等。

（7）素体阳虚，复因分娩损伤肾气，以致肾阳不振，气化失司，膀胱气化不利而致产后小便不通者，加桂枝、怀牛膝、车前子以温阳化气，利水便溺。

（8）素体肾阳虚弱，命火不足，胞宫虚寒，不能摄精成孕者，减泽泻、茯苓、附子，加艾叶、香附、怀牛膝；若阳虚阴无所化而致阴阳两虚者，加女贞子、山茱萸、黄芪、龟板。

○ 方七　清热解毒除湿汤（经带/湿热下注）

［组成］生地黄、黄芩、黄柏、黄连、茵陈、金银花、连翘、苦参、淡竹叶、百部、甘草。

［功效］清热解毒除湿。

［主治］湿热下注引起的带下量多，色黄，黏稠，臭秽，外阴瘙痒，或阴部生疮，红肿热痛，甚则溃烂流脓，黏稠臭秽，口苦咽干，身热心烦，大便干结，小便短赤等，舌红苔黄，脉滑数。

［临床运用］

（1）湿热内蕴，损伤任带而致带下者，加茯苓、泽泻、萆薢；湿浊偏盛者，加薏苡仁、赤茯苓、泽泻、滑石；肝经热盛者，加柴胡、栀子、龙胆草。

（2）湿热下注阴部而致的阴痒、阴肿、阴疮等。外阴瘙痒者可配合应用外阴洗药，进行熏洗坐浴治疗；外阴红肿热痛而无破溃者加当归尾、赤芍、白芷、贝母；已破溃者可合应用韩老经验方儿茶溃疡散外抹；创久不愈，正气不足，邪毒内陷者加黄芪、人参。

○ **方八　温肾除湿汤（经带胎产/阳虚湿蕴）**

[组成] 续断、桑寄生、怀牛膝、山药、当归、白芍、苍术、茯苓、薏苡仁、甘草。

[功效] 温补肾阳，健脾除湿。

[主治] 脾肾阳虚所引起的腰痛，带下绵绵不绝，色白清稀，其气腥臭，大便溏薄，小便不利或尿频，面浮肢肿等，舌质淡润，苔白滑，脉沉迟或虚缓。

[临床运用]

（1）素体阳虚，命火不足，脾失温煦，运化失职，水湿不能运化则失浊内生，损伤带脉而致带下病。临证酌加芡实、金樱子；偏肾阳虚者，加菟丝子、补骨脂、巴戟天以温肾助阳止带；偏脾虚甚者，加人参、陈皮；腹泻便溏者，加扁豆、白术、补骨脂；若精关不固而致精液下滑，带下如崩者，加菟丝子、潼蒺藜、山茱萸、巴戟天。

（2）脾肾虚阳，水湿运化失常，溢于肌肤而致经行浮肿者，加桂枝；妊娠肿胀者去怀牛膝，加姜皮、桂枝；下肢肿甚者加防己。

（3）脾肾阳虚，水湿运化失常，下注大肠而致行经泄泻者，加白术、车前子、补骨脂。

○ **方九　儿茶溃疡散（外用药）（阴痒/湿热下注）**

[组成] 儿茶、枯矾、冰片、雄黄、龙骨、黄柏。

[用法] 用上药研末，少许涂于患处，日1～2次，亦可适量用于外洗。

[功效] 清热解毒，燥湿敛疮，祛腐生肌，杀虫止痒。

[主治] 湿热下注或湿热生虫所引起的外阴、阴道瘙痒，如虫行状，甚至奇痒难忍，带下量多，色黄呈泡沫状或色白如豆渣状，或阴部红肿热痛，阴内外局部破溃，狐惑病，口舌生疮。

（摘自《中国百年百名中医临床家·韩百灵》）

【精选案例】

1. 带下

（1）白带

案1　产后脾虚，湿热下注

钮家巷潘宅老女工人，因中年产后辛劳过度，损伤冲任，脾经湿热，乘虚下注，白崩淋漓，已延20年。因家贫事烦，无力医治，且以饮食起居如常，故不注意于医药也。迨至病久体虚，神疲力乏，不能工作，故求韩老医治。诊其脉滑数，望其舌苔黄腻，闻其声音重浊，问其带下臭秽，知其湿热留恋，法当先除湿热。用萆薢、泽泻、萹蓄、瞿麦、车前子、滑石、薏苡仁、通草、贯众、川柏等药。始服白崩反多，再服崩下已减。知其湿渐轻，故予白术、山药、芡实、海螵蛸、茯苓等补脾愈带之药，调理而愈。计其前后所服之药只10剂，而20载之疾竟得速痊。

案2　脾肾不足，气虚夹湿

孙某，女，41岁，1987年5月28日初诊。

病史：白带量多有腥臭味数月，质稀，伴有腰酸体倦，不思饮食，便溏，舌质淡润，苔白滑，脉缓。

妇科检查：外阴已产型，阴道通畅，分泌物较多，色白，有腥臭味，宫颈光滑，宫体及双附件未见异常。

诊断：带下病（白带）。

治法：温肾健脾，益气渗湿。

方药：温肾健脾止带汤加减。

杜仲 20g　山药 15g　党参 20g　白术 15g　茯苓 20g　龙骨 20g　牡蛎 20g　芡实 20g　黑芥穗 15g　甘草 10g

嘱其连服 6 剂，水煎服，日 1 剂，早晚分服，忌食生冷。

二诊：带下量明显减少，食欲增进，效不更方，再服 5 剂。1 个月后孙某介绍他人来诊，同时告知上次用药后痊愈，未见复发。

（2）黄带

案 1　正虚邪毒夹湿

周某，女，33 岁，1989 年 11 月 29 日初诊。

病史：产后 4 个月余，带下赤白、气味臭秽、状如米泔 2 个月余。现带下量多，小腹疼痛连及腰骶，阴部瘙痒、灼热，心烦不宁，舌质淡红，苔黄略腻，脉滑数。

妇科检查：外阴发育正常，黏膜潮红，阴道通畅，分泌物量多，色淡黄兼有血液，臭秽难闻，余未查。分泌物化验：霉菌（＋＋），白细胞（＋），球杆菌（＋），清洁度（Ⅲ）。此案为临产之时，正当炎热季节，产后正气虚弱，感染邪毒，虫溺乘虚而入，损伤冲任，任带失固所致。

诊断：带下病（赤白带）。

治法：清热解毒，利湿止带。

方药：内服方解毒止带汤加减。

金银花 20g　连翘 15g　苦参 15g　茵陈 20g　黄柏 10g　白芍 20g　椿根皮 15g　牛膝 15g　生地 15g　牡丹皮 15g　贯众 15g

5 剂，水煎服，日 1 剂，早晚分服。

外用药：苦参 25g　蛇床子 25g　鹤虱 25g　百部 25g　黄柏 15g　枯矾 10g

3 剂，日 1 剂，水煎滤过，熏洗于患处。

二诊：治疗后，诸症大为好转，阴部略感不适，舌淡，脉滑缓，知其病势已减大半，嘱其守前方，再服 3 剂。

三诊：诸症消失。令服知柏地黄丸 1 周，一则巩固疗效，二则考虑产后多虚，予以扶正。

案 2　肝经湿热

王某，女，29 岁，1992 年 3 月 6 日就诊。

病史：带下量多半年之久，色黄，黏稠，有臭味，阴内灼热感，伴口苦咽干，口渴喜冷饮，小便短赤，舌质深红，苔黄腻，脉弦滑而数。

妇科检查：外阴已婚型，阴道通畅，阴道壁充血，分泌物色黄，质稠有臭味，宫颈光滑，圆柱状，子宫体后位，常大常硬，活动度良好，压痛（－），双附件（－）。

证属：肝经湿热所致。素性肝郁，脾气受制，水谷精微不能化血，湿浊郁结化热，湿热下注，则带黄，尿赤。热盛，则带下黏稠臭秽，口苦咽干，渴喜冷饮。舌红苔黄，脉弦滑数，阴中灼热，亦是肝热之征。

诊断：带下病（黄带）。

治法：清热利湿止带。

方药：龙胆泻肝汤加味。

生地 15g　栀子 15g　黄芩 15g　车前子 15g　芡实 15g　龙胆草 15g　当归 10g　泽泻 15g　柴胡 10g　甘草 10g

4 剂，水煎服，每日 1 剂，早晚分服，忌食辛辣。

3 月 10 日二诊：带下量减半，臭味大减，仍色黄，有少许血丝，舌质红苔微黄，脉弦而略滑。继以原方加椿根皮 15g，再投 3 剂。

3 月 14 日三诊：诸症消失，舌淡红，苔薄，脉和缓。知其病证已除，告其停服药剂，避免七情过急，少食辛辣之品。

[按] 带下有生理带下和病理带下之分。生理之带，是健康女子气血旺盛，津液充沛所化生的一种液体，通过肾气注入冲任，润泽阴户，无色无味，黏而不稠，其量不多亦可在经期前后或氤氲之时出现带下量增多的现象。王孟英言："带下，女子生而即有，津津常润，本非病也。"狭义病理之带是指阴道内流出物发生异常变化，并伴有全身和局部明显不适。带下病与湿邪密不可分，湿与脾肾又息息相关，此外与任带二脉紧密相连，当脾气健，肾气旺，肝气调，任带二脉功能正常时，则带下病无从可生，反之即可罹患带下病。在防治方面，韩老说：要以预防为主。其一，做到勤换内裤，保持外阴的清洁；其二，少食刺激性食物，少食生冷；其三，自调情志，勿要久居湿冷之地，慎房事。若一经发现患有带下病，应及早治疗，正确使用药物，不可延误，以免影响疗效。

2. 阴痒（湿热下注型、肝肾阴虚型）

案 1　肝肾亏损

孙某，女，47 岁，1982 年 6 月初就诊。近 5 年自觉阴部干涩，初时有瘙痒感，每于经期前后加重，近半年自觉奇痒难忍，无时间断，自用盐水清洗，无效，伴五心烦热，易怒，时有烘热汗出，腰酸腿软，舌红，苔少，脉弦细而数。

妇科检查：可见其外阴已婚已产型，外阴皮肤皱褶较多，皮肤较厚，表面略白。

诊断：阴痒（肝肾亏损型）。

治法：调补肝肾，滋阴降火。

方药：百灵育阴汤（经验方）加减。

熟地黄 15g　山茱萸 15g　山药 15g　泽泻 15g　牡丹皮 15g　茯苓 15g　白芍 10g　龟板 10g　牡蛎 20g　甘草 10g

7 剂，水煎服，日 1 剂。

外洗药：苦参 15g　百部 15g　鹤虱 15g　蛇床子 20g　黄柏 15g　枯矾 10g　甘草 5g　水煎，熏洗坐浴。

案2　肝肾亏损

何某，女，28 岁，已婚，1985 年春天初诊。于婚后月余出现外阴瘙痒，自购外阴洗药，用后瘙痒不减。随后到西医院治疗，用药不详，效果不佳，后来求治中医。现自觉外阴瘙痒加重，带下量少，阴道干涩，性交疼痛，并伴有眼睛干涩，腰酸膝软，尿频，舌红少苔，脉弦细。

诊断：阴痒（肝肾亏损型）。

治法：滋补肝肾，润燥止痒。

方药：百灵育阴汤（经验方）加减。

熟地黄 15g　山茱萸 15g　山药 15g　白芍 10g　龟板 10g　牡蛎 20g　川断 2g　桑寄生 20g　枸杞子 15g　女贞子 15g　菊花 15g　白鲜皮 20g　甘草 10g

10 剂，水煎服，日 1 剂，连服 7 剂。

二诊：自觉症状明显好转，舌脉同前，效不更方，继以上方连服 10 剂。再诊时患者病症悉除，嘱其口服杞菊地黄丸巩固疗效。

[按]　阴痒一病，可以发生于任何年龄，主要表现为外阴瘙痒，甚则剧痒难忍。韩老在治疗此病的过程中，注重辨病与辨证结合，抓住肝肾两经在该病中的重要性，采用内外结合的治疗方法。临证中运用经验方百灵育阴汤加减治疗肝肾亏损型阴痒，疗效甚佳。外用祖传经验方"儿茶溃疡散"熏洗外敷，每收奇效。

裘笑梅
（名师传承，送子观音，验方成药）

【医家简介】

参见第 104 页。

【主要学术思想和主张】

参见第 104 页。

【医论医话】

1. 调理脾胃在妇科临床上的应用

个人体会：在应用滋阴养血方药时，要适当佐以理气或助消化的药物，如：陈皮、枳壳、山楂、神曲、谷芽、麦芽、鸡内金、佛手柑之类，刚柔相济，动静结合，使之补而不滞，滋而不腻，故无碍胃之弊，以利于消化吸收。应用清热药物，亦要防止寒凉太过，克伐胃气，我在实践中摸索出白花蛇舌草、土茯苓、半枝莲等清热药物性味平和，既能清热，又不伤脾胃，临床乐于采用。对于慢性病的治疗，更须重视脾胃，因为久病多虚，通过调理脾胃调动了机体内在的能动性，常可改善体质，增强机体的抗病能力，同时又为其他治疗方法的应用创造有利条件，促使疾病向好的方向转化。同样，对于疾病的恢复期，调理脾胃亦为重要的治疗方法，常能收到事半功倍之效。

……

2. 治肝常用法则在妇科临床上的应用

肝为五脏之一，是贮藏血液的主要器官，有调节血量的功能。肝主疏泄，主身之筋膜，开窍于目，其华在爪。肝喜条达，是指肝气贵于舒畅通达而不宜郁结，肝郁则病变横生，肝为风木之脏，内寄相火，其性至刚，极易变动。肝的生理功能失常，不仅引起肝的本脏病变，如肝气、肝火、肝阳、肝风等，而且还可扰心、犯肺、乘脾及肾，引起其他脏腑的病变。临床所见杂病中，肝病十居六七，所以有人称"肝为五脏六腑之贼"，寓意是很深的。

肝与妇女的生理、病理关系极为密切。由于肝藏血，全身各部化生的血液，除营养周身外，皆藏于肝，其余部分下注冲脉（血海）；从经络循行来看，冲脉起于会阴，挟脐上行，而足厥阴经脉亦绕阴器，行抵少腹，故与冲脉相连，肝血充足则血海盈满，月经能以时下。又因肝主疏泄，性喜条达，肝气舒畅，血脉流通，则经血按期来潮。若肝的上述功能失常，在妇女可引起经、孕、产、育方面的多种病变。正因为肝与女子的生理、病理关系至密，故有"肝为女子先天"之称。……治疗肝病的常用法则在妇科临床上的应用，结合个人体验，简述为舒肝法、泻肝法、镇肝法、养肝法、滋肝法、温肝法等。

（摘自《裘笑梅妇科临床经验选》）

【常用效方】

○ 方一　二藤汤及复方红藤灌肠剂（验方）

［组成］忍冬藤 4g　大血藤 30g　大黄 9g　大青叶 9g　紫草根 9g，后下　牡丹皮 9g　赤芍 9g　川楝子 9g　制延胡索 9g　生甘草 3g

［用法］水煎服。

［功用］清热化湿，凉血活血，解毒祛瘀，消肿止痛。

［主治］盆腔炎、子宫内膜炎、附件炎等。

［方解］方以忍冬藤、大血藤为主药，取其清热解毒；配大青叶、紫草、赤芍、牡丹皮凉血活血；大黄泻血中之热而导秽浊；延胡索、川楝子行气止痛；甘草和中解毒。合之而成清热解毒，凉血祛瘀之剂。

○ 方二　补肾固带汤（验方）

［组成］芡实 15g　桑螵蛸 12g　党参 15g　淡附片 3g　煅牡蛎 30g　赤石脂 12g　煅龙骨 12g　炙白鸡冠花 12g

［用法］水煎服。

［功用］补肾固涩，清热止带。

［主治］肾虚带下。

［方解］肾主精，职司封藏。妇女若肾气虚衰，封藏失司，带脉不固，而见带下之疾，此属肾虚带下。本方取芡实、桑螵蛸补肾固精，复加党参益气，附子助阳，增强补肾之力；更入龙骨、牡蛎、赤石脂收敛固涩，佐白鸡冠花清热止带，合之而成补肾固涩止带之剂。

○ 方三　三黄忍冬藤汤

［组成］黄连 4.5g　黄芩 9g　黄柏 9g　忍冬藤 15g　贯众 12g

[用法] 水煎服。

[功用] 清热，凉血，止血。

[主治] 血热月经先期、量多，或崩漏。

[方解] 血得热则行，遇寒则止。阳热过亢，迫血妄行，引起月经先期、量多，甚或崩漏，宜于清热以止血。故本方主用三黄清泻三焦之火，使阳热得泄，血不受迫，自不妄行，辅忍冬藤、贯众以增强清热凉血之功。诸药合用，共奏清热凉血止血之效。

○ **方四 清解汤**

[组成] 凤尾草6g 大血藤15g 紫花地丁9g 土茯苓15g 栀子6g 黄柏3g 黄芩9g 白果10枚

[用法] 水煎服。

[功用] 清热解毒，祛湿止带。

[主治] 湿热带下，阴道炎症。

[方解] 方中凤尾草、大血藤、紫花地丁、土茯苓有清热解毒化湿之能，合栀子、黄柏、黄芩清泄三焦之火，兼以苦寒燥湿，更加白果止带、除浊，合之而成清热解毒，祛湿止带之剂。

○ **方五 蛇床子洗剂**

[组成] 蛇床子9g 五倍子9g 苦参9g 黄柏9g 苏叶3g

[用法] 煎汁外洗。

[功用] 清热化湿，杀虫止痒。

[主治] 滴虫性阴道炎、霉菌性阴道炎。

[方解]《本经》云："蛇床子主恶疮，则外治之药也，外疡湿热痛痒浸淫诸疮，可作汤洗，可为末敷，收效甚捷，不得以贱品而忽之。"此药温中下气，苦能除湿，辛能润肾，甘能益脾，故其功用颇奇，内外俱可施治，而外治尤良，再入苦参、黄柏、五倍子取其清热而祛湿，排脓水而制阴痒，疗疮而杀虫也，苏叶利气发散，促使诸药渗入，以冀奏效更捷。

○ **方六 青马一四膏**

[组成] 青黛30g 鲜马齿苋120g

[用法] 先将马齿苋捣烂，入青黛加麻油和匀，外涂患处。

[功用] 清热解毒，祛湿止痒。

[主治] 外阴瘙痒症、湿疹。

[方解] 青马一四膏，为师传方。《本草衍义》云："青黛乃蓝为之。有一妇人，患脐下腹上，下连二阴，遍满生湿疮，状如马瓜疮，他处并无，热痒而痛……。寻以马齿苋四两，烂研细，入青黛一两再研匀，涂疮上，即时热减，瘙痒皆去。"故治妇人热证之外阴瘙痒、湿疹，效较满意。又按《原病式》云："诸痛痒疮，皆属心火。"马齿苋辛寒，能凉血散热……捣敷则肿散、疗根拔，绞汁服则恶物当下，内外施之皆得也。由此观之，两药相配，其清热解毒、祛湿止痒之功非浅也。

○ **方七** 清热解毒汤

[组成] 狼毒9g 花椒9g 蛇床子9g 黄柏9g

[用法] 煎汁，入少许枯矾，坐浴温洗。

[功用] 清热解毒，燥湿杀虫。

[主治] 外阴瘙痒症。

[方解] 方中狼毒、花椒、蛇床子能解毒杀虫止痒；黄柏性味苦寒，疗诸疮痛痒，清下焦湿热，入少许枯矾，加强敛湿止痒之力。

(摘自《裘笑梅妇科临床经验选》)

【精选案例】

1. 白带

案 脾虚带下

龚某某，21岁，1984年5月29日初诊。带下量多，色白，质稠，无味，已半年之久，面色萎黄，纳谷不香，大便时溏，神倦。苔薄白，脉濡细。治用完带汤化裁。

炒潞参9g 淮山药15g 炒白术9g 炒扁豆10g 炙白鸡冠花10g 茯苓10g 六一散9g，荷叶包煎 大豆卷9g 化橘红6g

药后，带下显减，纳增，便润，精神较前振作，再宗前意服7剂，嘱其经转后可服参苓白术散善后。

[按] 脾虚带下，择用完带汤，略加清湿药，酌量变通，常见效验。

2. 青带

案 素体虚弱，湿热内蕴

朱某某，34岁，1984年10月10日初诊。患者带下青绿夹杂已3个月，伴有腥秽，少腥作胀下坠，面色萎黄，经汛先后无定期，末次月经10月9日。脉弦细，舌质偏艳红。治拟清湿热，补肝肾。

绵茵陈12g 焦山栀6g 冬桑叶15g 芡实20g 炙白鸡冠花10g 木贼草10g 马齿苋10g 制首乌9g 制苍术9g 炒川柏6g 潼蒺藜10g 枸杞子9g 桑寄生10g

二诊（10月15日）：服药后，月经量多2天净，净后绿带转清，腥秽已除。感头晕，腰酸，拟用六味地黄汤加薏苡仁10g，芡实10g，煅龙骨、煅牡蛎各15g，桑寄生10g，再嘱其服药半月，以资巩固。

[按] 本病例，素体虚弱，湿热内蕴，久而带色呈绿，为五色之一，伴有腥秽，投以茵陈汤解湿毒，佐以补肾，攻补兼施，以收其功。

3. 赤带

案 肾阴亏损，阴虚生内

傅某某，54岁，1986年9月10日初诊。断经5~6年，白带稀夹血丝半年，妇检为老年性阴道炎。多次阴道用药无效，自觉下身灼热刺痛，小腹微胀，头晕耳鸣、腰酸烦热，足跟隐痛。舌绛，脉细数。治用知柏地黄汤化裁。

大熟地20g 淮山药10g 泽泻9g 茯苓9g 陈萸肉9g 丹皮9g 知母9g 川柏9g 山楂10g 木通6g 枸杞子10g 芡实10g

服药 5 剂，白带血丝减少，下身灼热减轻，继服 10 剂，赤带痊愈。

[按]"肾者，主蛰，封藏之本。"若肾气不足或阴虚相火偏亢，均可引起肾失封藏之职。此例为绝经期患者，多因肾阴亏损，阴虚生内热，热注冲任，奇经诸脉失约所致，故用知柏地黄汤加味治之，旨在滋肾水，泻相火，以奏全功。

4. 黄带

案 1　脾虚湿热

刘某某，31 岁，1985 月 1 月 5 日初诊。子宫次全切除术后 6 个月，带下淋漓不绝，色黄伴有腥秽，头晕目眩，耳鸣腰酸，眠劣便溏，右侧少腹常感隐痛。妇检：宫颈糜烂，右侧附件切除，残端增厚。脉弦小滑，苔薄腻，质淡红。治用补气健脾，清热化湿之剂。

炒潞党参 9g　清炙芪 9g　炙鸡金 9g　淮山药 10g　茯苓 10g　炒白术 6g　马齿苋 10g　炒谷芽、炒麦芽各 9g　炒杜仲 9g　炙白鸡冠花 12g　川萆薢 12g

外洗：川柏 9g，苏叶 3g，苦参 9g。

二诊（1 月 14 日）：药后，带下减少，夜寐转眠，大便正常，腰酸腹痛仍有，前意化裁。

炒潞党参 9g　清炙芪 9g　炙鸡内金 9g　炒白术 6g　茯苓 10g　炙白鸡冠花 12g　炒杜仲 10g　马齿苋 10g　天仙藤 12g　炙甘草 3g　淮山药 10g

外洗：同上。

案 2　脾经湿毒（尖锐湿疣）

陶某某，37 岁，1986 年 2 月 17 日初诊。带下色黄如脓，腥秽而臭，外阴瘙痒伴有细瘰。便干尿涩，经汛正常。脉弦细而滑，苔薄黄腻，舌质艳红。妇检：左小阴唇下 1/3 处近阴道口有绿豆大赘生物 2 粒，右小阴唇下 1/3 处有芝麻大赘生物 2 粒，阴道壁红肿、有黏液，宫颈下唇 6 点处有一黄豆大紫色结节。手术摘除送病理检查，报告为："病变组织图像，符合鳞状上皮乳头状瘤，考虑为尖锐湿疣。"

治用：凤尾草 15g　大血藤 15g　紫花地丁 9g　败酱草 10g　土茯苓 15g　大青叶 10g　川柏 9g　地肤子 10g　白鲜皮 10g　制大黄 6g，后下　白果 11 枚

外洗：七叶一枝花 10g，川柏 9g，蛇床子 9g。

二诊（2 月 24 日）：前投清热、解毒、祛湿之剂，带下减少，色转黄白，外阴瘙痒亦瘥，大便已润，惟感少腹作胀。前方除制大黄，加荆芥、小青皮、车前子。外洗：同前。前方叠进月余，黄带已除，外阴细瘰消失，嘱其节房事，忌辛辣肥腻之品。

[按]黄带之病，虽属脾经郁热所致，但其病因不同，诊治亦异。案 1 为手术后冲任受损，精力疲倦，元气衰弱而带下淋漓不绝，故方中用参芪者以补其气而调营卫，使气血运行，加用山药、白术、萆薢、马齿苋促脾健、湿化、热清、痛除，扶正兼顾，获效显然。案 2 系房事过度，湿毒之邪侵蚀阴户，故带如黄脓，瘙痒异常，治用易黄汤合清解汤，以泻热解毒，排脓化湿，加用外洗药，内外合治，疗效迅捷。

5. 肾虚带下

案　督带脉衰

陈某某，45 岁，1964 年 10 月 27 日初诊。患者腰酸楚，下肢酸软，步行缓慢，困倦

畏寒，食欲不馨，尿频，带下绵绵，清稀，无臭味，无腹胀，自云多产所致，经汛尚规。妇检无滴虫、霉菌。脉濡细，苔薄白。治用补肾固带汤。

菟丝饼10g　炒杜仲10g　桑螵蛸15g　芡实15g　淡附片3g　煅龙骨、煅牡蛎各15g　赤石脂10g

二诊（11月5日）：上方服7剂，腰酸减轻，下肢有劲，尿频、畏寒亦瘥。前方除桑螵蛸，加大熟地10g，继服7剂。

［按］期将更年，督带两脉渐趋衰退，不能固摄，致带下绵绵。治用补肾固带汤，加强督带两脉职司。方中附片一味，温阳补肾，旨在阳生阴长之念。

6. 湿热带下

案1　急性盆腔炎

缪某某，32岁，1973年5月18日初诊。患者于1971年5月因陈旧性宫外孕而手术，术后常感少胀隐痛。1973年3月24日因高热腹痛到某医院急诊住院，诊断为急性盆腔炎，给予抗炎治疗。高热退，腹痛未除，带下颇多，色黄秽臭，质黏稠，伴腰酸，便干溲赤。末次月经5月15日，未净。肛检：子宫前位偏大，宫体压痛明显，活动较差，两侧附件增厚，右侧可触及小核桃大包块，有压痛。脉弦细，舌泛紫。治用清热凉血化湿之剂。

忍冬藤30g　大血藤20g　大青叶9g　炒当归9g　大麦芽15g　生山楂15g　炒川芎3g　制大黄9g　大豆卷10g　制延胡索12g　紫花地丁9g

二诊（5月23日）：药后，经净，腹痛稍有减轻，但带下仍多，色黄或夹有赤带，食欲不振。苔转白腻，脉细弦。治拟前方去当归、川芎、制大黄，加炙鸡内金9g，川楝子9g，马齿苋9g。

三诊（7月4日）：服前方月余，腹痛明显好转，食欲已振。妇检：宫体压痛消失，右侧包块消失，但附件仍增厚，有压痛。自觉仍有腰酸，带下。苔薄白，脉细弦。治用前方去炙鸡内金，加川断10g，炒杜仲10g，天仙藤15g。上方随症加减，连叠2个月余，附件压痛消失，增厚不明显，带下色转白，秽臭除。每遇疲劳，略感少腹作胀，再嘱患者前药隔日服月余，注意劳逸结合，以收全功。

［按］本例为盆腔炎，但中医学无此病名，属带下湿热下注型。此病因腹部手术后，湿热之邪内侵，病延2年，正不胜邪，邪瘀交阻而凝结成块。主方采用"二藤汤"，加减而成，以达到清热化湿、凉血活血、解毒祛瘀、消肿止痛之功，故治疗3个月包块消失，余症亦瘥。

案2　湿热下注

吴某某，47岁，1986年6月16日初诊。患者少腹疼痛，伴腹胀、腰酸、大便干燥，带下偏多，夹黄，月经紊乱，经汛已3个月未转。妇检：宫颈轻度炎症，宫体平位，大小正常，宫底轻度压痛，右侧附件片状增厚。脉弦细，苔薄白。证属湿热下注，蕴郁不化，气血不和。治拟清化、疏理。方用妇乐冲剂，每次服2包，1日2次。5天后，患者自觉大便转润，腹痛亦轻，但胃脘不适，纳谷欠佳。嘱其每次服1包，1日2次，无不适则连续服2个月。嗣后，病情症状已基本消失，经汛至今未转，面色红润。妇检：宫底压痛消失，右侧附件增厚不明显。

[**按**] 妇乐冲剂是由验方二藤汤研制而成，是治疗妇科炎症性疾患的良方，据证而施，每有卓效。

（摘自《中国百年百名中医临床家·裘笑梅》）

哈荔田

（知常达变，以调肝脾肾，整体观防治，尤重调气）

【医家简介】

参见第 133 页。

【主要学术思想和主张】

参见第 133 页。

【医论医话】

1. 带下病

带下病古人虽有青、黄、赤、白、黑之分。但总以湿为主因，而且以湿热为多，每与肝、脾、肾三脏有关，尤与肝、脾关系密切。治疗原则或燥湿清热，或理脾疏肝，或温阳化湿，或化瘀止带，皆宜结合具体情况辨证论治。……个人体会：湿热一证不可蛮用寒凉，否则伤脾助湿，血凝留止，则带下难止。……证虽不同，皆以治肝理脾，调和气血取效，可见带下病与肝脾气血功能失常关系密切，治带当以理肝脾、调气血为常法。

2. 望色

临床体会，妇人眼睑青暗多为带下，上下眼睑有黑晕多为血瘀，可见于痛经、闭经、鼻部及其周围出现青色，兼见腹痛畏寒者，多因寒凝血瘀，或见于痛经、闭经等病。

……

3. 气分药的应用

带下病的形成，虽有恚怒不解，房室太过，感受湿毒等不同因素，但就发病机制而言，则与肝郁、脾虚、肾虚、湿热下注等有关。故傅青主说："夫带下俱是虚证。"……肝郁而气弱，则脾土受伤、湿土之气下陷，是以脾精不守，不能化荣血以为经水，反变成白滑之物，由阴门直下，欲自禁而不得也。"因此，带下病的发生机制，总以气郁或气虚为本，而以湿邪为标。郁则气机失调，水湿不运；虚则不能化气行水，均可导致湿邪下陷，任、带失约而致带下病。至其治疗则须依据标本主次之不同，兼寒兼热之各异，分别采取治本为主，或治标为主，以及兼清兼温的不同方法。

气郁，肝气郁滞，横克脾土，以致湿邪不运，积久化热；或肝郁化热，湿热互蕴而下注，临床见有白带时多时少，或量多质稠，或色黄腥秽，或青如绿豆汁，并见头晕目眩，乳房及胸胁胀痛，或嗳气泛恶，或急躁易怒，脉弦或滑数等。治从"木郁达之，"土郁夺之"立法。肝郁为主者，则以疏肝健脾为主，逍遥散为常用方，并加青皮、香附、橘叶、川芎、玫瑰花等辛散之品；肝郁化火，湿热互结者，以清热利湿为主，加大血藤、虎杖等清热解毒，并可酌选陈皮、蒺藜、木香、佩兰等品佐入，此即傅青主所谓："湿热留于肝经，因肝气之郁也，郁则必逆，……郁逆之气既解，则湿热难留"之意。倘因肝经郁火内炽，则不仅横克脾土，致湿热蕴于带脉，且肝血失藏，血随湿热俱陷于下，则为似血非血之赤带，治以凉血平肝为主，并可选加香附、白蒺藜、醋柴胡等，俾肝火平，肝气疏，脾不受克，热去湿除，庶几可愈。

气虚脾气虚损，运化失健，水谷精微不能上布以化荣血，反聚湿为带病，或外湿浸渍，内合于脾，致中州不运，湿聚于下，带脉失于约束，而为带下淋漓。故缪仲淳认为"带下多是脾虚"。若脾气久虚，中阳不振，或脾虚及肾，阳虚内寒。任脉失司，则见带下清稀，如崩如泻。其属脾气虚者，见带下色白，如涕如唾，绵绵不绝，或两足浮肿，食欲不振，大便溏薄，舌苔薄腻，脉濡等症，治以健脾渗湿为主，常用方如参苓白术散，并宜加柴胡、陈皮、木香、佛手等疏肝理气之品，寓补于散，寄消于升，俾补虚而不滞邪。若脾阳不振，寒湿内盛。则带下清稀历久不止，面色㿠白，四肢不温，少腹冷痛，苔薄而腻，舌质淡白，脉沉弱，治当温补散寒而止带，可予完带汤为主，并佐以香附、乌药、吴茱萸、延胡索等辛温疏散，以加强温运散寒、理气止痛之功，且肝为风木之脏，"风能胜湿"，若风木不闭塞。则地气自升腾，若使清阳上升，脾运得健，自然无留湿之患。

若脾虚及肾，阳虚寒盛，则带下青冷；其势如崩，大便溏薄，小便频数清长，腰膝冷痛，小腹冷感，舌质胖淡，脉来沉迟。赵养葵说"八脉俱属肾经，……下焦肾气虚损，带脉漏下，"傅青主说"带脉通干肾，而肾气通于肝。"因此。对本类证候的治疗，在温补下元以固任、带的基础上，常伍小茴香、吴茱萸、香附、艾叶、白蒺藜之类，疏肝祛风、暖宫散寒。但用量宜轻，以免辛散耗气之弊。

（摘自《哈荔田妇科医案医话选》）

【常用效方】

◇ **方一** **熏洗法 1**

［组成］蛇床子9g　黄柏6g　淡吴茱萸3g

［功用］散寒燥湿，消炎止痒。

［主治］寒湿或湿热下注，见有带下阴痒，或阴部肿痛，或尿道感染，尿痛尿频等症。

［用法］上药布包，温水浸泡15分钟后，煎数沸，倾入盆中，乘热熏洗、坐浴。晨晚各1次，每次5～10分钟，洗后可拭干外阴部，内阴部位待其自然吸收，经期须停用。倘煎煮药液有困难，亦可将药用布包置于大口杯中，再用开水冲沏后浸泡备用。一般多以晨泡晚用，晚泡晨用。应用时将药液倾入盆中，再加以适量沸水，熏洗坐浴，一包药可浸泡2次。在药效作用的发挥上，前法较后法为佳。

［药物加减］带下量多，清稀，淋漓不止，可选加石榴皮、桑螵蛸、诃子、小茴香等，带下色黄、黏稠气秽，可选加苍术、蒲公英、萆草、草河车等；瘙痒剧烈可选加枯矾、苦参、小茴香等；阴部肿痛可选加香白芷、净苏木、刺猬皮、蒲公英、连翘、小茴

香等；糜烂溃疡局部有脓性分泌物，可选加白鲜皮、虎杖、金银花、蒲公英、桑螵蛸等。

○ **方二　熏洗法 2**

［组成］蛇床子 15g　花椒 9g　土槿皮 15g　紫荆皮 15g

［功用］清热燥湿，消炎止痒。

［主治］阴痒难忍，带下臭秽。

［用法］同前。

○ **方三　熏洗法 3**

［组成］麻黄 6g　炒枳壳 12g　透骨草 9g　五倍子 9g　小茴香 6g

［功用］祛湿消肿，通络固脱。

［主治］子宫脱垂。

［用法］布包，温水浸泡 15 分钟后，煎数沸，乘热先熏后洗，然后将子宫脱出部分，轻轻还纳，卧床休息。

［药物加减］子宫脱垂较重者，加桑寄生、升麻、金樱子；因摩擦破溃有分泌物者，加桑螵蛸、金银花、连翘、蒲公英等；兼见白带、阴痒者，加蛇床子、马鞭草、枯矾、清半夏、刺猬皮之类药。另可用五倍子、石榴皮、生枳壳、露蜂房各等份配以坐药纳入阴中。

○ **方四　纳法 1**

［组成］黄柏、枯矾、青黛。

［功用］解毒消炎、燥湿止痒。

［主治］宫颈糜烂。

［用法］上药等份为末，以消毒棉球蘸饱药粉，用线系住，纳于阴道宫颈糜烂面。晚上用药，次晨取出。如能用喷撒器喷撒患处尤佳。

○ **方五　纳法 2**

［组成］白矾 57g　乳香、没药各 9g　蛇床子 4.2g　钟乳石 13.5g　雄黄 13.5g　硼砂 1.2g　硇砂 0.9g　儿茶 10.5g　血竭 7.5g　樟丹 16.5g　梅片 10.5g　黄柏 9g　麝香 1.2g

［功用］燥湿解毒，敛疮生肌。

［主治］宫颈炎、盆腔炎。

［用法］以水 2 碗，煮白矾至沸，候略呈稠糊状，再入过 80 目细粉的乳香、没药、蛇床子、钟乳石、雄黄、硼砂、儿茶、黄柏等药，并加水 3～5 匙，煮沸入樟丹、血竭细粉，复加水 2 匙，煮沸入麝香、冰片，搅拌制成直径 1.5cm，厚 2cm 之药锭，备用，治疗时，宫颈炎患者，可纳入阴道，贴在宫颈上，再以消毒的代线棉球固定之，盆腔炎患者则纳入左右穹窿部。每 2 日更换 1 次。如制成粉剂，用喷撒器将药直接喷撒宫颈及穹隆部效果尤佳。用药前先以温水坐浴。

（摘自《哈荔田妇科医案医话选》）

【精选案例】

案 1　湿毒下注，气机郁滞（宫颈糜烂、阴道炎）

鲁某某，女，38 岁，已婚，1977 年 5 月 6 日初诊。去岁曾患尿路感染，发作尿频、尿痛、尿浊，愈后每见带下量多，经后尤甚，色黄黏浊，臭秽难闻，恙延数月，治无著效。伴见日晡热，脘腹痞闷，食不知味，腰背酸楚，少腹胀痛，口苦咽干，小溲赤热，尿道灼痛。妇科检查诊为：宫颈糜烂、阴道炎。刻诊脉来滑数，舌苔黄腻，周边薄白，舌质暗红，此系湿毒蕴热，注于下焦，郁滞气机，治以清化湿热之法。

处方：盐黄柏6g　金银花12g　瞿麦穗9g　海金沙9g，布包　车前子、滑石块各12g，布包　白萹蓄、川萆薢、冬葵子各9g　粉甘草6g　白檀香3g　淮木通4.5g　干虎杖12g

3剂，水煎服。另用蒲公英12g，吴茱萸3g，黄柏、蛇床子各9g，3剂，布包、泡水，坐浴熏洗，每日3次。

二诊（5月6日）：前方服后，带下显减，潮热未作，腰酸脘痞、少腹掣痛诸症均不若前甚。5月10日经潮，量少、色殷红，经行5天而止。现带下尚多，色黄兼赤，少腹隐痛，小便赤短，尿道涩痛，此湿热蕴于血分，水腑不畅。再依前法化裁。

处方：云茯苓12g　淡竹叶、白檀香各4.5g　血余炭、车前子布包、滑石块各12g　瞿麦穗、白萹蓄各9g　忍冬花、败酱草各12g　荜澄茄、甘草梢各6g

5剂，水煎服。外用药同前。

三诊（5月22日）：带下止，尿痛、尿赤诸症已除，腰酸、潮热，迄未再发。嘱以二妙丸半剂，胆草泻肝丸半剂，合服每日1次，空腹时白水送下。连服7天。

案2　湿热蕴郁下焦（阴道炎）

穆某某，女，28岁，已婚，1978年3月26日初诊。带下色青，黏稠腥秽，阴户肿痛，间或作痒，小溲短赤，足胫浮肿，口苦目眩。妇科检查：阴道壁充血，有脓性分泌物，宫颈轻糜充血，左穹隆部有压痛，诊为阴道炎。脉来沉弦，舌质红，苔黄腻，证属湿热蕴郁下焦，治宜分化湿热，通利膀胱。

处方：龙胆草、盐黄柏各6g　紫荆皮12g　冬葵子、车前子同布包、冬瓜皮、川萆薢、茯苓皮各12g　茅苍术、地肤子、炒芥穗各9g　软柴胡6g

3剂，水煎服。另以地肤子、蛇床子各9g，黄柏6g，蒲公英12g，3剂。布包、泡水，坐浴熏洗。每日2次。

二诊（3月30日）：药后阴部肿痛较前为轻，带下量减，色转黄白，腥秽亦不若前甚，浮肿渐消，头晕、口苦皆除。妇科检查：阴道壁仍充血，脓样分泌物减少，舌苔薄腻略黄，脉来弦滑兼数。再拟清利湿热、凉血解毒。

处方：苍术、地肤子各9g　云茯苓、淡猪苓、冬瓜皮各12g　黄柏6g　忍冬花、蒲公英各12g　紫草9g　细生地15g　炒芥穗、粉甘草各6g　青橘叶6g

5剂，水煎服。外用药同前。

三诊（4月8日）：前方服后带下已止，阴痛亦除，足肿尽消，昨日经潮，量少色深，块多腹痛，不欲按揉，脉象弦细。治以活血化瘀，调经止痛。

处方：醋柴胡6g　秦当归、刘寄奴各12g　延胡索4.5g　苏木、生蒲黄、五灵脂、怀牛膝、香附、杭白芍、赤茯苓各9g

3剂，水煎服。

四诊（4月15日）：上方服后，经血畅下，腹痛顿除，带经6天而止，经后略有白带。妇科检查已归正常，嘱服加味逍遥丸，7 天，每日 1 剂、白水送下。

案 3　肝郁脾虚，痰湿下注胞宫（附件炎）

徐某某，女，30 岁，已婚，1977 年 3 月 2 日初诊。带下 3 年，初觉绵绵淫溢，伴见少腹胀痛，泛恶纳呆，因工作繁忙，无暇顾及，始终未能加意治疗。近数月来神倦嗜卧，面白痰多，形体丰厚。带下黏秽，量多如注，似唾似痰，伴见食少脘闷、嗳气不爽，小腹坠痛，大便不实。询之婚后 4 年，曾孕 2 胎，殒。妇科检查：子宫大小、位置均正常，两侧附件均增厚，压痛明显，诊为附件炎，月经周期尚准，惟量少色深，夹有血块，舌质胖淡，苔白滑腻，脉象沉滑，证属肝郁脾虚，痰湿下注胞宫，拟先予燥湿化痰，疏肝调中之法。

处方：清半夏 9g　云茯苓 12g　广陈皮 6g　炒白术 9g　杭白芍 12g

5 剂，水煎服。另以蛇床子 9g，吴茱萸、小茴香各 3g，黄柏 6g，5 剂，布包、泡水，坐浴熏洗，每日 3 次。

二诊（3 月 8 日）：带下显减，精神有加，泛恶已除，惟仍脘痞纳差，少腹胀痛拒按，拟理气活血，调胃和中之剂。

处方：醋柴胡 9g　香附 6g　广木香 3g　川楝子、赤芍药、刘寄奴各 12g　延胡索 4.5g　云茯苓 1g　炒枳壳、炒神曲各 9g　干佛手 3g　粉甘草 6g

5 剂，隔日 1 剂，水煎服。外用药同前。

三诊（3 月 28 日）：带下仅有，腹痛已消，间或作胀，痰多泛恶，纳食仍少，治予理气调中，燥湿化痰之剂。

处方：清半夏、炒枳壳、炒白术各 9g　云茯苓 12g　广陈皮、香附、台乌药、醋柴胡各 6g　焦四仙各 9g　广木香 4.g　粉甘草 6g

5 剂，隔日 1 剂，水煎服。外用药同煎。嘱药后每日服逍遥丸 1 剂，连服 10 天。停药后带下止，诸症悉除。妇科检查：附件阴性。次年举 1 子，母子俱健。

（摘自《哈荔田妇科医案医话选》）

黄绳武
（带下从肝脾论治，用方选药精细明确）

【医家简介】

参见第 151 页。

【主要学术思想和主张】

参见第 151 页。

【医论医话】

1. 带下病治疗体会

带下之形成是由湿浊下注，损伤任带，首先是白带；如湿浊壅聚，郁而化热，湿热交蒸成为黄带；其色如配茶，有腥臭气；如果失于治疗，化火化毒，便成为赤白带、青带，甚至黑带；这时常伴口苦，小溲赤热，阴痒，阴道灼痛；带下之色由黄变成脓汁、衄血夹杂之物。这已非易黄汤所能奏效，而要泻火、利湿、解毒方可达到治疗目的。我在治疗黄带时受傅氏易黄汤的启发，宗其法而不泥于方。每以山药、生甘草、黄柏、车前子作为基础，然后随症加味。山药补肺、脾、肾三脏；生甘草既和中，又可泻火解毒；车前子利湿；黄柏清肾中之火。如口苦加炒栀子、牡丹皮，仿丹栀逍遥散之义，丹栀逍遥散的适应证就有口干口苦，此由肝郁化火所致，牡丹皮、栀子相配既可清气分火，又可清血分火；如小溲热赤或色黄，加茵陈、木通既利湿，又可泻水热；阴痒加苦参、地肤子、炒荆芥祛湿止痒；如血性白带，血分有热者加生地黄、赤芍；如带下腥臭气甚，加椿根白皮、土茯苓、忍冬藤。如有烦热加白薇既退烦热，又可利尿；胸胁不舒加柴胡；少腹胀痛加川楝子、酒炒白芍；如果检查有滴虫、毒菌性阴道炎，那就按妇科杂病阴痒，另外用药。

2. 肾虚带下

带下之症，亦有虚有实，虚证多因肾阳不足，固摄无权，以致带脉失约，冲任不固，精液滑脱而下，表现为带下清稀如水，日久不愈，腰酸腿软，下肢清冷。治宜温肾培元，固本涩精，可用苓术菟丝丸（茯苓、菟丝子、白术、五味子、杜仲、莲子、炙甘草）去五味子，加党参、海螵蛸、鹿角霜、补骨脂、巴戟天。

症见带下清冷，色白质薄清稀，量多，淋漓不断，腰酸怕冷，小便清长，夜尿多，甚至五更泄泻，一派肾阳虚衰表现。治用内补丸加减。该方温肾培源，固涩止带，对本证针对性强，作为首选示范。方中以鹿茸为君，功能大补元气，生精髓，益督脉；菟丝子补肝肾，固任脉；肉苁蓉壮肾阳；黄芪补气；肉桂、附子壮阳；潼蒺藜温肾止腰痛；全方有温肾壮阳，补气益精之力。

愚在运用此方时。每在原方的基础上适当加减化裁。其中鹿茸为血肉有情之品，能直接温阳升精，疗效虽佳，但价格昂贵，一般病家难以办到，愚意最好易鹿茸为鹿角或鹿角霜，虽力量较弱，但作用类同；方中肉桂、附子补命门真火，余往往取肉桂一味，本证是精液滑泄，肉桂补命门真火，补而能守。古人说善补阳者，必阴中求阳，善补阴者，必阳中求阴，在补阴时要照顾到阳，同样补阳时亦要照顾到阴，所以我在用鹿角、肉桂等补阳同时，还要用熟地黄、枸杞子、菟丝子养阴。因为肾虚带下，虽是肾阳虚衰，下元不固所引起但其导致的结果是精液滑泄不禁。损伤的是阴液，故在温阳的同时要滋养阴液。患者往往有腰疼如折，即用补骨脂来补肾固涩，再加芡实、白术、山药是从完带汤来的；参养后天补先天，补气升提；煅龙骨固涩直达肾中，临床使用，往往收到较好的效果。

（摘自《黄绳武妇科经验集》）

【精选案例】

1. 绿带

案1 肝郁脾虚，湿热下注

余某某，女，32岁，1984年4月26日初诊。黄绿带下量多，有腥臭味2~3年，伴月经量多、经期提前年余，1981年检查有宫颈重度糜烂，带下量多色绿，无阴痒，经中西医药治疗均无明显疗效。自去年上环后，月经量较前增多，每次用纸近2包，经期提前1周余，伴腰痛、口苦、头晕，小腹时痛，牵引腰背，睡眠差。末次月经4月1日，提前7天，量多，先紫后红，有血块，经行腰腹痛但可忍受，素心烦易怒，手足心发热，大便干，夜尿多，平时四肢、颜面肿，有时牙龈出血。舌暗淡，苔黄微腻，脉细。此肝郁脾虚，湿热下注。治宜养肝健脾，清利湿热。

党参15g 白术10g 当归10g 白芍15g 生薏苡仁15g 青蒿10g 生地15g 莲子心6g 川楝子10g 桑寄生12g 甘草6g 荆芥炭12g 山药15g

二诊（5月12日）：服药后带下由绿转白，量亦减少，无明显气味，末次月经4月29日来潮，腰腹痛不明显。舌暗淡，苔薄黄，脉细。继服上方。

三诊：（5月19日）：服药后带下量明显减少，腰痛亦减轻，牙龈出血未作，但仍感心慌、心烦、口干不欲饮。舌嫩、中有裂纹，脉细。此湿热减退，阴液渐伤之象。继服上方加麦冬12g。

四诊（6月10日）：服药后，带下正常，无心慌、心烦，诸症减轻。舌正常，苔薄，脉细。继服上方。

[按] 傅青主曰："夫带下俱是湿证"，陈自明明确提出五脏各有其带，曰："伤足厥阴肝经色如青泥"。青带多以肝经湿热立论。其湿热从何而来：乃因肝者木脏，最喜水涵，肝气先郁不能制脾，而脾气反侮，即所谓"木病则土气乘之"。脾喜燥而肝恶燥，所喜与所恶合，互相交争，则肝郁益甚，郁久化热，湿热互结，胶着难分，肝气欲升不能升，湿气欲降不能降，互相牵制留于中焦，此即先肝郁而后脾湿乘之，致湿热留于肝经而下为青绿带。就本患者辨证来看，素心烦易怒、头晕、口苦、纳差、面肿、苔腻、青绿带下，肝郁、脾虚、湿热下注皆有之，但又不可纯以湿热实证立论。患者带下2～3年，虽无疼痛之苦，却有暗耗之害，况其月经量多，重伤精血，而伴有头晕、纳差、心慌、手足心热、腰酸、脉细等肝肾阴血不足之象。对青绿带下者。本应清热利湿，但时此虚实夹杂之证。不可过于清热渗利、以重虚其虚。方中疏肝不用柴胡，因其升散提肝火，而易以青蒿亦入少阳经，疏肝气，性味苦寒气禀芳香，适用于血虚肝郁之人，而无劫阴升肝阳之弊；又助以川楝子疏通肝气。用当归、白芍养肝血；党参、白术、山药健脾益气，提系带脉；生薏苡仁利湿解毒，又资以生地滋肾水，恐其渗利伤阴；用荆芥炭利湿止带，以风能胜湿是也，用炭又能止血引血归经，治其月经量多；少佐莲子心清泻心火。全方重在疏肝健脾，疏肝以养肝为主，疏在其中。清利湿热，不过用苦寒渗利，意在扶正以祛邪，待正复而邪自去。再诊时青绿带已愈，色转白，量亦减少，但患者仍感胸闷、心慌，观其舌苔由腻渐至嫩中有裂纹，此湿热已去，阴血渐伤之象，故在上方中加麦冬养心阴，药后诸症减轻。由此可见，治此等湿热伤阴之症，既要祛湿热又要照顾阴液，一旦湿热将去，阴伤之象显露，就应即时随证化裁，切不可拘泥，否则其结果必将功未获奏，害已随之。如此用药轻重缓急之分寸，非临床经验娴熟者不可至此。

案2 血虚火炽，湿热尤甚

王某某，女，50岁，1984年5月3日初诊。带下色绿量多气臭1年余，4年前爱人因车祸而死。此后一直心情不佳，家庭负担又重，近1年多，带下量增多，先黄后逐步转绿，气味臭秽，质黏稠，每于经前带下量尤多，但无阴痒。月经对月，量中。开始经色暗黑有臭气，后逐渐转红，经前心烦尤剧，头痛，素心烦易怒，口中有臭气，手足心发热，胸闷，善叹息，面色红赤。查白带常规：未见滴虫、真菌。有糖尿病史，末次月经4月17日。舌质红，苔薄黄，脉弦细数。

生地30g　牡丹皮10g　炒栀子10g　土茯苓15g　茵陈10g　连翘10g　黄柏10g　车前草10g　麦冬15g　生甘草6g　生薏苡仁15g　山药20g

二诊（5月22日）：末次月经5月18日来潮，现已干净，用纸1包多，经血无明显气味，带下量减少，带下颜色转淡无明显气味，口臭亦减轻，现时头痛。舌质红，苔薄，脉细。继服上方去茵陈，加桑叶10g，白芍15g。

三诊（6月7日）：带下量明显减少，仅感劳累后乏力，腰痛，舌质正常，苔薄，脉细。继服上方加玄参15g。

[按]　患者起病爱人死于非命，抑郁成疾。肝郁日久化火，肝属木，木旺生心火，心肝火炽则心烦、易怒。面色红赤。肝郁横逆侮土，脾气受损，脾阳不升，运化失常，水谷之精微不能上输以生血，反聚为湿，湿郁化热，湿热交蒸滑注为带。每于经前尤甚者乃因经水将行，阴血下注，肝血骤虚，肝火愈炽，湿热尤甚。治宜清心肝之火，利下焦湿热，仿龙胆泻肝汤加减。但患者有糖尿病，属中医学"消渴"范畴。消渴一证虽有上、中、下三消之分，概其病因总不越阴亏阳亢，津涸热淫而已。治此等湿热带下不能过于清热利湿，过必阴伤更盛，消渴增剧，故在用药上仿龙胆泻肝汤而不泥是方，利湿热而照顾阴液，方中用牡丹皮、炒栀子泻肝火；茵陈清肝经湿热，又助以薏苡仁、土茯苓、车前草，其清热利湿作用更强；莲子心清心火，黄柏、甘草清下焦热毒；妙在清泻之中又助以生地、山药、麦冬养阴液，恐其清利太过损伤正气，又治消渴之证。带下俱是湿证，脾不运湿是其主因。茯苓健脾利湿，可谓治带下之首选药，然黄老治带下之症往往不用茯苓而易之以车前草，本病例亦如此。原因何在？带下之症是中气下陷，湿热下注所致。湿邪在下焦而不在中焦，茯苓虽淡渗利湿又有健脾之功，但药达中焦，而带下病湿邪在下，现要使未聚之湿不再下流，而且为已在下之湿邪开辟出路，因此不用茯苓而易之以车前草，车前草走小肠，善走下利湿，为下面之湿邪开辟出路，这亦是黄老治带下病妙用之处。

2. 黄带

案1　肝郁脾虚，湿热下注

李某某，女，42岁，1982年5月12日初诊。一贯带下量偏多，自1970年人流上环后，带下量更多，色黄有气味，每到夏天气味特别大，内裤总是潮湿，但从无阴痒。上环的第1年月经量多，后基本正常。素多愁善感，喜叹息，口干喜饮，小便黄，腰腹劳累后有下坠感，纳可，口淡无味，经常颜面浮肿，大便正常，多次查白带常规仅有一次真菌（＋），曾阴道上药、服白带膏，均无明显疗效。末次月经5月3日。舌质红，苔黄微腻，脉濡。此肝郁脾虚，湿热下注。治宜疏肝健脾，清利湿热。

柴胡6g　炒荆芥4.5g　白术10g　车前子10g　山药15g　黄柏10g　甘草6g　莲须10g　薏苡仁15g

二诊（6月15日）：服药后，精神转佳，带下量明显减少，带下颜色转淡，气味自觉已消失，舌红，苔薄，脉细。继服上方。

以后随访3个月带下基本正常。

[按] 带下俱是湿证，而湿有内湿、外湿之分。内湿多因脏腑功能失调，或脾虚，或肝郁，或肾失潜藏，尤以脾虚湿聚为主；外湿乃湿热之邪直接客于胞宫所致。此患者内外之湿兼而有之。患者素多愁善感，喜叹息，可见肝气不疏；口淡无味，颜面浮肿，苔腻，可见脾不运湿；肝郁脾虚则湿邪留聚，又带下加重于人流上环以后，手术创伤导致湿热之邪直接由下感染。傅青主通过长期临床观察指出："出嫁之女多有之，而在室女则少也"，主要是指出嫁之女直接感染机会多，指出直接感染亦是造成带下病的主要原因。脏腑功能失调与感受外邪，两者互相影响，胶结难解，导致带下连绵，经久不愈。所以治疗上既要调脏腑，又要利湿热。双管齐下。方中柴胡、炒荆芥舒畅肝气，二味直达肝经，疏肝达郁，用以升提肝木之气，其用量不宜过重，因肝为刚脏，木郁达之应升散但不宜太过；用山药、白术二味之甘，一平一温，健脾而扶其冲和之气，此肝脾同治，肝郁及脾，消除肝气才能免于横逆之虞。肝为木气，全赖土以滋培，土健则肝气畅茂；此重在调脏，又佐以祛邪，车前子分消水气，黄柏、甘草泻火解毒，生薏苡仁清热利湿且有解毒之功，其性味甘淡微寒，性寒清热，味淡渗湿，甘能入脾补脾，其攻中有补，攻不伤正，补不碍邪，是与其他清热利湿解毒药之不同点；还妙在用莲须，莲须虽有止带之功，但毕竟是固涩之品，湿热带下何以用之？带下乃耗损之证，日久必耗伤肾阴，肾者原为封藏之本，精之处也，宜藏精而不泻，今虽有湿热之毒邪，但带下日久，毕竟肾失封藏之职，况患者伴有腰腹下坠感，故在清热利湿同时，少佐莲须固肾摄精又有利湿止带之功，如此则脏腑得调，湿热得清，带下自愈。

案2　脾虚带脉失约、任脉湿热（宫颈中度糜烂）

顾某某，女，26岁，1982年10月7日初诊。自去年5月份人流术后，带下量增多，色黄白相兼质稠，有气味，甚至每天都要换内裤，每于月经前后更多。无阴痒，查白带常规：未见滴虫、真菌。纳差乏力，腰部有下坠感，月经对期，量中等，每经前乳微胀痛，腹隐痛，末次月经9月13日。素口干喜冷饮，小便黄，大便尚可。妇检：宫颈中度糜烂。舌红，苔薄，脉细。

党参12g　白术10g　山药15g　芡实15g　甘草6g　黄柏12g　炒荆芥4.5g　车前子9g　白芍15g

二诊：（10月25日）：服药后白带量明显减少，色白，质稀，近几天如蛋清样，无气味，舌质正常，脉细。继服上方。

3个月以后复诊：带下自服中药后一直正常，饮食亦增加。精神较前明显好转，妇检：宫颈轻糜。

[按] 患者自流产刮宫后发为黄带，流产刮宫损伤冲任，黄带乃任脉湿热为病，经曰："任脉为病，女子带下瘕聚"，可见其说有本。又患者伴纳差、乏力、腹部下坠之症状。沈金鳌说："是知一身上下，机关全在于带，带不能自持其气，其证皆陷下而不上矣……"带下病就是带脉弛缓不能约束诸经所致。《女科证治约旨》曰："若外感六淫，内伤七情，酝酿成因，致带脉纵弛，不能约束诸经脉，于是阴中有物淋漓下降，绵

绵不断，即所谓带下也。"然带脉附于脾，居中焦与脾同位，王海藏云："带脉行于厥阴之分而太阴主之"。又带脉主要功能是提系，而脾主升，补中焦之气即可提系带脉。《女科经纶》引缪仲醇言曰："盖以白带多属气虚，故健脾补气要法也"。此患者既有脾虚带脉失约，又有任脉之湿热，故治拟完带汤合易黄汤二方加减。方中完带汤之主药白术、山药二味之甘。一温一平协同以健脾土而扶其冲和之气；助以党参补益中气，甘草和中，得此则湿邪有制，中州之气陷自举；而以芡实配易黄汤之君药山药，山药味甘入肺脾肾三脏，芡实味甘苦涩亦入肺肾脏，为水之上源，而主治节，脾主转输，肾主收藏而布津液，水气通调赖此三脏，山药、芡实即能直接补之，则脏气平调水气自利，并非二药直接能利水也；又稍佐疏肝之品以解肝郁，这里仅用荆芥炭7.5g，气味清芬，疏肝达郁，升提肝木之气；虽肝属木，法当升散，但不宜太过，使风木鸱张，故加白芍酸收，以养血柔肝，使该方散中有敛，如此则肝郁得疏，风木自平；又加黄柏泻肾火治其带下臭秽，以车前子淡渗利下，分消水气。全方着眼于湿，但不循利湿之套法，而是补、散、升、消，均为湿邪开辟出路，由此可见其制方之奇特。

3. 白带

案 脾肾亏虚，湿浊下注

金某某，女，36岁，1983年4月28日初诊。一贯带下量多，近1年多逐步加重，色白质、清稀、无气味，无阴痒，白带多到每天都要换内裤，伴明显腰痛，腿软乏力。平时经常颜面浮肿，纳差，素大便干，小便正常，月经量偏少，经期退后，每40~50天一潮，经色暗红有血块，经行腹痛但不甚，末次月经4月17日，舌质淡，苔薄白，脉细。此脾肾亏虚，湿浊下注。治拟温肾健脾，益气止带。

党参15g　白术15g　甘草6g　沙苑子10g　菟丝子15g　山药15g　芡实15g　莲须6g　杜仲12g　当归10g　椿根白皮10g

二诊（5月19日）：服药后白带量明显减少，腰痛亦减轻，近几天有时感两少腹隐痛，现月经仍未来潮，舌淡红，苔薄，脉细。继服上方加丹参15g。

三诊（5月30日）：服药后月经于5月21日来潮，经期推迟4天，经行5天，用纸1包，色红，无腹痛，带下已正常，腰腿痛明显好转，无特殊不适。舌质正常，苔薄，脉细。继服上方。

[按] 脾气主升，肾主闭藏，脾阳虚则不能运化水湿，以致水湿内停而下注，肾气虚则不能固涩精气而下泄。患者带下清稀兼见腰痛、腿软乏力肾气不足之象，浮肿、纳差脾虚之候，辨证观之，脾肾不足可概见，其月经后期，量少，经行腹痛乃血虚气血不和之候。《医学心悟》曰："大抵此症不外脾虚有湿，脾气壮旺则饮食之精气生气血而不生带，脾气虚弱则五味之实秀，生带而不生气血。"然脾阳又赖肾阳之温煦，张景岳曰："而脾胃为中州之土，非火不能生。岂非命门之阳气在下，正为脾胃之母乎？"故在治疗上宜温补脾肾，还要注意，命火必要肾水相济，才能发挥作用。肾强脾旺则带下自止，脾健血生则经水自调，方中以沙苑子、菟丝子、杜仲温肾填精；党参、白术、甘草、山药、芡实健脾益气；莲须、椿根白皮固涩止带。全方合补脾补肾、固涩、养血活血于一炉。妙在补肾不用温阳之肉桂、附子，亦不用滋肾之阿胶、熟地，而选用温而柔

润之沙苑子、菟丝子、杜仲等味。沙苑子甘温补肝肾固精。《顾氏医镜》谓其"强阴固精，功专补肾"。《本草正义》谓其为"滋填肝肾之药"。菟丝子辛甘平，补肝肾，益精髓，益阴而能固阳，又因味甘而能助脾；亦有人认为其性偏温，清·黄宫绣《本草求真》谓其："辛甘温平，温而不燥，补而不带，得天地中和之气，故书称为补髓填精，强筋健骨，止遗固涩……为肝肾脾要剂。"杜仲甘温，补肝肾，强筋骨，益腰膝。以上三药皆入肝肾，性味偏温，既温肾阳又益肾精，皆阴阳双补之剂，且有固肾摄精之功。带下之症虽无疼痛之苦，却有暗耗之害，带下日久必耗伤精血。肾虚脾气不举，本应温肾益气。然桂、附虽温肾阳却有劫阴之弊，胶地厚味养阴但阴柔太过，皆于此症不利，只能用温柔之剂阴阳双补最恰如其分。再者虚性带下日久、必致肾失潜藏，只是温补填精，忽视固肾止涩，势必阳不易复，阴难以充，故佐以固肾摄精，收涩止带之品，尤不可忽视。

4. 赤白带

案 肝肾不足，心肝火炽

张某某，女，50岁，1983年11月2日初诊。10年前突然腰骶痛伴咖啡色带下，在上海检察诊断为亚急性盆腔炎，经中西药治疗半年稍有好转，但腰骶痛及咖啡色带下长年不干净。有时两少腹痛，伴头晕目胀，心烦易怒，胸闷心慌，腰酸，汗多，手足心热，口干苦，小便黄，大便干结，不吃牛黄上清丸大便不解。近1年多来，月经紊乱，数月一潮或1个月二潮，量时多时少。舌质红，苔薄，脉弦细。此肝肾不足，心肝火炽，下焦湿热感染。治宜滋养肝肾，清利下焦湿热。

生地20g　白芍20g　麦冬15g　丹参15g　牡丹皮10g　黄柏10g　贯众炭12g　冬瓜仁15g　甘草6g　椿根白皮12g　钩藤10g

二诊（11月25日）：服上药后咖啡色带消失，转成淡黄色分泌物，大便已能自解，余症悉减，近日感胃脘不舒，恶心干呕，舌质淡，苔薄，脉细。继服上方加竹茹10g。

三诊（12月22日）：服药后带下已止，少腹腰骶痛、恶心干呕已愈，近日食纳欠佳，食后有饱胀感，舌质正常，苔薄，脉细。继服上方加鸡内金10g。以后随访1年再未出现咖啡色带。

[**按**]《内经》以五色配五脏，一般赤带以心火论治。陈自明曰："伤手少阴心经色如红津"，《妇科玉尺》曰："赤带多因心火时炽不已，久而阴血渐虚中气渐损而下赤矣。"亦有不从心火立论者，傅青主则主肝脾之说。《丹溪心法》曰："女子之血，谓之七损，上为乳汁下为月经，交合浸淫之水与夫漏浊崩中带下之物，皆身之血也，何况赤带乎？"可见赤带由血变化而来。又肝藏血，脾统血，心主血，肾藏精，精化血，故赤带与心肝脾肾关系密切，总之应根据具体情况而定，不能一言以概之。患者曾患盆腔炎，嗣后赤带下并伴腰骶少腹痛，又近绝经之年兼见头晕目涩，心烦易怒，胸闷心慌，手足心热，腰痛，尿黄便结等症。肝肾不足，心肝火炽，下焦湿热感染俱有之，脏虚与湿热感染互为因果，脏虚则湿热之邪乘虚而入，"邪之所凑，其气必虚"，湿热感染进一步损伤脏腑的正常功能，故治疗上既要补脏腑之虚，又要清下焦湿热。方中生地滋肾，重用白芍柔肝，白芍配甘草又缓急止痛，麦冬养心阴，此治脏虚用药针对心肝肾；黄

柏、贯众炭、冬瓜仁祛下焦湿热之邪，黄柏苦寒泻火燥湿，贯众味苦、微寒，苦以燥湿，寒以泄热。《本草正义》谓其"苦寒沉降之质，故主邪热而能止血……然气亦浓厚故能解时邪热结之毒"。冬瓜仁甘寒，仁性寒滑，最善清下焦湿热，且有通大便之功；椿根白皮燥湿清热且治赤白带下；妙在用丹参、牡丹皮，赤带由血变化而来，多由血分有热所致，既是血热外溢，就应凉血止血，缘何用丹参、牡丹皮等活血凉血之品？殊不知赤带乃水与血合，浊液也，今要使未聚之血不再外溢，非凉血不能止血分沸腾之势，为已聚之浊血开辟出路，非活血不足以祛邪，岂可止血而留寇乎？

（摘自《黄绳武妇科经验集》）

祝谌予

（调气血，和脾胃，理肝肾，固冲任）

【医家简介】

参见第 175 页。

【主要学术思想和主张】

参见第 176 页。

【临证经验】

脾胃运化与带下病

脾胃运化功能低下，带脉约束无力，以致湿邪下注形成带下病。临床上根据带下颜色的不同，又分为白带、黄带和赤带。祝氏认为带下俱属湿证，而其本在于脾胃之虚。诚如傅青主所说："脾精不守不能化营血以为经水，反变成白滑之物，由阴门直下欲自禁而不可得也。"白带清稀属寒湿，黄带黏稠属湿热，若湿热更甚，内混血液则成赤带，悉以完带汤一方加减治之。

（摘自《名老中医经验集·祝谌予》）

【常用效方】

○ 方一 完带汤

［组成］白术、苍术、山药、党参、甘草、陈皮、柴胡、白芍、黑芥穗、车前子。

［方解］以白术、苍术、山药、党参、甘草，入脾胃而大补中气，健脾燥湿；陈皮、柴胡、白芍走肝经而疏理气机，调肝和营；黑芥穗、车前子启上导下，祛风胜湿。该方脾胃肝三经同治，各得其宜，治疗带下时可随证化裁。

［加减法］若带下清稀，如涕如唾，便溏浮肿属寒湿，加干姜、吴茱萸、白芷、艾叶等；带下黏稠，腥臭有味，腰腹刺痛属湿热，加黄柏、知母、败酱草、土茯苓等；带中有血加生地榆、生侧柏；腰痛膝软，加川断、狗脊；兼肾阴虚加生熟地、枸杞子；兼肾阳虚加肉桂、淫羊藿；带下如崩加海螵蛸、桑螵蛸、生白果、芡实等。

○ 方二 止带方

［组成］猪茯苓、车前子、泽泻、茵陈、赤芍、丹皮、黄柏、栀子、牛膝、芦根、茅根、金银花、连翘、败酱草。

[功效] 清热解毒，活血利湿。

[主治] 急性盆腔炎症，见发热腹痛，带下量多如脓腥臭，阴部瘙痒，舌红苔黄，脉滑数者。

（摘自《名老中医经验集·祝谌予》）

○ 方三　千金止带方

[组成] 香附、鸡冠花、椿白皮、木香、补骨脂、白芍、杜仲、砂仁、白术、续断、延胡索、青黛、小茴香、党参、川芎、当归、牡蛎。

[加减] 白带过多加金樱子、赤石脂、芡实、海螵蛸、桑螵蛸、益智仁等。

（摘自《祝谌予临床经验辑要》）

【精选案例】

案1　脾肾两虚，湿注带下

刘某，女，48岁。白带量多清稀1年，劳累后加重，腰酸、乏力、纳差、便溏，月经10余日方净，舌质淡，脉沉细。用完带汤加生熟地、川断、桑寄生、菟丝子脾肾两补，除湿止带，药服7剂而告痊愈。

（摘自《名老中医经验集·祝谌予》）

案2　脾肾阳虚，寒湿内阻，气滞肝经（慢性盆腔炎）

吴某，女性，31岁，医师，1993年4月23日初诊。

主诉：腹胀腹痛、白带量多3年。患者1990年1月因先兆流产行刮宫术，术后数日即觉脐以下腹胀、腹痛，白带量多持续至今。曾在妇科B超检查示双侧输卵管增粗、增厚，诊断为慢性盆腔炎，服用诺氟沙星等消炎止痛西药及中药多剂无效。

现症：小腹胀痛，畏寒喜暖，左少腹牵引左下肢酸胀不适，腰酸膝软，白带量多清稀，胸闷嗳气，大便溏薄。末次月经4月16日，6天干净。舌淡红，苔白，脉细弦。

辨证立法：脾肾阳虚，寒湿内阻，气滞肝经。治宜温补脾肾，除湿止带，行气止痛。方用完带汤加减。

处方：苍术、白术各10g　党参10g　山药10g　柴胡10g　白芍10g　炙甘草6g　陈皮10g　荆芥炭10g　炒防风10g　茯苓15g　车前子10g,包煎　苏梗、藿梗各10g　白芷10g　生薏苡仁30g　川楝子10g　延胡索10g

每日1剂，水煎服。

二诊（5月14日）：药服14剂，白带明显减少。守方去防风、茯苓、川楝子、延胡索，加干姜10g，败酱草30g，再服7利。小腹胀痛减轻，白带已除。大便仍溏；伴腰腿酸沉，舌暗淡，齿痕，脉弦滑。仍以温补脾肾，除湿止泻为治，方用四神丸合痛泻要方。

处方：补骨脂10g　吴茱萸3g　肉豆蔻10g　诃子肉10g　苍术、白术各10g　茯苓115g　防风10g　白芍10g　陈皮10g　生薏苡仁10g　芡实15g　桂枝10g　桑寄生20g

每日1剂，水煎服。

三诊（6月18日）：加减调治1个月，腹痛腹胀大减，大便成形，白带不多，精神体力均好，现月经将至，略有乏力，舌脉同前。治用完带汤加川断15g，桑寄生20g，狗脊 15g，枸杞子 10g，再服 14 剂，以资巩固。

［**按**］盆腔炎是指盆腔内生殖器官及盆腔周围结缔组织以及盆腔腹膜等炎症性病变的总称，属于中医学的"带下"、"癥积"范畴。本案以小腹胀痛、白带量多为主症，傅青主云："带下俱属湿证"，但辨证有湿热与寒湿之不同。本案由于人流术后，损伤正气，脾肾两亏，复感寒湿，阻于胞宫，气血不畅故见小腹胀痛，肢体酸沉；胞宫寒凝则喜暖畏寒；寒湿下注则白带量多清稀，大便溏薄。祝师治用完带汤为主，补脾肾，散寒湿，止带下；待白带减少，易用四神九、痛泻药方加桑寄生、桂枝等温阳止泻，疏肝止痛。方中苏梗、藿梗、白芷、干姜、生薏苡仁、车前子均燥湿散寒之药；川楝子、延胡索、桂枝、吴茱萸、肉豆蔻等均行气止痛之品。脾肾健、寒湿除，气血畅则腹痛、带下、便溏告愈。

（摘自《祝谌予临证验案精选》）

罗 元 恺
（崇景岳，传岭南，重脾肾，创验方）

【医家简介】

参见第 188 页。

【主要学术思想和主张】

参见第 188 页。

【医论医话】

带下病多因内生殖器有炎症，如阴道炎、宫颈炎、盆腔炎、肿瘤等。致病因素有外来感染或内在病变之分。外来因素如细菌、滴虫、霉菌、淋菌感染等；内在因素如身体虚弱、肿瘤等。病情有轻有重。中医学多认为湿热、湿毒、脾虚、肾虚等所致。病有虚实，治法各异。

带下病是妇科中之常见病，除影响身体健康外，往往妨碍生育，导致不孕症。

带下病的原因不同，其排出物的性状也各异。中医除根据其全身症状及舌、脉等的不同表现外，主要观察其分泌物的色、质、量情况及臭气之有无等，作为辨证的依据。

带下病由于分泌物增多，刺激外阴，故往往有不同程度的外阴瘙痒，治疗方法上须内外合治，才易收效。

西医所称之炎症，不一定属于中医或一般人所称之热或热毒而可概用寒凉之药。有些炎症从中医辨证来说，可能属于虚寒或寒湿或痰湿，治法上用祛寒、祛湿、杀虫、抑菌以恢复其固有功能，以达到减少过多分泌物之渗出，也可属于西医学所称消炎的范畴。

【常用效方】

○ **方一　茵陈败酱汤**（自拟方）

［组成］绵茵陈 25g　败酱草、冬瓜仁、薏苡仁、淮山药、金樱子各 30g　银花藤、云茯苓各 20g　麦冬、黑栀子各 15g

[功效] 清热利湿止带，佐以健脾。

[主治] 湿热带下证。临床表现为带下量多、色黄、质稠，或黄白相兼，或黄赤杂见，或有臭秽气。小腹或下阴有灼热感，或外阴瘙痒。可能导致月经先期、量多，延长，经色鲜红或深红。小便热疼而涩，大便溏臭。甚或身发低热，口干，舌红、苔黄腻，脉滑数或弦滑。

[加减] 带下黄稠且有臭秽气者，加蒲公英30g，苦参15g；舌苔白黄厚腻者，加藿香12g；舌苔黄而干者，加黄柏12g，天花粉15g；下腹热痛者，加川楝子10g，延胡索15g；有全身发烧者，加青蒿（后下）10g，黄芩15g；舌质红者，加紫花地丁20g，丹皮12g；热邪盛者，加黄芩、连翘各15g；有外阴痒者，兼用下方熏洗：防风、白矾（冲）各20g，蛇床子、荆芥、黄柏、海桐皮、蒲公英、大飞扬（地方草药）、仙鹤草各30g。

方二　完带汤加白芷、云茯苓、巴戟天

[组成] 白术、车前子、白芍各15g　苍术12g　党参、云茯苓、巴戟天、淮山药各20g　陈皮5g　黑荆芥9g　柴胡、甘草、白芷各6g

[功效] 健脾益气，温肾固涩。

[主治] 脾肾阳盛带下证。临床表现为带下量多而清稀，色白，甚或清稀如水，无臭气，下腹或阴部会有冷坠感，神疲体倦，面色苍黄无华，口淡乏味，胃纳不佳，怕冷腰痠，四肢不温，夜尿频多。舌质淡胖、苔白润，脉沉细濡弱。

[方解] 加白芷，取其辛温止带，适用于虚性之带下病，《本经》谓其能治"女人漏下赤白"，《医学集成》谓其治"妇人带下"余常用于虚寒之带下证，多能奏效，不仅用治头风脑痛也。茯苓乃甘平之品，功能健脾补中，其所以能渗利水湿，主要通过健脾之运化作用，且有增强人体免疫之功能，故四君子汤用之，它与猪苓、木通等之直接利水祛湿者不同。巴戟天为温肾逐寒湿之品，有强壮作用，温而不燥，守而不走，具有温涩之功。外用可用蛇床子洗方（《疡医大全》）蛇床子30g，花椒15g，白矾20g，煎水熏洗阴部，本方对滴虫性阴道炎之带下有效。

方三　止带方（《世补斋·不谢方》）加减

[处方] 绵茵陈、败酱草各30g　山栀子、黄柏、赤芍、泽泻、车前子各15g　猪苓、牛膝、黄芩、土茯苓各20g　丹皮12g

[主治] 湿毒带下证。临床表现为带下量多，色黄质稠，或黄绿如脓样，或黄中带赤，有臭秽气，阴部瘙痒，甚或生长阴疮。全身症状可有发热畏寒，小腹疼痛，大便溏秽，小便黄赤涩痛。舌质红、苔黄腻，脉滑数或拱数。治宜清热解毒除湿，可用同时可用塌痒汤（《疡医大全》）熏洗：鹤虱草、苦参、蛇床子、威灵仙各30g，当归尾25g，狼毒（先煎）15g，猪胆汁2个（放在盆里与煎好之药液和匀）本方可用于霉菌性阴道炎之带下。

方四　知柏地黄丸合二至丸

[组成] 生地、泽泻、女贞子各15g　黄柏10g　知母、山萸肉各12g　淮山药、旱莲草、云茯苓各20g　丹皮10g

外用熏洗方，可用野菊花、旱莲草、黄柏、蛇床子、金银花、丹参各30g，甘草

25g，白矾（冲）15g。

[功效] 滋养肝肾。

[主治] 肝肾阴虚带下证。临床表现为带下色黄而质枯，或带中有血丝。自觉阴中有灼热感及瘙痒。全身症状见烦躁、五心烦热，口干不欲饮，多发于老年而体质消瘦之妇女。舌红，少苔或无苔，脉沉细而弦。

上列各证型之药方，对性病之淋浊带下及癌肿之带下不包括在内，应由性病及癌症专科加以处理，应明确诊断加以鉴别，以免延误。

（摘自《女科述要》）

○ **方五 清带汤**

[组成] 冬瓜仁捣，30g 麦冬 15g 败酱草 30g

[煎服法] 水 800ml，煎取 300ml，每日 1 剂，以 7 天为 1 疗程。

[功效] 清利湿热，止带。

[主治] 妇女湿热带下。

○ **方六 荆防止痒洗（外用方）**

[煎服法] 煎水作外阴熏洗，俟药液温和时坐盆约 30 分钟，每日 2 次。

[组成] 荆芥 25g，后下 防风 15g 蒲公英 30g 黄柏 30g 枯矾冲，15g 百部 2g 地肤子 30g

[功效] 祛风清湿热止痒。

[主治] 带下量多，外阴瘙痒。

（摘自《罗元恺医著选》）

【精选案例】

案1 脾肾虚损

余某某，女，32 岁，1975 年 5 月 21 月初诊。

主诉：服长效避孕药已 1 年，近月来白带增多如水样，胃纳差，口淡，睡眠欠佳，尿量减少，大便 2 天 1 次。面部色素沉着明显，舌淡白，唇色亦淡，脉沉滑略弦。

诊断：脾肾虚损，带下。

治则：健脾固肾，收敛止带。

处方：菟丝子 25g 白术 15g 炙甘草 10g 白芍 10g 海螵蛸 15g 白芷 10g 岗稔根 30g 4 剂。

二诊（5 月 28 日）：服药后带下比前大减，胃纳增进，面部色素沉着亦减轻，睡眠仍欠佳，尿正常，舌淡红，苔薄微黄，脉细滑。药已见效，按法照上方加首乌 20g，续服 6 剂后白带已净。

（摘自《罗元恺医著选》）

班秀文

（主张辨证审慎，用药精专，崇尚肝肾，喜用花类）

【医家简介】

参见第 199 页。

【主要学术思想和主张】

参见第 200 页。

【医论医话】

1. 带下病治疗多法，祛湿为先

带下病的治疗，根据病情虚实寒热的不同，虽有温化、清热、燥湿、祛痰、补虚、泻实之分。但因其病因以湿为主，故其治法当以祛湿为先。一般来说，治湿之法，湿在上在外者，宜微汗以解之，湿在下在内者，则宜温肾健脾以利之，亦即《素问·阴阳应象大论》所说"其在皮者，汗而发之"，"其下者，引而竭之气"。具体说来，湿从寒化，宜温燥利湿，湿从热化，宜用苦寒清利；脉症俱实，水湿塑盛，宜攻逐利水，脉症俱虚，形气不足，宜扶正培元。

2. 带下病，应以健脾温肾为宗

治疗带下病，应以健脾温肾为宗，以祛湿为先，结合不同的脉症，分别佐以疏肝泻火，清热解毒，活血化瘀，扶正培元之品，适当结合外治之法。只要治法对证，用药中的，则疗效可期。

（摘自《班秀文妇科医论医案选》）

3. 带下不离瘀

带下不离湿，而湿邪重浊黏腻，能导致经脉不利而为瘀，瘀则凝结壅滞下焦，导致津液不能上布施化，反而下陷而为湿。所以对带下病的治疗，除了以温肾健脾为宗，以祛湿为先之外，还要注意治带不忘瘀，灵活选方用药，才能收到预期的效果。

……

4. 黑带

《傅青主女科》言："夫黑带者，乃火热之极也，……所以但成黑带之症，是火结于下而不炎于上也"。火有虚实之分，实火缘于邪热炽盛，虚火责之五脏阴损。而肾阴为阴液之本源，"五脏之阴气，非此不能滋"。《诸病源候论》又曰："肾脏之色黑，带下黑者是肾脏虚损"，班老服膺此说，主张从肾治疗黑带之证，常用六味地黄汤加知母、黄柏、墨旱莲等。

5. 带任督冲相关

带主约束，任主诸阴，督主诸阳，冲脉主血海，带脉通于任督二脉，任督病则带脉病，带脉病任督亦病，所以多见经、带并病。在辨证论治之时，要分清带病与经病孰轻孰重，采取治带及经，或调经治带，或经带并治。治带病以祛湿为先，治经病以理血为首要。但湿为阴邪，其性黏腻重浊，常常与血相结，凝滞胞宫，阻塞经脉，因此，在祛湿化浊之中，往往要配用理气活血、化瘀软坚之品。湿邪阻遏阳气，最易化热生虫，故解毒杀虫之品亦不可少。土茯苓，性味甘淡平，既能清热利湿，又能解毒除秽，凡属湿热引起的带下病变，用之最宜。盖其性平，利湿不伤阴，解毒不耗气，为祛邪不伤正之良药。年老体弱，带下日久不止者，如辨证确无秽恶之气，多属下元亏损，固藏无能，宜温补收敛并用，以培其根源。

（摘自《班秀文临床经验辑要》）

【常用效方】

○ **方一　解毒止痒汤**

［药物组成］土茯苓30g　槟榔10g　苦参15g　忍冬藤15g　车前草15g　地肤子12g　甘草6g

［服用方法］每日1剂，水煎分2次温服。

［功效］清热利湿，解毒杀虫止痒。

［主治］肝经湿热型阴痒和湿热型带下病（如霉菌性阴道炎、滴虫性阴道炎），症见阴部瘙痒，甚则痒痛，带下量多，色黄或黄白相兼，质黏腻，如豆腐渣状，或呈泡沫米泔样，其气腥臭，心烦少寐，口苦而腻，脉弦数或濡数。

［加减运用］如体质瘦弱，纳食不馨者，减去苦寒之苦参、地肤子，防其犯胃，加炒山药15g，炒薏苡仁15g，以健脾化湿；如阴道灼热，痒痛交加者，加黄柏6g，凌霄花9g，火炭母9g，以加强清热化瘀之力。配用蛇床子、火炭母、夜交藤、苍耳子等药坐盆熏洗，内外并治，则其收效尤捷。治疗期间，禁食肥甘厚腻或辛温香燥之品，并适当节制房事。

［方义分析］本方为祖传验方。方中以甘淡平之土茯苓解毒除湿为主药，配辛苦温之槟榔燥湿杀虫为辅，佐以甘寒之车前草利湿清热解毒，苦参味苦性寒，能清热燥湿，祛风杀虫，地肤子清热利湿止痒，忍冬藤性味甘寒，清热解毒，与土茯苓相须为用，则利湿解毒之功倍增。据现代药理研究，槟榔、苦参、车前草、地肤子都对多种皮肤真菌有不同程度的抑制作用，苦参的醇浸膏在体外有抗滴虫作用，故本方能治疗霉菌性和滴虫性阴道炎所致上症者。

○ **方二　清宫解毒饮**

［方药组成］土茯苓30g　鸡血藤20g　忍冬藤20g　薏苡仁20g　丹参15g　车前草10g　益母草10g　甘草6g

［服用方法］清水煎服，每日1剂。

［功效］清热利湿，解毒化瘀。

［主治］子宫颈炎、阴道炎。属湿热蕴结于下焦，损伤冲、任脉和胞宫，以湿、瘀、热为患而导致带下量多，色白或黄，质稠秽浊，阴道灼痛或辣痛者。

［加减运用］如带下量多，色黄而质稠秽如脓者，加马鞭草15g，鱼腥草10g，黄柏

10g；发热口渴者，加野菊花 15g，连翘 10g；阴道肿胀辣痛者，加紫花地丁 15g，败酱草 20g；带下夹血丝者，加海螵蛸 10g，茜草 10g，大蓟 10g；阴道瘙痒者，加白鲜皮 12g，苍耳子 10g，苦参 10g；带下量多而无臭秽，阴痒者，加蛇床子、槟榔各 10g；带下色白，质稀如水者，减去忍冬藤、车前草，加补骨脂 10g，桑螵蛸 10g，白术 10g，扁豆花 6g；每于性交则阴道胀疼出血者，加赤芍 12g，地骨皮 10g，丹皮 10g，田三七 6g，腰脊酸痛，小腹坠胀而痛者，加桑寄生 15g，川杜仲 10g，川续断 10g，骨碎补 10g。

[方义分析] 子宫颈炎有急、慢性之分。从临床症状看，急性时宫颈红肿，有大量脓样分泌物，色白或黄，质稠黏而秽臭，腰及小腹胀疼，个别患者伴有发热、口渴、脉弦数、苔黄腻、舌边光红；慢性时则宫颈糜烂，带下量多少、小腹胀疼、腰酸膝软，甚或性交时阴道辣痛或出血。证属湿热带下或湿瘀带下范畴。治之宜用清热利湿，解毒除秽，活血化瘀之法。本方重用甘淡平之土茯苓为主药，以利湿除秽，解毒杀虫；忍冬藤、车前草、薏苡仁之甘寒，既能辅助土茯苓利湿解毒，又有清热之功，而且甘能入营养脾，虽清利而不伤正；鸡血藤之辛温，能补血行血，是以补血为主之品；益母草之辛苦微寒，能活血祛瘀，利尿解毒；丹参一味功同四物，有补有行，与鸡血藤、益母草同用，则补血化瘀之功益彰；甘草之甘，既能调和诸药，又能解毒。全方以甘、辛、苦为主，寒温并用，甘则能补，辛则能开，苦则能燥，寒则能清，温则能行。故本方有热则能清，有湿则能利，有毒则能散能解，有瘀则能化能消。

（摘自《班秀文临床经验辑要》）

【精选案例】

1. 湿热带下（解毒止痒汤）

案 1　霉菌黄白带

袁某，女，32 岁，已婚，1982 年 9 月 10 日初诊。月经尚可，带下量多，白黄相兼，质稠臭秽，外阴经常瘙痒难忍，夜间尤剧，脉濡数，舌苔薄黄，舌尖红。阴道分泌物镜检：霉菌（2＋）。

诊断：阴痒，湿热带下。

方用：解毒止痒汤加黄柏 6g，苍术 6g，当归 12g，白芍 12g。水煎内服，每日 1 剂。并以蛇床子 30g，火炭母 60g，枯矾 15g，煎水熏洗患处。守方出入，共用药 20 剂，痒止带消，阴道分泌物镜检结果霉菌阴性。

[按] 带下一证，多为湿热毒邪伤及任带二脉所致，该患者带下量多，白黄相兼，质稠臭秽，脉濡数，舌苔薄黄，舌尖红。辨证为湿热郁滞下焦，化浊生虫。治以清热利湿，解毒杀虫，佐以养血柔肝为法，予解毒止痒汤清热利湿，解毒杀虫止痒。方中甘淡平之土茯苓解毒除湿为主药，配以辛苦温之槟榔燥湿杀虫为辅，佐以甘寒之车前草利湿清热解毒，苦参味苦性寒，能清热燥湿、祛风杀虫，地肤子清热利湿止痒，忍冬藤性味甘寒，清热解毒，与土茯苓相须为用，则利湿解毒之功倍增。

案 2　霉菌白带

张某，女，27 岁，1992 年 3 月 23 日初诊。白带量多反复半年。患者近半年反复出现白带增多，色白质稠，自觉内裤潮湿、伴外阴瘙痒。经白带常规检查提示有"霉菌"，使用制霉菌素片及中药治疗，效果不明显。现带下量多，色黄白质黏稠，仍自觉阴痒，以夜间睡前明显，纳可，寐欠佳，二便调和。舌淡红，苔薄黄，脉弦数。

诊断：阴痒。湿热带下。

辨证：湿热下注，蕴久生虫，损伤任带。

治则：清热利湿，杀虫止痒。

处方：解毒止痒汤加当归10g，川芎6g，白芍10g，白术10g，九里明20g，5剂，每日1剂，水煎服。

二诊（3月28日）：药后诸症减轻，舌淡红，苔薄白，脉细略数。药症相合，守方再进7剂。

三诊（4月5日）：药时诸症减轻，但经净后阴痒，白带增多，伴腰酸，舌淡红，苔薄白，脉细。继用前法。

药用：土茯苓30g　槟榔10g　蛇床子5g　白术10g　泽泻10g　白芍10g　川芎6g　当归10g　白蒺藜10g　甘草6g

7剂，每日1剂，水煎服。

四诊（4月14日）：仍有少量白带，色白，质黏，阴痒，余无异常，舌淡红，苔薄白，脉细。治在原方的基础上加重清热解毒之功。

药用：土茯苓20g　忍冬藤20g　丹参15g　益母草10g　野菊花10g　凌霄花10g　白蒺藜10g　甘草6g

7剂，每日1剂，水煎服。

五诊（4月25日）：药已服完，诉带下明显减少，质稀仍有阴痒，舌淡红，苔薄白，脉缓。

处方：归身10g　白芍10g　土茯苓20g　白术10g　泽泻10g　苍术10g　黄柏10g　薏苡仁15g　牛膝6g　九里明15g　甘草6g

7剂，每日1剂，水煎服。

六诊（5月5日）：药后阴痒明显缓解，白带量色正常。舌淡红，苔白，脉细。改用健脾利湿杀虫以调理。

药用：党参15g　白术10g　茯苓10g　陈皮6g　当归10g　白芍10g　白蒺藜10g　槟榔10g　九里明20g　炙甘草6g

7剂，每日1剂，水煎服。

［按］《傅青主女科·带下》有"夫带下俱是湿证"之说。因湿聚下焦，郁久化热生虫，损伤任带，故出现白带增多，色、量异常，阴部瘙痒等症状。治带固然以治湿为主，但因湿邪重浊黏滞，易阻遏阳气，使脏腑气血失和，气滞血瘀，形成湿瘀为患。在治疗上除重视清热解毒、杀虫止痒外，要兼顾到湿中夹瘀的病理变化。案中一诊、二诊方中土茯苓清热解毒祛湿，槟榔、九里明清热燥湿杀虫。由于湿瘀蕴久化热伤阴，燥湿与虚火交炽，故阴痒缠绵难愈。四诊除选用清热解毒利湿化瘀之品外，更用凌霄花清下焦伏火、白蒺藜入肝经，疏风止痒。待湿毒已清，则用健脾利湿、杀虫止痒之剂使脾气健运则湿清带止。

2. 湿瘀带下（清宫解毒饮）

案 1　黄带腹痛

秦某，女，43 岁，1991 年 2 月 11 日初诊。带下 3 个月余，带色黄绿如脓，其气臭秽难闻，阴痒肿痛。诊时舌红苔黄，脉滑数，且伴口苦咽干，溲赤，小腹胀痛。予清热利湿解毒法。

处方：土茯苓 30g　忍冬藤 20g　蒲公英 20g　败酱草 20g　白鲜皮 12g　苦参 10g　薏苡仁 20g　车前草 10g　鱼腥草 10g　牛膝 10g　益母草 10g

用本方连服 24 剂，诸症悉失。

［按］带下病，病机主要有脾虚、肾阳虚、阴虚夹湿、湿热下注、热毒蕴结等。该患者带色黄绿如脓，其气臭秽难闻，舌红苔黄，脉滑数，溲赤，证属湿热蕴结下焦，损冲脉、任脉和胞宫，以湿、瘀、热为患而导致带下量多。故用清宫解毒饮清热利湿，解毒化瘀。重用甘淡平之土茯苓为主药，以利湿除秽，解毒杀虫；忍冬藤、车前草、薏苡仁之甘寒既能辅助土茯苓利湿解毒，又有清热之功，而且甘能入营养脾，虽清利而不伤正；鸡血藤之辛温，能补血行血，是以补血为主之品；益母草之辛苦微寒，能活血祛瘀、利尿解毒；丹参有补有行，与鸡血藤、益母草同用，则补血化瘀之功益彰；甘草之甘，既能调和诸药，又能解毒。全方以甘、辛、苦为主，寒温并用，甘则能补，辛则能开，苦则能燥，寒则能清，温则能行。故本方有热则能清，有湿则能利，有毒则能解散，有瘀则能化能消。

案 2　霉菌湿热瘀结

黄某，女，25 岁，1992 年 7 月 3 日初诊。自诉近半年多来带下量增多，色黄质稀，外阴时痒，阴道内有灼热感，月经量多，色鲜红，夹血块，经行时腰腹疼痛。末次月经为 1992 年 6 月 28 日，现为月经干净后第 1 天。带下量多，色黄质稀，阴道灼热瘙痒，咽痛，心烦多梦，舌尖红，苔薄黄，脉细略数。妇科检查：宫颈Ⅱ度糜烂，白带化验检查提示霉菌性阴道炎。

诊断：带下病；湿热瘀结证。

辨证：湿热夹瘀，任带损伤。

治则：清热利湿，解毒化瘀。

处方：土茯苓 30g　鸡血藤 20g　忍冬藤 20g　薏苡仁 20g　丹参 15g　车前草 15g　益母草 10g　败酱草 15g　紫草 10g　桔梗 6g　甘草 6g

7 剂，每日 1 剂，水煎服。

二诊（8 月 8 日）：药后白带量减少，阴道灼热感减轻。9 月 26 日行经，经量较前减少，但小腹仍疼痛。现腰酸乏力，纳便尚可，白带量少，色淡黄不臭，舌淡红，苔薄白，脉细弱。病有转机，再宗前法，守上方去败酱草、紫草加连翘 20g，白芷 10g，再服 7 剂。

三诊（10 月 5 日）：上药服后白带已恢复正常，月经亦正常，近日复查白带检查正常。现自觉口干、夜寐欠佳，余无特殊不适。舌淡红，苔薄白，脉细。湿瘀已除，肾阴虚象渐显，宜补肝肾养阴以资巩固。

药用：熟地黄15g　山药15g　山茱萸6g　茯苓6g　丹皮6g　泽泻6g　沙参10g　麦冬10g　首乌15g　枸杞子10g　菟丝子20g

7剂，每日1剂，水煎服。

[按] 本案因素体阴虚，湿热蕴结下焦，损伤冲、任和胞宫，湿、瘀、热夹杂为患所致。因湿热内蕴，导致气血受阻，瘀滞胞宫，损伤冲、任、带脉，秽液下流，故带下量多，阴部灼热；湿热生虫，故阴部瘙痒；湿热内阻，络伤血溢，故月经量多，经血夹块；湿热阻滞胞宫胞络，故经行腰腹疼痛。治之宜用清热利湿，解毒除秽，活血化瘀之法。一诊方中重用土茯苓为主药，以利湿除秽，解毒杀虫；忍冬藤、车前草、薏苡仁之甘寒既能辅助土茯苓以利湿解毒，又有清热之功，且甘能入营养脾，虽清热不伤正；鸡血藤、丹参补血活血；益母草活血祛瘀，利水解毒；甘草既能解毒，又可调和诸药；败酱草、紫草清热凉血，化瘀解毒；桔梗开宣肺气以治咽痛，诸药配伍，虽清利而不伤正。二诊更以连翘清热解毒，白芷芳香燥湿止带，使湿浊除，热毒清，瘀滞去，则带下止。三诊以八仙长寿饮加减以滋养肺肾，调理冲任以固根基。

（摘自《班秀文临床经验辑要》）

3. 阴虚内热带下（六味地黄汤加味）

案　黑带

黄某某，女，33岁，1991年11月11日初诊。黑带4年，带下色如黑豆汁，质稠黏，量时多时少，或夹血丝，味微臭。近1年症状加重，常有黑带数月不止，黑带甚则无经行。月经先后不定期，经量少，色深红，质稍稠，有血块。刻下黑带量多，需用纸垫，伴腰骶酸痛灼热，头痛倦怠，心烦多梦，舌淡红、苔薄白，脉细。诊为肾阴亏损，阴虚内热之带下，治以滋阴益肾，清热止带，方选六味地黄汤加味。

处方：熟地黄、淮山药各15g　泽泻、茯苓、丹皮、知母各10g　山茱萸、黄柏各6g　墨旱莲20g

6剂，日1剂，水煎内服。

11月18日二诊：药后黑带颜色变浅，量亦减少，腰骶酸痛减轻，舌淡红、苔薄白，脉细。药症合拍，治守原法，予上方加生地黄15g，泽兰10g，继服9剂。追访2个月，黑带未见。

[按] 肾阴不足，阴不制阳，虚火妄动，灼伤血络，血离经脉，日久则变黑色而为黑带。肾虚封藏失司，胞络失约，任带不固，则带下量多；精不化血，而变为带，故月经量反少或逾期不行。方用熟地黄、淮山药、山茱萸滋阴生水，丹皮、知母、黄柏清肾中之伏火；泽泻、茯苓引热邪由小便下行；更加墨旱莲、生地黄滋阴益肾、凉血止血，水足火清，任带固摄，黑带可止；泽兰活血通经，瘀去则新生，血归正道，则经带正常。

[卢慧玲. 班秀文运用六味地黄汤治疗妇科病的经验. 新中医. 1994，(1)：6－9]

4. 脾虚带下

案1　脾失健运

刘某某，女，39岁，已婚，1973年11月8日初诊。经行超前，色暗红，夹紫块，经行之时少、小腹及乳房胀疼。平时带下量多，色白夹黄，有秽气味，不时阴痒已数月，纳寐一般，大便正常，小便黄，脉细滑，苔薄白，舌质淡。阴道分泌物涂片镜检：霉菌（＋）。诊断为脾虚带下。

辨证：脾失健运，湿浊郁滞。

治则：健脾燥湿，解毒杀虫。

处方：党参9g　白术9g　苍术9g　土茯苓18g　白芍9g　车前子9g　延胡索9g　槟榔9g　台乌药9g　陈皮6g　甘草5g

每日水煎服1剂，连服3剂。

二诊（11月12日）：药已，带下减少，阴痒减轻。药既对症，守上方加益智仁9g。每日水煎服1剂，连服3剂。

三诊（11月17日）：带下消失，阴道不痒。脉沉细，苔薄白，舌质淡。阴道分泌物镜检：霉菌（－）。为巩固疗效，仍用健脾补肾、杀虫之剂。

药用：党参15g　茯苓9g　白术9g　陈皮3g　菟丝子9g　川断9g　首乌12g　槟榔6g

每日水煎服1剂，连服3剂。

［按］脾统血而运化水湿，脾虚则统血无能，故经行超前，脾虚不化湿，湿浊下注，故平时带下量多，色白夹黄；湿浊郁滞，化热生虫，故带下有臭秽之气，不时阴痒，气虚湿郁，血行不畅，故经行少，小腹及乳房胀疼。证属脾失健运，湿浊郁滞，故以异功散加苍术健脾燥湿，白芍、车前子、槟榔和阴利湿以杀虫，延胡索、台乌药行气和血，顺气解郁。方中以土茯苓易白茯苓，因其不仅能利湿而且能解毒，为利湿解毒平稳之品。二诊时症已减轻，在健脾利湿之中，又加用益智仁行气温涩，旨在速收全功。

案2　脾失运化

罗某某，女，24岁，未婚，1974年3月21日初诊。15岁月经初潮，一向周期正常，但量较少，色淡不鲜，经常小腹胀疼，按之则舒。数月来腰骶胀疼，带下量多，色白，质如米泔。胃纳、大小便正常。脉沉细，苔薄白，舌质淡。

诊断：脾虚带下。

辨证：脾气虚弱，运化失常。

治则：健脾益气，佐以祛湿。

处方：党参1g　茯苓12g　白术9g　淮山药15g　莲肉12g　川断12g　骨碎补15g　桑寄生15g　土茯苓12g　小茴香5g

每日水煎服1剂，连续3剂。

二诊（3月24日）：药已，白带消失，腰骶胀疼减轻，小腹仍隐隐而痛。脉细缓，苔薄白，舌质淡。药已中病，仍守上出入。

药用：党参9g　茯苓9g　白术9g　小茴香3g　甘草3g

每日水煎服1剂，连服12剂，腰、腹胀疼痊愈。

6月11日追访，疗效巩固，3月来带下正常，月经色量较好，腰骶及小腹不疼。

［按］脾主湿而为气血生化之源，脾虚则运化失常，气血来源不足，故经行量少而色淡，湿浊不化，下注胞宫，故带下量多，色白，质如米泔，并伴有少、小腹及腰骶胀疼，

按之则舒，此为气虚运行乏力，筋脉不温煦之征。药能对症，又贵守方，故收效满意。

体会：脾为土脏而主湿，肾主水而为水火之脏，脾与肾既有水土的关系，又有先后天的关系，脾虚又易为肝木乘克，所以脾虚带下，虽然治以健脾燥湿为主，也要注意调理肝肾。如案 2 罗某某，既有带下量多，又有小腹腰骶胀疼等，故在健脾化湿基础上，适当使用温肾壮腰之品。又带下为湿浊之邪，其性黏腻，非辛温芳香不能开，故酌用台乌药、小茴香等行气之品，疏转人体的气机，脾胃健和，升降自如，则带下可止。

5. 阳虚带下

案 1　脾肾阳虚

郭某某，女，37 岁，已婚，1974 年 9 月 5 日初诊。月经超前 8～10 天，量多，色暗红。持续 4～6 天干净。平时带下量多，经常带卫生纸，色白，质稀如水，无特殊气味。肢倦乏力，精神不振。脉虚细，苔薄白黄，舌质淡嫩。诊断为阳虚带下。

辨证：脾肾阳虚，水湿不化。

治则：温肾健脾，运化水湿。

处方：熟附片 9g，先煎　党参 12g　茯苓 12g　白术 9g　巴戟天 9g　芫蔚子 15g　柴胡 5g　荆芥 5g

每日水煎服 1 剂，连服 3 剂。

二诊（9 月 14 日）：带下量较少，精神较好，脉舌如上。守上方去荆芥、柴胡，加炒淮山药 15g，芡实 9g。每日水煎服 1 剂，连服 3 剂。

三诊（9 月 18 日）：带下正常，但寐而易醒，纳差，大便干结，小便正常。脉沉细，苔薄白，舌边尖有瘀红点。恐温药伤阴之势，加生首乌 18g，每日水煎服 1 剂，连服 3 剂，以冀达到补阳配阴之目的。

四诊（9 月 25 日）：自服温肾健脾之药后，带下正常，精神亦好。最后用异功散加味以善其后。

药用：党参 12g　茯苓 9g　白术 9g　陈皮 3g　淮山药 15g　菟丝子 12g　益母草 9g　炙甘草 6g

每日水煎服 1 剂，连服 3 剂。

［**按**］《素问·生气通天论》："凡阴阳之要，阳密乃固"，今患者脾肾阳虚，不能运化水湿，阳虚则不固密，故带下量多，色白，质稀如水，症属阳虚不化水。故以健脾温肾之法治之，治湿及泉，阳气恢复，则湿化水升，带下自愈。

案 2　肾阳衰怯

谢某某，女，49 岁，已婚，1974 年 9 月 6 日初诊。停经 2 年，经常头晕，肢体倦怠，腰酸，少腹、小腹胀闷，胃纳不振，带下量多，色白质稀如水，有腥臭气味，大小便正常。脉沉细，苔薄白，舌质淡，边有齿痕。

诊断：阳虚带下。

辨证：肾阳衰怯，蒸化失常。

治则：温肾健脾，佐以固涩。

处方：党参 15g　熟附片 9g，先煎　茯苓 12g　白术 9g　白芍 9g　巴戟天 9g　益智仁

6g　台乌药9g　淮山药15g　桑螵蛸5只

每日水煎服1剂，连服2剂。

二诊（9月9日）：带下减少，精神好转。守上方加补骨脂9g，去茯苓之渗利。每日水煎服1剂，连服6剂。

三诊（9月21日）：诸症消失，带下正常。脉细缓，舌苔如平。仍守上方加北芪18g，再服6剂，以善其后。

10月15日追访：停药已半月，一切正常。

[按] 患者七七之年，肾阳衰怯，不能运化水湿，故带下量多，色白质稀如水，湿浊久停，故有腥臭气味，须防其恶化。其余头晕、肢体倦怠、腰酸、少小腹闷胀，均是元阳虚弱，筋脉失养之候。故取附子汤加巴戟天以温肾健脾。带下本由阳虚而起，故在补养温化之中，加用缩泉丸温肾固涩，治本不忘标，温补之中，有化有涩，促进下元的恢复，从而达到治带的目的。

案3　肾阳虚怯，湿郁瘀积（宫颈肥大糜烂）

云某某，女，30岁，已婚，1973年3月30日初诊。月经周期基本正常，色、量一般。平时带下量多，色白黄，黄稠如涕，偶或阴痒，腰脊及胃脘、胸胁胀疼，胃纳不振，肢体乏力，大便正常，小便淡黄。脉虚细，苔薄白，舌质正常。西医妇检：宫颈肥大，糜烂，左侧附件增厚。骨科检查：第4、5腰椎突出，梨状肌损伤。

诊断：阳虚带下。

辨证：肾阳虚怯，湿郁瘀积。

治则：温肾健脾，舒筋活络。

处方：熟附片10g，先煎　党参15g　茯苓12g　白术9g　益智仁9g　白芍9g　乌药9g　当归9g　淮山药15g　泽兰9g　炙甘草5g

每日水煎服1剂，连服3剂。

二诊（4月8日）：药已，带下已少，但略有燥热之感。脉沉细，苔薄白，舌质正常。仍守上方，去附子之辛热，加骨碎补15g。每日水煎服1剂，连服3剂。

三诊（4月22日）：腰痛减轻，但口干，脉细，苔白黄，舌尖红。恐温药过用，转用下方。

当归9g　白芍9g　熟地12g　淮山药15g　泽泻9g　茯苓12g　丹皮9g　川断9g　鸡血藤15g　骨碎补15g　红枣9g

每日水煎服1剂，连服3剂。

四诊（4月29日）：腰胁疼痛减轻，带下正常，苔薄白，舌质正常。仍以温肾活血之法以固本。

药用：熟附片10g，先煎　党参15g　白术9g　茯苓9g　白芍9g　当归9g　川芎9g

每日水煎服1剂，连服3剂。

[按] 本例同为阳虚带下，但伴有腰脊、胸胁、胃脘胀疼，并结合妇科检查有子宫颈肥大，正骨科检查有腰椎突出等病变，显系既有阳虚的一面，又有湿浊郁滞，以致胞脉瘀积的一面，故用温肾健脾之法以治本，期在恢复元阳之外，复用泽兰、鸡血藤、骨

碎补等品，以舒筋活络。旨在扶阳消滞，从而达到温化之功。

体会：肾主水，脾主湿，脾肾阳虚，则水湿不化而为带下。而阳之所以虚衰，虽然有多种原因，但均与肾虚有关。盖肾内寄相火，为元阳之所出，肾阳虚则脾阳虚，肾既不蒸腾，脾又不运化，以致带脉失约，冲任不固，水谷津液不能升清输布，反而下陷，形成湿浊停滞胞宫，故带下绵绵不断。症既由阳虚而起，治之当不离乎温肾健脾之法，以辛热之附子为主药。但症各有所兼或所偏，在扶阳的基础上，仍略有出入。如案1，郭某某偏于脾虚，用药则偏重于脾；案2谢某某，年老带下，以肾为主，温阳固涩并用；案3云某某，兼夹瘀积，故酌用活血化瘀、舒筋活络之品。根据病情的不同变化，治带下之法，虽然有多种多样，但概括起来，不外温化或清化。而阳虚带下之治，或温肾化水，或健脾以升清，均从温化着眼。

6. 孕妇带下

案　湿浊下注，霉菌

刘某某，女，24岁，已婚，1973年8月29日初诊。怀孕6个月余，带下量多，色白，质清稀。2个月前开始阴痒，入夜加剧。脉弦数，苔薄白，舌质红，大便正常，小便黄。西医妇科检查：外阴湿疹。分泌物涂片镜检：霉菌（＋）。诊断：孕妇带下。

辨证：湿浊下注，化热生虫。

治则：健脾化湿，清热解毒。

处方：内服方：茯苓皮18g　大腹皮6g　广陈皮3g　地骨皮15g　黄芩6g　桑寄生12g　川断9g　淮山药15g

每日水煎服1剂，连服3剂。

外洗方：苦参60g，金银花30g，甘草15g，肥皂粉15g。水煎趁热熏洗，每日2～3次。

二诊（9月1日）：带下量少，阴痒减轻。脉舌如上。守上法内服、外洗，连续1周，每日各1剂。

三诊（9月巧日）：白带消失，阴痒轻微。脉滑数，苔薄白，舌质淡红。余邪未净，仍宜清热、祛湿、解毒。

药用：内服方：桑寄生12g　川断12g　黄芩6g　莲肉9g　淮山药12g　北沙参9g　白芍9g　麦冬9g　甘草6g

每日水煎服1剂，连服3剂。

外洗方：苦参60g，金银花、土黄连各30g，甘草15g。水煎趁热熏洗。每日2～3次。

四诊（9月24日）：偶或阴痒，外阴肿痛。脉滑数，舌苔正常。西医妇科检查：外阴湿疹消失。阴道分泌物涂片检查：霉菌（－）。仍守上法，内服方加黄柏6g，外洗方加夏枯草30g。

五诊（11月30日）：上方连续服用，外洗半个月，外阴不痒，带下正常。阴道分泌物涂片检查：霉菌（－）。拟健脾益气，以善其后。

药用：党参15g　白术10g　茯苓5g　陈皮3g　桑寄生15g　川断10g　川杜仲15g

炙甘草5g

每日水煎服1剂，连续6剂。

[按] 凡治孕妇之疾，既要治病，又要安胎。故内服方以健脾补肾壮腰之品为主，佐以清热利湿。为防苦寒燥湿、解毒杀虫之剂不利于胎，则多用于外治。治病安胎并重，疗效遂愿。

体会：对带下病的原因，《傅青主女科》认为有"脾气之虚，肝气之郁，湿气之侵，热气之逼"诸因。也就是说，既有外感六淫邪毒之气，又有内伤七情、脏腑亏损之变。其原因虽然不同，但其终归是"夫带下俱是湿证"。傅氏对带下病的病因，作了概括的归纳，是很宝贵的经验。但从临床而言，除了肝郁脾虚可以引起带下病变之外，其他脏腑的亏损，同样也可以导致带脉失约而有带下病的发生，其中尤以肾最为显著，盖肾主水而为元阴元阳之根，肾阳虚衰，蒸化无能，则水湿滞留而带下绵绵。

（摘自《班秀文妇科医论医案选》）

何子淮
（调冲，解郁，因证处方）

【医家简介】

参见第212页。

【主要学术思想和主张】

参见第213页。

【常用效方】

○ **方一　鼓脾摄带**

[方药] 苍白术、鸡内金、炒扁豆花、薏苡仁、茯苓、芡实、莲须、砂仁、太子参、车前草、甘草等。

[主治] 面色萎黄，纳谷不香，大便溏烂，带下色黄稠，舌淡质胖，苔薄腻，脉沉滑。

○ **方二　固肾束带**

[方药] 鹿角片、紫河车、熟地、黄芪、菟丝子、金樱子、覆盆子、杜仲、川断、山茱萸、海螵蛸等。

[主治] 素体羸瘦，面㿠不华，腰酸如折，带下量多，清稀如水，小便清长。夜尿频数。舌淡苔薄，脉沉迟无力。

○ **方三　清渗止带**

[方药] 土茯苓、川柏、忍冬藤、白槿花、鸡冠花、臭椿皮、薏苡仁、车前草、黑山栀、石斛、芦根、六一散等。

[主治] 热病愈后，带下质稠如淋膏，或有泡沫状，腥臭灼热。尿解量少，或有涩痛，下阴潮湿伴有瘙痒。舌边尖红，苔黄腻而燥。脉来弦滑而数。

○ **方四　涤荡祛带**

[方药] 制大黄、川连、川柏、龙胆草、臭椿皮、丹皮、墓头回、白槿花、七叶一

枝花、大血藤、紫花地丁、黄花地丁、黄芩、白英、甘草酌取选用。

[主治] 带浊浓稠，灼热臭秽为甚，下腹胀痛，时有带中夹红或为咖啡色，有时出现低热，口苦咽干。舌红苔黄，脉数。

（摘自《何子淮女科经验集》）

方五 赤山分清饮

[组成] 制大黄6g 黄连1.5g 黄柏5g 大红藤、车前草各30g 丹皮、金银花、贯众炭各9g 苦参、川萆薢、槐米炭各12g 生甘草6g

[主治] 对重度宫颈糜烂，范围广，有接触性出血、带下红白间杂者，治以清热解毒凉血，分清赤白。

[加减] 有腹痛加延胡索9g，川楝子12g，腰酸明显加狗脊12g，川断15g，胃纳差加陈皮4.5g，竹茹9g。

方六 消糜汤

[组成] 大血藤、土茯苓、鱼腥草、白英、蒲公英各30g 墓头回、丹皮、臭椿皮、白槿花各9g 炒扁豆花12g 制大黄、生甘草各6g

[主治] 对轻、中度糜烂，或重度糜烂经治后转为中、轻糜，临床以带多色黄、较臭秽为主要表现者，治以祛湿解毒，化腐生肌。

【精选案例】

案1 脾虚带下

董某某，女，36岁。大产一胎已10年。平素大便溏泄，带下色黄，绵绵不断，时有年余，外形肥胖，头晕目眩，纳食不香，食后腹胀，喜饮酒湿。苔微黄而腻，脉象濡细。脾运不旋，清阳不升，浊阴不降，流注胞络成带。治宜健脾运中，除湿摄带。

处方：太子参、芡实各30g 苍术、白术、茯苓、扁豆花、炒淮山药各12g 炒薏苡仁、车前草各15g 砂仁、甘草各3g

二诊：5剂后胃纳转香，小便增长，大便成形，黄水转淡，秽浊已减。原方去苍术，加萆薢12g，甘草改六一散12g。1周后诸症皆除，纳眠转佳，精神转爽。

案2 肾虚带下

王某某，女，27岁，未婚。月经初潮来迟，经量甚少，带下为多，质清稀，常头晕，腰酸肢冷，面色无华。舌胖，脉细无力。证属肾虚带脉失约，治宜固肾束带。

处方：鹿角片、甜苁蓉各15g 菟丝子30g 狗脊、覆盆子、海螵蛸各12g 金樱子24g 熟地、萸肉各10g 甘草6g

二诊：7剂药后带水明显减少，精神好转，诸症渐减。月经准期来潮，带下不多。原法巩固。

案3 湿热蕴结，热毒瘀浊（宫颈重度糜烂）

俞某某，女，28岁，已婚。人工流产术后淋红拖达半月方净，腰酸下腹胀痛，带下秽浊热臭明显，有时脓稠带中夹血丝，月经量多，7天后仍有咖啡样脓液不断。妇科检查，宫颈重度糜烂，有血性分泌物渗出。血象检查，白细胞 12.8×10^9/L。证属湿热蕴结，日久化火致毒。治宜荡涤热毒瘀浊。

处方：墓头回、银花炭、丹皮各9g　大血藤、鱼腥草各30g　蒲公英、地榆炭各15g　制大黄6g　川连、川柏、甘草各3g

二诊：5剂红除痛缓，带下仍多。血象检查白细胞8.2×10⁹/L。再拟祛浊除带，逐邪出腑。

大血藤、白英、薏苡仁各15g　鸡冠花、扁豆花、白槿花、臭椿皮、车前草各12g　七叶一枝花9g　龙胆草1.5g　甘草5g

服5剂，带水已减。

（摘自《何子淮女科经验集》）

案4　湿热毒郁（急性盆腔炎）

赵某某，女，32岁，人流3次，1982年9月20日初诊。患者平日带下绵绵，色黄稠腥秽，伴腰酸，经行量不多，拖延日长，小腹胀痛，低热时见，适逢经转，量少，小腹剧痛。憎寒壮热（39°C），口干舌燥，大便干结，3天未行，小便短赤，脉弦数而实，舌红苔黄腻。血检：白细胞18.6×10⁹/L，中性粒细胞0.9。诊为急性盆腔炎。治拟清热解毒、荡涤下焦。拟三黄汤加味。

生大黄6g　龙胆草、赤芍、七叶一枝花各9g　丹皮10g　川连3g　鱼腥草、金银花、大血藤、蒲公英各30g　川柏、生甘草各5g

服药6小时后，腹痛有减，体温降至38℃，次日退至37.6℃，经量增多，伴下黑暗血块，腹痛缓解。原方续进3剂。五六天后，经水已净，带下微黄，量较前少，续以清热解郁，通腑达邪。

[按] 带下腹痛，症见带下量多色黄，或赤白带下，腥秽，腹痛剧烈拒按，或伴有高热，此时当以清泄邪热，方用三黄汤加味。若因余邪未尽，湿热留恋胞宫，治宜清热解郁，化湿除带，药用白英、忍冬藤、臭椿皮、白槿花、鸡冠花、薏苡仁、七叶一枝花、车前草等。

（摘自《各家女科评述·何子淮》）

王子瑜

（重视肝肾，巧用六味、四逆、四物，治痛经多囊）

【医家简介】

参见第225页。

【主要学术思想和主张】

参见第225页。

【临证经验】

慢性盆腔炎（带下、腹痛）

慢性盆腔炎的主要症状是下腹部及腰痛，常在劳累、性交及月经前后加剧，并可伴带下量多，甚至不孕。本病属中医学"妇人腹痛"、"癥瘕"、"带下病"等范畴。

王子瑜教授认为慢性盆腔炎临床上多分为湿热瘀结、肝郁气滞，脾虚湿阻，肾虚失荣四种证型。临床治疗慢性盆腔炎除以口服中药为主外，配合中药保留灌肠也是很重要的，因为保留灌肠之药物经直肠直接吸收作用于病灶，增大盆腔血液中药物浓度，促进局部组织血行，药物发挥作用快，因而消散慢性粘连，改善子宫及输卵管病变，且可使局部温度升高，通过温热刺激促进盆腔局部血液循环，改善局部微循环的作用，使局部营养状态改善，从而促进炎症的吸收。加上口服中药之全身对证治疗，使得在治疗慢性盆腔炎上疗效更佳。

（摘自《王子瑜妇科临证经验集》）

【常用效方】

○ 验方

［组成］川楝子 10g　败酱草 15g　柴胡 10g　赤芍 10g　延胡索 10g　广木香 10g　川大黄 6g　枳实 10g　红药子 10g　生甘草 6g

［服法］月经干净后 3 天连服 12 剂为宜，若腹痛甚加制乳香 10g，没药 10g，有炎性包块者加三棱 10g，莪术 10g，脾胃虚寒、大便溏泻及经期不宜服用。

［主治］盆腔炎。症见带多、色黄、气秽、腹痛、腰痛。

（摘自《王子瑜妇科临证经验集》）

【精选案例】

案 1　脾虚湿阻

李某，女，30 岁，已婚，1987 年 10 月 5 日初诊。腰及少腹隐痛阵作 4 年。患者自 1983 年上环以来，腰腹隐痛阵作，以左少腹为重，白带量多，曾在外院透环正常，平素月经正常，自带环后月经提前 1 周，带经 4 天，量多，有血块，未曾治疗。现患者腰腹疼痛，白带量稍多，色白，饮食、二便正常。舌淡红，苔薄白，脉细滑。

月经初潮 17 岁，以往月经规律 7/30 天，量中等，色鲜红，无血块，无痛经。末次月经 9 月 22 日，25 岁结婚，孕 1 产 1，孩子 5 岁，体健。

妇科检查：宫体后位，正常大小，质中等，轻压痛；左附件增厚、压痛，右附件未及异常。

诊断：慢性盆腔炎。

证属：脾虚湿阻。治法为健脾利湿，行气活血。

苍术、白术各 10g　山药 15g　赤芍、白芍各 10g　车前子 10g　木香 6g　柴胡 6g　生甘草 6g　荆芥穗 6g　败酱草 15g　党参 15g　生薏苡仁 20g

7 剂，水煎，日 1 剂，早晚分服。嘱忌辛辣，慎劳逸。

二诊（10 月 12 日）：药后疼痛显减，现仅轻度腰腹隐痛。舌淡红，苔薄白，脉弦。辨证同前，原方加椿根皮 10g，荆芥炭 10g。7 剂。

三诊（10 月 19 日）：腰腹疼痛不显，白带中已无血丝。舌淡红，苔薄白，脉弦细。效不更方，原方加减继服。

苍术、白术各 10g　山药 15g　生甘草 6g　柴胡 6g　车前子 10g　木香 6g　赤芍、白芍各 10g　荆芥穗 6g　生薏苡仁 20g　当归 10g　益母草 15g　川断 15g

7剂，水煎，日1剂，早晚分服。

四诊（11月2日）：末次月经10月23日～10月30日，现已净3天，觉轻微下腹痛，余无明显不适，舌淡红，苔薄白，脉弦细。

复查内诊：宫体：后位，正常林小，活动，无压痛；附件：左侧增厚呈细索条状，压疼不明显，右侧未及异常。

辨证同前：脾虚湿阻。治以健脾利湿，经后兼养血补肾经善后。

白术10g　山药15g　白芍10g　生甘草6g　柴胡6g　生薏苡仁20g　荆芥炭10g　当归10g　益母草15g　川断15g　枳壳10g　茯苓12g

水煎，日1剂，早晚分服。忌辛辣，慎劳逸。

[按] 患者素体脾虚，不能运化水湿，水湿之气下陷，损伤任带二脉而为带二量多，湿浊蕴结，气机不畅，气血运化迟滞，不通则痛，故腰及少腹陷痛。本患者既有脾虚湿蕴，又有气血运行不畅，故王老在治疗时既应用苍术、白术、山药、党参、薏苡仁、车前子益气健脾利湿，又有柴胡、赤芍、丹皮、桃仁、红花等行气活血止痛。

（摘自《王子瑜妇科临床经验集》）

案2　肝郁气滞，湿热蕴结带下（附件炎）

李某，女，36岁，2005年5月6日初诊。

主诉：左侧少腹胀痛3年余。西医诊断为附件炎，多方医治无效，求治于王老。现带下量多色黄、质黏稠，少腹胀痛，左侧明显，纳食、二便正常，舌质淡、苔薄，脉弦。王老辨证为肝郁气滞，湿热蕴结。治法以疏肝止痛，清热利湿为主。

处方：柴胡10g　枳实15g　赤芍、白芍各15g　丹参30g　鱼腥草30g　土茯苓30g　甘草10g　川楝子15g　延胡索15g　薏苡仁30g　黄柏10g

水煎服，3剂。

5月9日二诊：少腹胀痛缓解，带下量减少，色淡。

[按] 王老根据患者少腹胀痛、带下量多色黄、质黏稠，每因情志抑郁引发的临床特点，认为本病多因情志抑郁，肝气不疏，肝经阻滞，湿热蕴结，伤及任带而致。故治宜疏肝止痛、清热利湿法为主。基本方由四逆散加味而成。带下秽臭异常者加白花蛇舌草、败酱草以清热解毒；带下量多色黄者加薏苡仁、黄柏以清热燥湿；少腹部胀痛者加川楝子、延胡索以行气止痛。

案3　热毒瘀滞带下（盆腔炎）

杨某，女，26岁，已婚，1983年3月5日初诊。清宫术后阴道下血不净半月，腹痛3天。

初诊：患者半月前流产清宫后下血淋漓不尽，今日因腹部剧烈疼痛3天就诊。痛处拒按，伴发热寒战，体温升高达39.6℃，头痛，泛恶不吐，烦躁，口渴，带下如脓，其气臭秽，大便干结，尿频色赤。舌质红，苔黄腻，脉滑数。妇科检查：双侧附件增厚与子宫粘连成块，压痛、反跳痛明显。查血常规：白细胞18.6×10^9/L。诊其为急性盆腔炎。证属热毒瘀滞，蕴结下焦。治宜清热解毒，佐以活血化瘀。

处方：金银花15g　连翘15g　大血藤15g　柴胡10g　生地黄15g　赤芍10g　丹皮10g

白花蛇舌草15g 枳实10g 桃仁10g 川大黄后下，10g 马鞭草15g 生甘草6g

6剂，水煎服，1日2剂。忌辛辣。

二诊（3月13日）：服药后曾腹泻3次，泻后高热渐退，腹痛显减，头痛、恶心亦轻，舌质红，苔黄腻，脉滑数。瘀热尚未清除，守前方去金银花、连翘、川大黄，加败酱草15g，生薏苡仁15g。6剂，水煎服，日1剂。

三诊（3月21日）：身热已退，腹痛轻微，带下亦少。复查血常规：白细胞10.2×10^9/L。惟感小便频数，尿道有灼热感，少腹胀坠，舌质红，苔黄，脉滑数。查尿常规：白细胞6～8个/HP，蛋白（－F），红细胞满视野。为湿热移于小肠，再拟清利下焦湿热，用八正散加减。

处方：生地黄15g 木通10g 瞿麦10g 鱼腥草15g 茅根15g 车前草15g 栀子10g 六一散包煎，15g 小蓟12g 萹蓄15g 琥珀吞服，1.5g

3剂，水煎服。

四诊（3月26日）：服药后尿频减轻，小便畅通，尿道口已不痛，但仍有腰痛。再拟丸药调治，用知柏地黄丸，每次1丸，日服2次。连服1个月，症状消失，妇科检查盆腔恢复正常。

［按］本案病程较短，病势较急，病在初期阶段，外邪较重，机体正气尚未衰减。故治疗以清热解毒，活血化瘀等祛邪方法为主，邪去正安，诸症消失。

（摘自《王子瑜治疗妇科病经验》）

丁启后

（谙药性，擅妇科，求盛通）

【医家简介】

参见第237页。

【主要学术思想和主张】

参见第237页。

【临证经验】

气机郁滞之于带下

气机郁滞所致带下之疾。如《先醒斋医学广笔记》所曰："妇人多忧思郁怒，损伤心脾，肝火时发，血走不归经，此所以多患赤白带下。"《血证论》曰："带漏虽是水病，而亦有夹瘀者，以血阻气滞，因生带浊。若脾失冲和，不能制约，带脉受伤，注于胞中，因发带症。"在妇科杂病里，因气机郁滞，冲任不能相资，不能摄精成孕；气血郁滞日久，可形成癥瘕积聚。

（摘自《名老是医经验集·丁启后》）

【常用效方】

○ **方一 清带汤**（张锡纯方，丁老善用清带汤加味治疗带血证）

［组成］生山药、生龙骨、生牡蛎、海螵蛸、茜草。

　[主治] 妇女赤白带下。

　[方解] 方中山药益脾肾生精气；生龙骨平肝益阴，收涩固涩；海螵蛸固精止带，收敛止血；茜草凉血止血，行血化瘀。全方补真阴而固元气，凉血止血，固精止带。

○ **方二** 清带汤加减（虚热）

　[组成] 清带汤选加生地、白芍、青蒿、地榆、阿胶、旱莲草、龟板等。

　[主治] 带中夹血，量少色红，口干咽燥，手心烦热。

○ **方三** 清带汤加减（气虚）

　[组成] 清带汤选加党参、白术、莲子、黄芪、山药、芡实等。

　[主治] 带血色淡，带下量多，神疲乏力，纳少便溏。

○ **方四** 清带汤加减（肾虚）

　[组成] 清带汤选加川断、怀牛膝、桑寄生、杜仲、巴戟天、金樱子、覆盆子等。

　[主治] 带血淡暗，带下清稀，腰膝酸软，头晕耳鸣。

○ **方五** 清带汤加减（湿热）

　[组成] 清带汤选加白头翁、地榆、苦参、椿根皮、黄柏、冬瓜仁、龙胆草、白茅根、猪苓、土茯苓、车前仁等。

　[主治] 带血臭秽，腰腹坠胀，阴痒灼热，胸胁胀满。

（摘自《丁启后教授灵活应用古方治疗妇科病经验选释》）

【精选案例】

案 1　脾虚肝郁，湿热下注，兼有血热（慢性宫颈炎）

　彭某，女，33 岁，1992 年 6 月 30 日初诊。患赤白带下，伴小腹胀半月。经西医妇科检查，诊为慢性宫颈炎，予西药治疗无效，遂求治于丁教授。其时中医脉症：带下赤白量多，赤多白少，小腹胀，倦怠便溏，头晕，头晕心烦，舌淡、苔白腻，脉细数。

　辨证：属脾虚肝郁，湿热下注，兼有血热，治拟健脾柔肝，清热除湿，凉血止血。方用清带汤加味。

　山药 15g　生地 15g　白芍 15g　苦参 9g　茜草 12g　海螵蛸 12g　龙骨 12g　牡蛎 12g　地骨皮 15g　苍术 9g　黄柏 9g　败酱草 15g

　5 剂，水煎服，每日 3 次。

　7 月 7 日二诊：服上方 5 剂后，赤带消失，心烦，小腹胀减，但白带仍多，倦怠便溏，舌淡苔白腻，脉细。上方有效，热清血止，而脾虚夹湿之证突出，效不更方，原方去地骨皮、黄柏、苍术，加黄芪、芡实各 15g，土茯苓 20g，再进 5 剂，药后白带明显减少，精神转佳，大便变干，经行正常。

　[按] 带下病的病因多由虚、郁、湿、热所致。联系脏腑，即脾虚肝郁，湿热下注，湿毒内侵；肾虚下元亏损，致任脉损伤，带脉失约，冲任下固而形成，正如《傅青主女科》云："夫带下俱是湿证，脾气之虚，肝气之郁；湿气之侵；热气之逼，安得不患带下病哉？"可见，本病乃虚实夹杂，本虚标实之证。

　本例丁教授选用清带汤为主，以固涩止带。方中重用山药益真阴，固元气，龙骨、牡蛎固脱兼具开通；茜草、海螵蛸收敛止血，涩精止带，兼具化滞。张锡纯谓："四药汇集成方，其能开通者，兼能收涩，能收涩者，兼能开通，相助为理，相得益彰。"因土壅火郁，湿热下注，热伤血络，故带下赤多白少，其证偏热，故方中用生地、白芍、地骨皮养血柔肝，清热凉血；苦参、苍术清热燥湿；败酱草清热瘀毒，消炎止带。全方以健脾固涩，养血柔肝，兼固肾气以治本，清热除湿；凉血止血以治标，标本同治，辨证精确，用方得当，患者服方效显，热清血止，赤带消失，白带量仍多，倦怠便溏。其病机已转为脾虚夹湿，其证偏虚、偏寒，故于前方减寒凉之品，着重补益固脱，燥湿止带，扶正固本，使脾气健运，白带自止。

丁教授认为，治疗带下病，应根据虚、火、寒、热的偏胜，随症灵活加味：偏热者加生地、白芍、地骨皮、丹皮、苦参、苍术、黄柏、败酱草等以清热凉血，燥湿止带；偏虚偏寒者加党参、黄芪、白术、鹿角霜、艾实等补益固脱，收涩止带之品。此外，补肾可增强固脱止带之功。一般可以选择一二味补肾之药加入方中，常用菟丝子、桑寄生、杜仲、续断等。

（摘自《丁启后治验举隅及思路初探》）

案2 瘀热湿毒蕴结，气阴两虚（子宫内膜炎）

黄某，34岁，已婚。因赤带9年，加重2年，于1992年12月3日初诊。自述9年前上环，上环初期月经量增多，半年后正常，但偶现带血，带中夹血丝或呈酱色，时腰腹隐胀，因症轻，未重视治疗。近2年赤带次数渐频繁、腰腹坠胀痛加重。曾到多家医院检查，均诊为子宫内膜炎。多次透视环位正常。用过多种抗生素及中成药，疗效不佳。医生曾主张取环治疗，因担心其他避孕方法不适应而未服从。就诊时述带呈酱色而臭，腰腹坠胀痛，神疲乏力，口干心烦，夜寐梦多。舌胖暗红、苔根薄黄腻，脉细。辨属瘀热湿毒蕴结，气阴两虚证。拟清热凉血祛瘀，解毒除湿止带，益气养阴固本法治疗。

处方：党参15g 山药15g 生地20g 茜草12g 白芍12g 龙骨12g 牡蛎12g 海螵蛸12g 白头翁12g 败酱草12g 地榆12g 土茯苓15g 鸡冠花12g

服上方3剂，赤带止，腹痛减。续服2周，血带未现，余症明显好转。上方又进5剂，1个月后来述疗效稳定。

[**按**] 丁老认为，环为有形之物搁置宫腔，必碍气机，胞宫内气血瘀阻不畅，瘀久化热，热迫冲任，致带下有血，日久耗伤气阴，湿浊之邪乘虚而入，使带多而臭、瘀热湿毒内阻，致腰腹坠胀痛，口干心烦。本证应属瘀热湿毒内蕴、阴血耗伤为主的虚实夹杂证。丁老用清热汤变通治疗，方中重用生地配茜草清热凉血祛瘀；白头翁、败酱草、土茯苓等清热凉血、解毒除湿；龙骨、牡蛎、海螵蛸等固涩止带；山药、党参、白芍等滋阴而固元气，全方共济，使环置宫腔之瘀热湿毒之血带证得以治愈。

（摘自《丁启后妇科疑难病验案举隅》）

案3 阴虚内热（子宫内膜炎）

龙某某，女，40岁，已婚，因带（下）血3年，加重半年，于1994年6月20日初诊。述10年前上环，术后月经尚正常，无明显不适，3年前始现带中夹血丝，未治疗，常自行好转。近10年带中夹血丝出现频繁，带不多，伴口干心烦，失眠多梦，腰酸胀不适，在某省级医院就诊，诊为子宫内膜炎，服过金鸡冲剂，带血仍现。就诊时带仍有血丝，腰酸隐痛，口干神疲，心烦易怒，透视环位正常。舌瘦红苔少，脉细。诊为：阴虚内热赤带（子宫内膜炎）。此患者上环数年，环为有形之物搁置宫腔，日久宫腔郁热，热邪损伤血络，故见带血3年不愈，带血日久伤阴，故见带中夹血丝出现频繁，口干心烦，失眠多梦，腰酸胀不适，均为阴虚内热之证。

治法：养阴清热，止带止血。清带汤加味。

处方：山药15g　生地15g　白芍15g　山萸肉12g　荆芥炭12g　北柴胡9g　牡蛎12g　芡实12g　薏苡仁12g　败酱草15g　莲子12g　白术12g　旱莲草12g　阿胶12g

5剂，水煎内服，每次200ml 每日3次，嘱其少食辛辣。

二诊（6月27日）：带血变淡，口干减，上方不变，续服5剂。

三诊（7月4日）：带血止，余症减轻，续服5剂善后。

辨证思路：此例属阴虚内热之赤带证，用"清带汤"为主，加生地、败酱草、旱莲草、阿胶等养阴止血药，获效满意。丁老认为：患者上环数年，环为有形之物搁置宫腔，日久宫腔郁热，热邪损伤血络，故见带下夹血3年不愈；带血日久伤阴，故见带中夹血丝出现频繁，口干心烦，失眠多梦，腰酸胀不适。方中山药、山萸肉、白芍、生地、莲子、白术滋真阴，固元气；牡蛎、芡实、荆芥炭收敛止血；旱莲草、阿胶滋阴止血；北柴胡、败酱草清宫腔郁热；薏苡仁健脾渗湿。全方养阴清热益气，固冲止血止带。本病辨证应从阴虚内热论治，因其带下量少，结合全身体征，故不从湿热论治。

案4　阴虚血热（子宫内膜炎）

杨某某，38岁，已婚，因上环5年带血2年余，于1993年10月25日初诊。述5年前上环，术后月经稍多，准月，5天净，带下正常。2年前开始常现带下夹血丝，血色鲜红，伴腰腹隐胀不适，心烦口干，少睡梦多。到某医院诊为子宫内膜炎，用过硫酸庆大霉素、甲硝唑等药效不显。就诊时带下量不多，夹暗红血丝，口干不多饮，心烦易怒，乳胀不适，舌暗红苔少，脉细微数。

辨属阴虚血热之带血证，宜养阴清热，凉血止血止带。用清带汤加味。

处方：山药10g　生地10g　白芍12g　生龙骨、生牡蛎各12g　茜草12g　旱莲草12g　地榆12g　败酱草12g　贯众炭12g　川楝子9g　海螵蛸12g

服10剂带血止，再服10剂以善后。

（摘自《丁启后教授妇科典型病案析》）

蔡 小 荪

（倡教育，精辨证，因证处方）

【医家简介】

参见第245页。

【主要学术思想和主张】

参见第245页。

【常用效方】

○ **方一 止痒消黄方**

[组方] 生地9g 黄芩9g 黑山栀4.5g 茵陈15g 土茯苓15g 白鲜皮12g 苍术6g 萆草15g 豨莶草12g 紫草9g

[功能] 清热利湿，凉血祛风。

[主治] 妊娠肝内胆汁瘀积症，皮肤瘙痒难忍，不能安眠，心烦尿赤，或面目肌肤黄染。脉弦滑，苔薄腻。

[加减法] 瘙痒日久，加水牛角30g（先煎），赤芍9g，丹皮9g。gTP不降，加田基黄1.5g，蒲公英15g，平地木15g；大便燥结，加生大黄4.5g，川朴3g；小便短赤，加萹蓄12g，蚕砂12g（包煎）。

[方义] 脾虚湿阻，湿邪化热，熏蒸肝胆，胆液外逼，浸渍肌肤，发为黄疸、皮肤瘙痒。古人治湿"贵乎上下分清其湿"，李时珍谓："凡风药可以胜湿，泄小便可以引湿，通大便可以逐湿，吐痰涎可以祛湿。"方以苍术健脾燥湿；茵陈、山栀、土茯苓清热利湿，以泻肝胆湿热；白鲜皮、萆草、豨莶草祛风散湿，利尿止痒；黄芩苦寒燥湿，清热安胎；生地、紫草清热凉血，止痒祛疹。全方共奏清热利湿，祛风凉血，消退黄疸，透疹止痒之效。

○ **方二 健脾化湿方**

[组成] 云茯苓12g 炒白术10g 淮山药10g 生薏苡仁12g 海螵蛸10g 杭白芍10g 香白芷3g

[功能] 健脾扶土，化湿止带。

[主治] 带下色白，无臭秽，或略带有腥气、绵绵不绝；或偏多，甚或劳累即下，久则伴有头晕、疲惫少力，或伴有腰酸。如月经中期，带下略多无秽气者为生理性，当属例外。苔薄白，脉濡或缓。

[方解] 本方以健脾化湿为主。白术健脾和中，燥湿利水，兼有益气之功；云茯苓兼补脾胃，和中益气，利水渗湿；淮山药益肾气，健脾胃，治带下，助白术、茯苓更增益气补中之力；生薏苡仁健脾益胃，清热渗湿；海螵蛸入肝肾，具止血及赤白带下之功；白芍入肝脾，养血敛阴，止崩带；香白芷祛风胜湿，辛温略燥，治赤白带下，主要治脾虚有湿之白带。

[加减运用] 如兼气虚疲惫者加党参、黄芪；有腰酸者可加杜仲、川断、狗脊择用；兼头晕加枸杞子；有溲频遗尿者加覆盆子、金樱子；兼大便不实者加菟丝子、陈芡实；伴溲热不畅、白带微黄者加黑山栀、车前子；带黄而气秽者加椿根皮、鸡冠花、黄柏。

（摘自《中国百年百名中医临床家·蔡小荪》）

【精选案例】

1. 白带绵绵

案 脾肾不足，藏统失司

赵某，38岁，已婚，1997年1月7日初诊。经期尚准，偶尔愈后约35日，量偏多，腰酸疲惫，头晕耳鸣，大便欠实，平素白带绵绵。苔薄，质略淡，脉濡。证属脾肾不足，藏统失司。拟健脾肾，以资统摄。

炒党参12g　炒白术9g　云茯苓12g　白芍9g　海螵蛸9g　菟丝子9g　焦薏苡仁12g　淮山药9g　炒杜仲12g　川断12g

乌鸡白凤丸2粒，5剂。

1月14日二诊：药后带下显减，头晕腰酸亦瘥，精力稍振，大便成形。苔薄，脉略细。情况好转，再为巩固。

炒党参12g　炒白术9g　云茯苓12g　炒杜仲12g　川断12g　淮山药9g　炒扁豆9g　白芍9g　海螵蛸9g　焦薏苡仁12g

乌鸡白凤丸2粒，5剂。

2. 黄白相兼

案　肝经郁热

徐某，37岁，已婚，1995年7月4日初诊。去冬11月起，带下增多，色黄白相兼，下体气秽如足臭。经前烦躁，乳胀及背，大便间2～3日。苔薄腻，质偏红，脉细。此乃肝经郁热。治拟疏肝解郁，清热泻火。

柴胡4.5g　赤芍9g　丹皮9g　生地9g　云茯苓12g　女贞子9g　川柏9g　全瓜蒌打，12g　泽泻9g　鱼腥草9g　生甘草3g

7剂。

熏洗方：椿根皮15g　野菊花12g　野蔷薇12g　荆芥穗12g　藿香叶12g　川柏12g　细辛3g

7剂。

7月11日二诊：带下明显减少，下体气秽基本消失，大便已爽。苔薄腻、脉细。方既应手，原法进退。

柴胡5g　赤芍9g　丹皮9g　云茯苓12g　生薏苡仁20g　全瓜蒌12g　川柏9g　泽泻9g　鱼腥草9g　蛇床子9g　生草3g

7剂。熏洗方同上，7剂。

（摘自《中国百年百名中医临床家·蔡小荪》）

徐志华

（倡教育，精辨证，因证创方）

【医家简介】

参见第268页。

【主要学术思想和主张】

参见第268页。

【医论医话】

1. 脾虚带下

健康妇女阴户内应有少量白色可淡黄色无味的液体分泌物，称之带下。以滋润阴户及外阴，当青春期、月经前后、妊娠期带下量增多，这些属正常现象。王孟英曰："津津常润，本非病也。"若带下时明显增多，色质味异常，或伴全身及局部症状者，则属带下病。带下可分白带、黄带、赤带、青带、五色带五种。临床以白带、黄带为多见。白带本于脾虚，黄带多由湿热。徐老执芩药芡苡汤、丁丹土木消毒饮治带下为常法，健脾化湿，清热止带，疗效令人满意。

2. 热毒带下

带下黄色如脓或浑浊如米泔，或如豆腐渣，或混有血液，秽臭，阴部灼热、瘙痒，小便赤涩，唇干口苦，舌红苔黄，脉弦数或滑数等。本型带下乃湿毒内侵，损伤带任胞宫，以致蕴而生热化浊的病变。徐老以自拟方丁丹土木消毒饮，疗效多满意。

（摘自《中国百年百名中医临床家·徐志华》）

【常用效方】

○ **方一 芩药芡苡汤**

［组成］土茯苓15g 山药10g 芡实10g 薏苡仁10g 莲须10g 稆豆衣10g 樗白皮10g

［功用］健脾化湿，利湿止带。

［主治］黄带、白带。

［方解］土茯苓、山药、芡实、薏苡仁性味甘淡，健脾胜湿，化浊解毒，为带下主药；莲须、稆豆衣、樗白皮甘苦性涩，固脱止带，且樗白皮味苦涩，性寒燥，功专固下，治痢疗崩愈带浊，为带下常用药。

［加减］白带为脾虚，湿邪下陷，加党参、白术补脾益气；鸡冠花、银杏仁收敛化湿浊。黄带为湿热蕴积下焦，加黄柏、苍术二妙散，清热燥湿；萆薢、木通清利湿热。蜀羊泉、黄药子、白花蛇舌草善以清热解毒。

○ **方二 丁丹土木消毒饮**

［组成］皂角刺10g 丹皮10g 土茯苓15g 木通5g 黄柏10g 红蚤休10g 薏苡仁15g 樗白皮10g 蜀羊泉10g 墓头回10g 猪秧秧10g 白花蛇舌草10g

［功用］清热解毒，利水除湿。

［主治］热毒带下。

［方解］方中皂角刺清热排毒、活血消痈；墓头回、土茯苓、白花蛇舌草、猪秧秧既能清热解毒，又可利水渗湿；黄柏为清热燥湿之品，性味苦寒，主清利下焦湿热；木通、薏苡仁利水渗湿、清热排毒；蜀羊泉清热解毒、散瘀消肿、祛风利湿；丹皮清热凉血，樗白皮既有清利湿热之效，又兼止血之功。

［加减］若脾胃虚弱，正气不足者，可加黄芪以扶正托毒；若带下过多，可加鸡冠花、金樱子、银杏仁以收涩止带；若兼赤带，可加红蚤休、红茜草、大血藤以活血止血。

（摘自《中国百年百名中医临床家·徐志华》）

【精选案例】

1. 脾虚白带

案1 脾虚湿陷（慢性子宫内膜炎、宫颈炎）

张某，女，30岁，已婚，1976年5月28日初诊。白带量增多年余。月经周期7～

9/21~24 天，末次月经 1976 年 5 月 10 日，量中，色紫红有块。下腹坠痛，腰膝酸楚。平时头晕浮肿，纳少疲乏。白带量多色乳白质稠，外阴不痒。查滴虫、霉菌均阴性。盆腔透环正常。足产 2 胎，人流 2 胎，未孕。1974 年 3 月，人流加放环。妇检：宫颈轻糜；宫体稍大，压痛（±）；附件（-）。印象：慢性子宫内膜炎、宫颈炎。脉沉弦，舌质淡红，苔薄白。

证属：脾虚湿邪下陷。治法予健脾利水，燥湿止带。处方拟用苓药芡苡汤加减。

土茯苓 15g　山药 10g　芡实 10g　薏苡仁 10g　莲须 10g　稽豆衣 10g　樗白皮 10g　党参 12g　白术 10g　白鸡冠花 10g　银杏仁 10 枚　蜀羊泉 10g

10 剂。每日 1 剂，水煎服。

二诊（6 月 18 日）：服上方 10 剂，病情好转，白带显著减少。月经于 1976 年 6 月 8 日来潮。量中色紫红有块，腰腹酸痛减轻，7 天净。本次经期 29 天。处方同上。以巩固疗效。服上方共 20 剂。月经、带下基本正常。随访年余，未见复发。

案 2　脾虚湿热

王某，女，30 岁，已婚，1990 年 2 月 27 日初诊。白带甚多兼少量黄带 2 个月余。月经周期：6~7/23~30 天，末次月经 1990 年 2 月 20 日。量中，色紫有块。平时白带量多，腥秽，伴头晕心悸，腰酸乏力，少腹隐痛不适，午后似有低热，食欲欠佳。妇科检查（-），舌苔薄白，脉濡细而数

证属：脾虚湿热。治宜健脾清热，予苓药芡苡汤加苍术、黄柏、草薢、木通。

土茯苓 15g　山药 10g　芡实 10g　薏苡仁 10g　莲须 10g　稽豆衣 10g　樗白皮 10g　苍术 10g　黄柏 6g　草薢 10g　木通 6g

5 剂。每日 1 剂，水煎服。

二诊（3 月 3 日）：服上药 5 剂后，病情明显好转，白带减少，继服苓药芡苡汤 5 剂，症状全部消失。

[**按**] 治带重在治湿，治湿又重在健脾，这是徐老的经验。凡遇白带稀薄，多责之脾虚失运；凡见黄带黏浊，多属湿热下注，带脉失约。《傅青主女科》开卷第一名有训："夫带下俱是湿证。"眉批注云："凡带症多系脾湿，初病无热，但补脾土，兼理冲任之气，其病自愈；若湿久生热，必得消肾火，而湿始有去路。"此对带下病机、治则的论述，为徐老效法。徐老在长期妇科临床中，以自拟苓药芡苡汤治疗黄白带下，效果良好。本方主药有土茯苓、山药、芡实、薏苡仁。药味甘淡，健脾渗湿，固脱止带。治湿以渗湿为主，因带下属水湿，淋漓下行。以渗利法，取因势利导之意。樗白皮味苦涩，性寒燥，功专固下。脾虚湿邪下陷者加参、术补脾益气，而湿热蕴结下焦者则加二妙、草薢、木通清利湿热。如此标本兼顾，乃能取应手之效。

2. 热毒赤带

案 1　湿热蕴结，热毒下陷

李某，女，38 岁，已婚，1989 年 10 月 5 日初诊。带下量多，质稠色黄，伴低热近 1 年。偶见带中夹血，味秽臭，常伴有脓性分泌物。自觉低热，纳差，面色不华。月经周期：3~5/25~31 天，末次月经 1989 年 9 月 27 日。西医妇科检查后诊断：阴道炎、宫

颈炎。脉滑数，舌质红，有瘀点，苔黄腻。

证属：湿热蕴结，热毒下陷。治宜清热解毒、祛湿止带。处方拟用丁丹土木消毒饮加味。

皂角刺10g　丹皮10g　土茯苓15g　木通5g　黄柏10g　红蚤休10g　薏苡仁15g　樗白皮10g　蜀羊泉10g　墓头回10g　猪秧秧10g　白花蛇舌草10g　鸡冠花10g　银杏仁10g

7剂。每日1剂，水煎服。

二诊（10月12日）：服前方1周，上述症状明显好转，带下量明显减少，色黄白，无脓性分泌物，脉滑，舌红，苔薄黄。原方去鸡冠花、银杏仁加黄芪20g。继服7剂。

三诊（10月20日）：前症基本消失，带下量少，色白，纳佳，面微红，无低热感。上方继进7剂。

随访：患者1989年10月24日月经来潮，10月28日净。1周后，自购二诊方药7剂服用，未有异常症状出现，随访半年，未见复发。

案2　热毒蕴蒸，损伤任带

周某，女，45岁，已婚，1977年7月15日初诊。带下量多，质黏如脓，气味秽臭，时带血色，下腹隐痛，阴痒半年。近2周腹痛加剧，带下色暗红，质黏腻，阴痒难当。并有头晕目涩，烦热胸闷，纳差口苦，失眠，小便短赤、涩痛，大便秘结。妇检：外阴（-），阴道黏膜充血，见多处小出血点，分泌物较多，色淡咖啡色，质黏稠；宫颈糜烂（单纯型）；宫体常大，活动；附件（-）。白带涂片查霉菌（-），滴虫（+）。诊断：滴虫性阴道炎、宫颈炎。脉弦数，舌红苔黄。

证属：热毒蕴蒸，损伤任带。治以清热解毒、除湿止带。处方用丁丹土木消毒饮。

皂角刺10g　丹皮10g　土茯苓15g　木通5g　黄柏10g　红蚤休10g　薏苡仁15g　樗白皮10g　蜀羊泉10g　墓头回10g　猪秧秧10g　白花蛇舌草10g

7剂。每日1剂，水煎服。并嘱第3煎取液200ml，冲洗阴道每日2次。

二诊（7月22日）：症状好转，带下量有所减少，色黄；阴痒缓解，腹痛明显减轻，小便色青，大便日解1次。舌红苔黄，脉弦滑，原方继进7剂。

三诊（7月30日）：时值经前，带下质稀，色黄白，余症悉除。继予原方7剂以善后。

[按] 妇科临床，见带下者，有主补脾，有主补肾，有主滋阴，亦有主清泄；又有固肾束带，燥湿止带，清肝止带或育阴止带，健脾止带，执为常规，每不应手。故临证尤宜审慎，必察其症，验其体，方可断其属性，若专主一面，则疗效总难令人满意。值得指出的是，丁丹土木消毒饮中应用黄芪，不仅专于脾胃虚弱、正气不足者，更意在扶正托毒，有因势利导之功。

柴松岩

（集伤寒理论、中西学说、妇科临证体会于一身）

【医家简介】

参见第296页。

【主要学术思想和主张】

参见第 297 页。

【医论医话】

阴疮

中医对妇人阴道生疮，甚则溃疡，脓水淋漓，局部肿痛者，称为"阴疮"，又称为"阴蚀"，认为此病多因湿热下注，蕴结成毒，或因寒湿凝结而成。《妇人杂病脉证并治第二十二篇》第二十一条有记载："少阴脉滑而数者，阴中即生疮，阴中蚀疮烂者，狼牙汤洗之。"病机主下焦湿热，聚于前阴，郁积腐蚀，而致糜烂成疮，治用狼牙汤洗涤阴中，以燥湿清热，杀虫止痒。

（摘自《柴松岩妇科思辨经验录》）

【常用效方】

○ 自拟方、口服方与外敷方

[处方] 口服方：板蓝根 15g　黄柏 6g　柴胡 6g　茯苓 20g　龙胆 20g　生甘草 30g　瞿麦 12g　萆薢 9g　茅根 15g　百合 30g　野菊花 12g　蒲公英 15g

阴道溃疡敷剂处方：冰片 1g，麝香 0.1g，硼酸 1g，葡萄糖 0.5g，氯霉素 1g，以香油 30ml 调和，浸纱条，纳入阴道，每日 1 次。

[主治] 阴疮。

[方解] 内服中药方以野菊花、蒲公英共同为君。野菊花味苦、辛，性凉，入肺肝二经，清香泄散，具有良好的清热解毒作用。为治疗疔疮肿毒之上品。常用于疔疮、痈肿、丹毒、瘰疬、疥癣等证。……现代药理研究结果亦表明，野菊花、蒲公英二药对多种病原微生物有不同程度的抑制作用。……老师认为：患者患病日久，病情较重，此方重用二药为君，力行清热解毒，消痈散结之功。内服中药方以板蓝根、茯苓、黄柏、龙胆、茅根、生甘草多药为臣，共助君药清热解毒。其中，茯苓、龙胆善治湿热疮毒，清热解毒同时又可利湿；黄柏清热兼可燥湿；板蓝根、茅根清热同时又可凉血；甘草清热又可缓急迫。以瞿麦、萆薢为佐药，利湿化浊。柴胡为使药，患者病位在阴部，肝经绕阴器，柴胡引诸药入肝经，达至病所。全方诸药配伍得当，重在清热解毒利湿。此方中，老师甘草用法亦与寻常不同，具有特色。老师认为，甘草调和诸药为使药之用时，用量宜小，以 36g 为宜；甘草用于解毒消肿为君、为臣之用时，用量宜大，可用至 3060g。甘草补中、缓急宜炙用，甘草解毒、止咳宜生用。……甘草此之用法，乃老师经验之法，亦可从古人之处循其渊源。

柴松岩治疗阴道溃疡外治敷剂自拟方基本配伍药物为：冰片、麝香、硼酸、葡萄糖、氯霉素，诸药以香油调和，用时以纱条浸入后，纳入阴道外敷。麝香、冰片本为开窍药，而临床实践已证明，大多数开窍药均具有消肿止痛功效，常可用于疮疡肿毒的治疗。……本敷剂配方中，老师以麝香合冰片相佐，以其消肿解毒之性，配合硼酸、氯霉素达到杀菌、消毒、收敛之效，欲改变阴道 pH 较高之状态，并行清热解毒消肿之功，使局部溃疡之症快速得以控制。

（摘自《柴松岩妇科思辨经验录》）

【精选案例】

带下（可疑绒毛膜癌术后阴道溃疡）

案 湿毒内蕴，浊气下注

张某，女，33 岁，已婚，1974 年 2 月 26 日初诊。阴道溃疡 2 年半。

病史与现状：患者于 1969 年 12 月 4 日因可疑绒毛膜癌给予氟尿嘧啶治疗。1970 年 1 月 7 日因阔韧带血肿慢性输卵管炎行全子宫加双侧输卵管切除，术后 6 个月自觉阴道疼痛。当时妇科检查见阴道黏膜粗糙，上 1/3 黏膜有大片坏死脱落，诊断为阴道炎。以后用抗炎治疗，症状无明显改善。后复诊，发现阴道片状溃疡，有接触性出血，经局部苏打水冲洗，甲紫、曲古霉素等药物局部治疗，阴道溃疡仍反复发作，至今未愈。2 年余无房事，现阴道灼痛，带下量多，有恶臭。阴道分泌物检查：pH 9。舌红，苔黄，脉滑数。

辨证：湿毒内蕴，浊气下注。

立法：清热利湿，解毒祛浊。

病证分析：患者由阴道炎迁延发展，至今阴道灼痛、溃疡如虫蚀 2 年余，证属中医学"阴疮"，又称"阴蚀"、"阴蚀疮"。患者现阴道溃疡、灼痛，伴带下量多、色黄、有恶臭。舌红，苔黄，脉滑数。老师指出：患者患本病前曾有化疗史，化疗药物对癌变细胞有抑制生长作用，临床广泛用于各种肿瘤疾病的治疗，行之有效。然化疗药物存于体内，在杀灭癌细胞的同时，亦对正常细胞、组织产生损伤作用，即成为中医学所称毒热，久之则成湿毒内蕴。加之术后体虚，运化不利，湿浊内停，湿毒下注，腐肉酿脓，故见阴道溃疡、灼痛，带下量多、恶臭。辨证为湿毒内蕴，浊气下注。治疗应采用口服中药内治，与局部病灶外治相结合。予清热解毒、利湿化浊之口服中药汤剂内治同时，予自拟阴道溃疡敷剂浸纱条后敷于溃疡处外治。

口服中药处方：板蓝根 15g 黄柏 6g 柴胡 6g 茯苓 20g 龙胆草 20g 生甘草 30g 瞿麦 12g 萆薢 9g 茅根 15g 百合 30g 野菊花 12g 蒲公英 15g

3 剂，水煎，口服，每日 2 剂。

阴道溃疡敷剂处方：冰片 1g，麝香 0.1g，硼酸 1g，葡萄糖 0.5g，氯霉素 1g，以香油 30ml 调和，浸纱条，纳入阴道，每日 1 次。

3 月 1 日二诊：阴道疼痛明显减轻，溃疡面出血减少。继续予上方 10 剂治疗。

3 月 12 日三诊：阴道疼痛再减轻，局部溃疡改善，口干、下腹疼痛感减轻，舌红、苔黄消失，热毒之象明显缓解；再予上方化裁数剂治疗。

4 月 9 日四诊：患者诉溃疡已愈，1 个月未犯。现舌苔薄白，脉弦滑，示湿毒已解。脉呈弦象，患者诉近日性情急躁，提示目前尚有肝阴不足，阴不敛阳病机存在，遂治疗改养肝阴为主，调整方药，以枸杞子 15g，荷叶 6g，白芍 12g，五味子 6g，柴胡 6g，地榆 15g，熟地黄 9g，陈皮 9g，北沙参 15g，桔梗 9g 内服治疗。此方重用枸杞子、白芍、五味子、熟地黄养肝阴。

1974 年 5 月 14 日随访：患者诉阴道溃疡再未复发，无不适，带下少许，性生活正常，工作、生活均正常；1 年半后再于 1975 年 9 月随访，患者自治疗后，阴道溃疡未复发，阴道炎症状完全消失，疗效判定痊愈。

[**按**] 本案患者因可疑绒毛膜癌行化学药物治疗，之后又因阔韧带血肿慢性输卵管炎行全子宫加双侧输卵管切除，致自身抵抗力下降，阴道自然防御功能减弱；同时，患者现阴道酸碱度测试 pH 9，阴道的酸性环境遭破坏，病原体侵入而致阴道炎发生。虽患者阴道炎后曾经治疗，然病情迁延反复不愈，终至阴道溃疡。……本案患者辨证为湿毒内蕴，浊气下注。首先以清热利湿，解毒祛浊之方与内服中药治疗，内治同时，再予自拟敷剂于患者溃疡处外治。

(摘自《柴松岩妇科思辨经验录》)

张良英
(衷中参西，擅治妇科血证、不孕)

【医家简介】

张良英（1935～），女，江西南城县人。1952 年考入江西卫校产科专业，1956 年以优异成绩考入广州中医学院医疗系六年制本科，毕业后分配至云南省中医医院工作。曾任云南中医学院教授、妇科教研室主任、硕士生导师，云南省中医医院妇科副主任；现为国家级名中医，第二、四、五批继承老中医专家学术经验工作指导老师，云南省荣誉名中医，张良英工作室负责人，事迹传略入选《中国当代名老中医图集》、《中医名医列传》、《云岭巾帼名人录》。毕生奉献于中西医临床与教学实践的第一线，尤其对妇科血证、不孕症有较深的研究。

【主要学术思想和主张】

张良英主张中医妇科医生应重视中医妇科病案的书写，积极学习西医妇科学与妇产科学，熟练掌握并应用西医学的各类妇科诊疗技术，临证当辨病与辨证相结合，衷中参西，审证求因，不可拘泥。擅治妇科血证、不孕症。

【常用效方】

○ 止带方

[组成] 内服止带Ⅰ号：炒黄柏 15g　车前子 15g　苍术 12g　茯苓 15g　薏苡仁 15g　紫花地丁 10g　炒黄连 8g　丹皮 10g　甘草 g

外洗止带Ⅱ号：地肤子 20g　蛇床子 20g　土茯苓 20g　白鲜皮 15g　苦参 15g

[功效] 清热解毒利湿。

[主治] 带下过多、白浊、黄带、赤带、青带、阴痒、阴疮、阴挺等。

[西医] 各类感染性或非感染性阴道炎、宫颈炎、非淋球菌性尿道炎等。

[用法] 非经期服用和外洗至带下转为正常。

[方解] 止带Ⅰ号方中炒黄柏清热解毒除湿；车前子清热利水除湿；茯苓、薏苡仁健脾利水渗湿；苍术健脾燥湿；丹皮、紫花地丁、炒黄连清热解毒；甘草调和诸药。

[加减] 热毒重者加连翘、败酱草；湿重者加猪苓、泽泻；气虚者加黄芪；肾虚者加续断、菟丝子；若带多日久加芡实、海螵蛸、白果；赤带血量较多者加旱莲草、小

蓟、海螵蛸、赤石脂；外洗方可加冰片溶于白酒中与药液同熏洗及坐浴。

【精选案例】

黄带

案 带下病（湿毒蕴结）

乔某某，女，29岁，1998年6月15日初诊。近1周来白带量多，色黄稠有异味，伴外阴瘙痒，口苦，舌红、苔薄黄，脉滑数。妇检外阴充血，阴道黏膜充血，子宫附件无异常；白带化验：滴虫（-），霉菌（-），清洁度Ⅳ度。诊断：带下过多。证属湿毒蕴结，治宜清热解毒、利湿止带，验方止带Ⅰ号加蒲公英12g，3剂，饭后服；止带Ⅱ号共2剂，煎汤外洗，每日2次。治疗1周后患者症状消失，病告痊愈。

（录自《中医妇科常见病诊疗常规及云南名医诊治特色》）

门成福

（从肾治疗，二步调经，疑难杂症）

【医家简介】

参见第329页。

【主要学术思想和主张】

参见第330页。

【医论医话】

白崩、白淫、白浊

白崩：乃白带量多，状如崩冲，色清稀如注，或如黏胶样。如《诸病源候论·白崩候》："白崩者是劳伤胞络，而气极所为肺主气，气极则肺震冷也。肺脏之色白。震冷劳极，其色亦胞络之间较依相挟，崩伤而下，为白崩也。"《妇科玉尺》："有日夜津液流如清米泔，或如黏胶者，即谓白崩。"

白淫：是指阴道流出过多的白色或黄色黏液。《内淫》："思想压穷所顾不得恶淫于外入房太甚散为反'淫'。"《女科要指》："白淫乃思想无穷，所欲不遂，一时敌旧……。"

白浊：从尿道排出的白色分泌物。如《内经》："溲出白依"，此属"白浊"范畴。

（摘自《门成福妇科经验精选》）

【常用效方】

○ **止带方**

[组成] 金银花30g 薏苡仁30g 芡实24g 鸡冠花30g 茯苓15g 白扁豆花30g

[主治] 白带量多，色白或黄，质黏稠，臭秽。舌苔白腻微黄，脉滑数。

[用法] 若带下色不黄，无臭味者，去金银花，加炒山药30g，白术15g；带下色红者，加炒地榆30g，黑荆芥6g，贯众炭24g。

（摘自《门成福妇科经验精选》）

【精选案例】

1. 白带

案 1 脾虚

王某，女，35 岁，1979 年 3 月 4 日初诊。带下量多，色白无臭气，纳少腹胀。便溏，神疲乏力，舌淡苔白腻，脉沉缓而滑。

辨证：脾虚带下。

治则：益气健脾，除湿止带。

方药：完带汤加减。

苍术、白术各 12g　山药 30g　党参 24g　黑荆芥 6g　白芍 12g　车前子另包，30g　甘草 6g　柴胡 6g　陈皮 12g　薏苡仁 30g　焦三仙各 15g

6 剂，水煎服，日 1 剂。

二诊（3 月 9 日）：服上药后，白带量减少，腹胀减轻，饮食增加，余症同前，舌淡，苔白，脉缓弱，拟上方去焦三仙，加海螵蛸 11g、黄芪 12g，6 剂，日 1 剂，水煎服。

三诊（3 月 15 日）：白带已止，便溏已愈，脉象同前，仍以上方续服 6 剂，患者未再来就诊，后随访已痊愈。

案 2 脾虚湿盛

张某，女，23 岁，1984 年 3 月 15 日初诊。带下量多半年。

病史：初潮 12 岁，每个周期 26～28 天，每次持续 3 天。平素月经周期、经期均正常，但量多。近半年来，白带量多，颇为苦恼，前来诊治。现症见白带量多，色白不稀，无气味，少腹下坠疼痛，胸脘满闷，不思饮食，头晕，腰酸楚不适。

诊见：形体中等，发育良好、精神差。舌质淡红，苔白腻，脉缓滑无力。

辨证：脾虚湿盛。

治则：健脾益气，升阳除湿止带。

方药：完带汤加减。

白术 15g　山药 24g　党参 30g　薏苡仁 30g　陈皮 15g　苍术 6g　车前子另包，30g　桑螵蛸 15g　芡实 30g　节菖蒲 10g　白扁豆 25g　甘草 6g　茯苓 30g

医嘱：忌生冷食物。

二诊（4 月 3 日）服上药后，白带量少，纳食强，续服次方 3 剂以善后。

案 3 脾胃虚弱

杨某，女，42 岁，2002 年 4 月 25 日初诊。自述 2 个月来，带下量多发黄且有臭味，但无发红及五色带下，近段身体明显消瘦，洗脸时亦能感觉到脸部无肌肉，胃纳减少，乏力气短，大便数日 1 行。平素月经基本正常，惟末次月经延长至 10 余日方净。观其舌淡，苔薄白，脉沉细。

辨证：脾胃虚弱。

治则：健脾和胃，佐以利湿止滞。

方药：香砂六君子汤加味。

党参 25g　炒白术 15g　茯苓 15g　甘草 6g　陈皮 15g　清半夏 15g　木香 6g　砂仁 10g

鸡内金 15g　芡实 25g　川断 25g　川朴 12g　黑荆芥 6g　柴胡 12g　焦三仙各 10g

二诊（5 月 2 日）：服上药 7 剂后，诸症消失，大便 1 日一行，舌淡，苔薄白，脉细。B 超显示：右侧卵巢增大。约 5.1cm×4.1cm，结构欠清晰（附件炎症可能性大，建议治疗后复查）。结合 B 超，机体湿热已显，拟上方加金银花 25g，连翘 15g，以清热解毒散结。

7 剂后未见复发。

案 4　肾虚

白某，女，36 岁，1981 年 8 月 15 日初诊。白带量多色白，质稀绵绵不断，腰膝酸软，头晕，小便频数，大便溏，舌质淡，苔薄白，脉沉细。

辨证：肾虚带下。

治则：固肾收敛止带。

方药：归肾汤加味。

菟丝子 30g　桑寄生 25g　川断 24g　山药 30g　茯苓 15g　泽泻 15g　山茱萸 15g　枸杞子 15g　益智仁 12g　怀牛膝 12g　海螵蛸 15g　茜草 12g　白术 15g

3 剂，日 1 剂，水煎服。

二诊（8 月 18 日）：服上药白带量减少，大便成形，无其他变化。

菟丝子 30g　桑寄生 25g　川断 24g　山药 30g　茯苓 15g　泽泻 15g　山茱萸 15g　枸杞子 15g　益智仁 12g　怀牛膝 12g　海螵蛸 15g　茜草 12g　党参 24g

3 剂，日 1 剂，水煎服。

三诊（8 月 21 日）：服上药后带下量少，腰痛亦减，其他正常。白果 15g，4 剂，日 1 剂，水煎服。

五诊：仍觉头晕，小便正常。拟上方加生荆芥 6g，续服 6 剂，后患者来告知，白带已正常。

2. 黄带

案　湿热

武某，女，42 岁，1981 年 11 月 20 日初诊。自述白带量多，色黄有臭味，经常不断，已 2 年之久，口苦咽干，小腹痛、小便黄，舌红，苔黄，脉数。

辨证：湿热带下。

治则：清热解毒，除湿。

方药：加味易黄汤。

黄柏 12g　薏苡仁 30g　车前子 另包，30g　芡实 24g　白果 15g　金银花 24g　败酱草 30g　蒲公英 25g　甘草 6g

二诊：服上药后白带来量稍减，腹痛已止，余症同前，舌淡，苔薄白，脉细数，以上方加苦参 6g，继服 6 剂。

三诊：服上药后白带明显减少，口苦咽干已愈，舌脉同前，仍以上方 6 剂以善其后，后随访已愈。

3. 赤带

案 实热

李某，女，23岁，1981年11月23日初诊。自述阴道流出带下色黑，气味腥臭，腹痛，纳差，口干渴，阴痒，小便黄，大便干，舌红苔黄，脉数。

辨证：实热结于下（黑带）。

治则：清热泻火，止带。

方药：止带汤加味。

黄柏12g 车前子布包，30g 茯苓15g 甘草6g 白术12g 黄连9g 栀子12g 麦冬24g 大黄6g 苦参6g 赤芍12g

二诊（11月26日）：服上药3剂后，阴痒不减，其他症状均减轻，拟上方合外用药。守上方6剂继续内服。

外用：黄柏25g 花椒15g 蛇床子30g 苦参25g 白矾15g 荆芥15g 百部15g

3剂外用，晚洗，后患者告知而愈。

4. 带下量少

案1 心脾郁火

葛某，女，47岁，2002年9月1日初诊。患者2年前再婚后，自觉阴道内干涩，时有疼痛，白带量极少，每次性生活时，异常痛苦，久而久之，对性生活充满厌恶、恐惧，但又不便诉说，故心情烦躁，失眠，口苦，大便干，2～3日一行，小便短赤，平素月经周期基本正常，经量少，色暗，有块，舌质红，苔薄白，脉细数。

辨证分析：患者年近七七，天癸衰少，阴津不足，加之心情不畅，肝气郁结，心肝郁火则更伤其阴液，故带下量少，阴道干涩；心烦、失眠、口苦亦为肝肾阴亏，心肝郁火之表现。

辨证：心脾郁火。

治则：滋补肝肾之阴，清解心肝郁火。

方药：滋水清肝饮加味。

生地黄、熟地黄各25g 炒山药25g 山茱萸15g 丹皮15g 茯苓15g 泽泻15g 丹参25g 栀子10g 柴胡12g 白芍15g 酸枣仁25g 首乌25g 当归12g 枸杞子15g

二诊（9月10日）：述服上药后失眠。口苦、心烦等症状减轻，但阴道仍干涩，大便1日1行，小便仍短赤，舌质红，苔薄白。效不更法，守上方加竹叶15g以清心利尿。

以上方加减共服50余剂，自觉阴道内比较润泽，同房时也无明显不适，同时通过调理，月经也趋于正常，诸症均减。

案2 肝肾不足

赵某，女，35岁，2003年4月1日初诊。患者结婚8年以来，育2流5，末次流产为去年8月份。孕2个月时行人流术，术后感染，住院抗生素治疗半个月痊愈后出院，半年多来，白带量极少，常觉阴道内干涩有烧灼感，月经后错7～10天，量少色暗有块，经前乳房胀痛，腹中隐痛，头晕，失眠，多梦，腰痛，大便干2～3日一行。末次月经3月2日，现乳房胀痛不适，舌质红，苔薄白，脉细数。

辨证分析：多次流产，一方面损伤子宫，使天癸减少，肝肾不足，阴津贫乏，故带下量少，阴道干涩有烧灼感；另一方面使冲任受损，经血量少，经行不利，乳房胀痛。

辨证：肝肾不足，冲任受损。

治则：滋补肝肾，养血调经。

方药：滋水清肝饮加减。

熟地黄 25g　炒山药 25g　山茱萸 15g　丹皮 15g　茯苓 15g　泽泻 15g　当归 25g　赤芍、白芍各 15g　柴胡 12g　栀子 12g　枣仁 15g　川牛膝 15g　首乌 25g　益母草 25g　丹参 25g　大黄 12g, 后下　淫羊藿 25g

7 剂，水煎服。

二诊（4 月 9 日）：述服药第 4 天月经来潮，量较前稍多，持续 4 天干净，乳胀腹痛减轻，大便不干，稍有便溏。舌质淡红，苔薄白，脉细数。月经已过，仍以滋补肝肾为主。

熟地黄 25g　炒山药 25g　山茱萸 15g　丹皮 15g　茯苓 15g　泽泻 15g　当归 25g　赤芍、白芍各 15g　柴胡 12g　栀子 12g　枣仁 15g　首乌 25g　枸杞子 15g　丹参 25g　淫羊藿 25g　肉苁蓉 15g

三诊（4 月 25 日）：服药后有少量带下，持续 2 天，其他无明显不适，舌淡，苔薄白，脉细数。效不更法，守上方加川牛膝 15g 以活血调经。

四诊：服药后近几天白带稍多，腹中略胀感，无明显不适，舌淡，苔薄白，脉细数。月经将至，拟调经之法。

熟地黄 25g　炒山药 25g　山茱萸 15g　丹皮 15g　茯苓 15g　泽泻 15g　丹参 25g　当归 25g　赤芍、白芍各 15g　柴胡 12g　枣仁 25g　首乌 25g　枸杞子 15g　益母草 25g　川牛膝 25g　淫羊藿 25g

五诊：月经于服药后 5、6 日来潮，量中等，经前乳胀减轻，近 2 日稍有口干，余无不适，舌淡，苔薄白，脉细数。守上方去川牛膝、益母草，加麦冬 25g，拟滋阴治口干。

前后共服 3 个月余，自觉白带恢复到以前水平，阴道干涩情况也基本消失，遂停药，以六味地黄丸稍后巩固。

（摘自《门成福妇科经验精选》）

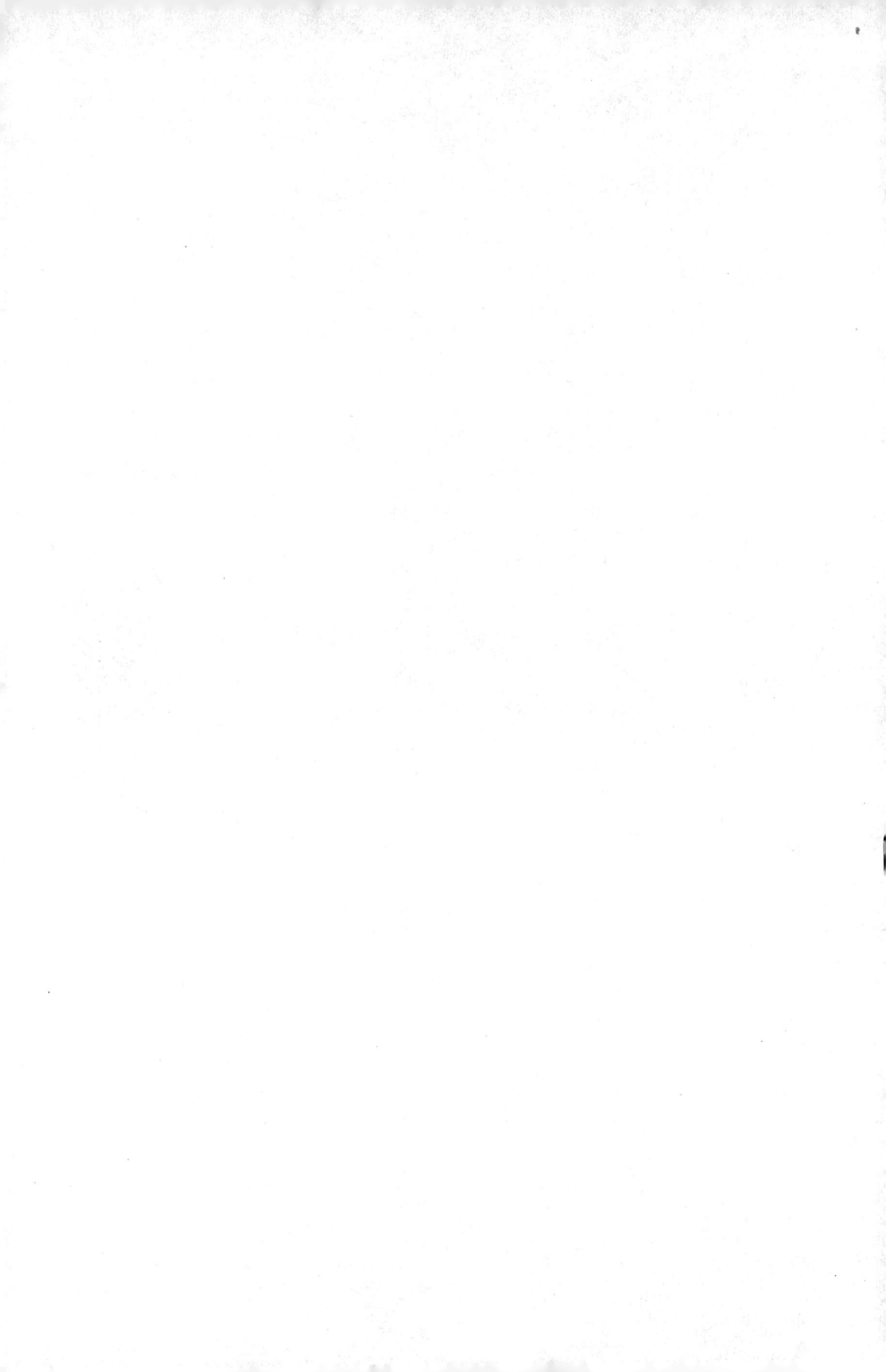